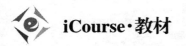 iCourse·教材

全国高等中医药院校"十二五"规划教材

中药炮制学

Zhongyao Paozhixue

（第2版）

（中药学类专业用）

主　审　丁安伟

主　编　张丽

副主编　金传山　钟凌云　刘艳菊　窦志英　高　慧　孟　江

编　委（按姓氏笔画排列）

马　莉（首都医科大学）	石继连（湖南中医药大学）
刘艳菊（湖北中医药大学）	李　玮（贵阳中医学院）
李　娴（河南中医药大学）	李慧芬（山东中医药大学）
杜　红（北京中医药大学）	杨　欢（江苏大学）
吴建华（陕西中医药大学）	张　丽（南京中医药大学）
张春凤（中国药科大学）	陈　红（福建中医药大学）
金　策（浙江中医药大学）	金传山（安徽中医药大学）
周改莲（广西中医药大学）	单　鑫（南京中医药大学）
孟　江（广东药科大学）	钟凌云（江西中医药大学）
修彦凤（上海中医药大学）	夏　荃（广州中医药大学）
钱鉴钺（南通三越中药饮片厂）	殷放宙（南京中医药大学）
高　慧（辽宁中医药大学）	黄勤挽（成都中医药大学）
常丽影（长春中医药大学）	窦志英（天津中医药大学）
戴万生（云南中医学院）	

学术秘书：刘　晓（南京中医药大学）

高等教育出版社·北京

内容提要

本书是一部系统介绍中药炮制学理论和应用知识的教科书。其内容在《中药炮制学》第1版的基础上进行了全面的修订和更新,包括总论和各论两大部分,总论部分系统介绍了中药炮制学的基础理论,其中包括传统理论和现代研究理论。各论部分则分类介绍了各种炮制方法和炮制工艺,并结合当前的生产实际,介绍了中药饮片的工业生产和管理。全书收录并介绍了具有代表性的225种常用中药饮片的炮制方法、饮片性状、炮制作用和炮制研究等内容。全书纸质内容与数字课程一体化设计,数字课程包括重点名词、图片、习题、电子教案等数字化资源。

本书可供全国各高等中医药院校中药学类、药学类、中医学类及相关专业本科生使用。也可作为国家执业中药师资格考试及中医药从业人员继续教育的教学用书或参考书。

图书在版编目(CIP)数据

中药炮制学 / 张丽主编 . -- 2版 . -- 北京:高等教育出版社,2016.8
iCourse·教材 . 中药学类专业用
ISBN 978-7-04-045797-1

Ⅰ. ①中… Ⅱ. ①张… Ⅲ. ①中药炮制学 – 高等学校 – 教材 Ⅳ. ① R283

中国版本图书馆 CIP 数据核字(2016)第 187484 号

策划编辑 杨 兵   责任编辑 杨 兵   封面设计 张 楠   责任印制 毛斯璐

出版发行	高等教育出版社	网　址	http://www.hep.edu.cn
社　址	北京市西城区德外大街4号		http://www.hep.com.cn
邮政编码	100120	网上订购	http://www.hepmall.com.cn
印　刷	北京中科印刷有限公司		http://www.hepmall.com
开　本	787mm×1092mm　1/16		http://www.hepmall.cn
印　张	23.5	版　次	2007 年 12 月第 1 版
字　数	590 千字		2016 年 8 月第 2 版
购书热线	010-58581118	印　次	2016 年 8 月第 1 次印刷
咨询电话	400-810-0598	定　价	42.60元

本书如有缺页、倒页、脱页等质量问题,请到所购图书销售部门联系调换
版权所有　侵权必究
物 料 号　45797-00

全国高等中医药院校"十二五"规划教材

专家指导委员会（按姓氏拼音排序）

陈凯先（上海中医药大学）

陈可冀（中国中医科学院）

邓铁涛（广州中医药大学）

范永升（浙江中医药大学）

匡海学（黑龙江中医药大学）

李振吉（世界中医药学会联合会）

路志正（中国中医科学院）

欧阳兵（山东中医药大学）

石学敏（天津中医药大学）

王　华（湖北中医药大学）

王庆国（北京中医药大学）

王省良（广州中医药大学）

王永炎（中国中医科学院）

王之虹（长春中医药大学）

吴勉华（南京中医药大学）

杨关林（辽宁中医药大学）

张伯礼（天津中医药大学）

全国高等中医药院校"十二五"规划教材

数字课程（基础版）

中药炮制学

（第2版）

主编 张 丽

iCourse·教材

中药炮制学（第2版） 主编 张丽

| 用户名 | 密码 | 验证码 | 8944 | 进入课程 |

内容介绍　　纸质教材　　版权信息　　联系方式　　　　　　　相关教材

中药炮制学(第2版)数字课程与纸质教材一体化设计，紧密配合。数字课程包括重点名词、图片、习题、电子教案等资源。充分运用多种形式媒体资源，极大地丰富了知识的呈现形式，拓展了教材内容。在提升课程教学效果同时，为学生学习提供思维与探索的空间。

中药炮制学
丁安伟

高等教育出版社

http://abook.hep.com.cn/45797

"中药炮制学" 数字课程编委会

（按姓氏拼音排序）

第 2 版前言

"十二五"期间，教育部启动了国家精品开放课程建设项目，南京中医药大学"中药炮制学"原国家精品课程成功转型升级，获得国家级精品资源共享课立项，并在爱课程网（www.iCourse.cn）上线。"iCourse·教材"为项目成果之一。由南京中医药大学张丽教授主编的《中药炮制学》（第2版）有幸列入其中，采用"纸质教材＋数字课程"的出版形式，纸质教材更加精练适用，数字课程对纸质教材内容加以巩固、补充和拓展，这种方式为学生自主学习和教师创新教学方法提供了很好的支持。

中药炮制学是中药学类专业的一门专业课，该课程是最能突出体现中药学特色及其精髓的主干课程之一。

中药必须经过炮制之后才能供临床使用。中药炮制是根据中医药理论，依照临床辨证施治的需要和药物自身性质，以及调剂、制剂的不同要求所采取的一项制药技术。中药炮制学是专门研究中药炮制理论、工艺、规格标准、历史沿革及其发展方向的学科。该学科近年来发展迅速，其内容和所涉及的知识，在中药的研究、生产、检验、流通、使用及管理等各领域的实践中均具有极为重要的作用。

近年来，中药炮制学学科的发展呈现了前所未有的良好态势，科学的进步及多学科研究方法和手段的应用，极大地推进了炮制工艺、炮制化学、炮制品质量标准、炮制机制乃至中药炮制学理论研究的全面发展。中药炮制学学科的进步，从理论和实践等各方面有力推动了中药饮片行业的科学发展，并使其逐渐成为中药产业的重要支柱，对推动中药的国际化发挥着越来越重要的作用。

《中药炮制学》第2版教材在继续保持第1版教材内容"科学性、系统性、逻辑性与先进性"的基础上，以编写精品教材为目的，严格按照教学规律，突出重点，精简内容，严谨求真，凝练了老、中、青专家的智慧，编写中注重了5个方面：①传承创新，加强炮制学科体系的科学性、完整性和系统性；②以临床应用为导向，着力培养学生的实践能力；③构建衔接执业药师知识结构中的中药炮制学知识体系；④精练文字，注重图表质量；5. 充分利用现代信息技术，制作数字化教学资源。教材的总论部分系统介绍了中药炮制学的基础理论，其中包括传统理论和现代研究理论。各论部分则分类介绍了各种炮制方法和炮制工艺，并结合当前的生产实际，介绍了中药饮片的现代工业生产和管理。教材对所收录的中药饮片品种及其炮制方法严格选择，删除了同类教材中未被《中国药典》收录或国际禁用的药物，使本教材的面貌焕然一新。

本教材由20余所高等中医药院校、综合性药科大学的27名具有丰富教学和科研经验的专家通力合作编写而成。编写分工如下：第一章张丽，第二章高慧、金传山，第三章刘艳菊，第四章殷放宙、戴万生，第五章孟江，第六章钟凌云，第七章第一节石继连、杨欢、张丽，第二节陈红、李慧芬，第八章窦志英、马莉、李玮、黄勤挽，第九章吴建华、金策，第十章常丽影、张春凤、李娴，第十一章周改莲，第十二章杜红、李娴，第十三章修彦凤，第十四章夏荃，第十五章钟凌云，第十六章钱鉴钺，第十七章张丽，附录单鑫。本书的统稿、定稿工作由主编和副主编共同完成，学术秘书刘晓老师承担了大量联系及校对工作，本书由第 1 版主编、南京中医药大学丁安伟教授担任主审，以保证教材质量。

在本书的编写过程中，我们得到了参编学校及相关学科专家的大力支持和指导，使得编写工作得以顺利完成，在此深表谢意！

中药炮制学的学科发展日新月异，新的研究成果层出不穷。对书中的疏漏不足之处，敬请教学人员和广大读者不吝赐教，为本书纠错补遗，以利提高改进。

张 丽

2016 年 6 月于南京中医药大学

目 录

上篇 总 论

下篇　各　论

上篇
总　　论

第一章

绪　论

第一节　中药炮制学的学科内涵与任务

一、中药炮制学的学科内涵

中药一般来源于自然界，其原药材一般不可直接用于临床，须经加工炮制成饮片方可入药，故中医临床使用的药物都是炮制后的中药饮片。中药炮制是我国独有的一门传统制药技术，是中医药学的一大特色，也是中药与一般天然药物的显著区别之一。

炮制是中医药学特定的专用制药术语，历史上又称之为"炮炙""修治""修事"。从字义可见，"炮"与"炙"都离不开火，随着中医药学的发展和制药工艺的进步，对药材加工处理技术已超出了火处理的范围，"炮炙"二字已不能确切反映和概括药材加工处理的全貌。现代多使用"炮制"一词，"炮"代表各种与火有关的加工处理技术，"制"则代表各种更广泛的加工处理方法。

中药炮制是根据中医药理论，依照中医临床辨证施治的用药需求和药物自身的性质，所采取的一项制药技术。药材经加工炮制后，其外观性状和药物性味、功能均发生较大变化，更有利于临床使用，并可充分发挥其临床疗效。中药炮制工艺技术的形成和发展历时数千年，现已形成了独特的理论和工艺技术体系。该项技术在我国中医药学的发展进程中起到了极为重要且不可替代的作用。

中药炮制学是专门研究中药炮制传统理论、历史沿革、工艺技术、炮制机制、饮片规格、质量标准及其发展方向的学科，是一门极具发展前景的综合性应用学科。

二、中药炮制学的任务

（一）探讨中药炮制机制

中药炮制是在中医药理论指导下进行的一种传统制药技术，在几千年的发展过程中，逐渐形成了较为完整的理论体系。但是，由于时代的局限性，炮制理论大多还属于一种朴素的经验总结，如将炭药的止血作用归结为"红见黑止"。而现代研究则表明，生品饮片经炒炭或煅炭炮制后，其所含化学成分发生了很大变化，生成了一些具有止血活性的物质。炮制可以消除或降低药物的毒副作用，改变药物的性味、功能和临床疗效，对这些变化的内在规律及其原制的探讨是中药炮制学科发展的核心和关键。运用现代科学手段对中药炮制的机制进行深入而系统的研究，并将中药炮制的理论提升至现代科学的高度，使之更趋完善，这是中药炮制学科的重要任务。

（二）改进和规范炮制工艺

自宋代以来，中药的炮制方法不断增加，炮制技术日益复杂，炮制品种亦日趋繁多。据统计，历代对半夏的炮制工艺竟多达 80 余种。不同地区对同一药物的炮制方法不尽相同，如此状况给临床用药带来诸多不便，对保证饮片质量和临床疗效也极为不利，故炮制工艺亟须规范。

随着制药行业生产条件的改进和药品管理要求的提高，饮片生产由原来作坊式的手工操作发展成为 GMP 规范的工业化生产。但是，炮制工艺还较为粗糙，对炮制工艺过程及所应用的辅料还缺乏科学合理的量化指标，有些炮制工艺的合理性也值得研究。

因此，研究并改进炮制工艺，使之科学化、规范化，并提高其自动化水平，是中药炮制学科的又一重要任务。

（三）制定科学合理的饮片质量标准

在各省市《中药饮片炮制规范》中，对饮片的质量进行了规定，如片型、色泽、气味、碎屑、水量、灰分、浸出物等，但大多局限于外观或一般指标，缺乏能真正反映饮片内在质量及其作用特点的质量标准评价体系。因此，在对中药炮制机制进行深入研究的基础上，结合生产和临床实际，制定科学合理的饮片质量标准是目前的迫切任务。如对饮片中指标性成分的检测，对有效成分含量的要求，对毒性成分及有害物质的限量要求以及指纹 / 特征图谱等。

为了有效指导饮片生产、流通与临床应用，可建立饮片分级标准，通过饮片分级标准规范饮片市场，保证不同级别饮片的合理应用。

（四）继承创新，促进学科发展

自雷敩《雷公炮炙论》面世以来，中药炮制学即已成为一个专门的分支学科。历经近 2 000 年的发展，形成了完整而独特的理论和实践体系。在科学技术高度发展的今天，该学科的创新和发展已刻不容缓。我们不能轻易否定传统的炮制理论和实践，但必须在合理继承传统精髓的基础上推陈出新。现代科学技术和多学科结合的研究方法、手段及其研究成果的渗入，已为中药炮制学科的创新、发展提供了有利条件。近年来，该学科在炮制机制、炮制工艺、炮制品的质量标准等研究领域已取得了大量成果，饮片的生产、流通和使用也日益规范，中药炮制学科的内涵和外延不断被充实、更新。可以预见，随着中医药事业的发展和进步，中药炮制学科将成为 21 世纪最有活力、最有发展前途的学科之一。

三、中药炮制学与其他学科的关系

任何学科都必须不断从外界汲取营养，充实其内涵，借鉴和运用其他学科的研究方法和成果来发展自己。中药炮制学与中医学、中药学、方剂学、中药鉴定学、中药药剂学等学科有着十分密切的关系。此外，随着学科的发展，中药炮制学还与下列学科的关系日益紧密。

（一）与中药资源学的关系

中药材 GAP 生产和管理是保证中药饮片质量的第一环节。目前中药材来源有野生、家种家养和人工制备三个源头，应施行不同的政策和方法管理。因此，以中药材 GAP 生产基地建设，加强基地生态环境、中药资源种子繁育以及提纯复壮、栽培技术、试验示范、质量监控，建设和健全一整套规范化、标准化的生产技术体系和相应的 SOP 为主要研究内容的中药资源学，在中药炮制学科发展方面的地位和作用便日益凸显出来。

（二）与中药化学的关系

中药化学是一门在中医药理论指导下，充分利用化学、物理学等现代科学技术，寻找中药中化学成分，研究其结构、性质、组成，揭示中药作用物质基础的重要学科，是中药炮制机制研究领域的重要基础学科之一。中药化学对中药炮制学学科的贡献是通过对炮制前后中药各饮片进行化学成分的提取、纯化和结构鉴定，并通过对所提取分离得到的众多化学成分的生物活性进行筛选，明确各饮片的活性成分，揭示中药炮制前后其性味功效变化的物质基础。在当今多学科相互渗透的时代，中药化学研究是学科间联系的工具和桥梁。

（三）与中药药理学的关系

在中医药的诸多学科中，中药药理学既是基础学科，又是应用学科，在研究炮制对药物性、味、归经、功效作用影响时，是重要的研究手段。在进行中药炮制工艺改革、饮片质量标准及其安全性评价研究时，中药药理学的研究指标是必不可少的。

（四）与现代生物技术的关系

现代生物技术是以基因工程、细胞工程、酶工程和发酵工程为主体的科学技术体系。现代生物技术对中药炮制学科及产业的影响逐渐增加，中药基因工程、细胞工程和酶工程技术为中药炮制研究及其产业化发展提供了先进的手段和发展空间。生物技术也为提高中药饮片品质评价水平提供了新的实验方法：生物芯片为中药炮制分子水平的机制研究提供依据；生物转化及生物组合化学为中药饮片的作用物质基础研究提供了新的思路和技术平台。

（五）与中医药信息学的关系

在信息资源高速发展的时代，谁最先拥有信息资源，谁就有可能在未来的竞争中占得先机。中药炮制学学科的发展必须借助中医药信息学平台，中医药信息化研究就是以文献信息的数字化、网络化建设为重点，采用现代信息技术，充分利用国内外的文献信息资源，建立各专业及相关的数据库，逐步达到中医药文献和信息的数字化。通过中医药数字化信息资料的再次开发，可促进中医药的智能化研究进展。如人工智能技术、计算机自动控制、图像分析处理技术、"数字可视化中药"等技术在中药炮制学研究领域已得到广泛的应用。

四、中药炮制学学科的发展目标

中药炮制学是一门传统而新兴的学科，其发展目标是在继承传统中医药理论和中药炮制传统工艺的基础上，汲取精华，继承创新，充分运用现代科学技术，深入探讨炮制机制，不断改进炮制工艺及其设备，制定科学、合理的中药炮制品质量标准，使中药炮制的理论和工艺日臻完善，并以此推动中药学学科的发展和中药现代化的进程，为人类健康做出贡献。

第二节 中药炮制的历史与发展

一、中药炮制的起源

中药炮制是随着中药的发现和应用而产生的。在原始社会"茹毛饮血""饥不择食"的日子里，人们常会误食有毒的动植物而产生呕吐、腹泻、昏迷等中毒反应，甚至引起死亡，可有时食用后也会使病痛缓解或消除。经过世代尝试体验，感性经验上升为理性认识，形成了最初的中医药知识，同时也创造了药物的加工技术。如将野外采挖来的天然药物除去泥沙，洗净，用石刀、石斧剁切成小块，或晒干后用石杵、木杵捣碎成粗末等简单加工，这便是中药加工炮制的萌芽。

炮制的起源与火的发现和使用有着非常密切的关系，从古文字的形成即见一斑。"炮制"，古称"炮炙"。《说文》云，"炮，毛炙肉也""炙，炙肉也，从肉在火上"。原始人在制造石器的打击过程中，获得了"钻燧取火"的经验。利用火，将生食加热为熟食，可消毒灭菌，有助消化，更易吸收，有利于人的体质发育和大脑成长。熟食习惯的逐步形成，使原始人有可能将"烧""煮"等烹饪方法延伸至药物的加工处理，将生药变成熟药。

酒在我国起源很早，可追溯到新石器时代中期的仰韶文化时期（距今五六千年）。新石器时代晚期的龙山文化时期（距今四五千年）便有了专用的陶制酒器，表明当时人们已可酿造出更多的酒而需存放。商代殷墟出土的甲骨文中有"鬯其酒"的记载，东汉班固《白虎通义》释之："鬯者，以百草之香，郁金合而酿之成为鬯"。酒为"百药之长"，有通血脉、行药势，引药上行，兴奋（少量）、麻醉（多量）、杀菌作用，又为良好有机溶剂。后世将酒应用于炮制药物，并由此创建了加辅料炮制药物的方法。

这一时期，陶器的制作和应用也在客观上提供了炮制药物的必需容器，为中药炮制的起源创造了必要的工具。

二、中药炮制的发展

文字出现以后，原先依靠口传心授的用药经验和制药实践得以记录，零散的记录逐渐形成了丰富的医药炮制文献资料。现存的炮制文献资料主要存在于炮制专著、本草、方书、医案等著作中。总体分析，中药炮制的发展大体经历了炮制工艺和炮制基本理论的形成时期，炮制工艺和炮制理论的发展完善时期，炮制工艺和炮制理论的继承振兴时期。

（一）炮制工艺和基本理论的形成时期

1. 春秋战国时期（公元前722—前221年） 这一时期，医药逐渐脱离巫学，医学家们运用朴素唯物论的阴阳、五行学说来阐明医药的理论，建立中医药诊治疾病的理论体系，中药炮制技术初现端倪。

1973年，湖南长沙马王堆三号汉墓中出土的帛书《五十二病方》，对中药炮制有详细的记载，不仅有炮炙名称的记载，而且有炮制工艺操作过程的记述。其内容包括修治、切制、水制、火制、水火共制等多个方面。如"取庆（蟆）良（螂）一斗，去其足甲""取杞本（根）长尺，大如指，削""取茹芦本……以酒渍之""止血出者，燔发""治黄芩，甘草相拌，即以廆膏财足以煎之"等。表明中药炮制技术在春秋战国时期就已初具规模。

成书于此时期的《黄帝内经》中，《素问·缪刺论》篇有"燔发"，即为血余炭；《灵枢·邪客》篇有"治半夏"。同时书中"酸入肝、辛入肺、苦入心、咸入肾、甘入脾"的理论奠定了后世辅料炮制理论的本源。

2. 秦汉时期（公元前221—公元220年） 秦汉以来，用药经验不断丰富，中药炮制知识进一步积累和丰富，初步提出了中药炮制的理论，出现了大量的炮制方法和炮制品，但方法比较简单。

（1）炮制理论方面 中药炮制的目的和原则初步建立。我国第一部药学专著《神农本草经》"序例"中记载，"药有……酸、咸、甘、苦、辛五味，又有寒、热、温、凉四气，及有毒无毒，阴干暴干，采造时月，生熟，土地所出，真伪新陈，并各有法"，强调药物产地加工与生熟异治，开创了药物生熟异用学说的先导。再如"若有毒宜制，可用相畏相杀者；不尔，勿合用也"等，认识到药物炮制可减轻毒性，为后世有毒中药的炮制奠定了理论基础。东汉张仲景《金匮玉函经》记载"有须烧炼炮炙，生熟有定……或须皮去肉，或去皮须肉，或须根去茎，或须花须实，依方拣采，治削，极令净洁"，证明早在秦汉时期医家就很重视药用部位的择取。另有"凡㕮咀药，欲如大豆，粗则药力不尽"，说明当时已认识到切制对药效的影响。

（2）炮制技术方面 秦汉时期的特点体现在以下方面。

1）药物炮制与配伍、剂型、煎法、服用密切关联：汉代炮制技术，多散见于处方药物的脚注上。如张仲景《伤寒》桂枝汤方："桂枝（三两去皮），芍药（三两），甘草（二两炙），生姜（三两切），大枣（十二枚擘）"。

2）初步形成了后世的炮制技术范围：归纳方书中药物脚注，当时的炮制方法有净制（如麻黄去节）、切制（如生姜切）、炒制（如杏仁熬）、辅料制（如大黄酒浸）、蒸制（如地黄蒸）、煮制（如红蓝花酒煮）、煅制（如云母烧）、发酵（如大豆黄卷、香豉）等。药物的炮制已由净制、切制等简单处理向以改变药性为目的的处理方向发展；在制药火候上提出了"烧、炼、熬"三者不同，在炮制方法上日趋成熟。

3）重视毒剧药物的炮制和应用：如《金匮玉函经》中半夏"令水清滑尽，洗不熟有毒"；《伤寒》中附子"炮去皮，破八片"，巴豆"去皮心，熬黑"等。

3. 魏晋南北朝时期（公元220—581年） 该时期，王朝频迭，兵戈不息，给人民带来了饥饿和疾病。民众在与疾病作斗争的过程中，促进了医药的进步，炮制理论和炮制技术得以进一步发展。

（1）炮制理论方面 出现了炮制的初步分类方法和最早的炮制专著。梁代陶弘景第一次将零星的炮制技术做了系统归纳，他在《本草经集注·序》"合药分剂料理法则"中，把炮制方法与药用部位结合起来进行论述。如"凡汤酒膏中用诸石，皆细捣之如粟米……凡汤中用完物皆擘破……诸齿骨并炙捣碎之……凡桂心、厚朴、杜仲、秦皮、木兰之辈，皆削去上虚软甲错处，取里有味者秤之……""诸虫先微炙，亦先煮之"等。这是现今所见到最早的炮制分类方法。南北朝刘宋时期，出现了我国第一部炮制专著——雷敩的《雷公炮炙论》。全书载药300多种，系统论述了药物的实际炮制操作方法，并注意在炮制药物之前，正确地鉴别药物品种。除沿用前代方法外，工艺操作上创造了很多新方法，如飞法、米泔水浸、黄精自然汁浸等。全书对药物炮制方法的阐述详细而完备，详尽地记载了药物炮制的实验数据和操作工艺。该书的问世，标志着中药炮制学从本草学中分化出来，成为了一门独立的分支学科。

（2）炮制技术方面 该时期特点主要体现在以下方面。

1）广泛地应用辅料炮制药物：以《雷公炮炙论》记载药物统计，不用辅料炮制的品种有51种，另135种皆用辅料炮制，合用两种以上辅料的炮制品多达32种；专药专用的辅料有40余种；还出现了如酸枣叶、升麻叶、车前草根等首创辅料。尤其值得重视的是，东晋葛洪在《肘后备急方》中用大豆汁解附子、乌头毒，生姜汁解半夏毒的方法，为后世用辅料炮制药物减轻毒副作用奠定了基础。

2）炮制工艺合理性、实用性加强：如《雷公炮炙论》中大黄用蒸法来缓和其泻下作用；莨菪、吴茱萸等含生物碱成分的药物用醋炮制；对茵陈等含挥发油成分药物，则指出"勿令犯火"；含鞣质的药物如芍药、知母、没食子等，用竹刀刮去皮，勿犯铁器；对质地坚硬的贝壳类、矿物类药物，指出要用火煅，以便于粉碎应用。这些论述至今仍有指导意义。

3）炮制工艺水平逐渐提高，要求细化：如陶弘景在《本草经集注》中对矿石类药材要求捣碎如"粟米"，雄黄、朱砂要求"细末如粉"，粉碎天门冬、地黄等滋润药材时用"微火烘"；阿胶要"炙"至通体"沸起"发泡后才易粉碎。

4）炼丹术的发展丰富了中药炮制的品种和内容：东晋葛洪所著《抱朴子》对炼丹的方法与所取得的成果作了全面、系统的阐述，陶弘景也精通炼丹术，并有许多著作。由于炼丹多用矿物，客观上促进了煅法的发展。炮制术语"炼"也来源于炼丹术。

4. 隋唐五代（公元618—960年） 这是中国封建社会发展的黄金期。社会安定，科学发达，医药昌盛，中药炮制理论和技术亦不断进步。

（1）炮制理论方面 孙思邈在《备急千金要方·序例·合和第七》中专章论述药物炮制，发展了前代的炮制理论和通则，如"凡药，治择熬炮讫，然后秤之以充用，不得生秤"。明确指出从自然界采集来的生药材必须经过修治择选，熬炼炮炙成中药饮片后方可充用。书中记载的"凡用斑猫等诸虫，皆去足翅，微熬""凡汤丸散用天雄、附子、乌头、乌喙、侧子，皆煻灰炮，令微坼，削去黑皮乃秤之"等，在陶弘景创立的炮制分类方法基础上又有所发挥。

（2）炮制技术方面 该时期的主要特点如下。

1）首次将中药炮制列为法定范围：唐政府组织苏敬等人编纂的《新修本草》中，在药物项下收载了炮制工艺的内容。记载了炼、烧、熬、煮、煨、炒、炙、煅、燔、蒸等和玉石、丹砂、矾石等矿物药的炮制方法，还增加了作蘗、作曲、作豉、芒硝提净等新方法。此外，对辅料也作了规定，如"唯米酒入药"等。这些对保证中药饮片质量和统一饮片规格起了很大的促进作用。《新修本草》还开创了药典中收载炮制内容的体例。

2）炮制技术进一步丰富完善：除《新修本草》中收载的新技术，还有孟诜《食疗本草》中的童便处理药材法；王焘《外台秘要》中麸炒药物法；另外，孙思邈《千金翼方》中造生熟干地黄法，蔺道人《仙授理伤续断秘方》中醋淬自然铜法，疗效可靠，至今仍为临床常用。

5. 宋代（公元960—1279年） 这是中国科技文化发展的高峰期。政府文人皆重视医学，大大促进了宋代医药学的发展，本草方书迭出不穷。为中药炮制学的发展创造了良好条件。

（1）炮制理论方面 宋代创新性建树不多，但在炮制原始文献和理论的整理保存方面功绩斐然。唐慎微所编撰的《重修政和经史证类备急本草》，广泛辑录了宋以前有关药学方面的文献，尤其收载了后代已散佚的《雷公炮炙论》《本草经集注》以及《新修本草》，弥足珍贵。宋代政府在《证类本草》基础上进行修改，撰成《大观本草》《政和本草》《绍兴本草》等书，颁行民间，使得前代确立的炮制理论和方法得以广泛流传并赖以继承。

（2）炮制技术发面 宋代的主要特点如下。

1）巩固了中药炮制技术的法定地位：公元1076年，在开封成立了专门出售成药与饮片的"太医局买药所"（又名熟药所），为世界官办药局之始。后又将修合药物的业务分离，另成立了"修和药所"，后改为"医药和剂局"，即为官办炮制作坊，并诞生了世界上最早药局方之一的《太平惠民和剂局方》。书中特设"论炮炙三品药石类例"章节，专门讨论炮制工艺技术，使炮制工艺成为国家法定制药技术标准的组成部分，对保证药品质量起了很大的作用。

2）炮制方法进步，炮制目的多样化：首先，宋代摆脱了丹石家服食思想的影响，如《新修本草》对丹砂、石胆、朴硝、矾石等的"炼饵服之"；《雷公炮炙论》加紫背天葵、夜交藤自然汁炮制金石药等工艺都已不用。其次，重在缓和药性、减少毒副作用的炮制技术大幅增加。如《太平惠民和剂局方》中水飞、醋淬、镑片、纸煨、面煨、巴豆制霜、苍术米泔水浸制等工艺，行之有效，沿用至今。宋代还十分重视作为制备成药原料的饮片炮制，《太平惠民和剂局方》中的成药，均用饮片进行制备。

3）炮制方法多样化：宋代创造了许多中间体加热的方法，用过的介质有米、面、胡麻、黑豆、麸、羊脂、酥、石灰、蛤粉、砂等。这些介质不仅起到控制温度的作用，也可达到使药材受热均匀的目的。宋代新增的炮制方法还有，《太平圣惠方》首载乳制法，《博济方》首载巴豆霜制法，《小儿药证直诀》中创制胆南星，《女科百问》创制药汁和药渣互制的炮制方法等；沈括《苏沈良方》中记载的从人尿中炼制秋石的方法，还是世界上最早采用皂苷法提取性激素结晶的记载。

4）出现了"分剂合用"的炮制品：如《太平惠民和剂局方》治小肠疝气的"夺命丹"中制吴茱萸"用吴茱萸一斤，分作四分，一分酒浸，一分醋浸，一分汤浸，一份童便浸，各浸一宿，同焙干。"既发挥吴茱萸温中下气，止疝气腹痛的作用，又借酒助其行散，借醋与童便引药入肝肾，迅速发挥药效，其功效远较单用吴茱萸为胜。这种组合式炮制品对后世医家影响颇深。

总之，至宋代，炮制理论主要集中于确立炮制的基本原则，炮制方法由简单到复杂，由单一到多元化，适用品种已初具规模，是炮制理论和炮制技术的形成时期。

（二）炮制工艺和炮制理论的发展完善时期

1. 金元时期（公元1115—1368年） 该时期，学派争鸣，名医辈出，中药归经学说理论确立，促使炮制理论不断发展和提高，炮制技术不断扩充与完善。

（1）在炮制理论方面 该时期得以不断充实，其特点如下。

1）总结炮制方法的共性作用：如金代李杲在《用药心法》上就有"黄芩、黄连、黄檗、知母，病在头面及手梢皮肤者，须用酒炒之，借酒力以上腾也；咽之下，脐之上，须酒洗之；在下生用；大凡生升熟降"的论述；还提出"病在中焦上焦者用根，在下焦者用梢，根升而梢降"的理论。元代葛可久在《十药神书》首次提出"大抵血热则行，血冷则凝……见黑则止"的炭药止血理论，后人进一步用"北方黑色，入通于肾，皆肾经药也。夫血者，心之色也，血见黑即止者，由肾水能制心火也。"对此理论加以解释。

2）探讨炮制方法对炮制品临床应用的影响：如张元素在《珍珠囊》中有白芍"酒浸行经，

止中部腹痛""木香行肝气，火煨用，可实大肠"的论述。元代王好古在《汤液本草》中认为地黄"生则性大寒而凉血，熟则性温而补肾""酒洒蒸如乌金，假酒力则微温"，以此来说明某些中药炮制前后有生凉熟温之意。

（2）在炮制技术方面 该时期具有以下特点。

1）根据炮制理论创制炮制品进行组方：如元代葛可久根据炭药止血理论创制了由十味炭药组成，专治肺痨呕血、吐血、咯血、嗽血的"十灰散"，迄今仍在临床使用。

2）以药制药的炮制品较多：元代朱震亨在《丹溪心法》中有"白术分作四分，一分用黄芪同炒，一分用石斛同炒，一份用牡蛎炒，一分用麸皮炒，右各微炒黄色，去余药，只用白术研细"以治盗汗的记载。元代沙图穆苏的《瑞竹堂经验方》中也有大量此类炮制品的记载。

2. 明代（公元 1368—1644 年） 明代在医药学上产生了多种具有重大意义的创造和发明。炮制成就在《本草纲目》《本草品汇精要》《普济方》等大型本草方书著作和医家个人著作中多有体现。该时期的中药炮制，在传统工艺技术方面有较大进步，尤其在炮制理论上具有显著的建树。

（1）炮制理论方面 明代主要成就如下。

1）提出了全新的炮制分类方法：陈嘉谟在《本草蒙筌·制造资水火》中写道："火制四，有煅、有炮、有炙、有炒之不同；水制三，或渍、或泡、或洗之弗等；水火共制造者，若蒸若煮，而有二焉。余外，制虽多端，总不离此二者"。首次提出了三类分类法，与陶弘景首创的药用部位分类法相比，更突出了炮制技术工艺的特点。缪希雍在《炮炙大法》中提出了"雷公炮炙十七法"，反映了明代炮制技术的全貌。

2）丰富并完善了中药炮制理论：如傅仁宇《审视瑶函·用药生熟各宜论》中指出"补药之用制熟者，欲得其醇厚，所以成其资助之功。泻药制熟者，欲去其悍烈，所以成其攻伐之力。用生用熟，各有其宜，实取其补泻得中，毋损正气耳"，说明了"补汤宜用熟，泻药不嫌生"的道理，阐述了中药炮制生熟异治理论。陈嘉谟在《本草蒙筌·制造资水火》中写道："酒制升提，姜制发散。入盐走肾脏，仍仗软坚，用醋注肝经且资住痛，童便制除劣性降下，米泔制去燥性和中，乳制滋润回枯助生阴血，蜜制甘缓难化增益元阳，陈壁土制窃真气骤补中焦，麦麸皮制抑酷性勿伤上膈，乌豆汤、甘草汤渍曝并解毒致令平和，羊酥油、猪脂油涂烧，咸渗骨容易脆断。"第一次系统概括论述了辅料炮制的作用。《本草蒙筌》对净制减轻药物毒副作用的理论也有描述："有剜去瓤免胀，有抽去心除烦"。龚廷贤《寿世保元》中有"莲子食不去心，恐成卒暴霍乱""炒以缓其性，泡以剖其毒，浸能滋阴，炼可助阳，但制有太过不及之弊"的记载。罗周彦《医宗粹言》提出"凡药中用子者，俱要炒过研碎入煎，方得味出，若不碎，如米之在谷，虽煮之终日，米岂能出哉"。精妙论述了"逢子必炒"的原则。

3）产生了第二部炮制学专著：缪希雍编撰的《炮炙大法》是继《雷公炮炙论》之后的第二部炮制专著。全书共收载 439 种药物的炮制方法，用简明的文字叙述各药的产地出处，采药时节、品质优劣、制用辅料、操作工艺及饮片贮藏，并按照中医药基本理论阐述了药物炮制前后药性的变化和临床上不同的医疗作用，在前人的基础上有所发展。

（2）在炮制技术方面 该时期主要有以下特点。

1）医家结合自身的实践经验发展炮制技术，使之更趋合理化：李时珍在药物学巨著《本草纲目·凡例》"修治"项下，采录了前代 50 多家本草方书中的炮制资料，综述古代制法，介绍当代经验，并提出自己的看法。如砒石的炮制，《雷公炮炙论》为"入瓶再煅"，李时珍认为"医家皆言生砒经见火则毒甚，而雷氏治法用火煅，今所多用是飞炼者，盖皆欲求速效，不惜其毒也，曷若用生者为愈乎"。《本草纲目》在330味列有"修治"专项的药物中，载有李时珍个人的经验或见解的就有144条，如木香、高良姜、芫蔚子、枫香脂、樟脑等，发展了前人的炮制技术和理论。

2）出现了新的炮制技术：如陈嘉谟《本草蒙筌》"五倍子"条下所载的"百药煎"的制备方法，实际就是没食子酸的制法，早于瑞典药学家舍勒制备没食子酸200多年。邓苑在《一草亭目科全书、异授眼科》"研药法"中提出了珍珠等贵重质坚药"打碎慢研"粉碎法："珍珠、琥珀、玛瑙、珊瑚，皆所难研者。古人有用火煅者，虽易碎，去其真性，又近于燥，不可用。水磨者，荡去细尘，亏者太过，又不可。不如用布数层包定，铁锤打碎，放开，拣细者入抒钵内，轻轻慢研细筛，真性不失，亏者不多也。"为今日球磨机粉碎制备珍珠粉之初始方法。

3. 清代（公元1644—1911年） 清代的中医药在明代基础上又有发展。中药炮制品种较前代有所增加，医药文献中多有专项记载炮制的工艺和作用，并探讨对某些前代炮制方法的不同认识和看法。

（1）炮制理论方面 清代诞生了我国第三部炮制专著——张仲岩的《修事指南》。该书收录药物232种，较为系统地叙述了各种炮制方法。其书中"炮制论上下"，用相当篇幅概括了炮制辅料、炮制方法、炮制器具、药物净制理论，虽然其中多来源于《证类本草》和《本草纲目》，但经过归纳整理，条分缕析，更为醒目。如"吴茱萸汁制抑苦寒而扶胃气，猪胆汁制泻胆火而达木郁，牛胆汁制去燥烈而清润，秋石制抑阳而养阴，枸杞汤制抑阴而养阳，麸皮制去燥性而和胃，糯米饭制润燥而泽土，牡蛎粉制成珠而易研，黄精自然汁制补土而益母，黑芝麻制润燥而益阴"等辅料炮制的原理和作用；"去核者免滑，去皮者免损气，去丝者免昏目，去筋膜者免毒在，取鳞甲者免毒存"等有关净制的论述，进一步完善了《本草蒙筌》中的相应理论。另外，徐灵胎在《医学源流论》中总结的"其制之义又各不同，或以相反为制，或以相资为制，或以相恶为制，或以相畏为制，或以相喜为制；而制法又复不同，或制其形，或制其性，或制其味，或制其质"的制药原则，广为流传，影响深远。严西亭、施澹宁、洪缉菴同纂的《得配本草》，详尽阐述了一种药物采用不同辅料炮制后药性的变化，如生地黄"鲜用则寒，干用则凉，上升酒炒，痰膈姜汁炒，入肾青盐水炒，阴火咳嗽，童便拌炒"等，对后世影响亦较大。

（2）炮制技术方面 清代的主要特点如下。

1）炭药品种的丰富：此为清代炮制技术的一大特色。温病学派大家叶天士与吴鞠通的医案著作中，有大量的炭药应用记载。赵学敏《本草纲目拾遗》中，240余种有炮制内容的药物中炭药将近70种。其书记载的泥球包煅、装竹筒盐泥封固煅及阴阳瓦合好泥封煅法，可视为现代扣锅闷煅的起源。

2）重视应用鲜药：清代温病学派"滋养阴液"的治则，开创了鲜药应用的新局面，品种增多，治疗病症增多，还用于危重病候的抢救。叶天士《临证指南医案》、吴鞠通《温病条辨》、王孟英《温热经纬》中收载了鲜生地、鲜荷叶、藕汁、梨汁、西瓜翠衣等大量鲜药的应用经验。鲜药的应用进一步完善了中药生熟异治的理论，同时相应而生的保鲜要求也充实了中药材的贮藏技术。

3）药材集散地产生了优良炮制加工体系：明末清初，在我国南方的著名药材集散地江西樟树，形成了著名的"樟帮"饮片加工体系。其切制饮片以"薄如纸，吹得起，切面齐，造型美"的特点赢得"鬼斧神工，不同凡品"的美誉，同时还形成了藤黄的山羊血煮，熟大黄酒洗蒸闷等特色炮制方法。类似的还有"建昌帮""川帮"和"京帮"等饮片加工体系，使得传统的炮制技术更为丰富和精湛。

总之，金元明清最终完善了古代传统的炮制理论和炮制工艺。尤其是明代，中药炮制学科的发展进入了一个空前鼎盛的时期，清代则基本无创新发展。

（三）炮制工艺和炮制理论的继承振兴时期

20世纪初，由于当时的政府提出了"废止旧医（即中医）"，严重地阻碍了中医事业的发展。中医受阻，中药亦受害。中药炮制在人民的需求中仍自身发展。这一时期的代表著作有张骥的《雷公炮炙论》辑复本、王一仁《饮片新参》等。

新中国成立至今，在政府的重视下，中药炮制得到了迅速的发展，在炮制的药政管理，炮制传统经验的整理，炮制的教育、科研，炮制理论和工艺现代化等方面均取得了明显成绩。

自1963年版《中国药典》一部起，开始收载中药炮制品，并在附录中设有"中药炮制通则"，规定了各种炮制方法的含义和具有共性的操作方法及质量要求，作为国家标准。1988年卫生部组织编写了《全国中药炮制规范》，曾拟作为部颁标准执行。1994年，国家中医药管理局颁发了"中药饮片质量标准（试行）"的通知，属于部级质量标准。鉴于中药炮制鲜明的地方特色，新中国成立后还由地方药政部门依据本地炮制技术实况制定了各省、自治区、直辖市的《中药饮片炮制规范》，作为地方法规在各自的辖区内执行。至此，中药炮制的三级标准体系得以确立。

1. 在炮制传统经验的整理方面　各地对散在本地区的具有悠久历史的炮制经验进行了整理。北京同仁堂张炳鑫于1957年较系统地总结了中药炮制方法和经验，编出《中药炮炙经验介绍》。南京中医学院于1960年以江苏省炮制经验为主，吸收外省经验，编著了《中药炮制学》。1963年原中国中医研究院中药研究所等单位将全国炮制经验汇集成册，出版了《中药炮制经验集成》一书；1973年又摘录了汉代至清代期间167部医药著作中有关中药炮制的文献资料，编为《历代中药炮制资料辑要》。王孝涛、叶定江等在此书基础上又重辑补充整理，于1989年出版了《历代中药炮制法汇典》，汇集了更加丰富的中药炮制文献研究资料。2004年丁安伟主编的《中国传统工艺全集·中药炮制》一书，对中药炮制的传统理论和工艺技术及其发展历史做了全面而系统的论述。随着中药炮制理论研究、生产实践和科学研究成果的涌现，还出现了反映中药炮制学古今发展全貌的大型参考书和工具书，如叶定江、张世臣主编的《中医药高级丛书·中药炮制学》和叶定江、原思通主编的《中药炮制学辞典》等，内容丰富，实用性强。

2. 教育方面　高等中医药院校中的中药学类专业都开设了"中药炮制学"课程。教材初始多由各校根据本地区的炮制特色而自编。1979年经卫生部组织，由成都中医学院主编，首次编写了全国高等医药院校《中药炮制学》统一教材，1996年出版《中药炮制学》全国规划教材，"十一五""十二五"期间相继出版了《中药炮制学》规划教材，为继承和发扬中药炮制奠定了很好的基础。

3. 科研方面　国家在"七五""八五"国家攻关计划中，相继列入中药炮制研究项目，用现代科学技术对中药炮制的原理、方法、工艺、生产设备以及中药炮制饮片的质量标准等进行研究。"十五"期间，正式启动"中药饮片炮制工艺及质量标准规范化研究"攻关项目，先后对 80 种中药饮片的炮制工艺和质量标准进行规范化研究，其中荆芥和大蓟的研究成果被 2005 年版《中国药典》收载。"十一五"期间，国家科技支撑计划设立了"炮制共性技术与相关设备研究"，对炮制工艺的共性技术进行研究，国家中医药管理局设立中医药行业科研专项"19 种生熟异用中药饮片临床规范使用研究"等，对临床常用饮片的生熟异用进行研究。"十二五"期间，教育部与国家中医药管理局又设立科技基础性工作专项"中药标准饮片制备技术规范制定"这些都促进了中药炮制的指标化、规范化，极大地推动了中药炮制学学科的发展。

4. 炮制技术方面　新中国成立后，中药炮制改变了"前店后场"式的小作坊手工操作，建起了不同规模的中药饮片炮制厂。"七五"期间，国家对 44 家中药饮片厂重点投资进行技术改造，对提高饮片的产量和质量起到重大的影响。今天，炮制生产规模不断扩大，生产工具不断更新，制药设备不断改进，中药炮制的机械化程度已大大提高。中药炮制生产工具的不断更新，提高了中药炮制的生产力，促进了中药炮制事业的大发展。

近年来，传统的中药炮制在继承传统经验的基础上，运用现代科学技术探讨炮制机制，改革炮制工艺及其设备，拟定科学合理的中药炮制品质量标准，使中药炮制的理论和工艺技术更趋完善，形成了该时期炮制发展的鲜明特色。2006 年，"中药炮制技术"列入国家首批非物质文化遗产名录，再次引起世人关注。在生命科学迅猛发展的今天，中药炮制的发展已焕发新的活力，并将开创更加美好的明天。

第三节　中药炮制的目的

中药主要来源于大自然的植物、动物、矿物等。在采集收割时，虽经产地加工而成为药材，但它们或质地坚硬、个体粗大，或含有泥沙杂质，或有较大的毒副作用，一般不可直接使用，都要经过专门的加工炮制，使之成为饮片以后才能应用于临床。中药成分复杂，疗效多样，因此中药炮制的目的也是多方面的。往往由于炮制方法不同，使同种药物具有不同饮片的作用特色，这些作用虽有主次之分，但彼此之间又有密切的联系。一般认为，中药炮制的目的有以下几个方面。

一、降低或消除毒副作用，保证用药安全

对有毒中药的炮制，历代医家都很重视。许多中药虽有较好的疗效，但毒性较大，临床应用不安全。如川乌、草乌、附子、天南星、半夏、禹白附、大戟、甘遂、狼毒、巴豆、马钱子、斑蝥等，通过炮制，可以降低这些中药的毒性。炮制解毒的方法很多，如浸渍、漂洗、砂烫、醋炙、蒸、煮、制霜等。许多有毒中药的炮制经现代研究揭示了其解毒机制，如乌头中的双酯型生物碱虽具有较强的强心、镇痛作用，但毒性极强，经煮制后，大部分被水解为单酯型或胺醇型生物碱，后者毒性降低且作用得以保留，保证了临床疗效和用药安全。又如巴豆制霜后，具有毒性的脂肪油含量降低，缓和了原有的峻泻和刺激作用。

有些药材在临床应用时由于药物的作用并非单一，再加上患者存在的个体差异，往往在治疗的过程中会带来一些副作用，产生不良影响。通过炮制，可以缓和药性，去除或降低药物的

副作用，更好地发挥疗效，保证临床用药安全。唐代孙思邈在对孕妇使用桂枝时，为了防止"胎动"，特要求用"熬"法炮制后入药。明代罗周彦也曾提及枳壳"消食去积滞用麸炒，不尔气刚，恐伤元气"。麻黄辛散作用强，为发汗峻药，应用于体虚的老年或幼年患者，易因发汗太过而致虚脱；将其蜜炙，可使其所含具辛散解表作用的挥发油含量减少，减缓其峻烈的发汗作用。种子类中药由于富含脂肪油，往往具有滑肠致泻的副作用，可通过炒法和制霜法去除部分脂肪油，减缓患者的腹泻。何首乌生品有解毒、消肿、润肠通便的作用，如将其用于体虚患者，则更易损伤正气；经黑豆蒸制后，致泻的结合类蒽醌成分减少，补益肝肾作用得以更好地发挥。

二、改变药性和功能，增强临床疗效

传统中医药理论认为，炮制对中药性味功效的影响主要体现在以下几个方面。

1. 改变中药的"四气"（寒、热、温、凉）、"五味"（辛、甘、酸、苦、咸），缓和或改变药物偏盛的性能 "寒者热之，热者寒之"为中医的治则，但是性味偏盛的药物，在临床应用时往往会给患者带来一定的副作用。如太寒伤阳，太热伤阴，过辛耗气，过甘生湿，过酸损齿，过苦伤胃，过咸生痰等。因此，需要通过炮制进行纠偏。如生甘草，性味甘凉，具有清热解毒、清肺化痰的功效，常用于咽喉肿痛、痰热咳嗽、疮痈肿毒。《金匮》中的"桔梗汤"所用为生甘草，即取其泻火解毒之功。炙甘草性味甘温，善于补脾益气、缓急止痛，常入温补剂中使用。而《伤寒》中的"炙甘草汤"所用即为炙甘草，取其甘温益气之功，以达补脾益气之功效。由此可见，甘草经炮制后，其药性由凉转温，功能由清泄转为温补，改变了原有的药性。再如生地黄，性寒，具清热、凉血、生津之功，用于血热妄行引起的吐衄、斑疹、热病口渴等症。经蒸制成熟地黄后，其药性变温，能补血滋阴、养肝益肾，凡血虚阴亏、肝肾不足所致的症状，均可应用。这样就扩大了中药的药用范围。

2. 改变中药的作用趋向 中药的作用趋向，传统以升、降、浮、沉表示。中药经过炮制，可以改变其作用趋向。如大黄苦寒，其性沉而不浮，其用走而不守。经酒制后能引药上行，先升后降。黄柏禀性至阴，气薄味厚，主降，生品多用于下焦湿热。酒制可借助酒的引导作用，清上焦之热。如治疗头面热疾的"上清丸"中，即用酒制黄柏，转降为升。又如生莱菔子，升多于降，用于涌吐风痰；炒莱菔子，降多于升，用于降气化痰，消食除胀。对此，中药炮制中还提出了"生升熟降"的理论。

3. 改变或增强中药的归经 中药归经及作用部位常以经络脏腑来表示。所谓某药归某经，即表示该药对某些脏腑和经络有明显的选择性，并和"五味"密切联系，即"酸入肝、苦入心、甘入脾、辛入肺、咸入肾"。许多单味中药作用于多个经络，故通过炮制调整，可使其作用专一。如小茴香，生品归肝、肾、脾、胃经，理气和胃；盐炙后专入肾经，温肾趋寒、疗疝止痛。再如干姜，生品归脾、胃、心、肺经，温中散寒、回阳通脉、燥湿消痰；砂烫后长于温中散寒、温经止血，主归脾、胃经；炒炭后固涩止血，主归脾、肝经。历代炮制理论在此方面论述最多。

以上虽然是传统中医药理论的认识，但炮制的现代研究揭示了部分传统理论的科学内涵。如甘草蜜炙后，其抗心律失常和增强免疫的作用显著优于生甘草；莱菔子的炒制品能明显对抗肾上腺素对离体家兔回肠节律性收缩的抑制，作用强于生品，确实发挥了"消食除胀"作用。

中药经切制使表面积增大，再经蒸、炒、煮、煅等热处理，细胞组织及所含成分可发生一系列物理、化学变化，此外辅料的助溶、脱吸附作用，都可使药物活性成分更好地从药材组织细胞内溶解释放出来，而提高生物利用度。如黄连经炮制后，其所含小檗碱在水中的溶出率明显提高。种子加热炒制后种皮爆裂，便于成分煎出，这就是"逢子必炒"的根据和用意。再如现代实验证明，香附经醋制后的解痉、镇痛作用明显优于生品，甘草制黄连可使黄连的抑菌效力提高数倍，都说明了炮制可以从不同的方面改变中药的药性和功效，更利于发挥中医临床用药的灵活性。

三、便于调剂制剂，保证药物质量

中药材经炮制成中药饮片后，既可以直接用于临床配方调剂，又可以作为中成药制剂的原料。中药的不同炮制方法及其炮制品的质量，与临床调剂及中药制剂有着直接的关系。有的中药虽是一种植物，但不同入药部位，药效作用亦不同。如麻黄，其茎能发汗，其根能止汗，须分离药用部位；又如莲子，莲肉补脾益肾，莲心清心降火，故均须分开入药。另外，动物、昆虫类药物的头、足、翅也需除净，以保证配方剂量的准确和药物的洁净。中药通过净制，切制成一定规格的片、丝、段、块，更加便于分剂量、配药方，保证了调剂和制剂的计量差异。

矿物类、甲壳类及动物化石类药材，质地坚硬，很难粉碎，不易煎出。通过炮制的加热处理，使药材质地酥脆。如砂烫醋淬穿山甲、龟甲、鳖甲，砂烫马钱子，蛤粉烫阿胶，油炸豹骨，火煅代赭石、寒水石，火煅醋淬自然铜等。药材从质坚变为酥脆后，不仅方便调剂、制剂，而且更易利于有效成分的溶出和吸收，提高了药物的生物利用度。因此，炮制技术对保证中药饮片的质量起了重要作用。

四、矫正不良气味，便于服用

中药中的某些动物类药材和树脂类药材，如紫河车、乌贼骨、九香虫、乳香、没药等，制成汤剂或其他制剂后，有特殊不良气味，往往为患者所厌恶，服后出现恶心、呕吐、心烦等不良反应。通过酒制、蜜制、水漂、麸炒、炒黄等方法进行炮制，能起到矫臭矫味的效果，有利于患者服用。

五、洁净药物，便于保管贮藏及保存药效

中药材来源于自然界，往往在采收、仓贮、运输过程中混有泥沙杂质，以及残留的非药用部位和霉败品。因此必须经过严格的洗刷和分离，使其达到所规定的洁净度，以利于保管贮藏及保存药效。例如，皮类药材的粗皮（栓皮）有效成分含量少，但在药材中所占分量却很大，如不除去，很难保证投药剂量的准确与临床疗效。有些药材，由于其自身因素，质量不稳定。如桑螵蛸，为螳螂的卵鞘，往往含有未孵化的虫卵。一旦虫卵孵化，会影响药效。故桑螵蛸通过蒸制，可杀死虫卵，更有利于贮藏保管。还有某些富含苷类成分的药物，如黄芩、苦杏仁等，易被与苷共存的酶酶解，失去药效。经过蒸制、燀制等加热处理，能使酶失去活性，从而避免苷类成分的分解而使疗效降低。

总之，药材经过不同方法的炮制，制成饮片后所出现的上述变化，对于调剂和制剂极为有利，保证了中药质量的稳定。

第四节 中药炮制的分类

分类，是根据事物的异同将事物集合成类的过程。中药炮制的分类应反映中药炮制技术内在的异同和有机联系，既要体现对传统方法的继承性，又要有利于用现代科学方法的研究。因此，要求分类必须能够体现炮制内容的系统性、完整性、科学性，便于学习、掌握中药炮制的内容，指导教学和生产。

一、中药炮制的分类方法发展简况

中药炮制方法的分类多见于历代本草著作的凡例、序论、专章中。陶弘景在《本草经集注·序》"合药分剂料理法则"中，把炮制方法与药用部位结合起来进行论述。如"凡汤酒膏中用诸石，皆细捣之如粟米……凡汤中用完物，皆擘破……诸齿骨并炙捣碎之……凡桂心、厚朴、杜仲、秦皮、木兰之辈，皆削去上虚软甲错处，取里有味者秤之……"这是现今所见到最早的炮制方法的分类。至宋代《太平惠民和剂局方》，把炮制依据药物来源属性进行分类。明代，陈嘉谟提出了火制、水制、水火共制三类分类法。缪希雍以单元操作分类，将当时的炮制方法归纳为"雷公炮炙十七法"。近代在三类分类法的基础上增加修治、其他制法而成五类分类法。现代，为了便于查阅，某些工具书采用了药用部位分类法；另外，为了教学需要，在教材和某些参考书中采用了工艺与辅料相结合的分类法。

二、中药炮制的分类方法

（一）雷公炮制十七法

明代缪希雍在《炮炙大法》卷首把当时的炮制方法进行了归纳，载述："按雷公炮炙法有十七：曰炮、曰爁、曰煿、曰炙、曰煨、曰炒、曰煅、曰炼、曰制、曰度、曰飞、曰伏、曰镑、曰摋、曰晒、曰曝、曰露是也，用者宜如法，各尽其宜。"这就是后世所说的"雷公炮炙十七法"。今注释如下。

1. 炮 《说文》云："毛炙肉也。"是将药物包裹后烧熟或直接置高温下短时间急剧加热至发泡鼓起，药物表面变焦黑或焦黄色的一种火制方法。古代操作多为"裹物烧"，如《五十二病方》的"炮鸡"；或直接置火灰中烧至发"炮"。现代多用急火清炒或砂烫法、微波加热等方法制备，如炮姜，炮甲珠等。

2. 爁 《集韵》云："火行也。"是将药物用火直接焚烧至一定程度，以除去非药用部位。如《局方》"骨碎补，爁去毛。"目前已少用，只有个别药材产地加工时才用到，如香附用火焚烧除去茸毛及须根。

3. 煿 《集韵》云："火干也。"《说文》云："灼也，暴声。"是将药物用火烧烤，使之干燥爆裂，发出炸声的炮制方法。此法常用于具有硬壳果实类药材的炮制。

4. 炙 《说文》云："炮肉也，从肉在火上"。是将药物置火上烤黄、炒黄或用液体辅料拌润翻炒至一定程度的炮制方法。本法有几种释义。《五十二病方》之"炙蚕卵"及"炙梓叶"，是将药物置于近火处烤黄。张仲景《金匮玉函经》甘草"炙焦为末"同炒法；《雷公炮炙论》的"炙淫羊藿"是用羊脂与淫羊藿拌炒至脂尽为度。现在含义已基本统一，一般指用液体辅料与药物拌润翻炒至一定程度的炮制方法，如酒炙、醋炙、盐炙、姜炙、油炙等。

5. 煨 《说文》云："盆中火"。《六书故》云："火中热物"。是将药物直接或包裹后放于炭火或柴火的余烬及其他受热固体辅料中缓慢加热至一定程度的炮制方法。现在已广泛采用的面裹煨、湿纸裹煨等，是在原法基础上的发展，如煨姜、煨肉豆蔻等。

6. 炒 《集韵》云："熬也"。古代又称为"熬"。如《神农本草经》露蜂房"火熬之良"。汉代始有"炒"记载。是指将药物置于受热容器中翻动并连续加热至一定程度的方法。现在炒法已成为炮制操作中的一类主要方法。

7. 煅 古代又称为"燔""烧""炼"等。将药物直接或间接地放于火上高温加热至一定程度的方法。如《五十二病方》"燔发以安其宥"、《神农本草经》禹余粮"炼"，贝子"烧用之良"等。有些药物煅后常配合液体辅料淬制，以利于溶解和粉碎，如醋淬自然铜。

8. 炼 是指将药物长时间用火缓缓加热至一定程度的方法，如炼蜜等。古代还有煅的意思，如《神农本草经》禹余粮"炼"。

9. 制 《增韵》云："正也，御也，检也，造也"。为制药物之偏性，作用剧烈者，使之就范的泛称。通过制，能改变某些固有的性能。汉代即已应用姜制厚朴、蜜制乌头、酒制大黄、酥制皂荚等。可见制的方法较多，并随辅料、用量、温度、操作方法等不同而变化，常对不同药物作不同的处理。

10. 度 《前汉律历志》云："度者，度长短也，"。指度量药物大小、长短、厚薄、范围等。《五十二病方》中某些药物是以长度来计量的，如黄芩长三寸。杞本（地骨皮）长尺，大如指。随着历史的发展，后来逐步改用质量来计量。现在"度"多指衡量事物的发展过程及标准程度。如乌头、附子水漂至微有麻辣为度等。

11. 飞 一指"研飞"或"水飞"。研飞为干磨，使成细粉；水飞为加水研磨，取其混悬液，干燥后可得极细粉末。如水飞朱砂、水飞炉甘石等。有时也指通过加热使药物中某些成分升华至上盖的过程，多见于炼丹过程中。

12. 伏 《广韵》云："匿藏也"。一般指的是"伏火"，即药物按一定程序于火中处理，经过一定时间的烧制，达到一定的要求。该词最早见于唐以前的炼丹术，随后中药炮制亦有引用。如《雷公炮炙论》中炮制矾石"若经大火一煅，色如银，自然伏火，铢絫不失。"

13. 镑 《玉篇》云："削也"。是利用一种多刃的刀具，将坚韧的药物刮削成极薄的片，以利调剂和制剂，如镑檀香、羚羊角等，现代多用其他工具代替。

14. 搩 《集韵》云："击也"。打击、切割之意，使药材破碎。

15. 暵 即晒。白居易诗中有"其西暵药台"。系指将药材或饮片在阳光下干燥。

16. 曝 《集韵》云："日干也，或作暴"。是指在强烈的阳光下暴晒。

17. 露 《说文》云："润泽也"。指药物不加遮盖地放置于有露水的夜晚，吸收空气中的水分，使干燥的药物表面湿润的过程。如露乌贼骨。有时也用于含糖分高的药材或全草类药材切制前的软化过程，如露玄参。

上述十七法反映了明代以前中药炮制的大概状况。随着医药的发展，炮制方法不断增多并日趋完善，已远远超出了十七法的范围，但其对中药炮制的基本操作至今仍有一定影响，尤其对研究古代中药炮制和查阅古代文献仍有一定帮助。

（二）三类及五类分类法

明代陈嘉谟在《本草蒙筌·制造资水火》中提出了三类分类法。他说："凡药制造……火制四，有煅、有炮、有炙、有炒之不同；水制三，或渍，或泡，或洗之弗等；水火共制造者，若蒸若煮，而有二焉，余外，制虽多端，总不离此二者。"即以火制、水制、水火共制三大类方法为纲，统领中药炮制方法。此分类方法基本能反映出炮制的特色，但未将饮片切制工艺包括其中。

近代则依据中药炮制工艺的全过程，将其分为净制、切制和炮炙三大类，《中国药典》（2015年版）四部"炮制通则"即采用此种分类方法。其中净制包括挑拣、筛选、水选等，切制包括浸泡、润、漂等软化处理与切片、切段等，炮炙包括炒、炙法（酒炙、醋炙、盐炙、姜炙、蜜炙、油炙）、制炭、煅、蒸、煮、炖、煨、燀、制霜、水飞、发芽、发酵等。这种分类方法对法规、通则等较适用，但炮炙部分包含范围过大。

也有人将炮制方法总结归纳为五类分类法，包括修治、水制、火制、水火共制及其他制法。此种分类方法常在一些古代文献中见到。

（三）药用部位分类法

在宋代《太平惠民和剂局方》一书中，依从本草学的分类方法，将炮制依据药物来源属性的玉石、草、木、禽兽、鱼虫、果菜等分类。现今，全国中药炮制规范与各省市制订的炮制规范，大多以药用部位的来源进行分类，即根及根茎类、果实类、种子类、全草类、叶类、花类、皮类、藤木类、动物类、矿物类等，在各种药物项下再分述各种炮制方法。此种分类方法便于具体药物的查阅，适用于炮制规范及工具书类，但体现不出炮制工艺的特点和系统性。

（四）工艺与辅料相结合分类法

在三类、五类分类法的基础上，又发展出了工艺与辅料相结合的分类方法。一种是以辅料为纲，以工艺为目的的分类法，它突出辅料对药物所起的作用，如分为酒制法、醋制法、蜜制法、盐制法、姜制法、药汁制法等。在酒制法中再分为酒炙、酒蒸、酒煮、酒炖等。但由于酒炙、蜜炙、盐炙操作方法基本相同，故此种分类法在描述工艺操作上会有一定的重复。另一种是以工艺为纲，以辅料为目的分类法。如分为炒、炙、煅、蒸、煮等，在炙法中再分为酒炙法、醋炙法、姜炙法、蜜炙法等。它吸收工艺法的长处，突出炮制工艺的作用，采纳了辅料分类的优点，便于叙述辅料对药物所起的作用，能展示整个炮制工艺的程序和特点，体现中药炮制工艺的系统性和条理性，达到共性和个性的结合，一般教科书多采用此分类方法。

网上更多……

👤≡ 重点名词　　👥 图片　　📝 习题　　🖥 电子教案

第二章

炮制对中药的影响

第一节　炮制对中药药性的影响

药性是指各种中药本身所具有的性质和作用，是中药独特理论体系的重要标志，是我国历代医家在长期医疗实践中，以阴阳、脏腑、经络等学说为依据，根据中药的各种性质及所表现出来的治疗作用，对中药性质与功能的高度概括。

药性的基本内容包括四气五味、升降浮沉、归经、有毒无毒、补泻等。中药的药性与其功用密切相关，不同的中药具有不同的性能，是临床作用的基础。中药经过炮制，药性的几个方面都可能发生变化，从而导致功效、用途发生相应的改变，以满足临床上治疗不同病证的需要。

一、炮制对四气五味的影响

《神农本草经》序录云："药有酸咸甘苦辛五味，又有寒热温凉四气。"这是有关药性中四气五味的最早概括。四气五味是中药的基本性能之一。

四气，就是寒热温凉四种不同的药性，又称四性。它反映了中药对人体阴阳盛衰、寒热变化的作用倾向，为药性理论重要组成部分，是说明中药作用的主要理论依据之一。

五味，是指中药有酸、苦、甘、辛、咸五种不同的味道，除此还有淡味或涩味，但五味是最基本的五种味道，所以仍然称为五味。

中药的性味常偏胜或偏弱，临床上嫌其太过或不足，炮制能够对中药性味产生明显的影响，可以制其太过，扶其不足，从而达到调整治疗作用的目的，更好地适合临床需要。

炮制对四气五味的影响大致有三种情况。

（一）通过炮制缓和中药原有性味

针对药性过于偏胜的中药，可通过炮制设法缓和其性味，以制其太过。如黄连苦寒，有伤中之弊，可用辛热的吴茱萸进行炮制，缓和其苦寒之性，使其寒而不滞；栀子苦寒之性甚强，经过辛温的姜汁制后，能降低苦寒之性，以免伤中；即所谓"以热制寒"。补骨脂辛热而燥，易于伤阴，用咸寒润燥的盐水来炮制，可以缓和辛燥之性，即所谓"以寒制热"。

此外，有的中药虽然性味并不过于偏胜，但根据临床需要，有时也要使某种性味减弱。如生姜辛微温，具有发汗解表、温中止呕的作用；煨制后辛味极弱，无发散之性，长于逐寒暖胃，用于胃寒呕吐。

以上用"以热制寒"及"以寒制热"来缓和药性的制法又称为"反制",即用药性相反的辅料或中药进行炮制。

（二）通过炮制增强中药原有性味

一种情况是中药药性比较缓和,临床上嫌其药效不强,取效太慢,需通过炮制来增强药性,从而增强中药的作用。如泽泻性味甘寒,利水泻热,用咸寒的盐水炮制后增强泻热利尿的作用;当归性味辛温,用辛热的酒炮制能增强活血通经的作用。

另一种情况是有些中药药性已经很强,但临床用于某些重症、实症时,仍嫌其药力不够,需通过炮制增强其性味,进一步增强药力。如黄连尽管寒性凛冽,当临床上遇有大热之症,仍有嫌其寒性不足之时,需用苦寒的胆汁来炮制,更增强黄连苦寒之性,增强了其清热泻火之力,此谓"寒者益寒";仙茅本身是热性,温肾助阳,但用于肾阳虚寒时,嫌其温热不足,故用黄酒以制之,则可增强补肾温阳之功,此谓"热者益热"。

以上用"寒者益寒"及"热者益热"来增强药性的制法又称为"从制",即用药性相近的辅料或中药进行炮制。

（三）通过炮制改变中药原有性味

有些中药经过炮制能够使原有性味发生明显的改变,产生新的功用,扩大了中药的用途。如生地甘寒,具有清热凉血、养阴生津作用;制成熟地后,则转为甘温之品,具有滋阴补血的功效,即一者性寒,主清;一者性温,主补。天南星辛温,善于燥湿化痰、祛风止痉;加胆汁制成胆南星后,则性味转为苦凉,具有清热化痰、熄风定惊的功效。

改变中药寒凉或温热之性的制法亦属反制范畴。

二、炮制对升降浮沉的影响

升降浮沉是指中药对人体作用的不同趋向性,也是中医临床用药应当遵循的规律之一。升,即上升提举,趋向于上;降,即下达降逆,趋向于下;浮,即向外发散,趋向于外;沉即向内收敛,趋向于内。升降沉浮也就是指中药对机体有向上、向下、向外、向内四种不同作用趋向,是与疾病所表现的趋向性相对而言的。

中药的升降浮沉与四气五味有关。王好古云:"夫气者天也,温热天之阳,寒凉天之阴,阳则升,阴则降;味者地也,辛甘淡地之阳,酸苦咸地之阴,阳则浮,阴则沉。"李时珍曰:"酸咸无升,辛甘无降,寒无浮,热无沉。"一般而言,凡性温热、味辛甘的药,属阳,作用升浮;性寒凉、味酸苦咸的药,属阴,作用沉降。

中药经炮制后,可以改变其作用趋向。

（一）生升熟降

生升熟降是中药的一大特性。如莱菔子"生用能升,熟用能降",可谓是生升熟降的典型。柴胡,生品能升举阳气,醋制后则能疏肝解郁止痛,鳖血柴胡更能抑制升浮之性,而增强退虚热的作用。又如香附"生则上行胸膈,外达肌肤,熟则下走肝肾,外彻腰足"。再如砂仁行气开胃、化湿醒脾,为升散之品,作用于中焦,经盐炙后,可以下行温肾,治小便频数,作用于下焦。"升者引之以咸寒,则沉而直达下焦"。

（二）生降熟升

明·《本草纲目》云:"沉者引之以酒,则浮而上至巅顶。"如黄柏原系清下焦湿热之药,经酒制后作用向上，兼能清上焦之热。大黄攻下导滞，酒炒可引药上行，而清头目之热。下焦之药用酒制后引药上行，清上焦热，是谓生降熟升。

（三）升者益升

炮制可以改变升降作用，亦可增强其升降作用。如原本作用于上焦心肺的黄连、黄芩以酒制后，增强上行趋势，善清头目之热，此谓之升者益升。

（四）降者益降

原本沉降之品的黄柏、杜仲等，用盐制后引药入肾经，更好地发挥滋阴降火、补肾助阳的作用，可谓之降者益降也。

由此可见，中药升降浮沉的性能并非固定不变，可以通过炮制改变其作用趋向，正如李时珍所说："升降在物，亦在人也。"

三、炮制对归经的影响

归经是指中药对机体某部位的选择性作用，即某药对某些脏腑或经络起作用或作用明显，而对其他脏腑或经络无作用或作用不明显。中药归经理论的形成是在中医基本理论指导下以脏腑经络学说为基础，以中药所治疗的具体病证为依据，经过长期临床实践总结出来的用药理论。

炮制后可以改变或增强某药入某经的作用。很多中药同时归几经，可以治疗几个脏腑或经络的疾病，临床上为了使中药更准确地针对主证，作用于主脏，发挥其疗效，常通过炮制来达到目的。中药经炮制后，作用重点可以发生变化，对其中某一脏腑或经络的作用增强，而对其他脏腑或经络的作用相应地减弱，使其功效更加专一。中药炮制很多都是以归经理论作指导的，特别是某些辅料对中药归经有明显的影响。如醋制入肝经，蜜制入脾经，盐制入肾经等。益智仁入脾、肾经，具有暖肾固精缩尿、温脾止泻摄唾的功效；盐制后则主入肾经，专用于固精缩尿。知母入肺、胃、肾经，具有清肺、凉胃、泻肾火的作用；盐制后主要作用于肾经，可增强滋阴降火的功效。青皮入肝、胆、胃经，用醋炒后，可增强对肝经的作用。生地可入心经，以清营凉血为长，制成熟地后则主入肾经，以养血滋阴、填精益髓见长。《本草纲目》在黄连项下有"治本脏之火，则生用之；治肝胆之实火，则以猪胆汁浸炒；治肝胆之虚火，则以醋浸炒；治上焦之火，则以酒炒；治中焦之火，则以姜汁炒；治下焦之火，则以盐水或朴硝研细调水和炒；治气分湿热之火，则以茱萸汤浸炒；治血分块中伏火，则以干漆末调水炒；治食积之火，则以黄土研细调水和炒"的论述。

四、炮制对毒性的影响

历代本草书籍中，常在每一味中药的性味之下，标明其"有毒""无毒"。有毒、无毒也是中药性能的重要标志之一。

在古代医药文献中，早期的"毒药"通常是中药的总称，把中药的偏性看作是中药的毒性，利用"毒"来纠正脏腑的偏盛偏衰。后世医药著作中所称的"毒"则是具有一定毒性和副作用的中药，用之不当，可出现不良反应或导致中毒，与现代"毒"的概念是一致的。

中药通过炮制，可以达到降毒或去毒的目的。有些中药生品毒性极大，如乌头、巴豆、马钱子、斑蝥等，须炮制处理以制其毒。去毒常用的炮制方法有净制、水泡漂、水飞、加热、加辅料处理、去油制霜等。如蕲蛇去头，朱砂、雄黄水飞，川乌、草乌煮制，甘遂、芫花醋制等，均可去毒。

降毒或去毒途径通常包括使毒性成分减少、利用辅料解毒、使毒性成分发生转变等。如巴豆制霜后减毒是由于去掉了大毒的巴豆油和毒蛋白；半夏与白矾、生姜共煮，都为利用辅料降低毒性；采用低浓度的碱来炮制斑蝥，可使斑蝥素直接生成斑蝥酸钠而达到减毒目的。

炮制有毒中药时一定要注意去毒与存效并重，不可偏废，并且应根据中药的性质和毒性表现，选用恰当的炮制方法。否则，顾此失彼，可能造成毒去效失，甚至效失毒存的结果，达不到炮制目的。

五、炮制对补泻的影响

疾病有虚实之分，中药有补泻之异，"虚则补之，实则泻之"，这是中医治病的基本原则之一。"补泻"也是中药特性的一方面，正如《审视瑶函》用药生熟各宜论所言："药之生熟，补泻在焉。剂之补泻，利害存焉。盖生者性悍而味重，其功也急，其性也刚，主乎泻。熟者性淳而味轻，其功也缓，其性也柔，主乎补。补泻一差，毫厘千里，则药之利人害人判然明矣。"为了使中药能更好地满足临床需要，可以通过炮制对中药的补泻加以改变和调整。如何首乌，生品味苦主泻，可以通大便、解疮毒，经黑豆汁拌蒸后制成的制首乌则甘温主补，可以补肝肾，益精血，乌须发。又如生地黄清热凉血而主泻，熟地黄滋阴补血而主补。泻是由于其性寒凉，补是由于其性温，同时亦因为蒸后苷类水解，糖类增加等。再如甘草"生则泻火，炙则温中"，蜂蜜亦有同样说法，传统认为是生则性凉，故能泻火，熟则性温，故能补中。故有"补汤宜用熟，泻药不嫌生"之说。

第二节 炮制对中药化学成分的影响

中药的化学成分是中药发挥临床作用的物质基础。中药的化学成分组成相当复杂，可以认为中药的作用是综合性的，有协同作用，也有对抗作用。中药在炮制过程中，由于温度、时间、溶剂以及各种不同辅料的处理，使中药的化学成分发生一系列的变化，这些变化有的是在量的方面，有的是在质的方面。有的成分被溶解出来，有的成分被分解或转化成新的成分。因此，研究中药炮制前后化学成分和物理参数的变化，对开展中药炮制机制研究，揭示其炮制内涵变化实质，确定中药饮片最佳炮制工艺，制定饮片质量标准，揭示临床治疗疗效，发展炮制学科理论水平具有重要意义。虽然有关这方面的工作已逐渐开展，并取得了一定的科研成果，但由于中药化学成分的多样性及其相互关系的复杂性，目前对炮制与中药化学成分之间关系的研究还不够系统。大体上包括以下几方面的研究：

一、炮制对中药中生物碱类成分的影响

生物碱是一类含氮的有机化合物，大多数有较复杂的氮杂环结构，除氨基酸、多肽、蛋白质、B族维生素等外，其他所有含氮的有机化合物都可视为生物碱。生物碱在植物体内除少数碱性极弱的以游离态存在外，多数都以盐的形式存在于植物细胞中，有的还以苷、酯、N-氧化物等形式存在。游离生物碱除相对分子质量较小的叔胺碱和液体生物碱，如麻黄碱、苦参

碱、秋水仙碱、烟碱等,一般不溶或难溶于水,而能溶于乙醇、三氯甲烷等有机溶剂,亦可溶于酸水(形成盐),大多数生物碱盐类则可溶于水,难溶或不溶于有机溶剂。生物碱具碱性,多数味苦,而且具有明显的生理活性。

生物碱广泛存在于50多科120属以上的植物和某些动物类药材中(如蟾酥)。不同药用部位所含生物碱成分及其生物活性不同。如黄柏的有效成分小檗碱主要分布在树皮,故而用皮而不用其他部位。麻黄茎、枝中含有较多的麻黄碱,根中含有麻黄根碱,麻黄碱与麻黄根碱药理作用相反,前者具有升高血压、发汗作用,后者则具有降低血压、止汗作用。因此,在净选加工时应严格区分药用部位,以确保疗效。

大多数生物碱不溶于水,但有些小分子生物碱易溶于水,如槟榔中的槟榔碱和槟榔次碱,季铵类生物碱也溶于水,如黄柏中的小檗碱。这类药材在炮制过程中如用水洗、水浸等操作时,应尽量减少与水接触,在切制这类药材时,也宜采用少泡多润的原则,尽量减少在切片浸泡过程中生物碱的损失,以免影响疗效。

各种生物碱都有不同的耐热性。高温情况下某些生物碱不稳定,可产生水解、分解等变化。炮制常用煮、蒸、炒、烫、煅、炙等方法,改变生物碱的结构,以达到解毒、增效的目的。如乌头碱在高温条件下水解成毒性小得多的乌头原碱;士的宁在加热条件下转变为异士的宁或士的宁含氮氧化物等;关白附不同炮制方法炮制后可以不同程度地降低其中的主要毒性成分次乌头碱,其中以蒸法最佳,在蒸制4 h后基本检测不到次乌头碱,同时蒸制对其活性成分关附甲素影响不大,只降低20%左右,这样能够保证临床用药既安全又有效。有些中药所含生物碱是有效成分,遇热则活性降低,如石榴皮、龙胆草、山豆根等,因而在炮制过程中不必加热或尽量减少热处理,以生用为宜。

炮制中常采用酒制、醋制和其他辅料制等方法增大生物碱的溶解度,提高有效成分的煎出率。

酒是具有稀醇性质的溶剂,不论是游离生物碱或其盐类在酒中都能溶解。作为辅料,中药经过酒炙后利用其穿透力使植物细胞中有效成分处于待溶阶段,利用酒较好的解吸作用,克服细胞中各种成分间固有的亲和力,使各种成分转溶于溶剂中而提高溶解度。所以中药经过酒制后能提高生物碱的溶出率,从而提高中药的疗效。

醋是弱酸,能与游离生物碱结合成盐。生物碱的醋酸盐易被水溶出,增加水溶液中有效成分的含量,提高疗效。如延胡索主要有效成分是四氢帕马丁、延胡索甲素等,是具有止痛和镇静作用的生物碱。该类生物碱大多以游离形式存在于植物中,难溶于水;但与醋酸结合生成醋酸盐,能溶于水。所以延胡索经醋制后,在水溶液中溶出量增加,从而增强了止痛效果。另外也有人认为,延胡索有效成分溶出量的增加还可能与醋中所含其他不挥发有机酸有关。

生物碱在植物体中,也往往与植物体中的有机酸、无机酸生成复盐,如鞣酸盐、草酸盐等。它们是一种不溶于水的复盐,醋酸加入后,可以取代上述复盐中的酸类,而形成可溶于水的醋酸盐复盐,因而增加了生物碱在水中的溶解度。

在炮制含生物碱类成分的药材时,有时也使用一些其他辅料,如白矾、豆腐,也可以影响生物碱的溶解度。

二、炮制对中药中苷类成分的影响

苷系糖分子中环状半缩醛上的羟基与非糖部分（苷元）中的羟基（或酚羟基）缩合（失水）而成的环状缩醛衍生物。与糖同时存在的各类型的天然成分都可能与糖结合成苷。苷的溶解性无明显规律，与苷元相比，由于分子中含有糖基，具有一定的亲水性。一般易溶于水或乙醇中，有些也易溶于三氯甲烷和乙酸乙酯，但难溶于乙醚和苯。溶解度受糖分子数目和苷元上极性基团的影响，若糖分子多，苷元上极性基团多，则在水中的溶解度大；反之，在水中的溶解度小。苷键是苷分子特有的化学键，其有糖的端基碳上形成的缩醛结构，具有一般缩醛的性质，如对酸不稳定性。苷键的裂解的方式有酸催化水解、碱催化水解、酶催化水解、氧化开裂反应等。炮制过程中苷键的断裂一般有这些反应的参与。

中药中存在的苷类成分种类很多、范围广泛，差不多所有类型植物成分只要分子中有 – OH 都有可能和糖缩合成苷而存在于植物中，通常以果实、树皮和根等部分中含苷量较高。

由于苷类成分易溶于水，故中药在炮制过程中用水处理时尽量少泡多润，以免苷类物质溶于水而流失或发生水解而减少。常见者如大黄、甘草、秦皮等，均含可溶于水的各种苷，切制用水处理时要特别注意。由于苷也能溶于乙醇中，故炮制苷类中药常用到辅料酒。

含苷类成分的中药往往在相同组织不同细胞中含有相应的酶，这种酶能使其共存的苷在一定温度和湿度条件下分解，从而使有效成分减少，影响疗效。如槐花、苦杏仁、黄芩等含苷中药，采收后若长期放置，相应的酶便可分解芦丁、苦杏仁苷、黄芩苷，从而使这些中药失效。酶在 70℃时则失去活性，故苷类中药常用炒、蒸、烘、焯、煮、曝晒等方法破坏酶而保存苷。如山茱萸清蒸后有效成分莫诺苷含量没有明显变化。黄芩苷的水解与酶的活性有关，以冷水浸酶的活性最大，而蒸或煮可破坏酶使其活性消失，有利于黄芩苷的保存。

药材经炮制后苷含量有下降或也有上升。例如，淫羊藿炮制后，其活性成分淫羊藿苷（非淫羊藿唯一活性物质）含量下降，说明加热可能促使淫羊藿苷分解；山茱萸酒蒸制后，环烯醚萜苷、皂苷等含量的降低可降低抗休克、固虚脱作用，这与传统认为固脱敛汗宜用生品相吻合；生栀子中栀子苷含量最大，随着炒制温度升高和时间的延长含量有所下降；白芍经过不同方法炒制后，其有效成分芍药苷含量呈现不同的趋势，有的下降，有的上升。

苷类成分在酸性条件下容易水解，不但降低了苷的含量，也增加了成分的复杂性。因此，炮制时除医疗上有专门要求外，一般少用或不用醋处理。但若苷为中药中的有毒成分，可用醋制法降毒，如醋制商陆。在生产过程中，有机酸会被水或醇溶出，使水呈酸性，促进苷的水解，应加以注意。

三、炮制对中药中挥发油类成分的影响

挥发油通常也是一种具有治疗作用的活性成分，也称精油，它是指水蒸气蒸馏所得到的挥发性油状成分的总称。挥发油大多数具有芳香性，在常温下可以自行挥发而不留任何油迹，大多数比水轻，易溶于多种有机溶剂及脂肪油中，在 70% 以上的乙醇中能全溶，在水中的溶解度极小。

挥发油在植物体内，多数是以游离状态存在，有的则以结合状态存在的。对游离状态存在的薄荷、荆芥等，宜在采收后或喷润后迅速加工切制，"抢水洗"、阴干，不宜带水堆积久放，

以免药材发酵变质，造成挥发油损失，影响质量；但对挥发油以结合状态存在的厚朴、鸢尾等，宜经堆积发酵后香气才能逸出，所以必须经过埋藏发酵后，才能生产出优质的饮片来。

很早之前，人们就知道在许多植物中含有挥发性的香气物质，并指出要尽量少加热或不加热。如《雷公炮炙论》中就对茵陈等注明"勿令犯火"；《本草纲目》在木香条下云："凡入理气药，不见火。若实大肠，宜面煨熟用"。所以含挥发性的药材一般认为不可用火处理。但有些中药需要通过炮制以减少或除去挥发油，以达到医疗的需要。如乳香，所含挥发油具有明显的毒性和强烈的刺激性，通过炮制后可除去大部分，有利临床安全应用。又如蜜炙麻黄，通过蜜炙加热处理，麻黄中挥发油可减少 1/2 以上，从而缓和其发汗作用。再如苍术，含挥发油较多，甚至能析出挥发油结晶，具有刺激性，即中医所指的"燥性"，但挥发油也是苍术活性成分，故苍术炮制时应注意火候的控制和所使用辅料的种类和用量。用麸炒苍术后，挥发油含量下降约 20%，其所含成分在质上变化不大，但相对含量发生明显变化，低沸点成分含量降低，高沸点成分含量上升，其中，β- 桉叶醇含量下降约 20%，同时，麸炒苍术后的麸皮中含一定量的挥发油，推测麸炒苍术中麦麸对挥发油的吸附作用是导致含量降低的一个影响因素；米泔水制苍术挥发油含量下降亦约 20%，其中，β- 桉叶醇含量下降约 30%。

中药经炮制后，其所含挥发油的量发生明显变化：炒炭减少挥发油约 80%，炒焦减少约 40%，煨或土炒减少约 20%，醋炙、酒炙、盐炙、米泔水制及麸炒减少 10%～15%，故应根据临床不同需要，相应选用不同的方法进行炮制。同时，炮制也会使部分中药的挥发油发生质的变化，如颜色加深，折光率增大，产生新的成分，改变药理作用等。如荆芥炒炭后，挥发油产生 9 种生荆芥油所没有的成分，并且具有止血作用。肉豆蔻经炮制后，挥发油中原有 4 种成分消失，产生 13 种新成分，毒性成分含量降低，止泻成分含量增加，从而增强了家兔离体肠管收缩的抑制作用，实肠止泻，达到减毒增效的炮制目的。醋蒸三棱挥发油与生品的相比，有 4 种成分显著下降，3 种成分显著上升，并产生 2 种新组分；枳壳炮制后挥发油研究结果显示，江西产枳壳炮制后产生 17 种新化合物，总成分由 67 种减少至 64 种，其中 β- 水芹烯炮制后由 0.77% 显著增加到 4.72%，而 β- 蒎烯炮制后由 3.23% 显著减少至 0.33%。此外，一些辅料的使用也会对挥发油产生影响。

四、炮制对中药中鞣质类成分的影响

鞣质也叫单宁，为一类分子比较大，可与蛋白质结合成不溶于水的沉淀的多元酚类衍生物的总称。鞣质可分为可水解鞣质和缩合鞣质，具有一定的生理活性，广泛地存在于植物中。在医疗上常作为收敛剂，具有收敛止血、止泻、抗菌、保护黏膜等作用，有时也用作生物碱及重金属中毒的解毒剂，可与蛋白质结合形成致密、柔韧、不易腐败又难透水的化合物。

鞣质含有多数酚羟基，极性较强，所以能溶于水、乙醇、丙酮、乙酸乙酯等极性大的溶剂，尤其易溶于热水，因而以鞣质为主要药用成分的中药，在炮制过程中用水处理时要格外注意，如地榆、侧柏叶、石榴皮等。

鞣质为强的还原剂，能被空气中的氧所氧化，生成鞣红。中药槟榔、白芍等切片时露置空气中有时泛红，就是这些中药所含的鞣质氧化成鞣红所造成的。鞣质在碱性溶液中变色更快，所以在炮制过程中要特别注意。

鞣质能耐高温，经高温处理，一般变化不大。如大黄含有致泻作用的蒽苷和具有收敛作用的鞣质，经酒蒸、炒炭炮制后，蒽苷的含量明显减少，但鞣质含量变化不大，故可使大黄致泻作用减弱，而收敛作用相对增加，若煎煮时间过长，蒽苷破坏殆尽，不但不能泻下，反而能导致便秘。但也有一些鞣质经高温处理能影响疗效，如地榆炒炭温度过高，其抑菌作用大大降低，因此炮制时要掌握火候。

鞣质遇 Fe 能发生化学反应，生成墨绿色的鞣质铁盐沉淀，因而在炮制含鞣质成分的中药时，有用竹刀切、木盆中洗的要求，煎药一般选用砂锅，忌铜铁器，都是为了避免鞣质与 Fe、Cu 的反应。

五、炮制对中药中有机酸类成分的影响

有机酸对人体营养及生理都有重要作用，广泛存在于植物细胞液中，特别是正要成熟的肉质果实内，通常果实愈接近成熟，其含酸量愈低。药材中常见的有机酸有甲酸、乙酸、乳酸、琥珀酸、苹果酸、酒石酸、枸橼酸等。

有机酸在植物体内有以游离状态存在，但一般与 K^+、Na^+、Ca^{2+}、Be^{2+}、Mg^{2+}、Sr^{2+}、Ba^{2+} 等离子结合成盐类存在。低分子的有机酸大多能溶于水，因此炮制过程中用水处理时宜采用少泡多润的方法，以防止有机酸类成分的损失。但植物若存在着可溶性的草酸盐，往往有毒，如白花酢浆草、酢浆草，动物食后可产生虚弱、抑制，甚至死亡，炮制时应除去。

具有强烈酸性的有机酸，对口腔、胃刺激性大，因此，对含有该类有机酸或含有机酸过多的药材，经过加热炮制，可适当破坏，以适应临床需要。如山楂炒焦后有机酸被部分破坏，乌梅炒炭后枸橼酸下降 69.9%，苹果酸下降 55.9%，使酸性降低，减少对胃肠道的刺激，同时增强止血作用。某些中药炮制后有机酸含量并无明显变化，如栀子与焦栀子。

有些有机酸能与生物碱生成盐，有利于药效发挥，因而常用甘草水制一些含生物碱的中药增强疗效，甘草汁制吴茱萸属此类作用。

六、炮制对中药中油脂类成分的影响

油脂的主要成分是一分子甘油与三分子高级脂肪酸形成的酯，简称三酯甘油，大多存在于植物的种子中，比水轻，不溶于水，易溶于醚、苯、石油醚、丙酮和热乙醇中，没有挥发性，利用该性质可以区别于挥发油。通常具有润肠通便或致泻等作用，有的作用峻烈，有一定毒性。

炮制过程中，经加热、压榨除去部分油脂类成分，以免滑肠致泻或可降低毒副作用，保证临床用药安全有效。如柏子仁去油制霜降低或消除滑肠作用；肉豆蔻炮制后脂肪油成分下降，可增强固肠止泻的作用，并能降低毒性；千金子去油制霜以减小毒性，使药力缓和；瓜蒌仁去油制霜以除令人恶心呕吐之弊，更适用于脾胃虚弱患者。蓖麻子中含有脂肪油，具消肿拔毒、泻下通滞作用，但种子中含有毒蛋白，炒熟后可使毒蛋白变性避免中毒。巴豆油既是有效成分，又是有毒成分，则宜控制用量，使达适中。

七、炮制对中药中树脂类成分的影响

树脂是一类复杂的混合物，通常存在于植物组织的树脂道中，当植物体在外伤的刺激下，即能分泌出树脂来，形成固体或半固体物质。有的为油树脂，如松油脂；有的为胶树脂，如阿

魏；有的为香树脂，如安息香树脂；有的为糖树脂，如牵牛子脂。多有一定生理活性，常用作防腐、消炎、镇静、镇痛、解痉、活血、止血剂。

树脂一般不溶于水，而溶于乙醇等有机溶剂中。炮制含树脂类中药，常用辅料酒、醋处理，可提高树脂类成分的溶解度，增强疗效。如乳香、没药经醋制，能增强活血止痛作用。

加热炮制可增强某些含树脂类中药的疗效，如藤黄经高温处理后，抑菌作用增强。但是有的树脂如果加热不当反而影响疗效，如乳香、没药中的树脂如果炒制时温度过高，促使树脂变性，反会影响疗效。

有时加热炮制可以部分破坏树脂，以适应医疗需要。如牵牛子树脂具有泻下去积作用，经炒制后部分树脂破坏，可缓和泻下作用。

八、炮制对中药中蛋白质、氨基酸类成分的影响

蛋白质是生物体内所有化合物中最复杂的物质。蛋白质水解产生多种氨基酸，很多种氨基酸都是人体生命活动所不可缺少的。另外，所有的酶也都是蛋白质。蛋白质是一类大分子的胶体物质，多数可溶于水，生成胶体溶液，一般煮沸后由于蛋白质凝固，不再溶于水。纯净的氨基酸大多数是无色结晶体，易溶于水。由于它们具有水溶性，故不宜长期浸泡于水中，以免损失有效成分，影响疗效。

蛋白质因许多理化因素如酸、碱、热和其他化学试剂作用而变性。炮制时加热煮沸可使蛋白质凝固变性，某些氨基酸遇热不稳定，如雷丸、天花粉、蜂毒、蛇毒、蜂王浆等以生用为宜。一些含有毒性蛋白质的中药便可通过加热处理，使毒性蛋白变性而消除毒性，如巴豆、白扁豆、蓖麻子等加热后毒性大减。另外，一些含苷类成分的中药如黄芩、苦杏仁，经沸水焯、煮，破坏酶的活性，可免于苷被酶解。

蛋白质加热处理以后，往往还能产生一些新的物质，而取得一定的治疗作用。如鸡蛋黄、黑大豆等经过馏法处理，能得到含氮的吡啶类、卟啉类衍生物而具有解毒、镇痉、止痒、抗菌、抗过敏的作用。

氨基酸还能和糖类发生美拉德反应，生成环状的杂环化合物，这是一类具有特异香味的类黑素。如缬氨酸和糖能产生香味可口的微褐色类黑素；亮氨酸和糖类能产生强烈的面包香味。所以麦芽、稻芽等炒后变香而具健脾消食作用。

蛋白质能和许多蛋白质沉淀剂，如鞣酸、重金属盐产生沉淀，一般不宜和鞣质类的中药一起加工炮制。酸碱度对蛋白质和氨基酸的稳定性、活性影响很大，加工炮制时也应根据中药性质妥善处理。

九、炮制对中药中糖类成分的影响

糖类成分对于植物体具有重大意义，它占构成植物有机体物质的 85%～90%，是植物细胞与组织的重要营养和支持物质。其在植物体内的存在种类很多，有单糖、寡糖和多糖及衍生物。很多中药含有的糖类物质过去不为人重视，随着科学研究的深入开展，糖类物质的生物活性愈来愈引起人们的注意。如柿霜，主要成分为甘露糖，是治疗小儿口疮的良药，并有轻微的致泻作用。近年来更发现由七个分子以上单糖缩合成的高聚物——多糖，如猪苓多糖、茯苓多糖、香菇多糖等成分，表现出明显的提高机体免疫功能作用和抗癌活性。

单糖及小分子低聚糖易溶于水，在热水中溶解度更大，多糖难溶于水，但能被水解成寡糖、单糖。因此，在炮制含糖类成分的中药时，要尽量少用水处理，必须用水泡时要少泡多润，尤其要注意与水共同加热的处理。在对三棱不同炮制品（醋煮三棱、清蒸三棱、醋炒三棱片、麸炒三棱片）中甘露醇含量的研究中，证明了饮片中甘露醇含量与润切工艺浸泡时间有关，润浸时间越长，损失越多。浸润 12 天损失 25% 以上，浸润 20 天损失 55% 以上；同时显示，醋炒样品甘露醇含量略高，但总的来看，炒制对该成分含量影响不大。

炮制可以改变糖的结构。如生地、狗脊经过长时间蒸制之后，其某些糖发生化学变化生成 5- 羟甲基糠醛。

一些含糖苷类中药在加热处理后，可分解出大量糖。如生地制成熟地后甜度增加；何首乌制后还原糖含量随之增加；山茱萸经酒蒸制后，苷含量降低而多糖含量增大，多糖具有显著的免疫增强和抗氧化作用，这与传统认为蒸制后补益作用增强相吻合。这都与糖类成分变化有关。

十、炮制对中药中无机类成分的影响

随着人们对中药中无机成分研究的深入，其越来越受到重视。无机成分大量存在于矿物和介壳类中药中，植物药中也含有一些无机盐类，如钾、钙、镁盐等，它们大多与组织细胞中的有机酸结合成盐共存。

矿物类中药通常采用煅烧或煅红醋淬的方法，除了可改变其物理性状，使之易于粉碎，有利于有效成分的煎出外，也有利于中药在胃肠道的吸收，从而增强疗效，如磁石、自然铜、牡蛎等。某些含结晶水的矿物，经煅制后，会失去结晶水而改变药效，如石膏、明矾、寒水石等。加热炮制还可改变某些中药的化学成分，如炉甘石原来的主要成分为碳酸锌（$ZnCO_3$），煅后变为氧化锌（ZnO）。

炮制过程使用的辅料对矿物质也有一定影响。如酒可以与植物体内的一些无机成分（如 $MgCl_2$，$CaCl_2$）形成结晶状的分子化合物（如 $MgCl_2 \cdot 6CH_3OH$，$CaCl_2 \cdot 4C_2H_5OH$），称为结晶醇。结晶醇易溶于水，故可以提高无机成分的溶解度。

炮制过程中，水处理时间过长，易使所含水溶性无机盐类成分流失而降低疗效。如夏枯草中含有大量钾盐，若经长时间的水处理，会大大降低其降血压、利尿作用。

目前炮制对微量元素的研究也备受人们重视。微量元素是人体健康不可缺少的物质，同时起着中医的整体治疗作用。近代研究表明，微量元素参与人体的多种代谢，对维持人体免疫功能起着十分重要的作用。许多研究已证实，炮制方法对微量元素的质和量影响较大，合理的炮制工艺可以增加人体必需微量元素的溶出，减少有害微量元素的溶出，起到增强疗效、降低毒性的作用，例如，雄黄水飞法炮制后，不但可以使其纯净细腻，而且大量的水处理过程还可以去除有毒成分；自然铜醋淬后，煅透处有害成分 Pb 元素大幅度降低，而未煅透处 Pb 变化不大；白云母、金云母经过煅制后除个别微量元素下降外，大部分微量元素含量均提高；蒲黄制炭后，具有活血功能的 Zn、Mn、Cr、Cu、P、Fe、K 含量明显升高。此外，炮制辅料中含有丰富的有机成分和无机微量元素，可以使中药内在的矛盾向着有利于防病治病的方向转化，对中药的质量和疗效都起着重要的作用。同时，随着炮制后微量元素含量的变化，中药的药性也随之发生改变。有学者发现这样的规律，中药炮制后，微量元素含量增加，药性就趋向于温

（热）性；炮制后微量元素含量减少，则药性趋向于寒（凉）性，揭示了中药炮制前后微量元素含量的变化与其药性变化之间的关系，具有很重要的意义。现已查明，生命活动中必需的微量元素有 16 种，与人体密切相关的有 25 种，Zn、Mn、Cu、Fe、Se 等微量元素与衰老的发生有密切关系。例如，Zn 集中于人体的精液中，缺乏 Zn，人就长不高，并失去生殖能力；缺乏 Mn，会造成显著的智力低下和不育；缺乏 Cu，会造成软骨病，发育不良，关节变形，皮肤出现块块白斑，甚至全身变白；Se 可促进机体免疫力，缺乏 Se 会引起癌症高发；Li 可间接控制体内儿茶酚胺的合成，调节中枢神经等。它们一般对热稳定，炮制破坏了其他有机成分，使这些微量元素更易溶出，有利于疗效的发挥。规范化研究微量元素与其他化学成分的关系、微量元素的存在形式和存在状态，确定其确切功效，为以后的临床用药提供科学依据是摆在我们面前艰巨的工作。

除以上列出的炮制对 10 类中药化学成分的影响之外，炮制还可对中药其他化学成分产生影响。例如，炮制对中药中酚类成分的影响，如丹参酒炙后水溶性总酚含量高低依次为黄酒炙丹参、黄酒蒸丹参、白酒蒸丹参、白酒炙丹参、生丹参、丹参药酒，与中医传统观念酒炙辅料选择一致；炮制对中药中蒽醌成分的影响，如茜草炒炭后蒽醌含量下降，随温度升高含量明显降低，与其所含蒽醌易升华和蒽醌苷类成分易分解有关；加热可以影响高分子化合物性质，改变饮片结构利于煎出，如杜仲中杜仲胶为硬性橡胶，它的存在阻碍了有效成分的煎出，经盐水炒制后，杜仲胶受到破坏，使有效成分易煎出；炮制对中药中木脂素类成分的影响，如五味子经酒蒸后，总木脂素、五味子醇甲、五味子乙素在量上有不同程度的提高。

另外，炮制还可改变中药的某些物理性质。如虎掌南星粉末中草酸钙针晶束较多，并可见大量散在针晶，经炮制后针晶束明显减少，并呈粘连状，很难见到散在针晶，炮制品的草酸钙针晶束比生品大约减少一半。中药中的挥发油经炮制后，挥发油折光率、相对密度、旋光度等可能发生改变。某些矿物药，炮制后物理参数也有一定变化。如电子探针测定自然铜中不同矿物相组成发现，炮制前后矿相学发生变化，认为与炮制后成分容易溶出存在一定的相关性。在测定炭药吸附力时发现，对照炭吸附力最强，轻炭和重炭吸附力较小。

总之，中药经过各种不同的加工炮制处理以后，各类成分的化学性质和物理参数发生了各种不同的变化。随着近些年来一些新的技术应用到炮制学领域，有力推动了炮制学学科的发展，其中有些已被人们了解，但还有很大一部分有待人们去探索。这就要求我们一定要以中医药理论为指导，应用现代科学方法，通过研究炮制对中药成分理化性质的影响来解析中药炮制机制，使古代经验得到更好的继承，使传统的中药炮制学在新的历史条件下得到发展。

第三节　炮制对中药临床疗效的影响

一、炮制是中医临床用药的特色

中医非常重视人体本身的统一性、完整性及其与自然界的相互关系，同时也很注意患者的个体差异。辨证施治是中医工作的基本法则，从诊断到治疗整个过程中，都要考虑人体阴阳的盛衰，气血及脏腑的寒热虚实，气候、环境及生活起居对人体的影响。因此，治疗原则、遣方用药都必须根据这些情况，针对患者的具体病证做出正确决定。但中药的性能和作用无有不偏，偏则利害相随，原生药不能完全适应临床治疗的要求，这就需要通过炮制来调整药性。引导药性直达病所，使其升降有序，补泻调畅，解毒纠偏，发挥药物的综合疗效，对提高临床疗效具有重要的作用，所以中医运用中药基本上都是以炮制后的饮片配方。

中药绝大多数来源于自然界的植物、矿物、动物，必须经过加工炮制，方能达到入药要求。植物药分为根、茎、叶、花、果实之不同，而疗效迥异。如麻黄茎发汗、根止汗；莲子肉补脾涩精，莲子心清心安神，如不通过净选分开不同的药用部位，临床疗效将无法体现；矿物药、动物贝壳类药物质坚难碎，生品有效成分不易煎出，须煅或煅淬以提高有效成分的煎出率，发挥药效作用；某些动物药局部有毒，需去头尾，或加辅料炮制以符合入药要求。同时疾病的发生与发展变化多端，身体有强弱，病情有久暂，病势分寒热，气候分南北等差异。辨证用药时根据不同的病情和患者体质的需要，必须通过炮制以"制其太过，扶其不足"，使中药符合辨证施治的用药需求。因此，中医临床所用的药物实际上是炮制后的"饮片"，并非原药材。一种药材需炮制成各种规格的饮片，如甘草，分为生甘草、炙甘草；大黄分为生大黄、酒大黄、醋炙大黄、熟大黄、大黄炭、清宁片等。炮制品不同，其功效各有特点。所以，中药炮制是保证中医临床用药安全有效的重要环节，是历代中医药工作者在长期的临床实践中，逐步认识，反复实践并积累起来的，是中医药的特色和优势之一；反过来又指导中医临床，根据辨证施治的需要，正确地选用饮片，处方用药，才能收到理想的临床效果。这也是中药在应用上与西药或天然药物的显著区别之一。

中药由于成分复杂，常常是一药多效，但中医治病往往不是要利用药物的所有作用，而是根据病情有所选择，需要通过炮制对药物原有的性能予以取舍，权衡损益，使某些作用突出，某些作用减弱，充分发挥药物的治疗作用，避免不利因素，力求符合疾病的实际治疗要求。如用何首乌补肝肾、填精血时，就需将生首乌制成熟首乌，以免因滑肠作用伤及脾胃，否则导致未补其虚，先伤其正的弊端。

疾病的发生、发展是多变的，脏腑的属性、喜恶、生理、病理也各有不同，用药时必须考虑这些因素。如伤寒病，因开始感受的是寒邪，寒邪容易损阳，也易伤中，所以立方用药都要注意保存阳气和顾护脾胃。又如脾与胃互为表里，同居中焦，为后天之本，气血生化之源。但脾气主升，胃气宜降；脾喜燥恶湿，喜温恶寒，胃喜润恶燥，喜凉恶热；脾主运化，胃主受纳；脾病多虚寒，胃病多亢燥；健脾之药多温燥，养胃之药多凉润。所以治脾病的同时，也应考虑胃腑的特点，才能使脾健胃和，共同完成腐熟水谷和运化水谷精微的任务。当脾虚内湿较盛时，苍术为常用药，但宜制用。因湿为阴邪，其性黏滞，难以速除；又因脾虚运化无权，水湿容易停滞中焦；反过来，湿盛又易困脾，降低脾土的运化功能。所以脾虚湿困的病证，疗程较长，用药时间较久。苍术温燥之性甚强，虽能燥湿运脾，但久服过于温燥之品容易伤胃阴，助胃热，顾此失彼。苍术制后燥性缓和，且有焦香气，健运脾土的作用增强，就能达到慢病缓治的用药要求。

气候、环境不同，对用药要求也不同。如春季气候转暖，夏季气候炎热，腠理疏松，用药不宜过于燥热和辛散；秋季气候转凉，空气干燥，用药不宜过燥。冬季气候寒冷，腠理致密，用药不宜过于寒凉。北方气候干燥，用药偏润；南方气候炎热潮湿，用药不宜过于滋腻。北方人一般禀赋较强，要求药力较猛，若药力太弱，则药不胜病；南方人一般禀赋较弱，用药较清淡，若药力太猛，则易伤正气。为了适应气候，环境的差异，就需要通过炮制来调整中药的性能。如外感风寒，麻黄冬季宜生用，春夏季宜用麻黄绒。紫苏，秋、冬季宜用苏叶，取其发汗解表力强；夏季用苏梗，取其发散力弱，以免过汗，同时又能理气化湿。

由此可知，中药必须经过炮制，才能适应中医辨证施治、灵活用药的要求，所以炮制是中医运用中药的一大特色，是提高临床疗效的重要环节。

二、炮制是提高临床疗效的重要手段

古代是医药一体，很多医家既有丰富的临床经验，又对药物有深入的研究。他们在运用中药时，非常注意观察药物的不同处理方法对疗效的影响。如《医学入门》在叙述栀子不同药用部位的功效时云："用仁去心胸热，用皮去肌表热，寻常生用"；《本草便读》又云："炒焦入血，炒黑则能清血分郁热"；《本经逢原》在论述香附各种炮制方法与疗效的关系时指出："入血分补虚童便浸炒；调气盐水浸炒；行经络酒浸炒；消积聚醋浸炒；气血不调，胸膈不利，则四者兼制；肥盛多痰，姜汁浸炒；止崩漏血，便制炒黑；走表药中，则生用之"。由此可见，中药炮制是中医长期临床用药经验的总结，炮制方法及其工艺的确定应以临床需求为依据。炮制方法是否恰当，工艺是否合理，直接影响到临床疗效。因此，中药炮制与中医临床疗效的关系十分密切，在中医药文献中记载较多。如《太平惠民和剂局方》就有"炮制失其体性，筛罗粗恶，分剂差殊，虽有疗疾之名，永无必愈之效，是从医者必须殷勤注意"。即说中药炮制与医疗的关系密切。如果炮制不合法度，就会失去固有的性能，对医疗而言是有名无实，达不到治病的作用。《本草蒙筌》又载"凡药制造，贵在适中，不及则功效难求，太过则气味反失……"，即表明严格掌握火候的重要性；《修事指南》又载"炮制不明，药性不确，则汤方无准，而病症不验也"。以上这些论述都表明了炮制与药性、临床疗效的密切关系。

中药的临床疗效，是中医的生命所在，而炮制是提高临床疗效的重要手段。炮制前后性味、归经、作用趋向均可发生改变，成分也不同，药效也有差别，根据辨证施治的需要，合理选择不同炮制品，才能提高中医用药疗效的准确性、可靠性。中药通过炮制提高临床疗效有下列几个方面。

（一）保证药物净度，提高临床疗效

中药来源于大自然，往往伴存一些无药效的杂质，影响用药剂量的准确性。如乳香、没药黏附树皮，石膏中夹有一些杂质，巴戟天的木心等，其化学成分含量和药效差异较大。净制是除去杂质和非药用部分必备方法，如果中药材不注意净选加工，中药饮片含有非药用部位及杂质，就会使配方中药物的实际用量减少，达不到治疗所需剂量。如果制成中成药，造成产品污染，影响产品质量。此外，不同药用部位应分别入药，保持各自疗效。如莲子的心与肉功效不同，麻黄的茎与根功能相反等。

所以，通过炮制可除去非药用部位或分离不同药用部位，提高纯度，保证处方中药物的实际用量，从而提高相对含量以增强疗效。中药的成分是极其复杂的，其效应往往是综合效应，为了充分发挥其应有的治疗作用，必须采取有效的炮制方法，消除非药用成分，突出有效成分的作用。

（二）炮制后可提高成分的煎出率，增强临床疗效

药材经切制饮片后，与溶剂接触面增大，有效成分易于提取。饮片一般都有具体规格要求，若方中饮片厚度相差太大，在煎煮过程中会出现易溶、难溶、先溶、后溶等问题，浸出物

将会得气失味或得味失气，达不到气味相得的要求。如调和营卫的桂枝汤，方中桂枝以气胜，白芍以味胜，若白芍切厚，则煎煮时间不好控制，煎煮时间短，虽能全桂枝之气（性），却失白芍之味；若煎煮时间长，虽能取白芍之味，却失桂枝之气。方中桂枝和白芍为主药，均切薄片煎煮适当时间，即可达气味共存的目的。

而种子、果实类药材，传统所谓的"逢子必炒，逢子必捣"。如《炮炙大法》就有"凡汤中用完物，如干枣、莲子、乌梅、决明……等子皆劈破、研碎，入煎方得味出，若不碎，如米之在谷，虽煮之终日，米岂能出哉……"的记载，因经炒后种皮、果皮爆裂，质酥易碎，使果实种子类药物易于提取有效成分。"诸石必捣"，质地坚硬的矿物类药物，经明煅或煅淬，质酥易碎，溶出率提高。

如杜仲饮片规格标准不同，在条件相同的单位时间内，煎出量有明显差异，盐炙时要求炒至丝易断为标准，是因高温加热后硬性橡胶被破坏，黏性下降，提高了有效成分煎出率。动物实验同样证明其降压作用盐杜仲比生杜仲强一倍。因此，炮制可适当增大药物表面积，破坏组织细胞结构，使质地疏松，提高有效成分的煎出量以增强疗效。

（三）炮制时辅料的增效作用，提高临床疗效

中药药性与炮制辅料之间的联系甚为密切，运用辅料炮制的增效及协同作用，可增强疗效。如酒炙丹参、当归，增强活血祛瘀、调经止痛的作用；酒制黄芩抑菌作用比生黄芩强，还可使活性成分溶出量增加；盐炙补骨脂增强温肾助阳的作用；蜜炙黄芪增强补中益气的作用。醋能与药物中所含的游离生物碱生成盐，增加溶解度而提高疗效。如延胡索中含有多种生物碱，但游离生物碱难溶于水，经醋炙后生物碱与醋酸结合成醋酸盐，煎煮时易于溶出。又如何首乌经黑豆汁蒸煮后，使具致泻作用的结合型蒽醌衍生物水解成无致泻作用的游离型蒽醌衍生物，而突出磷脂酰胆碱、糖类的作用，故有滋补肝肾作用。由此可见，中药通过不同辅料炮制后，可以多种途径、不同方式，提高临床疗效。

（四）炮制后产生新的成分，提高临床疗效

中医运用矿物类、化石类药物，很早就有成功经验，并且发现经高温煅制后可转变或产生新的成分。如白矾经煅制后，含水硫酸铝钾失去结晶水，这样可以从细胞中吸收水分，减少炎症渗出物，同时又可与血清蛋白结合成难溶于水的蛋白化合物而沉淀，所以经煅制后能凝固蛋白，具有吸水、干燥作用，从而增强收敛生肌的作用；石膏煅制后增强收敛生肌的作用同样也是含水硫酸钙失去结晶水之故。又如自然铜，经火煅醋淬后使其所含的二硫化铁部分转化为醋酸铁，提高了在水中的溶解度，从而易于煎出有效成分。

综上所述，炮制可以增加有效成分的溶出，提高药物的生物利用度；亦可改变药性，符合辨证施治的需要，而提高临床疗效。然而炮制后提高临床疗效的机制十分复杂，必须将现代科学与传统中医药理论结合起来加以研究，才能探索出炮制增效的机制。

三、炮制是保证临床安全的重要措施

中药用于临床，应符合安全、有效的要求。很多有毒中药，必须通过炮制才能保证治病时安全、有效。古人在这方面积累了丰富的经验，如《素问·五常政大论》有"大毒治病，十去其六，常毒治病，十去其七，小毒治病，十去其八，无毒治病，十去其九，谷肉果菜，食养尽之，无使过之，伤其正也"的记载。这便是使用有毒或无毒药物的原则。使用毒性药物治病，

是中医的一大特点，用之得当，疗效是肯定的，否则就会导致中毒，甚至死亡。作为医务工作者，除了对药物的治疗作用应有清楚的认识外，对药物的毒性和不良反应亦应有足够的了解，才能更好地遣方用药，充分发挥药物的治疗作用，防止事故发生。

中医临床用药安全与否，固然与辨证、用药剂量、配伍、剂型、煎服方法、给药途径有密切关系，但炮制也是重要的一个方面。陶弘景曰："若用得其宜，与病相合，入口必愈，身安寿延；若冷热乖衷，真假非类，分两违舛，汤丸失度，当差反剧，以至殒命"；清代徐大椿云："凡物气厚力大者，无有不偏，偏则有利必有害，欲取其利，而去其害，则用法以制之，则药性之偏者醇矣"，一般有毒中药务必经过炮制，以降低毒性，使其安全有效。炮制对药物毒性可产生以下影响。

（一）除去毒性部位或减少毒性成分的含量，降低毒性

有些药物毒性成分存在于药材的某一部位，去除该部位，即可降低药物的毒性。如蕲蛇去除头部，可消除其毒性。某些矿物药内含有毒性成分，经高温炮制可使毒性成分分解而含量降低。如代赭石经煅制后含砷量由 0.03% 降至 0.01%。

有毒的中药经过一定的方法炮制，可使其毒性成分含量减少而减毒。如雄黄、朱砂，经水飞后，毒性成分 As_2O_3、可溶性 Hg 的含量显著下降，从而降低毒性。巴豆为峻泻药，毒性很大，去油制霜后，可除去大部分油脂，使毒性降低，缓和泻下作用。

（二）改变毒性成分的结构，降低毒性

某些毒性成分不稳定，在炮制时经加热煮或蒸，使其毒性成分水解，改变其结构，使毒性降低或消除。如川乌、草乌含有双酯型生物碱，毒性极强，但其性质不稳定，加水加热煮使其水解成毒性较小的单酯型或不带酯键的生物碱，从而降低毒性，其水解产物同样具有止痛作用。如马钱子有大毒，毒性成分为士的宁，经砂烫炮制后士的宁和士的宁的含量显著减少，而转化成其异型结构和氮氧化合物，使毒性变小，且保留或增强了某些生物活性。

（三）加热破坏毒性成分，降低毒性

中药的有毒成分具有不同的耐热性，高温时不稳定，可使有毒成分破坏分解，从而降低中药毒性。如白扁豆含红细胞非特异性凝集素，为一种植物性毒蛋白，经炒香或焯法加热可使其凝固变性而失去活力；川楝子经过加热炒制，可使毒性蛋白被破坏而降低毒性；苍耳子的毒性成分可致肝肾功能改变，尤以肝脏坏死多见，甚至可导致死亡，而炒制后，使毒性蛋白变性，凝固在细胞中不易溶出，而达到去毒解毒的目的；再如蓖麻子、巴豆等，同样经加热处理可使毒蛋白变性而解毒。

（四）利用辅料解毒作用，降低毒性

辅料和药物共同加热炮制，可使毒性降低，有的被辅料吸附而除去。如豆腐煮藤黄，要求豆腐煮至呈蜂窝状，具有良好的吸附作用，从而吸附毒物、降低药物毒性；生半夏辛温有毒，用明矾、生姜等辅料炮制后，使其中的凝集素蛋白降解变性，半夏中的针晶断裂，从而降低毒性。醋制不但能增效，而且也能降低毒性，减少不良反应。如甘遂生品毒性较强，醋制后泻下作用和毒性均较小。斑蝥用碱处理炮制，可使斑蝥素转变成斑蝥酸钠，抗癌活性不变，而毒性大大降低。甘草汁亦对许多药物有解毒作用。

综上，炮制是保证临床安全的重要措施。

四、炮制是提高方剂疗效的重要环节

中药是中医治病的物质基础，而中医运用中药又常常是组成复方应用。方剂的组成部分就是经过炮制的中药，炮制是方剂用来控制其作用方向的一个手段，中药的炮制方法需根据组方的要求而定。方剂的发展促进了中药炮制的不断发展，同时随着中药炮制的发展，炮制品种的增多，也大大扩大了其临床应用范围，反过来也促进了方剂的发展，因此炮制和方剂两者之间是互相影响、互相促进的关系。

（一）炮制是方剂用来突出临床需要的药效，控制其作用方向的一个手段

1. 突出临床需要功效，提高全方的医疗效果　中药通常一药多效，但在方剂中并不需要发挥该药的全部作用，特别是在不同方中，同一药物所起的作用并不一样，而应根据病情有所选择，因此需要通过炮制对药物原有的性能予以取舍，权衡利弊，使某些作用突出，某些作用减弱，充分发挥药物的治疗作用。如甘草是复方中最常用的一味药，又称"国老"，但在治疗不同的证型时要选用不同炮制品。如欲补中缓急多选用炙甘草，因蜜炙之后能补能养能缓能走中，如芍药散、补中益气汤等大多数方剂均以此为主；但若达清热解毒之目的，则一般要生用，如导赤散、六一散之类。又如麻黄在麻黄汤中起发汗解表，宣肺平喘作用，故原方生用，并要求去节，取其发汗平喘作用强；在越婢汤中，用麻黄意在利水消肿，故生用而未要求去节，取其利水力较强而性兼发泄；在三拗汤中，麻黄主要起宣肺平喘的作用，故原方注明不去节（亦云不去根节）取其发散之力不太峻猛，梁代陶弘景还认为节止汗。若表证不明显者，临床常用蜜炙麻黄，不仅增强止咳平喘之功，而且可以减弱发汗之力，以免徒伤其表；若为老人和小儿，表证已解，喘咳未愈而不剧者，可考虑用蜜炙麻黄绒，能达到病轻药缓，药证相符的要求，可避免小儿服用麻黄后出现烦躁不安，或有的老人服后引起不眠等弊端。柴胡在小柴胡汤中宜生用，且用量较大，取其生品气味俱薄，轻清升散，和解退热之力胜；在补中益气汤中，柴胡升阳举陷，不但用量宜小，且宜生用，取其轻扬而升或助他药升提；在柴胡疏肝散中，柴胡以醋炙为宜，取其升散之力减弱，而疏肝止痛之力增强。由此可见，组成方剂的药物通过恰当的炮制，因作用重点的变化，使全方的功用有所侧重，对患者的针对性更强，有利于提高方剂的疗效。

2. 控制作用方向，增强对病变部位的作用　炮制改变中药的性味归经和作用偏向，能作用于不同的病位，还能引导他药入特定的病所。由于组成方剂的中药常常对多个脏腑、经络有作用，但患者通常又并非各个部位都发生病变，临床上有时就嫌其药物作用分散，甚至对未病部位产生不良反应。为了使药物集中在病变部位发挥疗效，常常加入辅料炮制，使其对病变部位的作用增强，而对无关部位的作用减弱。这样既能突出方剂对主脏主腑的治疗作用，又不至于影响其他无关的脏腑。方剂通过药物的配伍，虽然归经不是各药的简单相加，但方中药物归经的变化对全方的作用有明显影响。例如知母生品上清肺热，下泻肾火，兼通胃脘实热，如白虎汤；盐制后导药下行，专于入肾，增强了滋阴降火的功效，如六味地黄丸。《本草纲目》记载："治本脏之火则生用之；治肝胆实火则以猪胆汁浸炒；治肝胆之虚火则以醋浸炒；治上焦之火则以酒炒；治中焦之火则以姜汁炒；治下焦之火则以盐水或朴硝研细调水和炒；治气分湿热之火则以茱萸汤浸炒；治血分块中伏火则以干漆末调水炒；治食积之火则以黄土研细调水和炒。"缩泉丸，方中的益智仁主入脾经，兼入肾经；山药主入脾经，兼入肺、肾经；乌药主入

肾经，兼入脾、肺、膀胱经。益智仁盐炙后则主入肾经，为方中君药，具有温肾纳气，固涩小便的作用。三药合用，温肾祛寒，健脾运湿，使全方作用侧重于肾，兼能顾脾。肾气足，则膀胱固，同时健后天之脾又可益先天之肾。故该方的主要功效是温肾缩尿，常用于下元虚冷，小便频数及小儿遗尿。益智仁生品治脾虚不能统摄涎唾，以致口涎自流者，可加党参、山药等同用，其作用在中焦而不在下焦，以温脾为主。

（二）通过炮制可保证方中各药实际作用与用量，提高方剂疗效

在成方中，各药究竟应选用什么炮制品是由方剂的功效而定的。中医在临床时，遣方用药和炮制品的选用则由患者的具体情况而定。为了确保临床疗效，通常可以从下述几个方面着手。

1. 增强方中药物的作用，提高方剂疗效 要达到此目的，就须将方中药物进行炮制，使有效物质易于溶出或利于保存，并调整其药性，发挥各自的擅长。如痛泻要方，主治肝旺脾虚的腹痛泄泻，由于脾虚运化失常，故腹痛肠鸣泄泻，泻必腹痛而脉弦是其主症。《医方考》曰："泻责之脾，痛责之肝，肝责之实，脾责之虚，肝旺脾虚，故令痛泻。"其病机是"先因脾虚，后受肝侮，脾受肝制，导致肝旺脾虚"。中医治病原则是实则泻之，虚则补之，故立此泻肝补脾之法。方中白术健脾补中为方中主药，但生品健脾燥湿力强，并有滞气而致腹胀，尤其脾虚患者更易如此，故原方要求土炒，以增强补脾止泻之能，以土炒之法，又可避免气滞腹胀，更适合该方病机。白芍泻肝缓急以止痛，本来用其酸寒泻肝恰好，但又恐其酸寒伤其脾阳（一般脾虚偏寒，多指脾阳虚），故白芍原方要求炒白芍，以缓其酸寒，使其泻肝而不伤脾阳。陈皮原方要求炒，根据《修事指南》"炒者取芳香之性"。陈皮炒后香气更浓，取其芳香醒脾，疏利气机，以达理气和中之效。防风原方生用，取其散肝疏脾，能生脾阳之效。但久泻不止或肠风下血，可用炒防风或防风炭，炒或炒炭后，降低了祛风之能而增强了止泻或止血效果。由此可见，应高度重视方剂中药物的炮制，方能突出中医治病优势，提高方剂疗效。

2. 保证方中各药实际用量，发挥综合疗效 这主要是通过净制工序来解决。如山茱萸的核、金樱子的毛核、巴戟天的木心、关黄柏的粗皮（栓皮），均为非药用部分，而且占的比例较大，若不除去，则势必使该药在方中的实际比例减小，不能很好发挥全方综合作用。如二妙散中黄柏若为关黄柏，不除去粗皮，就等于减少了黄柏的实际用量。

（三）炮制可消减方剂中某药的毒副作用，保证临床用药安全有效

由于方中某药的某一作用不利于治疗或有毒副作用，往往影响全方疗效的发挥，就需要通过炮制调整药性，使其更好地适应病情的要求，保证临床用药安全有效。

1. 消除药物不利于治疗的因素 有的药物在治病的同时，也会因药物某一作用与证不符，给治疗带来不利影响。因此，需要通过炮制，调整药效，趋利避害，或扬长避短。如干姜，其性辛热而燥，长于温中回阳，温肺化饮。在四逆汤中用干姜生品，取其能守能走，力猛而速，功专温脾阳而散里寒，助附子破阴回阳，以迅速挽救衰微的肾阳。在小青龙汤中，亦用干姜生品，是取其温肺化饮，且能温中燥湿，使脾能散精，以杜饮邪之源。在生化汤中则需用炮姜，这是因为生化汤主要用于产后受寒，恶露不行，小腹冷痛等。产后失血，气血大虚，炮姜微辛而苦温，既无辛散耗气、燥湿伤阴之弊，又善于温中止痛，且能入营血助当归、炙甘草通脉生新，佐川芎、桃仁化瘀除旧，臻其全方生化之妙。若用生品，则因辛燥，耗气伤阴，于病不利。如参附汤、四逆汤中的附片，八厘散中的马钱子均需要炮制入药，以降低方中该药毒副作用，保证临床用药安全有效。

2. 调整辅助药物的药性，制约方中主药对机体的不利影响　有的方剂中的主药在发挥治疗作用的同时也会产生不良反应，为了趋利避害，组方时就在方中加入某种辅助药物，它并不直接起明显的治疗作用，而是制约主药的不良反应。如调胃承气汤，为治热结阳明的缓下剂，然而芒硝、大黄均系大寒之品，易伤脾阳；又因二物下行甚速，足以泄热，方中用甘草不是泻火解毒，而是为了缓大黄、芒硝速下之性，兼顾脾胃，所以甘草原方要求炙用，取其甘温，善于缓急益脾。传统认为，陈皮和脾理胃不去白，理肺气则去白。在补中益气汤中，陈皮原方注明不去白，其目的是为了更好发挥它利气醒脾的作用，使方中补气药补中而无滞气之弊。

（四）通过炮制调整方剂部分适应证，扩大应用范围

若组成剂的药物不变，仅在药物炮制加工方面不同，也会使方剂的功用发生一定的变化，改变部分适应证。如四物汤，为最常用的补血基础方，为了适应患者病情的需要，除了在加减上变化外，还可通过炮制调整其作用。若血虚而兼血热者，宜以生地黄易熟地黄；血虚而兼瘀者，除了加重当归、川芎的用量外，该二药还可酒炙。知柏地黄丸为滋阴降火之剂，若阴虚而下焦兼有湿热者，宜以生地黄易熟地黄，以免过于滋腻恋湿，知母生用，存其苦味，虽然质润，不致恋湿，黄柏生用，全其苦寒之性，能清热降火而燥湿，还可适当加重茯苓、泽泻用量；若纯属阴虚火旺者，则知母、黄柏宜用盐制，缓和苦燥之性，增强滋阴降火作用，泽泻亦宜盐制，取其泻热力增强，且利尿而不易伤阴，并宜减轻茯苓、泽泻用量。理中汤为温中益脾要方，凡中焦虚寒者均可应用，但不同情况应选用不同炮制品才能提高疗效。若中焦虚寒而兼有内湿者，宜用干姜，取其辛热而燥，能祛寒燥湿；若中焦虚寒，胃失和降，呕吐腹痛，或者阳虚出血，则应以炮姜易干姜，取其炮姜苦温而守，善于温中、止呕、止痛和温经止血，作用缓和而持久。若腹泻明显，方中白术宜土炒，增强健脾止泻的作用；若腹胀恶食，白术又宜炒焦，既可避免其壅滞之弊，又可开胃进食。甘草均宜炙用，取其甘温，补中益脾力强。又如白虎汤，本是张仲景治伤寒邪入阳明，由寒化热之证。由于伤寒病，开始是感受的寒邪，寒邪容易损阳，也易伤中，所以立方用药都要注意保存阳气和顾护脾胃。方中石膏、知母足以泻热，用甘草之目的不是清热泻火，而是为了顾护脾胃，防止石膏、知母大寒伤中，故原方要求用长于补脾益气的炙甘草。吴鞠通用白虎汤治太阴温病，则改炙甘草为生甘草，并加重用量。因为温病开始即感受热邪，热邪容易伤阴；并且温邪上受，首先犯肺，肺胃经脉相通，可顺传于胃，致使肺胃同病，其热邪更甚，且多有伤阴现象。用生甘草既可增强泻热作用，又能甘凉生津，兼和脾胃，故在同一方中，针对不同病因，炮制品的选用有所区别。

（五）炮制可适应方剂不同剂型的要求，保证临床疗效

每个方剂都要制作成制剂才能供患者应用，而制剂剂型不同，其制备方法也不同，故对药物的炮制要求亦不同。川乌、附片等在汤剂或浸膏片中，因要经过加热煎煮，故可直接用制川乌、制附片配方；但用于丸剂，因是连渣服用，又不再加热，故需将制川乌、附片用砂烫至体泡色黄，称为炮川乌、炮附片。一方面利于粉碎，更重要的是为了进一步降低毒性，保证用药安全。

综上所述，方剂与炮制从历史源流来看，方剂对炮制学的形成有不可磨灭的作用，同时炮制又给方剂以促进，增加了方剂的疗效，扩大了方剂的主治范围和用药范畴，使得方剂学科不断完善发展。正所谓"药有个性之特长，有利也有弊；方有合群之妙用，有利而无弊"。方剂

为了更好地提高疗效，方中的药物也必须经过适当的炮制。炮制与方剂之间的密切关系，两者不可分割。

网上更多……

👤 重点名词 👥 图片 ✏ 习题 📶 电子教案

第三章

中药炮制的辅料

中药炮制辅料是指中药炮制过程中，除主药以外所加入的具有辅助作用的附加物料。它对主药可起调节作用，中药加辅料炮制后，可缓和或改变药物的性能，降低或消除药物的毒副作用，增强疗效，或引药归经，或消减药物的不良气味，或影响主药的理化性质，便于调剂和制剂等。

中药炮制应用辅料的历史非常久远，大约可以追溯至春秋战国时代，如《素问》载有"酒浆"；《五十二病方》载有醋、酒、油脂等多种辅料的应用。辅料与药物之间有着密切联系，由于辅料品种及其性能和作用不同，在炮制药物时所起的作用也各不相同。中药炮制可根据中医临床辨证施治的用药要求和药物的性质，选择适宜的辅料炮制，使之充分地发挥药效和用药安全，达到辨证施治的用药目的，增加中药临床应用的灵活性，这是中医临床用药的重要特色。

中药炮制中常用的辅料种类较多，按形态可分为液体辅料和固体辅料两大类。

第一节　液　体　辅　料

1. 酒　传统名称有：酿、盎、醇、醨、酎、醴、醅、醑、醍、清酒、米酒、美酒、粳酒、有灰酒、无灰酒等。现今用以制药的酒有黄酒、白酒两大类，通常浸药多用白酒，炙药用黄酒，其主要成分为乙醇和水，同时含有酯类、有机酸类等物质。

古代用于中药炮制的酒为黄酒，黄酒为米、麦、黍等用曲酿制而成，主要含15%～20%乙醇，尚含糖类、有机酸、酯类、醛类、氨基酸类、矿物质等。相对密度约为0.98。一般为棕黄色透明液体，气味醇香特异。

白酒又称烧酒，至元代始有应用。据《本草纲目》记载："烧酒非古法也，自元时始创其法。"并强调制药用的酒应为无灰酒，即制造时不加石灰的酒。

白酒为米、麦、黍、薯类、高粱等用曲酿制并经蒸馏而成，含50%～60%乙醇及有机酸类、糖类、酯类、氨基酸类、醛类等成分。相对密度为0.82～0.92。一般为无色澄明液体，气味醇香特异，且有较强的刺激性。

酒应透明，无沉淀或杂质，具有酒特有的芳香气味，不应有发酵、酸败或异味出现。含醇量应符合标示浓度。凡发酵、酸败及不符合质量标准规定的，不得供中药炮制用。

酒性大热，味甘、辛。具活血通络，祛风散寒，行药势，矫味矫臭等作用。生物碱及盐类、苷类、鞣质、有机酸、挥发油、树脂、糖类及部分色素（叶绿素、叶黄素）等皆易溶于酒。此外，酒还可以通过和植物体内的一些无机成分形成结晶醇来提高某些无机成分的溶解度。药物经酒制后，有助于有效成分的溶出而增加疗效。动物的腥膻气味为三甲胺、氨基戊醛类等成分，酒制时此类成分可随酒挥发而除去。酒中含有酯类等醇香物质，可以矫味矫臭。

酒多用作炙、蒸、煮等辅料，常用酒制的药物有黄芩、黄连、大黄、白芍、续断、当归、白花蛇、乌梢蛇等。

2. 醋 古称酢、醯、苦酒、米醋、酽醋等。古代的酒多为甜酒、浊酒，由于含醇浓度低，易酸败成醋，具有苦味，故醋又称苦酒。醋有米醋、麦醋、曲醋、化学醋等多种，《本草纲目》指出，制药用醋"惟米醋二三年者入药。"炮制用醋为食用醋（米醋或其他发酵醋），化学合成品（醋精）不应使用。醋长时间存放者，称为"陈醋"，陈醋用于药物炮制较佳。醋是以米、麦、高粱以及酒糟等酿制而成。主要成分为醋酸，占 4%～6%，尚有维生素类、高级醇类、有机酸类、醛类、还原糖类等。

醋应澄明，不浑浊，无悬浮物及沉淀物，无霉花浮膜，无"醋鳗""醋虱"，具醋特异气味，无其他不良气味与异味。总酸量不得低于 3.5%。不得检出游离矿酸，严禁用硫酸、硝酸、盐酸等矿酸来配制"食醋"。凡检查不符合质量标准要求的，不得供中药炮制用。

醋味酸、苦、性温。具有引药入肝，散瘀止痛，理气，止血，行水，消肿，解毒，矫味矫臭等作用。同时，醋具酸性，能与药物中所含的游离生物碱等成分结合成盐，从而增加其溶解度而利于有效成分煎出，提高疗效。醋能使大戟、芫花等药物毒性降低而发挥解毒作用。醋能和具腥膻气味的三甲胺类成分结合成盐而矫味，故可消减药物的腥臭气味，利于服用。据研究，醋具有杀菌防腐作用，能在 30 min 内杀灭化脓性葡萄球菌、沙门菌、大肠埃希菌、痢疾杆菌、嗜盐菌等。

醋多用作炙、蒸、煮等辅料，常用醋制的药物有延胡索、甘遂、商陆、大戟、芫花、莪术、香附、柴胡等。

3. 蜂蜜 为蜜蜂科昆虫中华蜜蜂等采集花粉酿制而成，主要成分为果糖、葡萄糖（二者约占蜂蜜的 70%），尚含少量蔗糖、麦芽糖、有机酸、含氧化合物、酶类、氨基酸、维生素、矿物质等成分，随蜂种、蜜源、环境等不同，其化学组成存在较大差异。

蜂蜜的色泽、香气及成分等差异决定于生蜜的花粉来源，可借助显微镜观察花粉粒的形状进行鉴定。根据地区、季节、采集的花粉来源，蜂蜜的品种可分为山白蜜、枣花蜜、荔枝蜜、刺槐蜜、菜花蜜、荞麦蜜、荆花蜜、桉树蜜等，其中，以枣花蜜、山白蜜、荔枝蜜等质量为佳，荞麦蜜色深有异臭，质差。除非经过特殊训练的蜂能采得专门的蜂蜜外，一般多为混合蜜。但应注意，采自石楠科植物或杜鹃花、乌头花、夹竹桃花、光柄山月桂花、山海棠花、雷公藤花等有毒植物花粉的蜜是有毒的，服后有昏睡、恶心和腹痛等症状，甚至有中毒死亡的报道。中毒多数来自有毒植物的花粉、肉毒孢子体。据报道，1-萘基-甲基甲氨酸酯也是蜂蜜中的毒性成分。

蜂蜜应是半透明、具有光泽而浓稠的液体，白色、淡黄色或黄褐色，久贮或遇冷则渐有白色颗粒结晶析出。气芳香，味极甜，不得有不良的异味。25℃时相对密度应在 1.349 以上。水分不得过 24.0%，不得有淀粉和糊精，酸度应符合药典要求，寡糖（以麦芽五糖计）不得过 0.05%，5-羟甲基糠醛含量不得过 0.004%，蔗糖和麦芽糖含量分别不得过 5.0%。果糖和葡萄糖总量不得少于 60.0%，且果糖与葡萄糖含量比值不得小于 1.0。凡不符合质量标准要求的，不得用于制药。并在使用中注意蜜源花粉蜂蜜的毒性，防止中毒事故的发生。

李时珍将蜂蜜的功效归纳为5个方面：生则性凉，故能清热；熟则性温，故能补中；甘而平和，故能解毒；柔而濡泽，故能润燥；缓可去急，故能止痛。气味香甜，故能矫味矫臭；不冷不燥，得中和之气，故十二脏腑之病，无不宜之。因而认为蜂蜜有调和药性的作用。

中药炮制常用的是"炼蜜"，即将生蜜加适量水，加热至沸腾后，改为文火保持微沸、滤过，除去上浮泡沫、蜡质、死蜂及杂质，再加热浓缩至起"鱼眼泡"，捻之较黏稠，或"滴水成珠"即成。制药时用沸水稀释。蜂蜜炮制药物，能与药物起协同作用，增强药物的疗效，或缓和药物的性能，或矫味矫臭及起解毒的作用。

夏季气温高时贮存蜂蜜，易发酵起泡沫而溢出或挤破容器，可加2%~3%的生姜片，密封，置低温区，而起一定的预防作用。蜂蜜易吸附外界气味，故不宜存放在有异臭气源附近，以免被污染。蜂蜜不得用铁器或镀锌容器贮存，因为铁与蜂蜜中的糖类化合物作用，锌与蜂蜜中的有机酸作用，均可生成有毒物质。

常用蜂蜜炮制的药物有甘草、黄芪、麻黄、紫菀、百部、桑白皮、马兜铃、枇杷叶、款冬花、白前等。

4. 食盐水　食盐为无色透明的等轴系结晶或白色结晶性粉末。食盐因来源不同有海盐、井盐、岩盐等，天然结晶称光明盐、水晶盐。其制法不同所含杂质亦存在差异。食盐水为食盐加适量水溶化，经过滤而得的无色、味咸的澄明液体。主要成分为氯化钠，尚含少量的氯化镁、硫酸镁、硫酸钙、硫酸钠、氯化钾、碘化钠及其他不溶物质等成分。

食盐应为白色，味咸，无可见的外来杂物，无苦味、涩味，无异臭。氯化钠含量≥91%，钡≤15 mg/kg，氟≤5 mg/kg，砷≤0.5 mg/kg，铅≤1 mg/kg。

食盐味咸，性寒。具强筋健骨，软坚散结，清热凉血，解毒防腐，矫味的作用。药物经食盐水制后，能引药下行入肾，缓和药物的性能，增强药物的疗效，并能矫味、防腐等。

常用食盐水炮制的药物有知母、黄柏、杜仲、巴戟天、小茴香、橘核、车前子、砂仁、菟丝子、补骨脂、益智仁、泽泻、沙苑子等。

5. 生姜汁　为姜科植物姜的新鲜根茎，经捣碎或压榨取汁；如用干姜，则取干姜片加适量水煎煮2次去渣合并煎液而得到的黄白色液体。姜汁具有芳香辛辣气味。其主要成分为挥发油、姜辣素（姜烯酮、姜酮、姜萜酮混合物），另外尚含有多种氨基酸、淀粉及树脂状物等。

生姜味辛，性温。升腾发散而走表，具解表散寒，温中止呕，化痰止咳，解毒等作用。中药炮制一般要求用新鲜生姜汁，不得有酸败、变色、沉淀等质变现象发生。药物经姜汁制后能抑制药物的寒性，增强疗效，降低毒性和副作用。

常用姜汁制的药物有厚朴、竹茹、草果、半夏、天南星、黄连等。

6. 甘草汁　为豆科植物甘草饮片或甘草粉碎后，加适量水煎煮2次，滤过，去渣，合并煎液，适当浓缩至所需浓度的黄棕色至深棕色的液体。味甜而特殊。其主要成分为甘草酸苷（甘草甜素）、甘草苷类及还原糖、淀粉、胶类物质等。

甘草味甘，性平。具清热解毒，补脾益气，祛痰止咳，缓急止痛等作用。中药炮制用甘草汁应临时制备，不得有酸败、变色、沉淀等质变现象发生。药物经甘草汁制后能缓和药性，降低毒性。早在《神农本草经》中就有甘草"解毒"的记载。实验证明，甘草对药物中毒、食物中毒、体内代谢中毒及细菌毒素都有一定的解毒作用。如能解苦楝皮、丁公藤、山豆根的中毒，对于抗癌药喜树碱、农吉利有解毒增效作用，能解毒蕈中毒，还能降低链霉素、呋喃妥因的毒副作用。其解毒机制一般认为与甘草酸苷对毒物的吸附作用和在体内的代谢有关，甘草酸苷水解后生成甘草次酸和葡萄糖醛酸，后者可与含有羟基或羧基的毒物生成在体内不易吸收的产物，从尿中排出。此外，甘草酸苷还具有肾上腺皮质激素样作用，能增强肝脏的解毒功能。实验结果表明，甘草酸苷的解毒作用比单纯的葡萄糖醛酸强，因此可能是上述几方面综合作用的结果。同时，甘草酸苷系表面活性剂，能降低表面张力而增加其他不溶于水的物质的溶解度。中医处方中常用甘草为药引，调和诸药，在中药炮制和汤剂煎煮过程中起调和药性和增强疗效作用可能与此机制有关。

常用甘草汁制的药物有远志、半夏、吴茱萸等。

7. 黑豆汁 为豆科植物大豆的黑色种子，加适量水煎煮2次，滤过，去渣，合并煎液所得的棕黑色或黑色的混浊液体。气香，味微甜。黑豆含蛋白质、脂肪、异黄酮类、淀粉、磷脂酰胆碱、色素等成分。

黑豆味甘，性平。具滋补肝肾，活血利水，祛风解毒等作用。黑豆应符合食用要求，中药炮制用黑豆汁应临时制备，不得发生酸败、发酵、变味等质变现象。药物经黑豆汁制后能增强药物的疗效，降低药物毒性或副作用等。

常用黑豆汁制的药物有何首乌。

8. 米泔水 为禾本科植物稻的种仁淘洗第二次滤出的灰白色混浊液体，含少量淀粉、维生素和矿物质等。因易酸败发酵，故应临用时收集。

米泔水味甘，性凉。具清热凉血，益气除烦，止渴，利小便的作用。米泔水对油脂有一定的吸附作用，常用来浸泡含油质及具燥性的药物，以除去部分油质，降低药物的辛燥之性，增强健脾和中燥湿的作用。

目前，因米泔水收集较困难，故大量生产有用大米粉的混悬液，每100 kg水加入2 kg大米粉，充分搅拌后用于中药炮制。

常用米泔水制的药物有苍术、白术等。

9. 胆汁 为动物牛、猪、羊的新鲜胆汁，以牛胆汁为佳。胆汁为绿褐色或暗褐色微透明的液体，略有黏性，味极苦，有特异腥臭气，主要成分为胆酸钠、胆色素、黏蛋白、脂类、胆碱、胆固醇、磷脂酰胆碱及无机盐类等。

胆汁味苦，性大寒。具清肝明目，利胆通肠，解毒消肿，润燥等作用。药物经胆汁共制后，能降低药物的毒性或燥性，增强疗效。主要用于炮制胆南星。

10. 麻油 为胡麻科植物芝麻的干燥成熟种子经冷压或热压法制得的植物油。主要成分油酸约50%，亚油酸约38%，软脂酸约8%，硬脂酸约5%，以及芝麻素、芝麻酚等。

麻油应为淡黄色或棕黄色的澄明液体，具有熟芝麻的特殊香气，味淡。相对密度为0.917～0.923；折光率为1.471～1.475；酸值不大于2.5；皂化值为188～195；碘值为103～116；杂质不得过0.2%；水分与挥发物不得过0.2%。

麻油味甘，性微寒。具润燥通便，解毒生肌的作用。中药炮制常用于某些具腥臭气味的动物类或质地坚硬或有毒的药物。与药物共制后，使其质地酥脆，利于粉碎和成分的溶出，并可降低药物的毒性和矫味矫臭。中药炮制用油应符合食用和药用要求，凡混入杂质或酸败变质者不可用。

常用麻油炮制的药物有蛤蚧、马钱子、三七、鹿胎及动物骨类等。

中药炮制中还有用到其他液体辅料的，主要有吴茱萸汁、白萝卜汁、羊脂油、鳖血、山羊血、石灰水及其他药汁等。可根据中医临床的用药要求而选用。

第二节 固 体 辅 料

1. 麦麸 为禾本科植物小麦经磨粉过筛后的种皮，呈淡黄色或褐黄色的皮状颗粒。质较轻，味略甜，具特殊麦香气。主要成分为淀粉、蛋白质、脂肪、糖类、粗纤维及维生素、酶类、谷甾醇、磷脂酰胆碱等。

麦麸味甘、淡，性平。具和中健胃益脾的作用。与药物共制能缓和药物的燥性，增强疗效，矫味矫臭，增加药物色泽。麦麸还能吸附油质，亦可作为煨制的辅料。中药炮制用麦麸应新鲜、无霉败、无虫蛀、无异臭味、具麦香气，粉粒均匀。

常用麦麸制的药物有枳壳、枳实、僵蚕、苍术、白术、山药等。

2. 稻米 为禾本科植物稻的种仁。主要成分为淀粉、蛋白质、脂肪，尚含维生素、矿物质、有机酸及糖类。

稻米味甘，性平。具补中益气，健脾和胃，除烦止渴，止泻痢的作用。与药物共制，可增强药物疗效，缓和药物性能，降低毒性，矫味臭及作为炮制昆虫类药物受热程度的观察指标。中药炮制可选用粳米或糯米。

常用稻米炮制的药物有党参、斑蝥、红娘子等。

3. 白矾 又称明矾，为三方晶系硫酸盐类明矾矿石经提炼而成的不规则的块状结晶体，无色，透明或半透明，有玻璃样色泽，质硬脆易碎，味微酸而涩，易溶于水，主要成分为含水硫酸铝钾 $[KAl(SO_4)_2 \cdot 12H_2O]$。

白矾味酸、涩，性寒。具祛痰杀虫，收敛燥湿，解毒防腐的作用。与药物共制后，可降低毒性和燥性，增强疗效；还可防止药物发酵腐烂，并使炮制品增加光泽度。

常用白矾制的药物有半夏、天南星、白附子等。

4. 蛤粉 为帘蛤科动物文蛤、青蛤等的贝壳经煅制粉碎后的灰白色粉末。主要成分为氧化钙、甲壳质等。蛤粉味咸，性寒，具有清热利湿，化痰散结，软坚的作用。由于蛤粉颗粒细小，传热作用较砂炒慢，与药物共炒或烫制，可使药物受热均匀，降低滋腻之性，矫正腥膻气味，使药物质地酥脆。与药物共制，利于制剂和服用，并可增强某些药物清热化痰的功效。

常用蛤粉炒或烫制的药物有阿胶、鹿角胶等胶类药物。

5. 滑石粉 为单斜晶系鳞片状或斜方柱状的硅酸盐类矿物滑石经精选净化、粉碎、干燥而制得的细粉。主要成分为水合硅酸镁及少量氧化铝。滑石粉为白色或类白色、细腻、无砂性的粉末，手摸有滑腻感。

滑石粉味甘，性寒。具利尿通淋，清热利湿，解暑的作用。由于滑石粉质地细腻，传热较缓慢，与药物接触面积大，作为中间传热体，可使药物受热均匀，质地酥脆，利于粉碎和有效成分的溶出。与药物共制，便于制剂和服用，还可降低药物的毒性，增强疗效及矫正药物的不良气味。

常用滑石粉炒或烫制的药物有黄狗肾、地龙、水蛭、鱼鳔胶等。

6. 土　中药炮制常用的是灶心土，为久经柴草烧炼的土灶中心的结块部分，由于呈黑褐色故又称伏龙肝。也有用黄土、赤石脂等土类的。灶心土呈不规则块状或粉末状，焦褐色，有烟熏气味。主要成分为硅酸盐、钙盐及多种碱性氧化物等。

灶心土味辛，性温。具温中和胃，涩肠止泻，止血止呕等作用。与药物共制后可降低药物的燥性或刺激性，增强疗效。

常用土炒制的药物有白术、山药、当归等。

7. 河砂　主要成分为二氧化硅。中药炮制用河砂，应筛选粒度均匀适中者，经淘洗去净泥土、杂质后，晒干备用。一般多用"油砂"，即取干净、粒度均匀的干燥河砂，加热至烫后，再加入 $1\% \sim 2\%$ 的植物油，翻炒至油烟散尽，河砂呈油亮光泽时，取出备用。中药炮制常用河砂作为中间传热体，利用其温度高，传热快的特点，使质地坚韧的药物变酥脆，或使药物膨大鼓起，便于粉碎和利于有效成分的溶出。此外，利用河砂温度高，可破坏部分毒副作用成分而降低药物的毒副作用，去除非药用部位及矫味矫臭等。

常用河砂烫炒的药物有龟甲、鳖甲、穿山甲、鸡内金、骨碎补、狗脊、马钱子、干姜、黄狗肾等。

8. 豆腐　为豆科植物大豆种子粉碎后经特殊加工制成的乳白色块状固体，主要成分为蛋白质、维生素、脂肪、淀粉、钙质及异黄酮、皂苷等物质。

豆腐味甘，性凉。具益气和中，生津润燥，清热解毒的作用。豆腐具有较强的沉淀与吸附作用，与药物共制后可降低药物毒性，去除杂质。

常与豆腐共制的药物有藤黄、硫黄等。

9. 朱砂　为三方晶系硫化物类矿物辰砂，主要成分为硫化汞，常混有雄黄、磷石灰、沥青等杂质。中药炮制用的朱砂，系经研磨或水飞后的洁净极细粉末。

朱砂味甘，性微寒，有毒。具镇惊，安神，解毒等作用。与药物共制，可协同增强疗效。

常用朱砂拌制的药物有麦冬、茯苓、茯神、远志等。

其他固体辅料还有用到食糖、面粉、吸油纸等。可根据药物的特殊性质和用药要求而选用。

网上更多……

👤≡ 重点名词　　👥 图片　　📝 习题　　📶 电子教案

第四章

中药饮片的质量要求及贮藏保管

作为临床处方药品，中药饮片的质量至关重要，其直接影响到中医的临床疗效。为保证饮片质量，必须对其建立相应的质量标准，以指导生产和贮藏。因此，中药饮片质量标准的建立是中药炮制研究中的重点任务之一。在炮制过程中，由于加热、辅料等因素的影响，使得中药饮片与原药材之间，生饮片与熟饮片之间有了质和量上的差异，因此不可以将中药材的质量评价指标及限度简单地运用到中药饮片的质量评价中，也不可将生饮片质量评价指标及限度简单地运用到熟饮片的质量评价中。中药饮片的贮藏保管是保证其质量的最后环节，若贮存不善，将导致中药饮片出现各种变异现象，即使在有效期内，也无法保证临床用药的安全性和有效性。因此，为了保证中药饮片的临床疗效，需注意选择质量合格的中药材进行投料，优选炮制方法与工艺、贮藏保管方法和条件，并在饮片质量标准的指导下，监控好生产与贮藏过程中各环节。

第一节　中药饮片的质量要求

随着现代科学技术的发展，中药饮片的质量评价方法逐步从传统的经验模糊判别向现代的客观量化评价过渡，从过去单纯对中药饮片的形、色、气、味等外观质量指标的主观评价转化为重视外观性状的客观化评价与内在质量，如水分、灰分、浸出物、有效成分等的评价，由此使中药饮片的质量控制逐步规范化、科学化和现代化。

一、中药饮片的性状

中药饮片性状的判别系通过感官如眼看（较细小的可借助于放大镜或解剖镜）、手摸、鼻闻、口尝等方法依次描述中药饮片特征，包括外观形状、质地、大小、表面、断面及气味等。

1. 形状　中药材应根据药物的自然特点（质地、形态等），结合临床用药的要求等，将药物加工制成不同形状以及不同厚薄规格的中药饮片，以便于有效成分煎出、调剂、制剂、炮炙、干燥和贮藏等。中药饮片形状均应符合现行版《中国药典》一部及各省市中药炮制规范等的有关规定。

（1）规整形状　根据相应的需要，中药饮片可切成片、丝、块、段等特定的规整形状，或者为了美观而切成瓜子片、柳叶片、马蹄片、蝴蝶片、凤眼片、盘香片等。切制后的饮片应均匀、整齐、色泽鲜明，表面光洁，片面无机油污染，无整体，无长梗，无连刀片、掉刀片、边缘卷曲等不合规格的饮片。《中药饮片质量标准通则（试行）》规定：各品种应符合各自规定的片型规格，均匀，异形片不得超过 10%。

（2）颗粒粉末　一些药物由于体积较小不宜切成规整形状，或有临床上的特殊需要，或为了更好地保留有效成分，经净选加工或水处理后，用手工或机器粉碎成颗粒或粉末。粉碎后的药物应粉粒均匀，无杂质，粉末粒度的分等应符合现行版《中国药典》一部的有关要求。如栀子块、三七粉、马钱子粉等。

2. 色泽　中药饮片都有其固有的颜色和光泽，如丹参色红，紫草色紫，黄芩色黄，血竭外色黑似铁、研粉则红似血，朱砂外色黑而紫，研粉则红似血等。其次，色泽是中药饮片加工炮制程度判断的手段之一，生地加黄酒蒸制后以乌黑油亮者为佳，若蒸后外面黑灰色，内里棕黑色无光泽，则为次品；甘草生品黄色，蜜炙后变为老黄色等。另外在贮藏过程中由于条件不当或时间过长等，容易造成药物的变色，如红花经日光照射后易褪色变黄，大黄经日光照射后由黄色变为红棕色，半夏受潮后变为粉红色、灰色甚至黑色，当归受潮后变成黑色等。如果药物的色泽有明显变化和严重失真，就应考虑其质量等级和能否入药的问题。因此，中药饮片的颜色光泽对于中药饮片质量评价起了重要的作用，《中药饮片质量标准通则（试行）》规定，各炮制品的色泽除应符合该品种的标准，要求色泽均匀。

3. 气味　中药饮片均有固有的气和味，是利用人体嗅觉与味觉等不同的感官功能对药物属性的表达，与色泽一样，均是药物外观性状特点的重要组成部分，如阿魏具强烈而持久的蒜样特异臭气，薄荷揉搓后有特殊清凉香气，肉桂气香浓烈，茅苍术气香特异，鱼腥草具鱼腥气，香薷气清香而浓等。同样，气味也是中药加工炮制程度判断的手段之一，如芥子炒后有香辣气逸出，决明子、牛蒡子等炒后香气逸出，马兜铃经蜜炙后可以缓和致呕的异味，有些中药需加辅料炙，炙后除保留原有中药的气味外，还增加了辅料的气味，如酒炙、醋炙、盐炙、蜜炙、姜炙等。在贮藏过程中，饮片气味的变化可提示饮片质量的下降，如芳香性的药物如细辛、香薷等随着贮存时间日久会出现气味散失等现象。

二、中药饮片的鉴别

1. 显微鉴别　是指利用显微镜对中药饮片切片、粉末、解离组织或表面进行观察，并根据组织、细胞或内含物等特征而进行鉴别的方法。当中药饮片组织构造特殊或有明显特征，可以区别外形相似或破碎不易识别的类似品、伪品；或某些常以粉末入药而又无专属性理化鉴别方法的饮片，尤其是毒性或贵重中药饮片，应尽量制定显微鉴别的标准。显微鉴别主要包括组织鉴别及粉末鉴别二个方面。

（1）组织鉴别　炮制后的饮片如进行了分离不同的药用部位或除去非药用部位等操作，如"去心""去芦""去栓皮（粗皮）"等，药物的组织已不完整，镜检中就不应有已去除部位的组织细胞存在。如巴戟天、地骨皮等根类药材，入药用其根皮，制成炮制品后已去除木质心，因此，其炮制品的组织鉴别时，镜检中就不应有木质部位组织细胞存在。

（2）粉末鉴别　由于加水、加热（蒸、煮等）等的作用，存在于细胞内的淀粉粒、糊粉粒、菊糖、黏液质等均已受到不同程度的影响而变化，导致炮制后的熟品与生品粉末差异较大。因此，显微鉴别不仅可以鉴别炮制品的真伪、优劣，也可鉴别饮片的生熟及炮制的程度等。

2. 理化鉴别 是利用中药饮片所含化学成分的理化性质，通过物理或化学的方法判断其真伪。可采用化学反应法、微量升华法、光谱法和色谱法等。

（1）化学反应法 是利用某些试剂、试液与饮片或其提取液发生显色反应或沉淀反应，进行鉴别的方法。鉴别时常用生品药物作阳性对照，观察不同炮制品的颜色变化（色泽深浅）和沉淀物的多少。质量标准研究时应考虑辅料成分对反应的影响，如醋制品的 pH，胆汁制品的胆酸、蜜炙制品中的糖类、氨基酸类成分都可能对显色反应、沉淀反应产生影响。应在明确鉴别成分或成分类别时，选择专属性强及反应明显的反应。供试液应经初步分离提取，以避免出现假阳性的结果。

（2）微量升华法 当中药中存在具有升华性质的化学成分时，可用微量升华法，在放大镜或显微镜下观察升华物的晶形、颜色、荧光，以及化学反应现象等。如酒大黄、醋大黄粉末，进行微量升华，可见浅黄色菱状针晶或羽状结晶。

（3）光学分析法 目前用于中药饮片鉴别的光学分析法主要有荧光法、紫外－可见光谱法、红外光谱法等。光学分析法除可检测成分或成分群的存在，还能够反映中药的综合信息特征。如炮制品中的某些成分，在紫外光下，呈现出一定色泽的荧光，从而提供了鉴别特征。如秦皮的水溶液显淡蓝色荧光，黄连及酒黄连、姜黄连、萸黄连在紫外光下呈金黄色荧光等。

（4）色谱法 目前用于中药饮片鉴别的色谱方法主要有薄层色谱法、纸色谱法、液相色谱法、气相色谱法等。其中薄层色谱法因可通过分离将中药饮片内含成分达到直观化、可视化，具有承载信息大、专属性强、快速、经济、操作简便等优点，而成为中药饮片色谱鉴别的首选方法。在实验过程中，应考虑到样品信息量（包括辅料的信息）的充分表达，在鉴别过程中可采用对照品和对照药材（或对照提取物）进行对照，不建议只采用对照品进行对照。

3. 生物鉴别法 是中药饮片质量控制的新方法，具有专属性强和准确性高的特点，其中DNA 分子遗传标记鉴别是目前应用较多的一种。该法是通过比较 DNA 分子遗传多样性差异来鉴别中药饮片的基源，适用于采用性状、显微、理化以及色谱鉴别等方法难以鉴定的同属多基源物种、动物药等样品，如蕲蛇、乌梢蛇饮片的鉴别。

4. 指纹图谱及特征图谱 中药饮片指纹图谱是中药饮片经适当处理后，采用一定的分析手段，得到的能够标示该饮片特征的共有峰图谱，并通过计算待检样品与对照样品或与对照指纹图谱之间的“相似度”，考察饮片的真伪优劣。其具有“整体性”和“模糊性”的基本属性，是评价饮片质量真实性、稳定性和一致性的一种综合、可量化的鉴别手段，因能更全面地反映中药饮片的信息，而在当今中药饮片质量控制研究中热度较高。制备中药饮片指纹图谱可采用化学方法或生物学方法，其中，以化学方法中的色谱法最为常见，特别是各类色谱法与质谱联用技术，如 GC–MS、HPLC–MS、HPLC–MS–MS 等已成为中药饮片指纹图谱研究的主要方法。

中药饮片特征图谱建立的原理与方法类似于指纹图谱，根据检测结果选择特征峰或数个色谱峰组成具有特征性的色谱峰组合作为特征图谱。其与指纹图谱不同的是只要求相对保留时间，而对相对峰面积无要求，是一种定性的质量评价方法。特征图谱可从整体上实现对中药的质量评价，因而近几年来应用逐步扩大，《中国药典》2015 年版在羌活饮片质量标准项下规定了特征图谱要求。

三、中药饮片的检查

1. 杂质　中药饮片的杂质是指来源与规定相同，但其性状或药用部位与规定不符，或来源与规定不同的物质，或无机杂质，如砂石、泥块、尘土等。中药饮片的杂质情况反映了中药饮片的纯净程度。因此，中药饮片应有一定的净度标准，以保证用药的卫生与调配剂量的准确性。

中药饮片不应该含有泥沙、灰屑、霉烂品、虫蛀品、杂物及非药用部位等。非药用部位主要是果实种子类药材的皮壳及核，根茎类药材的芦头，皮类药材的栓皮，动物类药材的头、足、翅，矿物类药材的夹杂物等。国家中医药管理局关于《中药饮片质量标准通则（试行）》中规定：果实种子类、全草类、树脂类含药屑、杂质不得过 3%；根类、根茎类、叶类、花类、藤木类、皮类、动物类、矿物类及菌藻类等含药屑、杂质不得过 2%；炒制品中的炒黄品、米炒品等含药屑、杂质不得过 1%；炒焦品、麸炒品等含药屑、杂质不得过 2%；炒炭品、土炒品等含药屑、杂质不得过 3%；炙品中酒炙品、醋炙品、盐炙品、姜炙品、米泔炙品等含药屑、杂质不得过 1%；药汁煮品、豆腐煮品、煅制品等含药屑、杂质不得过 2%；发酵制品、发芽制品等含药屑、杂质不得过 1%；煨制品含药屑、杂质不得过 3%。其检查方法：取适量的供试品，摊开，用肉眼或借助放大镜（5～10 倍）观察，将杂质拣出；如其中有可以筛分的杂技，则通过适当的筛，将杂技分出，如草类、细小种子类过三号筛，其他类过二号筛。药屑、杂质合并称量计算含量（%）。

2. 水分　是控制中药饮片质量的一个基本指标，水分检查是饮片质量标准中一项重要的必不可少的内容。一方面在中药材加工成饮片的过程中，有的须经水处理，有的要加入一定量的液体辅料，当药物的含水量较高时，易霉烂变质，特别是含糖类及黏性成分较多或部分药物吸水过多的药物尤其易出现相应变异的情况；另一方面少数胶类药物，如阿胶、鹿角胶等，若含水量太低会直接影响其品质和硬度，出现龟裂的现象。所以，控制中药饮片中的水分，对于保证饮片的质量和贮存保管都有重要的意义。按炮制方法及各药物的具体性状，一般饮片的水分含量宜控制在 7%～13%。但也有特例，如《中药饮片质量标准通则（试行）》中规定蜜炙品不得超过 15%，因其含水量较高，蜜炙品是贮藏保管中需重点关注的药物。

3. 灰分　总灰分是将药材或饮片在高温下灼烧、灰化，所剩残留物的重量。将干净而又无任何杂质的合格饮片高温灼烧，所得之灰分称为"生理灰分"。如果在总灰分中加入稀盐酸滤过，将残渣再灼烧，所得之灰分为"酸不溶性灰分"。

中药饮片质量稳定时，总灰分或酸不溶性灰分应在一定范围之内，灰分不合格多因混入泥沙等杂质，如因炮制过程中处理不当，砂烫、滑石粉烫、蛤粉烫和土炒等制法中辅料去除不净；或在运输和贮存过程中有泥沙等混入，均会造成灰分超标。因此，灰分的测定是控制饮片纯净度的有效方法。

4. 有毒成分　药物的毒副作用主要是由于药物中所含的毒性成分引起的，对于这类有毒的药物，建立有毒成分限量指标必不可少，借此，可以保证临床用药安全。

对于中药的有毒成分而言，一方面通过炮制可降低其含量，另一方面通过炮制可将其转化为低毒或无毒的有效成分，从而达到安全地应用于临床。但有些中药药理活性和毒性正相关，所以应同时标明中药饮片有效成分、有毒成分的限量。《中国药典》2015 年版规定：制川乌含双酯型生物碱以乌头碱（$C_{34}H_{47}NO_{11}$）、次乌头碱（$C_{33}H_{45}NO_{10}$）及新乌头碱（$C_{33}H_{45}NO_{11}$）的总量计，不得过 0.040%。马钱子含士的宁（$C_{21}H_{22}N_2O_2$）应为 1.20% ~ 2.20%；其炮制品马钱子粉含士的宁（$C_{21}H_{22}N_2O_2$）应为 0.78% ~ 0.82%。巴豆的炮制品巴豆霜含脂肪油应为 18.0% ~ 20.0% 等。

5. 有害物质　中药饮片中的有害物质主要是指铅（Pb）、砷（As）、汞（Hg）、镉（Cd）、铜（Cu）等有害元素及农药（有机氯类、有机磷类与拟除虫菊酯类等）残留量。这些有害物质的存在严重影响了中药的质量，并直接影响中药的出口及临床应用。通过科学合理的炮制使饮片中的有害物质降低，具有非常重要的意义。

6. 卫生学检查　中药饮片在生产、加工、炮炙、贮运等过程中往往会受到微生物的污染，对饮片临床的安全应用带来影响，尤其是被研成粉末直接冲服（如川贝、人参等）或制成散剂、丸剂的饮片，直接烊化冲服（如阿胶、鹿角胶等）的饮片，直接泡服（如枸杞子、山楂、菊花、胖大海等）的饮片，潜在危害更大。故应对饮片中可能含有的致病菌、大肠埃希菌、细菌总数、真菌总数、活螨及真菌毒素（主要是黄曲霉素）等做必要的检查，并客观地作限量要求。

四、中药饮片的浸出物

浸出物系指用水、乙醇或其他适宜溶剂，有针对性浸提所得到的饮片中可溶性物质的干膏。根据溶剂的不同可分为水溶性浸出物、醇溶性浸出物和挥发性醚浸出物等。中药饮片加入溶剂，经过浸润、渗透—解吸、溶解—扩散、置换等作用，饮片中大部分物质都被提取出来。因此，浸出物测定对于有效成分尚不清楚或确实无法建立含量测定及虽建立含量测定但所测指标含量甚微的中药饮片，是非常有用的质控项目。考虑到中药饮片成分的多样性，浸出物与单个有效成分的含量测定不同，代表的是整个饮片总成分的总和，故建议在进行中药饮片质量标准的研究中均需考察浸出物的含量。

炮制辅料的加入，能对炮制品浸出物量产生影响。炒、烫、煅、煅淬等加热处理，使质地坚硬的药物因受热膨胀而导致组织疏松，从而也使浸出率提高，浸出量增加。所以，浸出物测定对检验炮制工艺、方法及炮制品质量具有重要的意义。

五、中药饮片的含量测定

中药饮片的含量测定系指采用化学、物理学或生物学方法，对中药饮片中的有关成分进行检测。中药发挥临床疗效依赖于其所含具有治疗作用的有效成分，如黄芩所含黄芩苷、黄芪所含黄芪甲苷、黄连所含小檗碱、人参所含人参皂苷、薄荷所含薄荷脑、薄荷醇等均具显著的生理活性，测定饮片中有效成分的含量，是评价饮片质量的最可靠、最准确的方法。但因炮制过程中辅料的加入或长时间地加热处理，增加了干扰成分，从而提高了含量测定的难度。因此，饮片的含量测定工作，通常要比生药更加复杂和困难。

对有效成分基本清楚的中药饮片应建立含量测定方法，并规定含量限度，一般饮片应规定含量下限。但须注意的是，中药饮片，特别是经炮制后临床疗效发生明显变化的饮片，含量测定过程中选择与饮片临床疗效相一致的有效成分作为含量测定的指标是至关重要的，受制于相对薄弱的中药炮制机制研究，仍然有很多中药饮片采用了与中药材一致的指标，因此寻找与中药饮片临床疗效相一致的成分，仍是现今中药炮制研究领域的热点与难点问题。

中药发挥临床疗效是多种成分的共同作用，因此建立多指标的含量评价方法，更全面地反映其内在质量成为一种趋势。如《中国药典》2015 年版在甘草及炙甘草项下规定检测甘草苷及甘草酸，在黄芪及炙黄芪项下规定检测黄芪甲苷和毛蕊花糖苷等。目前，以中药中某"典型组分"（有对照品供应者）为内标，建立该组分与其他组分（对照品难以得到或难供应）之间的相对校正因子，通过校正因子计算其他组分的含量的"一测多评"技术，因较好地解决了化学对照品欠缺的困境，而成为中药饮片含量测定的研究热点。

饮片有效成分的含量不仅关系其临床疗效，同时也是评价炮制方法与工艺是否合理的重要手段，可为工艺的改进提供准确的实验依据及指标。另外，中药经炮制后其有效成分不但会发生量变，还会发生质变，探索有效成分的这两种变化对于揭示炮制机制有非常重要的意义。因此，饮片的含量测定意义重大。

六、中药饮片的包装

中药饮片包装的目的是保护药物不受污染，便于运输和贮存。目前发展迅速的无菌包装、真空包装等都可以防止微生物的侵害，同时又可避免环境温度、湿度的影响。检查中药饮片的包装是否完好无损，对饮片在贮存、保管及运输过程中起着保质、保量的重要作用。

国家食品药品监督管理局根据《药品管理法》及《药品管理法实施条例》的有关规定，自 2004 年 7 月 1 日起，对中药饮片包装监督管理工作的有关事项明确如下：

1. 生产中药饮片，应选用与药品性质相适应及符合药品质量要求的包装材料和容器。严禁选用与药品性质不相适应和对药品质量可能产生影响的包装材料。

2. 中药饮片的标签必须印有或者贴有标签。中药饮片的标签注明品名、规格、产地、生产企业、产品批号、生产日期。实施批准文号管理的中药饮片还必须注明批准文号。

3. 中药饮片在发运过程中必须要有包装。每件包装上必须注明品名、产地、日期、调出单位等，并附有质量合格的标志。

4. 对不符合上述要求的中药饮片，一律不准销售。

第二节　中药饮片的贮藏保管

从古至今，历代医药学家十分重视中药的贮藏保管，并积累了丰富的经验。孙思邈在《备急千金要方》中记载"凡药，皆不欲数数晒暴，多见风日，气力即薄歇，宜熟知之。诸药未即用者，候天大晴时，于烈日中暴之，令大干，以新瓦器贮之，泥头密封。须用开取，即急封之。勿令中风湿之气，虽经年亦如新也……诸杏仁及子等药，瓦器贮之，则鼠不能得之也。凡贮药法，皆须去地三四尺，则土湿之气不中也"。陈嘉谟在《蒙筌》中指出："凡药藏贮，宜常提防，倘阴干、暴干、烘干，未尽去湿，则蛀蚀、霉垢、朽烂，不免为殃……见雨久者火频烘，遇晴明向日旋暴。粗糙悬架上，细腻贮坛中……人参和细辛，冰片必同灯草；麝香宜蛇皮裹，硼砂共绿豆收；生姜择老砂藏，山药候于灰窖……"。中药饮片的贮藏保管是保证其质量的重要环节，若贮存不善，将导致各种变异现象，最终不能保证临床用药的安全性和有效性。

一、中药饮片贮藏方法的发展

中药饮片的贮藏历史十分悠久，可以说始于春秋战国时期，随着时代的发展，其贮藏保管的方法也不断趋于进步。

清代以前，中药饮片的贮藏主要采用传统的方法，如通风、晾晒、吸湿、烘烤、密封贮藏、对抗同贮等法。

清代以后至20世纪80年代以前，除了继续采用传统的贮藏方法外，还较广泛地使用化学熏蒸剂来杀虫防霉，主要的化学熏蒸剂有硫磺、氯化苦、磷化铝等。

20世纪80年代以后，开始逐渐使用气调贮藏、低温冷藏、辐射、无菌包装等现代养护技术贮藏。

二、中药饮片贮藏中的变异现象

（一）发霉

发霉是指中药饮片受潮后，在适宜温度条件下，真菌在其表面或内部滋生和繁殖，表面布满菌丝的现象。真菌侵入中药，在其表面繁殖生长，污染中药，分泌酵素，溶蚀中药的内部组织，使中药腐败变质和有效成分发生变化而失效。有些真菌能产生毒素，如黄曲真菌可代谢产生黄曲霉毒素，对肝脏有强烈毒性，严重者可导致癌症。中药发霉后，使中药色泽变黯，气味变淡薄，并带有霉的气味，使中药品质降低，甚至变为毒性物质。俗话云："霉药不治病"，说明了"霉"对中药的危害性。故霉败的中药应弃去，不能用于临床。

在夏季炎热、潮湿的环境下，中药最易发霉。中药饮片多数含有脂肪、蛋白质、糖类、维生素等真菌繁殖和生长的营养物质，在温度20～35℃、相对湿度75%以上或中药含水量超过15%时，均有可能引起霉变，其中牛膝、天冬、玉竹、黄精、当归、甘草、百部、白术、知母、麦冬、苍术、五味子、党参等最易发霉。此外，中药饮片生虫后易引起发霉；中药本身"发汗"也能引起发霉现象，如党参、生地等。

（二）虫蛀

虫蛀是指中药饮片被仓虫啃蚀，出现空洞、破碎、粉末，并被虫的排泄物污染的现象。中药饮片被虫蛀后，内部组织被破坏、形成空洞、重量减轻；受仓虫排泄物、分泌物、虫尸及其所携带细菌和微生物的污染，促使中药饮片发霉、变色、变味、泛油等，导致有效成分损失甚至产生有毒成分。故中药饮片被虫蛀后，严重影响其质量和疗效，并会带来危害。

中药仓虫的生长繁殖需要适宜的温度和湿度，通常温度在16～35℃，相对湿度在70%以上，中药饮片含水量在13%以上，是害虫生长的有利条件。易虫蛀中药饮片品种很多，一般含脂肪油（如杏仁、柏子仁等）、淀粉或糖分（如薏苡仁、枸杞等）、蛋白质（如冬虫夏草、蜈蚣等）等的中药饮片易发生虫蛀，因为这些成分都是害虫的营养物质；蜜制品糖分增加而易虫蛀；有些发酵、发芽及复制品（如神曲、淡豆豉、谷芽、胆南星等）等也易虫蛀。而含辛辣成分（如丁香、花椒等）及化学晶体（如冰片等）、矿物类（如石膏等）中药饮片则一般不易虫蛀。

（三）变色

变色是指中药饮片的固有色泽发生了变化，或变为其他颜色，或失去原来颜色的现象。变色主要是中药饮片所含化学成分不稳定，或由于酶的作用而发生氧化、聚合、水解等反应生成新的有色物质，故色泽的变异，说明中药饮片内在质量已发生了变化。由于保管不当，常使某些药物的颜色由浅变深，或由白色变为黄色，如白芷、泽泻、天花粉、山药等；由深变浅，如黄芪、黄柏等；或由鲜艳变黯淡，如花类的金银花、款冬花、菊花、红花等，及一些叶草类的大青叶、荷叶、人参叶等。

（四）泛油

泛油又称"走油"，是指含挥发油、脂肪油、糖类多的中药饮片，因受热或受潮而在其表面出现油状物质，变软、发黏、颜色加深并发出败油气味的现象。中药饮片泛油是一种酸败变质现象，影响疗效，甚至可产生不良反应。

含挥发油、油脂多的中药饮片，常因温度过高（超过30℃）而使其内部油质易于溢出表面，油脂中的不饱和脂肪酸在氧作用下氧化、分解产生小分子的醛、酮等化合物，发出刺鼻的酸败气味，俗称"哈味"，进一步酸败形成大分子的聚合物使色泽加深，异味加重。如苦杏仁、桃仁、柏子仁、郁李仁、炒苏子、炒莱菔子、炒酸枣仁、当归、肉桂、蛤蚧、九香虫、刺猬皮等。

含糖较多的中药饮片，则常因受湿热而使糖分外渗，在氧作用下氧化、分解产生糖醛及其类似物，出现颜色加深、质地变软、外表发黏。如天冬、麦冬、玉竹、牛膝、黄精、熟地、枸杞等。

（五）气味散失

气味散失是指中药饮片固有的气味受外界因素（如温度、湿度）的影响或因贮存日久而变淡薄或消失。

中药固有的气味是由各种成分组成的，其中以挥发油为主，大多是治病的有效成分。中药固有气味变淡或消失，说明有效成分含量降低，疗效降低。中药气味散失与温度、湿度有密切的关系。一般温度与湿度越高，气味散失越快；贮存时间越久，气味散失也越多。芳香性中药及一些具有香气的饮片因包装不严，或露置空气中过久，或贮存温湿度过高等，均可使挥发性成分逸出而气味变淡或失去。如薄荷、荆芥、细辛、香薷、白芷、当归、檀香、肉桂、丁香、茴香、花椒、乳香及炒黄品、炒焦品、麸炒品、酒炙品、醋炙品等。

（六）风化

风化是指某些含结晶水的矿物药在干燥空气中失去部分或全部结晶水，而成为粉末的现象。中药风化后，成分结构发生了改变，其质量和药性也随之改变。易风化的药物有芒硝、硼砂等。

（七）潮解

潮解是指中药饮片吸收潮湿空气中的水分，使其表面湿润、返潮，甚至溶化成液体状态的现象。如咸秋石、硇砂、大青盐、芒硝、盐附片、肉苁蓉、海藻、昆布、白糖参及盐炙品、蜜炙品等。这些中药潮解后将更难贮存，进一步产生其他变异现象。

（八）粘连

粘连是指某些熔点比较低的固体树脂类或动物胶类中药饮片，受潮、受热后容易黏结成块的现象。如乳香、没药、阿魏、芦荟、儿茶、阿胶、鹿角胶、龟板胶等。

（九）冲烧

冲烧又叫自燃，是指质地轻薄松散的植物类中药饮片，由于本身干燥不适度，或在包装码垛前吸潮，在紧实状态下细胞代谢产生的热量不能散发，当温度积聚到67℃以上时，热量便能从中心一下冲出垛外，轻者起烟，重者起火。如红花、艾叶、甘松等。

（十）腐烂

腐烂是指某些鲜活中药，因受温度和空气中微生物的影响，引起发热，使微生物繁殖和活动增加，导致中药酸败、臭腐的现象。如鲜生地、鲜生姜、鲜芦根、鲜石斛等。药物一经腐烂，即不能再入药。

三、中药饮片变异的原因

中药饮片在贮存过程中发生发霉、虫蛀、泛油、变色等变异现象，原因很多，概括起来有自身和外部两方面因素。自身因素包括中药饮片所含化学成分性质和含水量；外部因素主要包括基原因素、环境因素、生物因素、时间因素。外部因素通过自身因素而起作用，中药饮片变异的速度和程度取决于外部因素作用于自身的性质强弱，故影响中药饮片变异的原因主要是外部因素。

（一）基原因素

基原因素主要包括采收、产地加工、包装、运输。药材采收不适时，会造成枯萎、枯烂、干瘪、中空，色泽、气味淡薄，有效成分含量低等。药材采收时被污染，干燥时未完全杀灭害虫或虫卵，一旦环境条件适宜，便会继续生长繁殖。产地加工未按规范加工或方法不当会给贮存带来影响。如桑螵蛸、白果、薤白、黄芩等蒸后干燥的品质才稳定。陈皮，烘干较晒干的不易回潮、生霉和虫蛀。延胡索、郁金蒸煮使淀粉粒糊化，比未蒸煮的质地坚硬而不易生虫。各种附片加工用的胆水被漂得干净的附片不易发霉，而未漂干净的容易发霉。包装不严或运输过程中包装受损，药物易受害虫和外界环境影响而产生变异现象。

（二）环境因素

1. 日光　是一种电磁波，蕴含大量的能量。中药经日光照射会促进其成分发生氧化、分解、聚合等光合反应，产生变色、气味散失、挥发、风化、泛油等变异现象。如含有色素的玫瑰花、月季花、红花、蜜炙款冬花等花类药，常经日光照射，不仅色泽渐渐变暗，而且变脆，引起散瓣；含叶绿素的大青叶、藿香、薄荷等叶类、全草类药，常经日光照射，颜色由深色褪为浅色；含芳香挥发性成分的当归、川芎、薄荷等药，常经日光照射，不仅使药物变色，而且使挥发油散失，降低质量。

2. 空气　中药饮片除真空包装外，都要与空气接触。空气是氮、氧、氢和其他气体组成的混合物。其中氧和臭氧对中药的变异起着重要作用。臭氧作为一个强氧化剂，可以加速中药中有机物质特别是脂肪油的变质。因氧气作用而引起的化学变化颇为复杂，在自然条件下使某些药物中的挥发油、脂肪油、糖类等成分氧化、酸败、分解而泛油或泛糖；使药物中的鞣质等成分氧化、聚合形成大分子化合物而颜色由浅变深；使花类药物易氧化变色，气味散失；也能氧化矿物药，使灵磁石变为呆磁石。

3. 温度　是中药贮存过程中最为关键的因素之一。中药对温度有一定的适应范围，在15~20℃下，中药的成分是比较稳定的，利于贮存，但随着温度的升高，其物理、化学和生物变化均可加速。温度在20~35℃时，有利于虫害、真菌等生长繁殖，而使某些药物生虫、发霉以至变质。温度升高，含油脂多的饮片就会因受热而使油脂分解引起泛油；含挥发油多的，受热后促使挥发油挥散，使芳香气味散失；外表油润的饮片，因受热和空气的影响而失去润泽或干裂；动物胶类药和部分树脂类药物，因受热而易发软、黏连成块或融化。

4. 湿度　空气的湿度是随季节和晴雨、冷暖而改变的，也是影响中药质量的一个重要因素。湿度过高，可引起中药含水量增高，导致微生物的滋生及仓虫的繁殖，对中药的质量造成严重危害。一般饮片的绝对含水量控制在 7%～13%。中药饮片本身能否保持正常的含水量，和空气中的湿度有密切关系。空气相对湿度在 70% 以上时，中药饮片会吸收空气中的水分，使含水量增高，出现发霉、虫蛀、潮解、粘连等变异现象。而相对湿度在 60% 以下时，中药饮片的含水量又易逐渐降低，可造成某些中药饮片风化失水，发生干硬、干裂。此外，相对湿度在 80% 以上或中药饮片含水量超过 15% 时最利于微生物和仓虫的繁殖。因此，中药饮片贮存时，应控制相对湿度在 60%～70% 之间为宜。

（三）生物因素

生物因素主要包括微生物、仓虫、仓鼠以及鸟类、蛇类等，其中最主要的是微生物和仓虫。由于温度、湿度的影响而使微生物繁殖增加，可造成药物发霉、腐烂、发酵、酸败、泛油、泛糖等变异现象。仓虫种类多、分布广、繁殖迅速、适应力强，一旦环境适宜，就会大量繁殖，危害中药。仓鼠除了啃咬包装和药物，还排泄粪便，传染病毒和致病菌，给药物造成严重污染。

（四）时间因素

时间因素指药物贮存时间的长短。中药贮藏应有一定期限，绝大多数中药不能长期贮存，长期贮存会造成有效成分的氧化、分解、挥发等而使含量降低，从而降低疗效或失效。研究表明，中药苦杏仁中苦杏仁苷，贮藏 1 年后，含量从 4.95% 下降为 4.37%，其炮制品从 4.18% 下降为 3.66%；乌拉尔甘草中甘草苷含量，存放 1 年的为 5.12%，2 年的为 4.24%，3 年的为 3.08%。但有少数中药强调长期贮存，陈久者良，如陈皮，半夏。

四、中药饮片的贮藏保管方法

中药饮片的贮藏保管是一门综合性科学，需要很多相关的知识和技术。主要是通过物理的或化学的方法和技术阻止或减少外界因素对药物的影响。在贮藏保管方面，我国药学工作者在长期的生产实践中积累了丰富的经验，形成了多种贮藏方法，为保证中药饮片的质量起着重要作用。

（一）传统贮藏保管方法

中药贮藏保管的传统技术，具有经济、有效、简单、实用等优点，仍是目前应用广泛的、最基本的贮藏方法。

1. 清洁养护法　清洁卫生是一切防治工作的基础。重视仓库的清洁卫生工作，由于杜绝害虫感染途径，恶化了害虫的生活条件，是防止仓虫侵入最基本和最有效的方法。其内容主要包括对中药饮片、仓库及其周围环境保持清洁和库房的消毒工作。

2. 防湿养护法　是通过适当方法或吸湿物，吸收潮湿空气或中药中的水分，保证贮藏环境和中药的干燥，起到抑制微生物和害虫发生的方法。常用的方法有通风、吸湿、晾晒和烘烤等。

（1）通风　是利用空气的流动来调节仓库的温、湿度。当晴天天气干燥，如库房的湿度大于 70%，温度高于库外的温度时，应开放门窗、排气窗以调节库内的温度、湿度，但应避免在阴雨天、雾天或雨后刚晴开窗通风，炎热夏季不宜通风，要紧闭门以免湿热空气侵入。

（2）晾晒 即阴干和晒干。当仓库湿度过大，药物受潮时，应根据药物性质及时晾晒，可除去中药饮片中过多的水分，杀死真菌、害虫及虫卵，起到防止虫蛀、霉变的效果。

（3）吸湿 利用吸湿剂吸收空气和药物中的水分。传统常用的吸湿剂有生石灰、木炭或竹炭、草木灰等。现采用氯化钙、硅胶等吸潮。使用吸湿剂时，库房或容器应尽可能地封闭严密，否则外界潮湿空气不断侵入而难以达到降湿效果。

3. 密封贮藏（包括密闭贮藏）法 是利用密封或密闭容器，将中药饮片与外界隔离，减少空气、温度、湿度、光线、微生物、害虫等因素对药物的影响，以防虫蛀、霉变等的一种贮藏方法。中药饮片与中药材相比，更易受外界环境的影响而发生各种不同变异现象，需根据其性质选用适当的密封或密闭容器贮存。一般可采用缸、坛、罐、瓶、箱、桶、柜、塑料袋等容器密闭贮存，同时还可加入吸湿剂，其防霉防蛀效果更好。对于细料、贵重的中药饮片，如人参、鹿茸、冰片、猴枣、熊胆、牛黄等，现可采用真空密封贮存。大量贮存可建密封库、密封室。

4. 对抗同贮法 是采用两种或两种以上药物同贮或采用与一些有特殊气味的物品同贮而起到抑制虫蛀、霉变等的贮存方法。如丹皮与泽泻、山药、白术、天花粉等同贮；花椒、细辛、荜澄茄（山苍子）与蕲蛇、白花蛇、蛤蚧、全蝎、海马、鹿茸等动物药同贮；大蒜与土鳖虫、斑蝥、全蝎、僵蚕等虫类药材同贮；明矾与柏子仁、郁李仁、杏仁等富含油脂的种子类药共贮；明矾与菊花、金银花、红花、款冬花、玫瑰花、月季花等花类药同贮；细辛与人参、西洋参、党参、沙参、三七等参类药同贮；藏红花与冬虫夏草同贮；大蒜与芡实、薏苡仁同贮；冰片与灯心草同贮；硼砂与绿豆同贮；陈皮与高良姜同贮；当归与麝香同贮。

采用特殊气味的物品密封同贮的，主要是指白酒和药用乙醇。多数药物都适用此法，如动物、昆虫类的白花蛇、乌梢蛇、地龙、蛤蚧等；含油脂类的柏子仁、杏仁、桃仁、核桃仁、枣仁等；含糖类的党参、熟地、枸杞子、龙眼肉、黄精、黄芪、大枣等；贵重中药人参、田七、冬虫夏草、鹿茸等；含挥发油类的当归、川芎等，均可采用喷洒少量 95% 药用乙醇或 50° 左右的白酒密封贮存，可达到防蛀、防霉效果。

采取该法时，需先将中药分别包装好，并明显标记后再贮藏于容器内或堆放在一起，以免发生错乱。使用时，一定要在中药被蛀、发霉之前，而不宜在其变异后进行，只有这样才能收到良好的防虫防霉效果。同时注意防止药材之间的串味。

（二）现代贮藏保管方法

随着科学的发展，中药贮藏方法和技术也在不断地改进和发展。目前在中药贮藏保管中，除仍在使用一些传统的贮藏保管方法外，许多现代贮藏的新技术、新方法不断得到应用，使贮藏手段进一步科学化、合理化。

1. 化学熏蒸 是采用具有挥发性的化学杀虫剂杀虫的一种养护方法。常用的化学杀虫剂有二氧化硫、氯化苦、磷化铝、环氧乙烷等。

（1）二氧化硫（Sulphur dioxide，SO_2） 又称亚硫酸酐。为无色气体，具强烈刺激性和臭气，易溶于水，对金属有腐蚀性。具有杀虫、增白增艳、防腐的作用。二氧化硫毒性在 20℃以上最强烈，杀虫的效果最大。传统一般用燃烧硫黄产生二氧化硫来熏蒸药物，熏蒸时，仓库 1 m^3 用硫磺 100~150 g，将硫磺置于瓦容器内点燃，密封门、窗 3~4 天。硫磺熏蒸中药是传统加工方法，它能使中药外观鲜艳，即使水分严重超标也不会霉变。但由于二氧化硫会破坏中药某些有效成分，同时导致中药残留大量的二氧化硫及砷（As）、汞（Hg）等有毒有害物质，长期服用硫磺熏蒸的药物将导致内脏受损，引起慢性中毒。为避免中药饮片残留大量二氧化硫及砷、汞等毒害物质，《中国药典》2015年版收载了二氧化硫残留量限度标准，即山药、牛膝、粉葛、天冬、天麻、天花粉、白及、白芍、白术、党参10种传统习用硫黄熏蒸的中药材及其饮片，SO_2残留量≤400 ppm（$1 ppm = 1 \times 10^{-6}$）；其他中药材及其饮片的SO_2残留量≤150 ppm。

（2）氯化苦（Chloropicrin）　化学名称为三氯硝基甲烷（CCl_3NO_2），纯品为无色油状液体，工业品为淡黄色，有特殊臭气，几乎不溶于水，即使气体的浓度很低也会引起流泪。当室温在20℃以上时能逐渐挥发，其气体比空气重，渗透力强，无爆炸燃烧的危险，对常见的中药害虫都可致死，为有效的杀虫剂。但氯化苦对人体毒性很大，在空气中氯化苦浓度为0.2 g/m³时，7 min能使人致死，使用过程中均应戴防毒面具、橡胶手套。药材等对其具有较强的吸附力，特别是潮湿的物体，渗透速度更慢，所需时间更长，因此在温度25℃以上，相对湿度>50%时宜停止熏蒸。一般每1 m³堆垛药材用30 g，垛外空间用10 g，可用平皿法、喷洒法等。

（3）磷化铝（AlP）　是一种新型杀虫剂，商品名"磷毒净"（Phostoxin）是用磷化铝、氨基甲酸铵及其他赋形剂混合压成的片剂。在干燥条件下很稳定，但易吸潮分解，产生有毒气体磷化氢（H_3P），当空气中浓度达26 g/m³时，会引起自燃和爆鸣。磷化氢具有大蒜样气味，有较强的扩散性和渗透性，不易被中药和物体吸附，散气快；对各种中药害虫具有强烈的杀虫效能，而且还有抑制和杀灭药材微生物以及抑制药材呼吸的作用。贮存磷化铝要避免受潮，远离火源与易燃品，也不要在阳光下曝晒。

（4）环氧乙烷　是一种低沸点（13～14℃）的有机溶剂，有较强的扩散力和穿透力，对各种细菌、真菌及昆虫、虫卵均有十分理想的杀灭作用。具有一定毒性，灭菌后有一定的残留，故通风时间要长。此外环氧乙烷易燃易爆，而且还可产生2-氯乙醇与乙二醇等有毒物质。为了克服环氧乙烷易爆的缺点，可将环氧乙烷与氟利昂按国际通用配方组合应用，更安全有效。

化学熏蒸剂毒性大，污染环境，熏蒸后有残留。我国A级绿色食品已禁止使用化学熏蒸剂。但因化学熏蒸法成本低，设施要求简单，是目前仍在应用的一种有效方法。

2. 气调养护（Controlled Atmosphere，简称CA）　也称气调贮藏，是将药物置于密闭的容器内，对影响中药变异的空气中氧的浓度进行有效的控制，人为地造成低氧或高浓度二氧化碳状态，达到杀虫、防虫、防霉的贮藏方法。氧气是微生物、真菌及害虫生长繁殖的必需条件；而氮气是惰性气体，无臭，无毒；二氧化碳浓度的增高，不利于真菌及害虫的生长。目前中药采用的气调方法主要有充氮降氧法、充二氧化碳降氧法、真空降氧法、除氧剂降氧法和自然降氧法等。该法的特点是费用低，不污染环境和药物，劳动强度小，易管理。在低氧或高二氧化碳状态下，不仅能有效杀灭害虫和防止害虫及真菌的生长，还能抑制中药自身的呼吸作用及某些成分的氧化作用，保证了药材原有色泽、品质的稳定性，是一种较理想的贮藏方法。

3. 气幕防潮　气幕又称气帘或气闸，是装在库房门上，配合自动门以防止库内冷空气排出库外、库外热空气侵入库内的装置，从而达到防潮的目的。有试验表明，采用此法，即使在梅雨季节，库内相对湿度及温度均相当稳定。

4. $^{60}Co-\gamma$射线辐射　是采用放射性元素^{60}Co产生的γ射线辐照药物，真菌、杂菌、害虫吸收放射能和电荷，产生自由基，破坏其正常新陈代谢以达杀灭作用。^{60}Co 放射出的 γ 射线有很强的穿透力和杀菌力，能将药物体内的微生物、活虫及虫卵杀灭，有效地保护中药品质，延长贮存期。^{60}Co-γ 射线辐射操作简便，灭菌杀虫时间短、见效快，效果显著，可在常温下灭菌，辐射剂量适当，不会破坏中药有效成分。该法已成为中药材、饮片和中成药灭菌最实用的方法。

5. 低温冷藏　是利用空调、冷风机和冷冻机等机械制冷设备降温，抑制微生物、仓虫和虫卵的滋生和繁殖，降低氧化反应的速度，从而达到防止中药霉变、虫蛀、变色及气味散失的目的。特别适用于贵重药材，受热易变质的中药饮片。贮藏温度多在 0 ~ 10℃。

6. 蒸气加热　是利用蒸气杀灭中药饮片中的真菌、细菌及害虫的方法。蒸气灭菌按灭菌温度分为低高温长时灭菌、亚高温短时灭菌和超高温瞬间灭菌三种方法。目前我国常用的是低高温长时灭菌的方法。超高温瞬间灭菌是将灭菌物迅速加热到 150℃，经 2 ~ 4 s 的瞬间完成灭菌。其灭菌的基础是：采用气力输送技术与蒸气灭菌技术相结合，药物在输送过程中，作为输送动力的过热高温蒸汽一边进行输送，一边对药物进行灭菌。研究表明，超高温瞬间灭菌具有无残毒、成本低、成分损失少等优点。

7. 无菌包装　是在中药饮片、包装容器或材料无菌情况下，在无菌的环境中进行填充和封合的一种包装技术。进行无菌包装时要具备三项基本条件：一是包装环境无菌；二是贮存物无菌；三是包装容器无菌。无菌包装过程中，对产品及容器的灭菌是一个重要的问题，目前中药饮片包装材料多采用聚乙烯，聚乙烯不适用于蒸气灭菌，最宜环氧乙烷混合气体灭菌。将灭菌与无菌包装两种方法结合为一体，可避免中药饮片二次污染的机会，使其在常温条件下，不需任何防腐剂或冷冻设施，在一年内不会发生霉变。所以，无菌包装是中药饮片较宜采用的贮藏保管方法。

8. 机械吸湿　是利用空气去湿机吸收空气中的水分，降低库房内的相对湿度，从而达到防虫、防霉效果。该法费用较低，降湿快，不污染药物，是一种较好的除湿方法。

9. 干燥灭菌　主要有远红外线辐射灭菌、微波（真空）干燥灭菌等。利用远红外线、微波，不仅能使药物干燥，而且还能有效地杀灭药物上的微生物、虫卵，达到防霉、防虫的目的。

五、中药饮片贮藏保管的注意事项

中药材加工成中药饮片后，改变了原药材的形状，增大了与空气接触面积、成分裸露，炮制过程中加入的一些辅料增加了所含成分的复杂性，上述因素使得饮片更易受外界因素的影响而发生虫蛀、霉变、泛油等变异现象，给贮藏带来更大的困难。因此，为了做好中药饮片的贮藏保管工作，必须要有高度的责任心，在运用传统的贮藏保管方法的基础上，积极采用现代贮藏保管新技术、新方法进行科学贮存与管理，才能保证中药饮片质量。

中药饮片的库房必须建立管理制度，保持经常性检查，随时注意季节变化对温、湿度的影响，保证库房清洁、干燥、通风、阴凉，避免日光的直接照射，室温应控制在 25℃以下，相对湿度保持在 75% 以下为宜。

中药饮片的贮藏应根据《中国药典》的基本要求、饮片的性质和特点选择适宜保管方法。《中国药典》对各种中药的贮存均分别规定了基本要求，如密封、防潮、防蛀、遮光、置通风干燥处、置阴凉干燥处等，它是中药饮片保管的重要依据。

不同中药饮片的性质和特点不同，易发生的变异现象不同，贮藏保管时应掌握以下原则：密闭贮藏、分类贮藏、先进先出或先产先出。

网上更多……

     重点名词   图片   习题   电子教案

下篇
各　论

第五章

净　制

　　净制又称为净选、治削，是指中药材在切制、炮炙或调配、制剂前，选取规定的药用部分，除去非药用部位、杂质及霉变品、虫蛀品、灰屑等，使其达到药用的纯度标准的方法。由于中药材常混有一些杂质、异物或非药用部位，或各部位作用不同，若一并入药，则难以达到治疗目的，甚至造成医疗事故。故净制是中药炮制必备的第一道工序，是保证饮片质量的关键一环。中药净制的方法虽然较简单，但对药效的影响较大。把握好净制关和掌握好净制技术，对保证饮片质量将起到至关重要的作用。

　　从古至今，中医药学家对中药的净制都非常重视。汉代，医药学家张仲景在其著作《金匮玉函经》中写到，药物"或须皮去肉，或去皮须肉，或须根去茎，又须花须实，依方拣采，治削，极令净洁"，即明确指出要分清药用部位和净度要求。此后，历代医籍中又有不少记载，归纳起来，主要有去除杂质，去除质次部位，去除毒、副作用，利于切制和炮炙，以保证用药安全有效。如清代《修事指南》："去头芦者免吐，去核者免滑，去皮者免损气，去丝者免昏目，去筋脉者免毒性，去鳞甲者免毒存也"。

　　现今，《中国药典》2015 年版炮制通则项下把净制列为三大炮制方法之一，净制目的如下。

　　1. 大小分档，便于切制和炮炙　根据药材的质地、大小不同进行的分类，以便控制水处理的软化程度，便于切制；在炮炙时便于控制火候，以保证饮片质量。如半夏、白术、川乌、附子等。

　　2. 分离药用部位，确保临床疗效　通过净选使作用不同的部位区分开来，以便各自更好地发挥疗效。如麻黄茎与麻黄根、莲子心与莲子肉、扁豆衣和扁豆仁等。

　　3. 除去非药用部位，保证用药剂量准确　药材通过去粗皮、去毛、去心、去核、去瓤、去枝梗等，使调配剂量准确或减少服用时的副作用。如厚朴、诃子等需将质次效差的粗皮、核等除去。

　　4. 除去泥沙杂质及虫蛀霉变品，使药材洁净　去除产地采集、加工、贮运过程中混入的泥沙杂质、虫蛀及霉变品，以达到洁净卫生的要求。

　　为了叙述方便，本章分清除杂质、分离和除去非药用部位及其他加工等三节进行介绍。在实际操作中往往是相互联系、相互渗透的，有的药物在清除杂质的同时也除去非药用部位。

第一节 清 除 杂 质

清除杂质的目的是为了使药物洁净或便于进一步加工处理。根据方法的不同，可分为挑选、筛选、风选和水选等。

一、挑选

挑选是指用手工挑拣混在药物中的杂质及霉变品等，或将药物按大小、粗细等进行分档，以便使其洁净或进一步加工处理。

操作方法：将药物放在竹长匾内或摊放在操作台上，用手拣去簸不出、筛不下且不能入药的杂质（如核、柄、梗、壳等）、变质失效的部分（如虫蛀，霉变及走油部分）或分离不同的药用部位和大小、粗细分开，以便分别浸润或进一步加工炮制（如桑叶去枝梗、地骨皮去心、半夏分档后浸泡、穿山甲分档后炒制等）。这样在软化浸润时便于控制其湿润的程度或炒制时便于控制其火候，确保中药饮片的质量。在实际操作中，往往配合筛簸交替进行。如金银花中常带有碎叶片和灰屑，或包装时压得过紧，联结成团，故必须过筛，筛去灰屑，并用手轻搓使散，然后将筛过的银花，摊在竹编或操作台上，用手翻动拣去残碎叶片和草棒，使之纯净。但个别细小药物，则须另用工具操作。

颠簸药物时，一般用柳条或竹片制成的圆形或长方形簸子、竹匾或畚箕等。将药物放入其中，使之上下左右振动，利用药物与杂质的不同密度与比例，借簸动时的风力，将杂质簸除、扬净，使药纯净（如植物类药物，用以簸去碎叶、皮屑等）。有些加工制成的成品，也须经过簸的操作（如豆卷制成后，须簸去皮屑等），使之纯净。

二、筛选

筛选是根据药物和杂质的体积大小不同，选用不同规格的筛和罗，以筛去药物中的沙石、杂质，使其达到洁净。有些药物形体大小不等，需用不同孔径的筛子进行筛选分开，使大小规格趋于一致，同时也便于分别浸、漂和煮制（如延胡索、半夏、贝母等）。另外还可筛去药物在炮制中的辅料，如麦麸、河砂、滑石粉、蛤粉、米、土粉等。

传统筛选方法均使用竹筛、铁丝筛、铜筛、麻筛、马尾筛、绢筛等。但马尾筛、绢筛一般用来筛去细小种子类的杂质，或药物需研成细粉者。

传统用的各种筛和罗规格如下：

1. 竹筛 本品多用竹篾编成，形如深盘，圆形浅边，底平有孔，直径约 $50 \sim 70$ cm，四周边高 $3 \sim 4$ cm，底部孔眼大小不一，以孔的大小分为下列几种。

（1）大眼筛 每个眼孔约为 0.40 cm^2。

（2）中眼筛 每个眼孔约为 0.15 cm^2。

（3）小眼筛 每个眼孔约为 0.10 cm^2。

（4）细眼筛 每个眼孔约为 0.08 cm^2。

另有大眼圆孔或六角形孔眼筛（俗称半夏筛），式样相同。

2. 龟板筛 半球形方孔筛，底部突起，系以宽竹条编成，每个孔眼相距 $1.5 \sim 2$ cm，用于筛体积较大的药物。

3. 罗筛 筛药粉的常用工具，系用竹片（或木片）扎成圆筐，大小不一，筐底是用丝绢、细铜丝、马尾（马鬃）或细铁丝做成，以密度又可分为如下几种。

（1）马尾筛 罗筛底系马尾织成，粗的每 1 cm² 约 3 个眼，细的每 1 cm² 约有 5 个眼。

（2）铁丝纱罗 罗筛底系铁丝纱做成，每 1 cm² 有 1.5 ～ 2 个眼。

（3）细罗：罗筛底系丝绢或细铜丝织成，每 1 cm² 有 8 个眼。

此外还有头罗筛、二罗筛，罗底孔眼每 1 cm² 有 10 ～ 13 孔之分，最细的每 1 cm² 有 15、17、19、20 个孔眼，供筛细粉用。

4. 套筛 即细罗筛，外有圆形木套，上覆以盖，上、下两层，中嵌罗筛，对合盖起，全高约 25 cm，用套筛的目的，主要是使研细的粉末不致飞扬。

例如花椒的净选，将花椒倒在小眼筛里，先筛去灰屑，再换中眼筛筛去子（椒目）及残柄细棒，如果有粗梗成串相连的，再用大眼筛过筛，把净椒隔下，把串联在一起的粗梗分开，去棒即可。

但传统筛选系手工操作，效率不高，劳动强度大，同时存在粉尘污染问题，因此现代多用机械操作，主要有振荡式筛药机和小型电动筛药机。

振荡式筛药机操作时只要将待筛选之药物放入筛子内，启动机器，即可筛净。不同体积的药物，更换不同孔径之筛子就可上机筛选。这种机械，结构简单，操作容易，效率高而噪声小（图 5-1）。

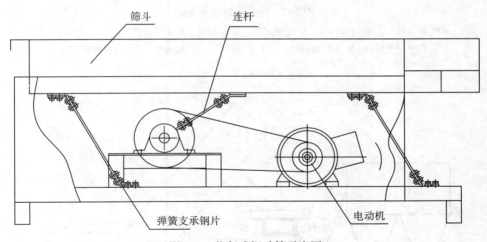

图 5-1 往复式振动筛示意图

小型电动筛药机较适用于筛选无黏性的植物药或化学药物，也适用于有毒、刺激性及易风化、潮解的药物。该设备的筛网安装于铁皮箱内，上有铁皮盖，药物在密封的筛箱内往复振动时，药物粉末掉筛落至下面密封的铁箱中，因此可避免在筛选的过程中药物与外界的过多接触。现多用于医院制剂室和调剂室筛析饮片及大型药厂筛析贵重药品。

三、风选

风选是根据药物和杂质密度的不同，经过簸扬（一般可利用簸箕或风车），借药材起伏的风力，使之与杂质分离，以达到纯净之目的。主要用于种子类药材中杂质的去除，如苏子、车前子、莱菔子、葶苈子、青葙子、吴茱萸、浮小麦等。目前，在中药饮片加工企业主要有卧式风选机和立式风选机（图5-2，图5-3）。

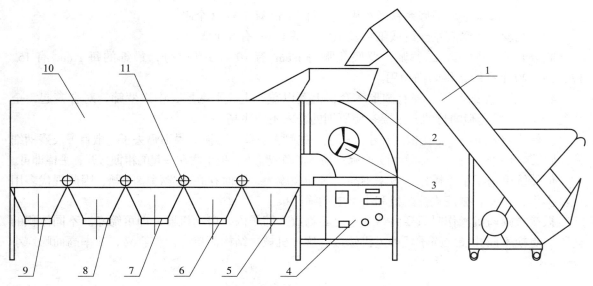

图 5-2 卧式风选机示意图

1. 输送机　2. 振动送料器　3. 变频风机　4. 电控箱　5. 1号出料口　6. 2号出料口

7. 3号出料口　8. 4号出料口　9. 5号出料口　10. 风选箱　11. 挡板调节手柄

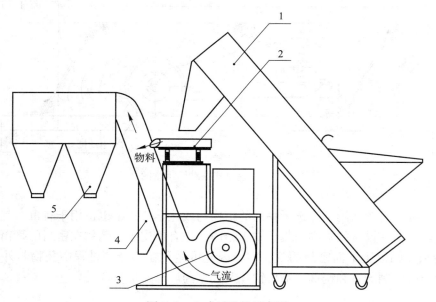

图 5-3 立式风选机示意图

1. 输送机　2. 振动给料机构　3. 变频离心风机　4. 重料出口　5. 风选出口

四、水选

水选是将中药材通过水洗或浸漂除去杂质的常用方法。有些药物常附着泥沙、盐分或不洁之物，用筛选或风选不易除去，故用水洗或漂的方法，以使药物洁净。如海藻、昆布等，均需洗或漂去附着的泥沙、盐分。

操作时，将药物置水中搅拌，使药物中的杂质漂浮于水面或沉于水中而除去。水选洗漂时应掌握好时间，勿使药物在水中浸漂过久，以免损失药效，并注意及时干燥，防止因霉变而降低疗效。根据药材性质，水选可分为洗净、淘洗、浸漂三种方法。

1. 洗净　系用清水洗去药材表面的泥土、灰尘、霉斑或其他不洁之物。即先将洗药池注入清水七成满，倒入挑拣整理过的药材，搓揉干净，捞起，装入竹筐中，再用清水冲洗一遍，沥干水，干燥，或进一步加工。

2. 淘洗　用大量清水荡洗附在药材表面的泥沙或杂质。即把药材置于小盛器内，手持一边倾斜潜入水中，轻轻搅动药材，来回抖动小盛器，使杂质与药材分离，除去上浮的皮、壳杂质和下沉在小盛器的泥沙，取出药物，干燥。如蝉蜕、蛇蜕等。

3. 浸漂　将药物置于大量清水中浸较长时间，适当翻动，每次换水；或将药材用竹筐盛好，置清洁的长流水中漂较长的时间，至药材毒质、盐分或腥臭异味得以减除为度，取出，干燥，或进一步加工。如海藻、昆布等。

在药材水选时，应严格掌握时间，对其有效成分易溶于水类药材者，一般采用"抢水洗"法（快速洗涤药材，缩短药材与水的接触时间），以免损失药效。

目前，在大生产中多采用洗药机洗涤药材，主要有滚筒式洗药机、刮板式洗药机、喷淋式洗药机、链板式洗药机、籽实药清洗机等。滚筒式洗药机工作原理见图5-4、图5-5、图5-6。

中药材干洗机械：工作原理为电动机通过减速机构带动一个六角或四方形的滚筒，滚筒的外表为钢丝编织的网格，药材放入滚筒内，以每分钟数十转的转速转动，利用物料自重、翻滚、相互擦碰打击，使附着在表皮或凹槽内的泥沙等杂质除去，并从滚筒周围的编织网格表面筛出，整个滚筒外装除尘罩，由吸风管引入旋风除尘器除尘，较大的泥沙杂质颗粒则下落积存在下面的积尘筐内，可定时清理，物料由人工或输送机装料。这种药材干洗方式，不用水，避免了用水清洗药材导致有效成分的流失，减少饮片厂的污水排放量（图5-7）。

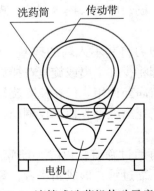

图5-4　滚筒式洗药机传动示意图

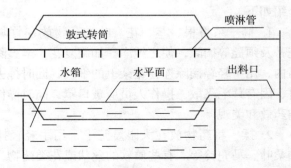

图5-5　滚筒式洗药机结构示意图

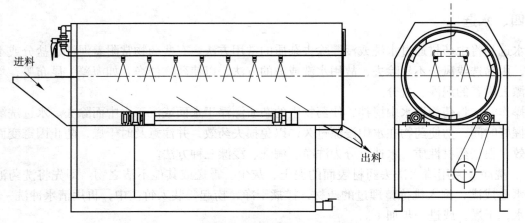

图 5-6 滚筒式洗药机工作原理示意图

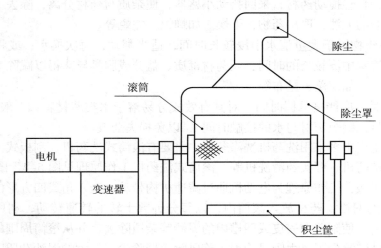

图 5-7 干式清洗机示意图

五、其他方法

根据药材质地与性质，传统净选方法还有摘、揉、擦、碾、刷、剪切、挖、剥等，现分别介绍如下。

1. 摘 系将根、茎、花、叶类药物放在竹匾内，用手或剪刀将其不入药的残基、叶柄、花蒂及须髭等摘除，使之纯净。如旋复花、辛夷除去梗柄等。即将少许辛夷或旋复花摊放在竹匾内，用手轻轻摘除连在花朵上的细梗，同时拣去杂草残叶，留净药使用。但在摘除旋复花梗时，因有茸毛飞散，操作人员应戴口罩，同时操作要轻，以免把花瓣绒毛弄掉，仅剩蕊蒂，影响药效和美观。

2. 揉 将药物放在大眼篾筛上，用手轻轻揉搓使碎后，再通过筛簸，以除去筋膜杂质，如桑叶、马兜铃等。有些质软的丝状或花类药物，因产地包装压缩过紧，形成团块者，只需放在竹筛上用手揉开，使回复原来的形态，如通草、白菊花等。注意在揉搓时，只能略略揉碎，不能用力多搓，揉力过大，否则会使成碎末，不便使用。

3. 擦 是用两块木块，将药物放在中间反复摩擦；或放入石臼内用木棍轻轻擦动，以除去外皮和硬刺。如蔓荆子、苍耳子、路路通等，即将原药材放入锅内，文火微炒，取出摊放竹匾内冷却，用木板推擦或放入石臼内用木棍轻轻擦动，使白衣或刺脱落，再放入竹篇内簸去白衣或刺屑。注意在擦碾苍耳子去刺时，不能用力过猛，重压则子碎，有油质外渗，不便药用。

4. 砻 是用石磨（垫高磨心）或竹木制成的砻子，将药物放入穴中，转动磨，磨去药物杂质或非药用部分，而不致将肉仁磨碎。如桃仁、杏仁去皮，扁豆去衣，刺蒺藜、苍耳子去刺，香附去毛等。

5. 刷 是用毛刷或尼龙刷，将药物表面灰尘、泥沙、绒毛或其他附着物刷去。如枇杷叶入药时就需用刷子刷去叶片的毛茸附着物，再经过其他方法加工后方能入药。

刷的工具，除上述外，还可用丝瓜络，效果更好。

6. 剪切 利用剪刀或刀，剪或切去药材残留的非药用部分，或将药用部位用剪刀剪碎，或分离不同的药用部位。如玄参去芦，防风切去根头，细辛剪去叶等。

7. 挖 此法是采用金属刀，或竹片等非金属刀，挖去果类药物中的内瓤、毛核，以便于药用。如枳壳挖去内瓤、金樱子挖去毛核，后者即将金樱子加水浸泡至微软，顺切两半挖尽毛及核，再洗一次，晒干。

8. 剥 将果实类药物的外壳剥除，但分离时需保持其完整，如白豆蔻、砂仁剥去壳，临用时打碎。

第二节 分离和去除非药用部位

分离和去除非药用部位是根据原药材的情况，结合中医临床用药要求而进行的。具体可以分为：去根去茎，去枝梗，去皮壳，去毛，去心，去核，去芦，去瓤，去头尾、皮骨、足、翅，去残肉等。现分述如下。

一、去根去茎

1. 去残根 用茎或根茎的药物须除去非药用部位的残根，一般指除去主根、支根、须根等非药用部位。如荆芥、麻黄、薄荷、黄连、芦根、藕节、马齿苋、马鞭草、泽兰、茵陈、益母草、瞿麦等。

2. 去残茎 用根的药物须除去非药用部位的残茎。如龙胆、白薇、丹参、威灵仙、续断、防风、秦艽、广豆根等均须除去残茎，使药纯净。如果同一种植物根、茎均能入药，但二者作用不同，须分离，分别入药。如麻黄根能止汗，茎能发汗解表，故须分开入药。

制作：通常在产地加工时除去，一般采用剪切、搓揉、风选、挑选等。

二、去枝梗

去枝梗是指除去某些果实、花、叶类药物非药用部位，如去除老茎枝、柄蒂（花柄、果柄），使药物纯净，用量准确。

现代常要求去枝梗的药物有五味子、花椒、辛夷、女贞子、桑寄生、栀子、淫羊藿等。

制作：一般采用挑选、切除、摘等方法。

三、去皮壳

药材的去皮壳包括：皮类药材去除栓皮，根及根茎类药材去除根皮，果实、种子类药材去除果皮或种皮。树皮类药材的木栓层部分不含有效成分，而且表面往往附有苔藓、地衣及其他不洁之物，药用时需除去。梁代《本草经集注》中就指出，皮类药材须"皆削去上虚软甲错处，取里有味者秤之"，所谓"虚软甲错处"即是木栓层。后世医家著作中记载认为"去皮免损气"。现代认为去皮壳的作用及目的主要有便于切片，使用量准确，分开药用部位，除去非药用部位等。

制作：去皮壳的方法因药物不同而异，树皮类药物可用刀刮去栓皮、苔藓及其他不洁之物（如厚朴、杜仲、黄柏、肉桂等）；根及根茎类药材去除其根皮多在产地趁鲜去皮，若不趁鲜及时去皮，干后不易除去（如桔梗传统要求去"浮皮"后入药）；果实类药物可砸破皮壳，去壳取仁（如荜茇、益智仁、使君子、白果、大风子、榧子、巴豆、使君子等）；种子类药物可用焯法去皮（如苦杏仁、桃仁等）。目前在大生产中，果实、种子类药物去皮壳可利用 SGP-100 型圆盘式切药机、TP-2 型脱皮机等。据报道，通过设计改装 SGP-100 型圆盘式切药机的摩擦刀片，用于苦杏仁、白扁豆等去皮，去皮率达 95% 以上，破碎极微，种仁分离率达 70% 以上。TP-2 型脱皮机主要用于苦杏仁、桃仁等去外皮，还可用于益智仁等去壳。

四、去毛

有些药物表面或内部，常着生许多绒毛。古代文献记载"去毛不尽，反令人嗽也"，故须除去，以消除其副作用。现代分析，可能服用后因绒毛能机械性刺激呼吸道黏膜而引起咳嗽，而并非毛茸中含有其他致咳成分所致。去毛类药材包括药材表面的细茸毛、鳞片以及根类药材的须根。

制作：一般采用刷除、砂烫、筛选、风选、挑拣等。根据不同的药物，可分别采取下列方法。

1. 根茎类药材　某些根茎类药材（如骨碎补、香附、知母等）表面具毛，传统方法用敞口锅以砂烫法将药材烫至鼓起、毛焦时，放冷装入布袋，拉住两头来回不停地抽动，或用竹篓（放入少许瓷片）撞去绒毛，待其表面茸毛在撞击中被擦净时，取出过筛。习称"烫去毛"。

现代多用滚筒式去毛机，即将炒药机内投入适量河砂预热，投入药材炒至鼓起，此时由于转锅带动河砂与药材快速均匀地摩擦，待绒毛被擦净，取出过筛。据报道，去毛效果较好。此外，还有立式碾毛机。

2. 叶类药材　部分叶类药材（如枇杷叶、石韦等）下表面密被绒毛，传统方法将此类药材逐张用棕刷刷除绒毛，洗净，润软，切丝，干燥。习称"刷去毛"。一般用于少量者。

现大量生产时，可将药材润软，切丝，放入筛箩内（约装大半箩）置水池中，加水至药面，先用光秃的竹扫帚用力清扫数分钟，再加水冲洗，同时仍用竹扫帚不停地搅拌清扫，如此反复一次，至水面无绒毛飘起时捞出，干燥。

3. 果实类药材　如金樱子果实内部生有淡黄色绒毛，产地加工时，纵剖二瓣，用手工工具挖净毛核。习称"挖去毛"。

现代可将金樱子用清水淘洗，润软，置切药机上切 2 mm 厚片，筛去已脱落的毛、核，置清水中淘洗，沉去种核，捞出干燥。或将浸泡至七八成干的金樱子置碾盘上，碾至花托全破开，瘦果外露时，置筛孔直径为 0.5 cm 的筛子里进行筛选，可除去 95% 的绒毛及瘦果，晒干，再进行筛选即可。

4. 动物类药材　如鹿茸，先用瓷片或玻璃片将其表面绒毛基本刮净后，再用乙醇燃着火将剩余的毛燎焦，注意不能将鹿茸燎焦。习称"燎去毛"或"刮去毛"。

五、去心

"心"，一般指根类药材的木质部或种子的胚芽。在实际操作中，去心的药材主要包括去根的木质部分和枯朽部分、种子的胚等。近代有巴戟天、牡丹皮、远志、地骨皮、五加皮、白鲜皮、莲子等药材去心。

关于去心的目的，梁代陶弘景云：麦冬，"汤浸抽去心，不尔令人烦。"《雷公炮炙论》载远志，"若不去心，服之令人闷"，清代《修事指南》谓："去心者免烦"。现在去心主要有两个方面的作用，一是除去非药用部位，提高药物的纯净度，使用量准确。某些根皮类药物，如牡丹皮、地骨皮、白鲜皮、五加皮、巴戟天等，由于木心所占比重较大，枯燥无津，且无药效，影响用量的准确性，故作为非药用部位而要求除去；另外，有部分药物虽然对临床治疗不产生副作用，所占比例也不大，但由于木心质地坚硬，粗糙，不便于切片，前人为讲究饮片美观，亦作为非药用部位而要求除去。二是分离不同药用部位，如莲子心（胚芽）能清心热，除烦；莲子肉能补脾涩精。由于其临床功用不同，故须分别入药。

六、去核

有些果实类药物，常须用果肉或其假种皮，而不用果核或种子。其中有的核（或种子）属于非药用部分，有的果核与果肉作用不同，故须分别入药。

关于去核的目的，《雷公炮炙论》中曾提出"使山茱萸，须去内核，……核能滑精"，至清代《修事指南》中则总结为"去核者免滑"。现代对去核的解释多沿用此说。

此外，去核还有其他说法，如宋代《证类本草》中说蜀椒"椒目冷利去水，别入药用，不得相杂"；明代《本草品汇精要》中说川楝"使肉即不使核，使核即不使肉"，也有二者作用不同之意，即核与肉功用不一须分别入药。

目前认为去核的目的，主要为分开药用部分和去除非药用部分。制作时一般采用风选、筛选、挑选、浸润、切挖等方法。

如山茱萸，果核分量较重，无治疗作用，且核中基本上不含其指标成分马钱苷和莫诺苷，去核的作用是为了去除非药用部位，提高有效成分相对含量。山茱萸多在产地加工时即除去核。如仍有未去核者，可洗净润软或蒸后将核剥去，晒干。

诃子为收涩药，历代强调"去核用肉"。诃子主要成分是鞣质，诃子果肉中鞣质含量最高，果核中含量较低，果肉中含量接近全果，且诃子肉在临床疗效也高于未去核者。从而表明，诃子入药前去核是必要的。

乌梅按医疗要求有用肉者，且核的分量较重，并无治疗作用，故须除去。梁代陶弘景云："乌梅用当去核微熬之"。乌梅去核方法：质地柔软者可砸破，剥取果肉去核；质地坚韧者可用温水洗净润软，再取肉去核。

山楂（北山楂）去核方法：多在切成饮片后，干燥，筛去饮片中脱落的瓤核。但南山楂以个入药，多不去核用于临床。

七、去芦

"芦"又称"芦头"，一般指药物的根头、根茎、残茎、茎基、叶基等部位。通常认为需要去芦的药物有人参、党参、桔梗、续断、牛膝、草乌、茜草、地榆、玄参等。关于去芦的目的，历代医药学家认为"芦"是非药用部位，故应除去。《雷公炮炙论》在甘草条下载有："凡使，须去头尾尖处，其头尾吐人"。《修事指南》谓："去头芦者免吐"。其后以"去芦者免吐"为主流，并沿用至今。现多认为与"令药洁净"有一定联系，以达符合中药净度要求。

关于中药去芦，历代有不同认识，汉代提出中药去芦；唐、宋、元代发展了该学说；但到了明代，不去芦和去芦中药同入处方；清代，很少提出中药去芦的要求。现代学者则对部分中药的芦头和入药部位从成分、药理、临床方面作了一些研究。

例如，前人将人参与参芦分别入药，其中参芦作为涌吐剂，用于虚弱患者的催吐。且有服用参芦 15～30 g 中毒的报道。多数古代医籍记载认为参芦有催吐，并有实践病案。如人参在《普济方》中的应用，即有些方中记载要求去芦头，有些方中未要求去芦头，这说明当时对人参是否去芦头认识不一。而现代研究对去掉人参芦头的认识仍不一致，有人认为："根和茎中间的参芦含有大量的草酸钙成分，能与胃中的盐酸相遇，生成草酸、单酸，有催吐作用，能使人恶心呕吐。因此，人参在加工炮制时，必须去掉芦头"。然而参芦所含草酸钙在甘草、大黄、丹皮、山药、黄柏等常用中药中的含量也相当高，甚至超过参芦中的含量，也很少有呕吐者，所以参芦所含草酸钙不足以引起呕吐。涌吐之说可能如张璐《本经逢原》所说："昔人用以涌吐者，取其性升，而于补中寓泻也"。现代研究表明参芦有明显祛痰作用，明显加速气管纤毛运动，但也不能阐明参芦催吐的机理。也有人认为："人参根和人参芦有效成分相近，但在人参皂苷、挥发油、无机元素的含量方面人参芦比人参高。人参芦无催吐作用，因此，人参去芦没有必要，以避免药材的损失"。从临床使用上可见，对虚证的治疗参芦无论是单独使用还是配伍使用，无论是小剂量还是大剂量的运用，均未见有催吐及耗气的现象，而其补益作用甚至高于人参主根的此种功效。正如张山雷《本草正义》曰："凡泄泻日久，阳气下陷，参芦加入应用药中，颇有功效。"也有人提出人参是否去芦，应对于不同病症、不同配伍来酌定取舍。

八、去瓤

有些果实类药物，须去瓤用于临床。药材去瓤，历代品种并不多，有枳实（汉代），枳壳（唐代），青皮、木瓜、罂粟壳（宋代），臭橙（明代）等。

去瓤的目的，古代主要是去除质次部位。唐代《新修》中说枳实"用当去核及中瓤乃佳"，至明代《本草蒙筌》中始有"去瓤者免胀"。这些说法与去瓤的原始意图不相同，但现代仍沿用。如枳壳，通常用果肉而不用瓤，瓤无治疗作用。据研究，枳壳及其果瓤和中心柱三者均含挥发油、柚苷及具升压作用的辛弗林和 N-甲基酪胺，但果瓤和中心柱挥发油含量甚少，且不含柠檬烯。枳壳瓤占枳壳重量的 20%，又易霉变和虫蛀，水煎液极为苦酸涩，不堪入口；同时，还有瓤会引起胀气的说法，故枳壳瓤作为非药用部分除去是有一定道理的。

去瓢的方法是，原药用小刀挖去瓢，洗净泥沙，捞起，润过夜，用铁锚压扁，再上木架压3～5天，压扁后，使对合成扁半圆形，切成0.2 cm厚的凤眼片，晒干。

九、去头尾、皮骨、足、翅

某些动物类或昆虫类药物，需要除去头尾、皮骨，或足、翅。其目的是为了除去有毒部分或非药用部分。如乌梢蛇、蕲蛇等均去头及鳞片，蛤蚧须除去鳞片及头足。

制作：去头尾、皮骨，一般采用浸润、切除、蒸制、剥除等；去足、翅，一般采用掰除、挑选等。

十、去残肉

某些动物类药物，如龟甲、鳖甲及动物骨骼等，均须除去残肉筋膜，纯净药材。

制作：传统方法一般采用刀刮、挑选、浸漂（如龟甲去残肉，比例为龟板100、石灰20、碱面2.5）等。现代可用胰腺净选法和酵母菌法。

1. 胰腺净选法

（1）加工方法 取新鲜或冰冻的猪胰腺，除去外层脂肪和结缔组织称量后绞碎，用水少许搅匀，置于纱布上过滤，取滤法配制成约0.5%的溶液，用Na_2CO_3调pH在8.0～8.4之间。将原药材置入配制好的溶液中，水浴加热至40℃，每隔3 h搅拌1次，经12～16 h，残皮和残肉能全部脱落，捞起药材，洗净晒干，至无臭味即得（如龟甲、鳖甲等）。

（2）加工原理：胰腺分泌胰酶主含胰蛋白酶、糜蛋白酶、胰淀粉酶和胰脂肪酶等，其中胰蛋白酶在适宜的条件下（温度40℃，pH 8.0～8.4），糜蛋白酶要求pH为8.0，对不同形式的肽链发生水解作用，使蛋白质水解成氨基酸和多肽。而龟甲上的残肉、残皮含有丰富的蛋白质，可被胰酶水解而除去。该加工方法的产品色泽好，无残肉，易裂开，胰腺易得，设备简单，操作方便，成本低，时间短，但对产品质量有影响。

2. 酵母菌法 取药材（如龟甲）0.5 kg，用冷水浸泡2 d，弃去浸泡液，加卡氏罐酵母菌300 ml，加水淹过药材1/6～1/3体积，盖严。2 d后溶液上面起一层白膜，7 d后将药物捞出，用水冲洗4～6次，晒干至无臭味即得。其优点是酵母菌法比原来传统净制法时间可缩短5～6倍，设备简单，去腐干净，对有效成分（动物胶）无损失，出胶率比传统净制品还高，适应大量生产。

此外，还有食用菌法、蒸法、热面烫法等。

第三节 其 他 加 工

一、碾捣

某些矿物、动物、植物类药物，由于质地特殊或形体较小，不便于切制，整体应用会妨碍有效成分的煎出，影响疗效；因此不论生熟，均须碾碎或捣碎，以便调配和制剂，使其充分发挥疗效。采用碾碎或捣碎的药物，大致分为以下几类。

1. 矿物类 如自然铜、龙骨、云母石等。

2. 甲壳类　如穿山甲、龟甲、瓦楞子等。

3. 果实种子类　本类中药材大多数含脂肪油或挥发油。

4. 根及根茎类　本类中药材为形体很小的品种，不便切制，如川贝母、制半夏、珠儿参、三七等，须在调剂时捣碎。

注意：在碾或捣碎药材时，为防细粉飞扬，需要加盖；同时富含脂肪油或挥发油的果实种子类在碾或捣碎后不宜贮存过久，以免泛油变质或挥发而失效。

二、制绒

制绒是指将某些纤维性中药材捶打、推碾成绒絮状，以缓和药性或便于应用。如麻黄碾成绒，则发汗作用缓和，适用于老年、儿童和体弱者服用。另外，艾叶制绒，便于配制"灸"法所用的艾条或艾柱。

三、拌衣

拌衣是指将中药表面用水湿润，使辅料粘于中药上，从而起到一定的治疗作用。

1. 朱砂拌　将药物湿润后，加入定量的朱砂细粉拌匀，晾干。如朱砂拌茯神、茯苓、远志等，以增强宁心安神的作用。

2. 青黛拌　基本与朱砂拌法相同，如青黛拌灯心草，有清热凉肝的作用。

四、揉搓

某些质地松软而呈丝条状的药物，须揉搓成团，便于调配和煎熬，如竹茹、谷精草等；另如荷叶、桑叶等须揉搓成小碎块，以便于调剂和制剂。

网上更多……

👤 重点名词　　👥 图片　　📝 习题　　📶 电子教案

第六章

切　制

　　将净选后的药物进行软化，切成一定规格的片、丝、块、段等炮制工艺，称为饮片切制。
　　广义而言，凡是直接供中医临床调配处方或中成药生产用的所有药物，统称为饮片。
　　饮片切制历史悠久，它是由"㕮咀"发展过来的，㕮咀指以口咬碎。早在汉以前的《五十二病方》中，就载有"细切""削""剉"等早期饮片切制用语。历经汉、唐发展到南宋时期制药事业日臻完善，如元朝周密在回忆南宋的《武林旧事》一书中，曾记载杭州已有制售"熟药圆散，生药饮片"的作坊了。至明代中期陶华的《伤寒六书》制药法中，明确提出了饮片一词，曰："一用川大黄，须锦纹者，佳。剉成饮片，用酒搅匀，干燥，以备后用。"
　　饮片切制的目的如下。
　　1. 便于煎出有效成分　饮片切制后与溶剂的接触面增大，可提高有效成分煎出率，并可避免中药材细粉在煎煮过程中出现糊化、粘锅等现象。
　　2. 利于炮炙　中药材切制成饮片后，便于炮炙时控制火候，使药物受热均匀；还有利于各种辅料的均匀接触和吸收，提高炮炙效果。
　　3. 便于鉴别　中药材切制成一定规格的片型，显露其组织结构特征，利于鉴别。
　　4. 利于调配和贮存　中药材切制成饮片后，体积适中，方便临床配方和贮存保管。

第一节　切制前的水处理

　　干燥的中药材切制成饮片前必须经过水处理。明代《本草蒙筌》载："诸药锉时，须要得法，或微水渗，或略火烘。湿者候干，坚者待润，才无碎末，片片薄匀……"。水处理的目的主要是使药材吸收一定量的水分，使药物质地由硬变软，便于切制，同时除去泥沙杂质，使药物洁净。
　　中药材水处理的物理过程分三个阶段，即浸润、溶解和扩散。中药材在浸润和溶解两个过程中，质地由硬变软，而在扩散过程中，有效成分开始由细胞内向浸泡中药材的水溶液中转移，最终导致有效成分的流失。因此，中药材水处理软化的原则为"少泡多润，药透水尽"。通过适当控制用水量、浸润时间和温度，防止扩散现象的发生，避免中药材有效成分的损失。
　　近年来，有些中药材已在产地趁鲜切制成饮片，如薄荷、乌药、茯苓等。通过趁鲜切制，可以省去干药材再浸润软化的工艺，减少某些有效成分的损失，提高了饮片的质量，同时节约了人力、物力等。

一、常用水处理方法

常用水处理的方法有淋法、洗法、泡法、漂法、润法等。

（一）淋法（喷淋法）

淋法即用清水喷淋或浇淋中药材。操作时，将药材整齐堆放，用清水均匀喷淋，喷淋的次数根据药材质地而异，一般为 2～3 次，均需稍润，以适合切制。本法多适用于气味芳香、质地疏松的全草类、叶类、果皮类和有效成分易随水流失的药材，如陈皮、薄荷等。

（二）淘洗法

淘洗法是用清水洗涤或快速洗涤药物的方法。操作时，将药材投入清水中，经淘洗或快速洗涤后，及时取出，稍润，即可切制。由于药材与水接触时间短，故又称"抢水洗"。适用于质地松软，水分易渗入或有效成分易溶于水或芳香性药材，如五加皮、瓜蒌皮、细辛等。大多数药材洗一次即可，但有些药材附着多量泥沙或其他杂质，则需用水洗数遍，以洁净为度。每次用水量不宜太多，如紫菀、地丁等。

淘洗法在保证药材洁净和易于切制的前提下，要求操作迅速，避免药材"伤水"和有效成分流失。

（三）泡法

泡法是将药材用清水浸泡一定时间，使其吸入适量水分的方法。操作时，先将药材洗净，再注入清水至淹没药材，放置一定时间后（视药材的质地、大小和季节、水温等灵活掌握，中间不换水），捞起，润软，再切制。适用于质地坚硬、水分较难渗入的中药材，如泽泻、三棱等。

一般来说，体积粗大、质地坚实者，浸泡的时间宜长些；体积细小、质轻者，浸泡的时间宜短些。春、冬季节浸泡的时间相对宜长些；夏、秋季节浸泡的时间则宜短些。质轻遇水漂浮的药材（如枳壳、青皮等），在浸泡时，要压一重物，使其泡入水中。本着"少泡多润"的原则，以软硬适度便于切制为准。

另外，某些动物类药材（如龟甲、鳖甲等）也可采取泡法。即将药材置缸内，放水淹过药面，加盖泡之，中间不换水。由于微生物繁殖，造成筋膜腐烂，以除去附着的筋、肉、膜、皮等，而留下需要的骨质，洗净，干燥。

（四）漂法

漂法是将中药材用多量水，多次漂洗的方法。古代常用长流水漂。操作时，将药材放入大量的清水中，每日换水 2～3 次。漂去有毒成分、盐分及腥臭异味。本法适用于毒性药材、用盐腌制过的药物及具腥臭异常气味的药材，如川乌、半夏、昆布、海藻、紫河车、五谷虫、人中白等。

漂的时间根据药材的质地、季节、水温灵活掌握，以去除其刺激性、咸味及腥臭气味为度。

（五）润法

润法是把泡、洗、淋过的中药材，用适当器具盛装，或堆积于润药台上，以湿物遮盖，或继续喷洒适量清水，保持湿润状态，使药材外部的水分缓慢渗透到药物组织内部，达到内外湿度一致而利于切制的方法。适用于质地较坚硬药材。润法的优点在于有效成分损失少，切制后所得饮片颜色鲜艳、水分均匀、平坦整齐。

润的具体方法有浸润、伏润、露润等。

1. 浸润 以定量水或其他溶液浸润中药材，经常翻动，使水分缓缓渗入内部，以"水尽药透"为准。如黄连、枳壳、枳实等。

2. 伏润（闷润） 经过水洗、泡或以其他辅料处理的药材，用缸（坛）等盛装，以湿物覆盖，在基本密闭条件下闷润，必要时可时时喷洒少量清水，保持湿润状态，使药材内外软硬一致，利于切制，如郁金、川芎、三棱等。

3. 露润（吸潮回润） 将药材摊放于湿润而垫有篾席的土地上，使其自然吸潮回润，如当归、玄参、牛膝等。

注意事项：①润法时间长短应视药物质地及季节而定，质地坚硬者需浸润较长时间。夏、秋宜短，冬、春宜长。②质地特别坚硬的药物，一次不易润透，需反复闷润才能软化。如大黄、何首乌、泽泻等；③夏季润药，由于环境温度高，应防止药物霉变；对含淀粉多的药物（如山药、天花粉等），要防止发黏、变红、变霉、变味现象出现。

有些不适宜采用上述方法处理的药材，还可采用蒸润等方法。如黄芩要蒸润后趁热切片，可使其断面呈鲜黄色，若用冷水浸润后切片，断面则变为绿色，使疗效降低或丧失。

为了缩短切制工艺生产周期，提高饮片质量，目前工业生产多采用中药润药机来浸润药材。该机利用减压抽真空的方法，抽出药物组织间隙的气体，使之接近真空，维持原真空度不变，将水注入罐内至浸没药材，再恢复常压，使水迅速进入药材组织内部，达到与传统浸润方法相似的持水量，将药材润至可切，以此提高软化效率，可收到较好效果。该机既节省了人力物力，同时又使药材美观，进水均匀，利于切制（见图6-1）。

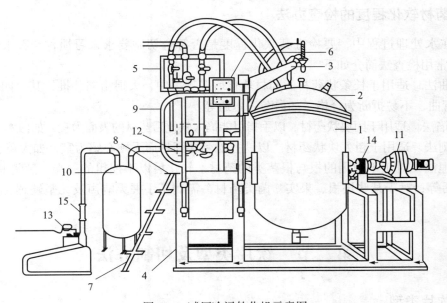

图6-1 减压冷浸软化机示意图

1. 罐体 2. 罐盖 3. 移位架 4. 机架 5. 管线架 6. 开关箱 7. 梯子 8. 工作台 9. 扶手架
10. 缓冲罐 11. 减速机 12. 液压动力站 13. 真空泵 14. 罐体定位螺 15. 减震胶管

另外，国内还有真空加温润药设备。该设备的操作方法是将药物经洗药机洗净后，自动投入圆柱形筒内，打开真空泵，放入蒸汽，使温度逐步上升到规定的范围（可自行调节），保温15～20 min后再关闭蒸汽（时间可根据药物性能掌握），使药材软化（见图6-2）。

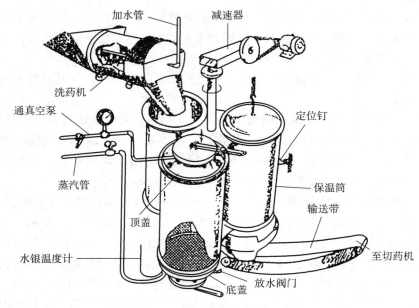

图6-2 立式真空加温润药机示意图

二、药材软化程度的检查办法

药材在水处理过程中，要检查其软化程度是否符合切制要求，习惯称"看水性""看水头"。现将常用检查法简介如下。

1. 弯曲法 适用于长条状药材。药材软化后握于手中，大拇指向外推，其余四指向内缩，以药材略弯曲，不易折断为合格，如白芍、木通等。

2. 指掐法 适用于团块状药材。以手指甲能掐入软化后药材的表面为宜，如白术、泽泻等。

3. 穿刺法 适用于粗大块状药材。以铁扦能刺穿药材而无硬心感为宜，如大黄、虎杖等。

4. 手捏法 对于不规则的根与根茎类的药材，软化后以手捏粗的一端，感觉其较柔软为宜，如独活等；对于某些块根、果实、菌类药材，需润至手握无响声及无坚硬感，如延胡索、枳实等。

第二节 饮片类型及切制方法

一、饮片类型

（一）常见的饮片类型及规格

常见的饮片类型和规格有以下几种。

1. 极薄片　厚度为 0.5 mm 以下，一般木质类及动物骨、角质类药材，根据需要，入药时，可制成极薄片，如羚羊角、苏木等。

2. 薄片　厚度为 1~2 mm，适宜质地致密坚实、切薄片不易破碎的药材。如乌药、槟榔、天麻、三棱等。

3. 厚片　厚度为 2~4 mm，适宜质地松泡、黏性大、切薄片易破碎的药材。如天花粉、南沙参等。

4. 斜片　厚度为 2~4 mm，适宜长条形而纤维性强的药材。倾斜度小的称瓜子片（如桂枝、桑枝），倾斜度稍大而体粗者称马蹄片（如大黄），倾斜度更大而药材较细者称柳叶片（如甘草、黄芪、鸡血藤等）。

5. 直片（顺片）　厚度为 2~4 mm，适宜形状肥大、组织致密、色泽鲜艳和需突出其鉴别特征的药材。如大黄、附子、何首乌等。

6. 丝（包括细丝和宽丝）　细丝 2~3 mm，宽丝 5~10 mm。适宜皮类、叶类和较薄果皮类药材。如黄柏、厚朴、陈皮等均切细丝；荷叶、枇杷叶等均切宽丝。

7. 段（咀、节）　长为 5~15 mm，长段又称"节"，短段称"咀"。适宜全草类和形态细长、内含成分易于煎出的药材。如薄荷、荆芥、怀牛膝、麻黄等。

8. 块　边长为 8~12 mm 的立方块。有些药材煎熬时，易糊化，需切成不等的块状。如阿胶、茯苓等。

此外，全国各地还有一些各具特色的饮片类型，主要有：圆片（又称顶头片，如白芍、白芷等）、骨牌片（即将长方形片子，先切成长段，再纵切成片，如杜仲、黄柏等）、蝴蝶片（适用于不规则块根或菌类药材，如白术、川芎）、凤眼片（如枳壳）等。

（二）饮片类型的选择原则

1. 质地致密、坚实者，宜切薄片。如乌药、槟榔等。

2. 质地松泡、粉性大者，宜切厚片。如天花粉、南沙参等。

3. 为了突出鉴别特征，或为了饮片外形的美观，或为了方便切制操作，视不同情况，选择直片、斜片等。如大黄、何首乌、黄芪等。

4. 凡药材形态细长，内含成分又易煎出的，可切制一定长度的段。如荆芥、薄荷、麻黄等。

5. 皮类药材和宽大的叶类药材，可切制成一定宽度的丝。如陈皮、黄柏、荷叶、枇杷叶等。

6. 为了方便对药材进行炮炙（如酒蒸），切制时，可选择一定规格的块或片。如大黄、何首乌等。

二、饮片的切制方法

在不影响药效，便于调配、制剂的前提下，饮片切制方法主要有手工切制和机器切制。目前，随着中药饮片产业化的发展，多采用机器切制，但在机器切制不能满足某些特殊饮片类型的切制要求时，仍要采用手工切制。

（一）手工切制

手工切制用的切药刀全国各地不甚相同，但切制方法相似。操作时，将软化好的药物，整理成把（称"把活"）或单个（称"个活"）置于刀床上，用手或一特制的压板向刀口推进，然后按下刀片，即切成饮片。饮片的厚薄长短，以推进距离控制。

手工切制可通过某些工具来辅助进行。有些"个活"，如槟榔，可用特殊的工具如"蟹爪钳"夹紧向前推进。某些贵重药材，如鹿茸，可借用鹿茸加工壶，即通过加工壶口较为集中的蒸汽蒸软鹿茸，使之软化后，再进行手工切制。

手工切药刀主要有以下两种。

1. 切药刀（铡刀） 主要由刀片、刀床（刀桥）、压板、装药斗、控药棍等部件组成。操作时，人坐在刀凳上，左手握住药材向刀口推送，同时右手拿刀柄向下按压，即可切出饮片。较多用于切横薄片及草类药物，如白芍、荆芥、香薷等。

2. 片刀（类似菜刀） 多用于切厚片、直片、斜片等，如浙贝母、白术、甘草、黄芪、苍术等。

手工切制适用于机器不好切的药材，如太软、太黏、粉质、量少或临床有特殊需求的药材。其操作方便，灵活，不受药材形状的限制，切制的饮片均匀、美观，损耗率低，类型和规格齐全，弥补了机器切制的不足。缺点是劳动效率较低。

（二）机器切制

目前，全国各地生产的切药机种类较多，主要有剁刀式切药机、旋转式切药机、多功能中药切药机；此外还有直切式切药机、往复式切药机、直线往复式切药机、变频往复式直线切药机、数控高速截断往复式切药机、纵片切药机、滚刀式切药机、转盘式切药机、多功能斜片切药机等，其基本特点是生产能力大，速度快，节约时间，减轻劳动强度，提高生产效率。

现将几种主要的切药机简介如下。

1. 剁刀式切药机 这种切药机结构简单，适应性强，一般根、根茎、全草类药材均可切制，但不适宜颗粒状药材的切制（图6-3）。

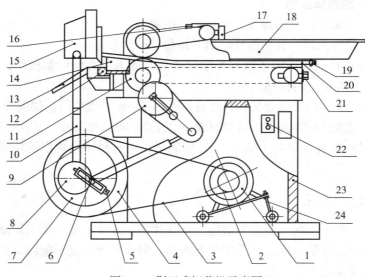

图6-3 剁刀式切药机示意图

1. 电动机 2. 小带轮 3. 三角胶带 4. 大带轮 5. 偏心调节螺丝 6. 偏心调节螺母 7. 甩心盘 8. 偏心轮 9. 五星轮 10. 支架杆 11. 转动齿轮 12. 砧板 13. 出料斗 14. 出料口 15. 刀架体 16. 上输送链紧固螺丝 17. 上输送链调节螺丝 18. 料盘 19. 撑杆调节螺丝 20. 刀架撑杆 21. 下输送链调节螺丝 22. 按钮开关 23. 机壳 24. 电动机底板调节螺丝

操作方法：将软化好的药材整齐均匀地排放在料斗上，再由人工将药材推送入输送链的入口，药材将被上、下作对滚运动的链辊压紧，由输送链把物料步进输送向刀口，对药材进行截切。切出药材的厚薄由步进机构上的曲柄具有的偏心量决定，将偏心量减小则切片厚度变小；反之，则片厚增大。切药中途若需停顿或欲退出刀门内的物料时，可选停机，然后将五星轮上的手柄拨至"退"档，启动机器可将未切物料退出刀门。若将五星轮手柄拨至"停"档，则仅有切刀上下往复运动，输送链则不运动。生产中加料需加足，铺排应均匀，若遇超负荷，应立即停车。

2. 旋转式切药机 这种机器分为动力、推进、切片、调节四部分。适宜于颗粒类药物的切制，不适宜全草类药物切制。目前，旋转式切药机主要有转盘式切药机和旋料式切药机两种（图6-4，图6-5，图6-6）。

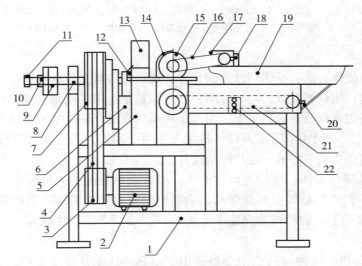

图6-4 转盘式切药机结构示意图

1. 机架　2. 电动机　3. 小带轮　4. 三角胶带　5. 减速箱　6. 被动轴　7. 切刀盘驱动机构

8. 主动轴轴承　9. 调节螺母　10. 小螺母　11. 顶头螺钉　12. 变速手柄

13. 刀盘防护罩　14. 齿轮防护罩　15. 传动齿轮　16. 上输送链　17. 上输送链紧固螺母

18. 上输送链调节螺钉　19. 进料盘　20. 下输送链调节螺钉　21. 下输送链　22. 电器按钮开关

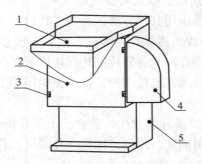

图6-5 旋料式切药机外形结构示意图

1. 进料斗　2. 料斗前盖门　3. 料斗盖扣　4. 出料口　5. 机架

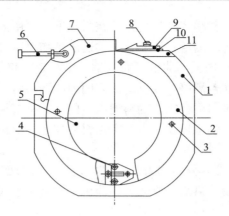

图 6-6　旋料式切药机结构示意图

1. 固定外圈　2. 转盘盖板　3. 盖板螺母　4. 推料块（共4块）5. 转盘　6. 活动外圈调节螺栓
7. 活动外圈　8. 压紧螺母　9. 压刀块　10. 刀片　11. 外圈镶块

转盘式切药机操作方法：据需切饮片的片厚，调整好转盘上刀盘压板与刀口的距离、刀口与刀门出口的距离，应调整在 0.5～1 mm 间，然后调整变速箱手柄到相应切片厚度位置。经过润药软化的药材均匀地排放在进料盘上，由人工将药材推送至输送链的入口，药材被上、下输送链压送进入刀门，刀门相当于定刀口，转盘刀相当于动刀，药材被输送链推出顶着刀盘压板，动刀截切得到预先调节好的一定片厚的饮片。

旋料式切药机操作方法：将经过软化的块、段状药材逐渐喂入进料斗，经投料口进入转盘中心，进入盘中的物料被转盘高速带动，物料自身质量产生的离心力把物料甩向四壁，在转盘上推料块的推动下，物料被推向定子上的刀口，被切下的切片顺着刀刃口的切向飞向出料口。

3. 多功能切药机　这种切药机主要是适用于根茎、块茎及果实类中药材，可切制圆片、直片以及多种规格的斜形饮片。

结构特点：①体积小、质量轻、效率高，操作维修方便；②药物切制过程无机械输送；③根据药物形状、直径选择不同的进药口，以保证饮片质量。

（三）其他切制与加工

对于木质及动物骨、角类药物，以及某些质地或形态特殊的药材，用上述工具较难切制，可根据不同情况选择适宜工具或采用其他方法进行加工处理，以利于操作和临床应用。

1. 镑　即用镑刀将药材镑成所需饮片类型的方法，一般多镑成极薄片，适宜于动物角类药物，如羚羊角、水牛角等。操作时，将软化的药材用钳子夹住，另一只手持镑刀一端，来回镑成极薄的饮片。近年来，一些地区已使用镑片机。无论用手工镑片还是机器镑片，均需将药物软化处理后，再进行操作。

2. 刨　即用刨具将药材刨成薄片的方法，适宜于木质或角质坚硬类药材，如檀香、松节、苏木、牛角等。操作时，将药材固定，用刨刀刨成薄片即可。若利用机械刨刀，药材则需预先进行软化处理。

3. 锉　即用锉刀将有些药材锉成粉末状的方法，适宜于临床上习惯用其粉末的药材，如水牛角、羚羊角等。由于此类药材用量小，一般不事先准备，而是随处方加工。调配时，用钢锉将其锉为末，或再加工继续研细即可。

4. 劈 即利用斧类工具将药材劈成块或厚片的方法，适宜于动物骨骼类或木质类药材，如降香、松节等。

第三节 饮片的干燥

中药材切成饮片后，干燥方法是否适当是保证药物质量的关键。为保存药效，便于贮存，必须及时干燥，否则影响质量。按《中国药典》2015 年版要求，干燥后的饮片含水量通常应控制不得过 13% 为宜。由于各种中药性质不同，干燥方法也不尽相同，主要分为自然干燥和人工干燥。

一、自然干燥

自然干燥是指把切制好的饮片置日光下晒干或置阴凉通风处阴干。《神农本草经》序录中就有"……阴干暴干，采造时月，生熟，土地所出，真伪新陈，并有各法"。晒干法和阴干法都不需要特殊设备，但易受气候的影响，饮片也易受污染。

中药饮片传统干燥要求保持形、色、气、味俱全，充分发挥其疗效。根据不同性质的药物及其干燥方法，可归纳为以下几类。

1. 黏性类 该类中药由于含有黏性糖质等，潮片容易发黏（如天冬、玉竹等），多采用晒干法，如有烈日可晒至九成干即可。如天气不好，可采用微火烘焙。烘焙可使药物外皮迅速硬结，内部原汁不向外渗，从而保证饮片质量。但时间过久会使颜色枯黄，原汁走失，故一般烘焙至九成干，以手摸之感觉烫不黏手为度。干燥时要勤翻动，防止焦枯。

2. 粉质类 该类中药由于含有淀粉较多，潮片极易发滑、发黏、发霉、发馊、发臭而变质（如山药、浙贝母等），宜采用晒干法。随切随晒，薄摊晒干，要轻翻防碎。如天气不好，可采用微火烘焙。干燥时要勤翻动，防止焦枯。

3. 油质类 本类中药如当归、怀牛膝、川芎等，宜采用日晒法。如遇阴雨天，不能日晒，也只能微火烘焙。如果火力过大，会使油质溢出表面，失油后干枯而影响质量。

4. 芳香类 本类中药如荆芥、薄荷、香薷、木香等，在切制饮片后的干燥过程保持香味极其重要，因为香味与质量有密切的关系，香味浓就意味质量好。所以，多采用阴干法，切后薄摊于阴凉通风干燥处。如太阳不太强烈也可晒干，但不宜烈日曝晒。否则温度过高会挥发香气，颜色也随之变黑。如遇阴雨连绵天气，易使其发霉，可用微火烘焙，但需避免猛火或高温干燥。

5. 色泽类 本类中药如桔梗、浙贝母、泽泻、黄芪等，在软化时含水量不宜过多，否则不易干燥。这类中药色泽很重要，根据色泽不同，分别采用日晒法和烘焙法。如白色类的桔梗、浙贝母宜用日晒，越晒越白；黄色类的泽泻、黄芪，宜用小火烘焙，可保持黄色，增加香味。

综上所述，干燥方式影响了中药饮片的质量。由于温度和时间的变化会对中药饮片的化学成分产生不同的影响，在确定适宜的干燥方法时，应把有效成分的含量、药性等多种因素综合起来考虑，尽可能取其各方面的优势，以获得质优效高的中药饮片。

二、人工干燥

人工干燥是利用一定的干燥设备，对切制后的中药饮片进行及时干燥。本法的优点是：不受气候影响，比自然干燥卫生，并能缩短干燥时间，降低劳动强度，提高生产效率。近年来，全国各地在生产实践中，设计并制造各种干燥设备，如直火热风式、蒸汽式、电热式、远红外线式、微波式等，其干燥能力和效果均有了较大的提高，适宜大量生产。

人工干燥的温度，应视中药饮片性质而灵活掌握，一般以不超过80℃为宜；含芳香挥发性成分的中药饮片以不超过50℃为宜。已干燥的饮片需放凉后再贮存，否则，余热会使饮片回潮，易于发生霉变。

目前，中药饮片生产企业干燥设备主要有以下几种。

（一）翻板式干燥机

工作原理：中药饮片经上料输送带送入烘干机内，由若干翻板构成的帘式输送带往复传动，热风炉或蒸汽换热器产生的干净热空气经风机分配给烘箱内的多层翻板，自上而下运动，经热空气对物料的对流传导和辐射传导，达到物料干燥之目的，干燥后饮片沿出料口经振动输送带进入立式送料器，上输入出料漏斗，下承麻袋装药（图6-7）。

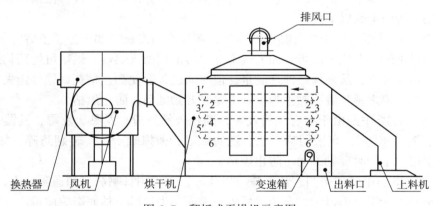

图6-7 翻板式干燥机示意图

此种设备干燥结构简单，易于安装，干燥饮片受热均匀，干燥效果好，适宜大量生产。

（二）热风式干燥机

工作原理：燃烧室内以煤作热源，热风从热风管内输入室内。由于鼓风机作用，使热风对流，达到温度均匀。操作时，待干燥之药物从进料口送入，饮片干燥后，停止鼓风，在出料口收集干燥饮片。干燥温度一般在80～120℃，干燥饮片时控制在80℃左右，并应视药物质地和性质而定（图6-8）。

此种干燥设备结构简单，易于安装，适宜大量生产。

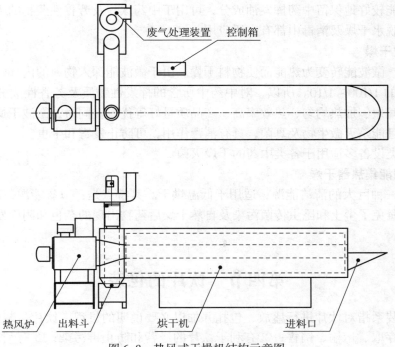

废气处理装置 控制箱

热风炉 出料斗 烘干机 进料口

图 6-8 热风式干燥机结构示意图

（三）红外线辐射装置

工作原理：远红外线辐射物料，使分子运动加剧而内部发热，温度升高；内部水分的热扩散和湿扩散梯度方向一致，都是由内向外，与表面水蒸气共同处在向外扩散的最佳状态，加速了干燥过程，缩短了干燥时间。其特点是干燥速度快，药物质量好，具有较高的杀菌、杀虫及灭卵能力，节省能源，造价低，便于自动化生产，减轻劳动强度（图 6-9）。

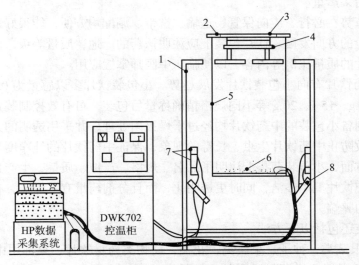

HP数据
采集系统

DWK702
控温柜

图 6-9 远红外线辐射装置示意图

1. 干燥炉 2. 横杆 3. 电子秤 4. 电子秤支架 5. 吊绳 6. 物料筛 7. 辐射板 8. 热电偶

此种设备能较好地保留中药挥发油成分，可用于中药饮片及芳香性药物的干燥灭菌，近年来在各类中药脱水干燥及消毒中都有广泛应用。

（四）微波干燥

工作原理：微波能转变为热能而使物料干燥。由于微波能深入物料的内部，干燥时间是常规热空气加热的 1/100 ~ 1/10。所以，对中药中所含的挥发性物质及芳香性成分损失较少，具有速度快、时间短、加热均匀、热效率高、产品质量好等优点。同时，微波干燥不受燃料废气污染的影响，且能杀灭微生物及真菌，具有消毒作用，可防止发霉和生虫。

目前，此类设备多适用于各类中药的干燥灭菌。

（五）太阳能集热器干燥

太阳能是一种巨大的清洁能源，适用于低温烘干。其特点是：节省能源，减少环境污染，烘干质量好。避免了尘土和昆虫传菌污染及自然干燥后药物出现的杂色和阴面发黑的现象，提高了外观质量。

第四节 饮片的包装

饮片的包装系指对饮片进行盛放、包扎并加以必要说明的过程。饮片包装的作用主要有：①方便饮片的存取、运输、销售；②有利于饮片的经营和防止再污染；③有利于饮片的美观、清洁、卫生和定期监督检查；④有利于促进饮片生产的现代化、标准化；⑤有利于中医临床调配使用；⑥有利于中药饮片的国际交流。

但是，仍有部分饮片厂生产出的饮片无统一的包装标准，主要表现在：包装材料都采用麻袋、化纤袋、蒲包、竹筐、木箱等，混乱不一，不能很好地保持洁净度，致使饮片污染严重，易混入麻袋纤维和灰尘，含糖类和淀粉类的饮片易虫蛀和霉变；无准确的计量观念；调配、携带、服用不方便。同时，由于中药饮片品种分类多，包装不善而带来的饮片混淆和发错药的现象也时有发生，后果严重。

饮片包装改革势在必行，应向保管、运输、携带、调配均方便，能很好地保持洁净度和易于调配、准确计量的方向发展。饮片包装上应注明该药的产地，质量等级，以及现在片型的饮片相当于传统饮片的质量比例等内容，以便临床中医师掌握应用。

目前我国中药饮片有向小包装饮片发展趋势。小包装饮片多以感量为 0.1 g 的电子秤，按 1 g、2 g、5 g、10 g、15 g、20 g 等不同规格精确称量后包装，可有效控制装量的差异，确保调剂剂量准确。供制备小包装的中药饮片均经过干燥灭菌处理，并采用透明的无毒聚乙烯透明袋包装，一方面有效防止中药饮片生虫、长霉的现象，保证中药饮片的纯净度与质量，有利于贮存与养护；另一方面，小包装药袋上注明了品名、规格、产地、质量、生产日期、合格标志和生产厂家，不仅使饮片卫生整洁，同时更透明化，而且分剂药量有了保证，有效克服了使用散装中药饮片调剂的弊端。

其他饮片包装还包括以下方法。

1. 对于根、根茎类，种子、果实类，花类，动物类药材饮片，全部用中包装加大包装的方法。中包装用无毒聚乙烯塑料透明袋，一般为 0.5 kg、1.0 kg、2 kg。放入饮片检验合格证后，封口，转入大包装（可用大铁盒或硬纸箱）中。大、中包装外面都注明饮片品名、规格、数量、生产批号、厂名。

2. 对于全草类和叶类药材饮片，可用无毒聚丙烯塑料编织袋包装，固定装量为 10~15 kg 一件。封口时同样要放入检验合格证，并在外面印上饮片的品名、数量、规格、生产批号和厂名。

3. 对于矿物类和外形带钩刺药材的饮片宜用双层或多层无毒聚丙烯塑料编织袋包装，以防泄漏。

4. 对于贵重、毒剧药材饮片宜用小玻璃瓶、小纸盒分装到一日量或一次量的最小包装，并贴上完整的使用说明标签。

中药饮片作为一种特殊的商品，产品包装装潢设计也相当重要。好的装潢既要体现出产品的价值、产品造型的美观，又要经济、实用、方便，体现出中药饮片这种商品的特殊性，在其充分发挥社会效益的同时，也创造出良好的经济效益。

此外，饮片包装还应开拓包装上的 ENA 条形码（国际物品编码协会制定的世界通用条码）或二维码，赋以药材名、炮制情况、生物学区别（如同药名的不同品种、野生或人工栽培等）以及商品等级与包装单重等，以便于通过光电读码进行配方、计价等自动化管理，为中药饮片在世界范围内的流通和使用提供便利。

第五节 不合格饮片及影响因素

在饮片生产中，只有认真按照炮制工艺操作，才能保证饮片质量。如果药物处理不当，或切制工具及操作技术欠佳，或切制后干燥不及时，或贮存不当，都可能影响饮片质量，一般会出现下述现象。

（一）败片

在中药饮片切制过程中所有不符合切制规格、片型标准的饮片，都称为败片。主要包括连刀片、掉边与炸心片、皱纹片、翘片等。

1. 连刀片 是指饮片之间相牵连、未完全切断的饮片。系药物软化时，外部含水量过多或刀具不锋利所致，如桑白皮、黄芪、杜仲等。

2. 掉边（脱皮）与炸心片 前者是指切断后，饮片的外层与内层相脱离，形成圆圈和圆心两部分；后者是指切制时，药物髓心随刀具向下用力而破碎。系药材软化时，浸泡或闷润不当，内外软硬度不同所致。如郁金、桂枝、白芍、泽泻等。

3. 皱纹片（鱼鳞片） 是指饮片切面粗糙，具鱼鳞样斑痕。系药材未完全软化，"水性"不及或刀具不锋利或刀与刀床不吻合所致。如三棱、莪术等。

4. 翘片 是指饮片边缘卷曲而不平整，系药材软化时，内部含水分太过所致，又称"伤水"，切制干燥后使饮片边缘卷曲。如槟榔、白芍等。

（二）变色与走味

变色是指饮片干燥后失去了原药材的色泽；走味是指干燥后的饮片失去了药材原有的气味。系药材软化时浸泡时间太长，或切制后的饮片干燥不及时，或干燥方法选用不当所致。如槟榔、大黄、薄荷、荆芥、黄连等。

（三）油片

油片（走油）是饮片的表面有油分或黏液质渗出的现象。系药材软化时，吸水量"太过"，或环境温度过高所致。如苍术、白术、独活、当归等。

（四）发霉

发霉是饮片表面长出菌丝。系干燥不透或干燥后未放凉即贮存，或贮存处潮湿所致。如枳壳、白芍、泽泻等。

网上更多……

👤 重点名词　　👥 图片　　📝 习题　　🖥 电子教案

第七章

炒　法

药物经净制或切制后，加辅料或不加辅料，置预热容器内，用适当火力连续加热，并不断翻动或转动，炒至一定程度标准的炮制方法，称为炒法。

炒法历史悠久，是迄今为止最古老、最基本的炮制方法。早在《五十二病方》中就有“燔盐令黄”的记载。汉代《神农本草经》载有露蜂房、蛇蜕和蜣螂“火熬之良”，到《金匮玉函经》熬法就更多了。据后世医家认为，“燔”和“熬”即现在的炒法，且一直广泛应用至今。

根据中医临床用药要求，结合药物性质与炒制时加辅料与否，炒法可分为清炒法和加固体辅料炒法。清炒法因受热程度与火力不同而分为炒黄、炒焦、炒炭；加辅料炒则根据所加辅料的不同而分为麸炒、米炒、土炒、砂炒、蛤粉炒、滑石粉炒等。

各种炒法因炒制程度要求不同和药物性质的差异，所需火力是有区别的，在操作时必须严格控制。火力，是指火的大小（强弱）或温度的高低。火力是炒法中的重要因素，一般来说，传统的经验要求是，炒黄多用文火（小火），炒焦用中火，炒炭多用武火（强火、大火）。加辅料炒多用中火或武火。在实际运用中还与操作技术熟练程度有关。炒制时必须掌握好火候，而火候是影响炮制品质量的要素。火候，是指药物加热炒制时火力大小的运用，加热时间的长短及药物在受热过程中内外出现的变化特征的综合概括。其变化特征根据传统经验，一般可从形、色、气味、质等方面观察判断。形：指药物炒制时的形态变化。如发泡、鼓起、卷曲、爆花、圆球形等。色：指药物炒制时的色泽变化。如黄色、浅黄色或深黄色、焦黑色或焦黄色、黑褐色或棕褐色、金黄色、灰白色、挂土色等。气味：指炒制药物时逸出的固有气味。药物因所含成分或加辅料不同，散发出的气味则不同。质：指药物炒制后的质地变化。如酥脆、松泡、轻泡、蜂窝状、易碎、易断等。

目前，炒法有人工操作和机器操作。人工炒制的用具有锅、铲、刷及盛装容器等。多采用倾斜 30°～45° 的锅内进行，便于翻动、搅拌与出锅。人工操作设备简单，适合小量生产。操作时，根据炒法的分类、药物性质、火力及辅料的不同，掌握翻动的速度和技巧，使药物受热均匀，色泽一致，以达到规定的质量要求。人工操作程序一般分为 4 个步骤。

1. 预热　将锅于炉灶上加热，根据炒制方法及药物受热程度要求，凭经验用手掌距锅底约 10 cm 试锅温，待锅温升至一定程度后，再投入药物。

2. 投药　将净制或切制后的药物，根据锅的大小或药物的性质，投入适量药物于热锅中翻炒，加辅料炒应先处理辅料，入热锅内加热至一定程度后，再投入药物拌炒。

3. 翻炒　投入药物后选用适宜的工具翻动和搅拌，动作要快，翻动要有规律和技巧，每次翻动要"亮锅底"，使药物受热均匀，防止少量药物受热不匀而焦枯。

4. 出锅　当药物加热炒至所需程度要求时，立即出锅并摊开冷却。出锅要迅速，防止药物"过火"。加辅料炒的药物，出锅后应立即筛去辅料，再摊开冷却。

机器炒制常用平锅式炒药机，滚筒式炒药机及近年研制的微机程控炒药机等。利用机器旋转翻动药物。平锅式炒药机由电动轴带动叶片在平锅内搅拌翻动，多适用于种子类及部分清炒类药物。滚筒式炒药机是固定于炉台上，滚筒内壁有螺齿，正转时炒药，反转时出药，适用于大多数药物的炒制（图7-1）。微机程控炒药机，使炒药由机械转向了自动化，可自动和手动，特别是采用烘烤与锅底"双给热"方式炒制，良好的温场保证了饮片受热均匀，质量均一与稳定（图7-2，图7-3）。机器炒制适用于大量生产；但由于机械设备性能、技术参数不一，炒制具体药物时，还有待于进行规范化研究。

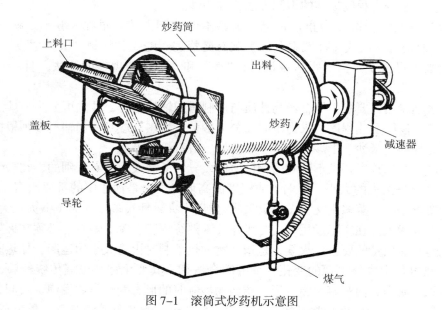

图7-1　滚筒式炒药机示意图

第一节　清　炒　法

将净制或切制后的饮片，不加辅料，置预热炒制容器内，加热翻动或转动炒至一定程度要求的方法，称为清炒法。根据炒制药物时火力及程度标准要求不同，可分为炒黄、炒焦和炒炭。

清炒法目的：

（1）增强疗效　通过加热，可使某些"子"类药物的种皮或果皮破裂，易于煎出有效成分。如王不留行、芜蔚子、青葙子、紫苏子等。有些药物炒后产生焦香气味，可增强健脾开胃消食的作用。如芡实、山楂、麦芽等。

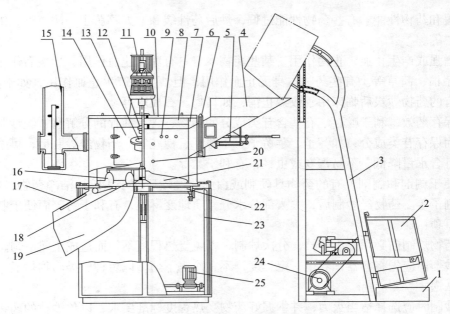

图 7-2 中药微机程控炒药机示意图

1. 电子秤 2. 料斗 3. 料斗提升架 4. 进料槽 5. 进料推动杆 6. 进料门 7. 炒药锅

8. 烘烤加热器 9. 液体辅料喷嘴 10. 炒药机顶盖 11. 搅拌电机 12. 观察照明灯 13. 观察取样口

14. 锅体前门 15. 排烟装置 16. 犁式搅拌叶片 17. 出药喷水管 18. 出药门 19. 出药滑道 20. 测温电偶

21. 浆式搅拌叶片 22. 锅底加热器 23. 锅体机架 24. 料斗提升电机 25. 液体辅料供给装置

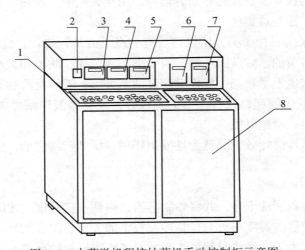

图 7-3 中药微机程控炒药机手动控制柜示意图

1. 操作板面 2. 数显时间继电器 3. 底锅数字温度显示调节器 4. 烘烤数字温度显示调节器

5. 药物数字温度显示调节器 6. 蜜流量数字定量控制仪 7. 液体辅料流量数字定量控制仪 8. 控制柜前门

（2）降低毒性或副作用 某些药物生用有一定的毒性，经加热炒后可降低或消除，如牵牛子、苍耳子、白果、川楝子、白扁豆等。有些药物炒后可降低致泻、致呕的副作用，如决明子、牵牛子、莱菔子、瓜蒌子等。

（3）缓和药物性能　有些药物性能过偏，炒后药性缓和，如葶苈子、胡芦巴、山楂、郁李仁、火麻仁等。

（4）增强或产生止血、止泻作用　某些药物本身具有凉血止血作用，炒炭后作用增强，如槐花、白茅根、茜草等。有些药物本身无止血作用，但炒炭后产生止血作用，如干姜、卷柏、荆芥等。有的药物炒炭后临床用于收敛止泻，如乌梅、石榴皮等。

（5）保存药效，利于贮存　有些含苷类成分的药物，含有共存的分解酶，经炒制后破坏酶的活性，而保存苷类成分，如芥子、葶苈子、牛蒡子、槐花等。药物经炒制后，可杀灭微生物或虫卵，且含水量降低，不易霉变或虫蛀，有利于贮存。

（6）便于调剂和制剂　有的药物具硬刺或白膜，经炒后便于去除，洁净药物，如苍耳子、蒺藜、蔓荆子等。药物经炒制后，失去部分水分，质地变酥脆，有利于粉碎而便于制剂。

注意事项：

（1）药物炒制前必须大小分档，分次炒制，以免受热程度不均而造成生熟不匀。

（2）炒药前应先将容器预热至一定程度，不宜冷锅下药，以免种子类药物炒成"僵子"或某些药物粘锅。

（3）炒制时应选择适当火力，并掌握好药物受热程度标准要求，以免炒黄的药物焦化，炒焦的药物炭化，炒炭的药物灰化。

（4）翻炒要均匀，翻动要有规律，使药物受热均匀。出锅要迅速，应摊开冷却。

一、炒黄（炒爆）

将净制或切制后的饮片，置预热炒制容器内，用文火或中火加热，并不断翻动或转动炒至一定程度要求的方法，称为炒黄法。

炒黄的药物多为果实、种子类，所以传统有"逢子必炒"之说；此外，某些消食和胃药、花类、虫类药，也有炒黄的。炒黄的药物，由于形态、色泽、质地和大小存在一定的差异，其炒制时的程度标准要求也不尽相同，操作者应灵活掌握。一般炒至药物表面呈黄色或较原色加深，或发泡膨胀鼓起或微鼓起；或种（果）皮开裂，或有爆裂声或爆裂成花状；透出固有气味；内部浅黄色或黄色；质地酥脆。

炒黄的主要目的是增强疗效，降低毒性或副作用，缓和药物性能，保存药效，利于制剂和贮存。

注意事项：

（1）炒制前应将容器刷洗干净，并将炒制容器预热到一定程度，才能投入药物。

（2）控制好炒制容器的温度与火力，是炒制技术的关键。温度太高，受热太急，药物易焦化，受热不均匀；温度太低，受热时间长，药物发泡膨胀爆裂效果差，影响质量。

（3）多数药物炒黄选用文火，少数药物宜选用中火，如王不留行、水红花子、苍耳子等。但与操作者掌握的技术熟练程度有关。

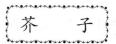

芥 子

【处方用名】芥子、白芥子、炒芥子、炒白芥子。

【来源】本品为十字花科植物白芥 *Sinapis alba* L. 或芥 *Brassica juncea*（L.）Czern.et Coss 的干燥成熟种子。前者习称"白芥子"，后者习称"黄芥子"。夏末秋初果实成熟时割取植株，晒干，打下种子，除去杂质。

【炮制方法】

1. 芥子　取原药材，洗净，干燥。用时捣碎。

2. 炒芥子　取净芥子，置预热炒制容器内，用文火加热，炒至颜色加深，有爆裂声，内部浅黄色并散出香辣气时，取出放凉。用时捣碎。

【饮片性状】芥子为圆球形。表面呈灰白色至淡黄色（白芥子）或黄色至棕黄色（黄芥子）。具油性，味辛辣。炒芥子表面淡黄色至深黄色（炒白芥子）或深黄色至棕褐色（炒黄芥子），偶有焦斑，微见裂纹，内部黄色，有香辣气，质脆。

【炮制作用】芥子味辛，性温。归肺经。具有温肺豁痰，利气散结、通络止痛的功能。

生芥子力猛，辛散作用强，善于通络止痛。多用于胸闷胁痛，寒痰喘咳，痰滞经络，关节疼痛，痈肿疮毒等。如治疗痰饮胸闷胁痛的控涎丹（《三因》）；治疗寒痰凝滞，关节疼痛的白芥子散（《妇人》）。

炒后可缓和辛散走窜之性，以免耗气伤阴，善于顺气豁痰。常用于寒痰咳嗽。如三子养亲汤（《韩氏医通》）。同时种皮破裂，质地酥脆，芥子酶被破坏，利于苷类成分的保存，并利于粉碎和煎出有效成分。

【炮制研究】

1. 炮制沿革研究　唐代有蒸熟（《千金》）、微熬（《外台》）的炮制方法。自宋代以后有微炒（《圣惠方》）、炒熟、勿令焦（《证类》），炒黑（《大法》）、研末用（《说约》）等炮制方法。《中国药典》2015 年版一部收载的饮片为芥子、炒芥子。

2. 化学成分研究　据报道，生芥子中含芥子苷 2.5%，煎液中含芥子苷和芥子油，芥子苷煎出量为 0.79%。炒芥子中芥子苷含量达 3.19%，煎液中只含芥子苷，煎出量为 1.02%。生、炒芥子碾粗粉后入煎剂，可提高芥子苷的煎出率。

3. 药理作用研究　芥子苷为硫苷类化合物，内服能刺激胃黏膜，引起胃部的温暖感，增加消化液的分泌，而有健胃作用。苷本身无刺激性，酶解后生成异硫氰酸酯类，具有辛辣味和刺激性。炒后芥子酶被破坏，有利于保存苷类成分，使其内服后在胃肠道环境中缓缓分解，释放出定量芥子油而产生治疗作用。

4. 炮制工艺研究　据报道，芥子 140℃，炮制 5～10 min 为佳，既能保证酶被灭活，也可更多地保留芥子碱等成分。另有报道，微波法较炒黄法更利于有效成分的溶出。

5. 炮制品质量要求　水分芥子饮片不得过 14.0%，炒芥子不得过 8.0%；总灰分生品和炒品均不得过 6.0%；冷浸法得水溶性浸出物生品和炒品均不得少于 12.0%；含芥子碱以芥子碱硫氰酸盐（$C_{16}H_{24}NO_5 \cdot SCN$）计，芥子生品不得少于 0.50%，炒品不得少于 0.40%。

【贮存】贮干燥容器内，密闭，置通风干燥处。

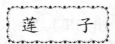

莲　子

【处方用名】莲子、莲子肉、炒莲子、炒莲子肉。

【来源】本品为睡莲科植物莲 *Nelumbo nucifera* Gaertn. 的干燥成熟种子。秋季果实成熟时，采割莲房，取出果实，除去果皮，干燥。

【炮制方法】

1. 莲子肉　取原药材，除去杂质，用温水略浸，捞出润透，切开去心（另作药用），干燥。

2. 炒莲子肉　取净莲子肉，置预热炒制容器内，用文火加热，炒至表面颜色加深，内表面微黄色，有香气逸出，取出放凉。

【饮片性状】莲子肉呈类半球形，中心有凹槽。外表面棕红色或黄棕色，有细纵纹和较宽的脉纹。一端中心呈乳头状突起，棕褐色，多有裂口，其周边略下陷。质硬，种皮薄，不易剥离。子叶黄白色，肥厚，中有空隙。味微甘、微涩。炒莲子肉外表面颜色加深，内表面微黄色，略有焦斑。

【炮制作用】莲子肉味甘、涩，性平。归脾、肾、心经。具有益肾涩精，补脾止泻，止带，养心安神的功能。

生莲子肉性平偏凉，长于养心安神，用于虚烦，惊悸，失眠。

炒后有香气，性平偏温，固涩作用增强，长于健脾止泻，补肾固精。用于脾虚腹泻，肾虚遗精。如治脾胃虚弱，消化不良的启脾丸（《中国药典》）。

【炮制研究】

1. 炮制沿革研究　唐代有蒸法（《食疗》）的炮制方法。自宋代以后有去皮心（《三因》）、麸炒（《总录》）、炒（《瑞竹》）、酒煮、猪肚制（《普济方》），焙制（《仁术》）、葱盐炒（《保元》）、酒浸（《本草述》、泡去皮心（《正宗》）、去心并炒焦黄（《醒摘》）、酒煮（《普济方》）等炮制方法。《中国药典》2015 年版一部收载的莲子饮片为莲子、去心莲子；部分地区还有炒莲子肉等炮制品。

2. 化学成分研究　莲子含糖类（62%），蛋白质（6.6%），脂肪（2.0%）及荷叶碱、原荷叶碱、氧黄心树宁碱和 N– 去甲亚美罂粟碱等生物碱。脂肪由亚油酸54.17%，油酸21.91%，棕榈酸17.32%，亚麻酸6.19% 等组成。

3. 炮制品质量要求　莲子饮片水分不得过 14.0%。，总灰分不得过 5.0%，每 1 000 g 含黄曲霉素 B_1 不得过 5 μg，黄曲霉素 G_2、G_1、B_2、B_1 的总量不得过 10 μg。

【贮存】贮干燥容器内，密闭，置通风干燥处。防蛀。

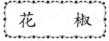

花　椒

【处方用名】花椒、蜀椒、南椒、川椒、炒花椒、炒川椒。

【来源】本品为芸香科植物青椒 *Zanthoxylum schinifolium* Sieb.et Zucc. 或花椒 *Zanthoxylum bungeanum* Maxim. 的干燥成熟果皮。秋季采收成熟果实，晒干，除去种子及杂质。

【炮制方法】

1. 花椒　取原药材，除去椒目（另作药用）、果柄及杂质。

2. 炒花椒　取净花椒，置预热炒制容器内，用文火加热，炒至颜色加深，有香气，呈油亮光泽（出汗），取出放凉。

【饮片性状】花椒略呈球形，裂开为两瓣状。外表灰绿色至暗绿色，散有多数油点及细密网状隆起的皱纹。内表面类白色，光滑。气香，味微甜而辛（青椒）。或外表紫红色至棕红色，散有多数疣状突起的油点。内表面淡黄色。香气浓，味麻辣而持久（花椒）。炒花椒颜色加深，具油亮光泽，香气更浓。

【炮制作用】花椒味辛，性温。有小毒。归脾、胃、肾经。具有温中止痛，杀虫止痒的功能。

生花椒有小毒，辛温之性甚强，外用杀虫止痒作用较佳。用于疥疮、湿疹或皮肤瘙痒。如治疥虫感染，女阴溃烂，皮炎的一扫光（《串雅内》）；外用治局部瘙痒的椒茱汤（《医级》）。

炒后可减毒，辛散作用稍缓，长于温中散寒，驱虫止痛。用于脘腹寒痛，寒湿泄泻，虫积腹痛。如治胸腹寒痛，呕吐不食的大建中汤（《金匮》）；治胸中气满，心痛引背的蜀椒丸（《外台》）。

【炮制研究】

1. 炮制沿革研究　汉代有炒去汗（《金匮》）的炮制方法。自南北朝以后有"熬令黄末之"（《肘后》）、酒拌蒸（《雷公》）、火炮（《食疗》）、醋浸（《圣惠方》），醋煮、火熨（《证类》），酒醋制（《总录》）、炒出汗（《普本》）、焙法（《妇人》），童便、米泔制（《普济方》），甘草煮（《要诀》）、酒蒸（《入门》）、阿胶醋制（《准绳》）、面炒（《食物》）、烘制（《拾遗》）、盐炙（《得配》）、炒炭（《医案》），酒、醋、童便、米泔制（《普济方》），甘草制（《要诀》）、炒黑色（《保命》）、面炒制（《食物》），酒蒸、盐制（《得配》）。《中国药典》2015年版一部收载的饮片为花椒、炒花椒。

2. 化学成分研究　花椒果皮含挥发油、生物碱和黄酮类成分。

3. 炮制工艺研究　据报道，采用电热烘烤箱，先将温度升至110℃时，放入花椒，烤制10 min，取出。

4. 炮制品质量要求　花椒饮片含挥发油不得少于1.5%（ml/g）。

【贮存】贮干燥容器内，密闭，置通风干燥处。防潮。

白 果

【处方用名】白果、银杏、白果仁、炒白果、炒白果仁。

【来源】本品为银杏科植物银杏 *Ginkgo biloba* L. 的干燥成熟种子。秋季种子成熟时采收，除去肉质外种皮，洗净，稍蒸或略煮后，烘干。

【炮制方法】

1. 白果仁　取原药材，除去杂质及硬壳，用时捣碎。

2. 炒白果仁　取净白果仁，置预热炒制容器内，用文火加热，炒至深黄色，有香气，取出放凉。用时捣碎。

【饮片性状】白果略呈椭圆形，平滑，坚硬。一端有淡棕色内种皮，种仁淡黄色或黄绿色。断面白色，粉性。味甘微苦。炒白果仁表面深黄色，略有焦斑，微具香气。

【炮制作用】白果仁味甘、苦、涩，性平。有毒。归肺、肾经。具有敛肺定喘，止带，缩尿的功能。

生白果有小毒，内服用量宜小，能降浊痰，杀虫。用于疥癣，酒皶，阴虱，外用涂敷患部（《秘传经验方》《医林集要》《救急仙方》）。

炒后可降低毒性，增强收涩之性，长于温肺定喘，缩尿，止带。用于气逆喘咳或久嗽，带下，白浊，肾虚尿频，小儿腹泻。如定喘汤（《摄生众妙方》），易黄汤（《傅青主女科》）。

【炮制研究】

1. 炮制沿革研究　古今对白果的炮制方法主要有去壳、去皮心、蒸制、火煨，炒黄、煮熟等。明代有糯米蒸（《滇南》）、煨制火煨去壳用（《品汇》）、炒（《回春》）的炮制方法。自清代以后有煮制（《拾遗》）、油制（《丛话》）的炮制方法。《全国中药炮制规范》1988年版收载蒸白果仁，《中国药典》2015年版一部收载的饮片为白果、炒白果。

2. 炮制工艺研究　据报道，采用电热烘烤箱，先将温度升到130℃时，放入白果仁烤制15 min，取出。

【贮存】贮干燥容器内，密闭，置干燥通风处。防霉、防蛀。

决 明 子

【处方用名】决明子、草决明、炒决明子。

【来源】本品为豆科植物决明 Cassia obtusifolia L. 或小决明 Cassia tora L. 的干燥成熟种子。秋季采收成熟果实，晒干，打下种子，除去杂质。

【炮制方法】

1. 决明子　取原药材，除去杂质，洗净，干燥。用时捣碎。

2. 炒决明子　取净决明子，置预热炒制容器内，用文火加热，炒至微有爆裂声，微鼓起，颜色加深，内部黄色，并逸出香气时，取出放凉。用时捣碎。

【饮片性状】决明子略呈菱方形或短圆柱形，两端平行倾斜，形似马蹄，长3~7 mm，宽2~4 mm。表面绿棕色或暗棕色，平滑有光泽，一端较平坦，另端斜尖，背腹面各有1条突起的棱线，棱线两侧各有1条斜向对称而色较浅的线形凹纹。质坚硬，不易破碎。味微苦。小决明子为短圆柱形，较小，长3~5 mm，宽2~3 mm，两端平行倾斜。炒决明子微鼓起，表面绿褐色或暗棕色，偶有焦斑，质稍脆，微有香气。

【炮制作用】决明子味甘、咸、苦，性微寒。归肝、大肠经。具有清热明目，润肠通便的功能。

生决明子长于清肝热，润肠燥。用于目赤肿痛，头痛眩晕，目暗不明，大便秘结。如决明子汤（《总录》）、决明子散（《济生方》）、清上明目丸（《万病回春》）。

炒决明子寒泻之性缓和，具有平肝养肾，疏风清肝，明目退翳的功效。可用于头痛、头晕、青盲内障。如治肝肾亏损，青盲内障的石斛夜光丸（《中成药制剂手册》）、黄连羊肝丸（《中国药典》）、夜光丸（《瑞竹》）；治风热上壅的决明子散（《重订严氏济生方》），且炒后质地酥脆，易于粉碎和煎出有效成分。

【炮制研究】

1. 炮制沿革研究　梁代有火炙、煮制（《集注》）的炮制方法。自唐代以后有醋渍（《千金翼》）、微炒（《圣惠方》）、火炙（《证类》）、酒煮（《握灵》）等炮制方法。《中国药典》2015年版一部收载的决明子饮片为决明子、炒决明子。

2. 化学成分研究 实验研究表明，决明子炒后，蒽醌类成分被破坏，尤其是结合型蒽醌含量炒后约为生品的 26.4%。常规煎煮时间内煎液中，打碎品游离蒽醌比未打碎者多，炒制品又比生品多。决明子通过加热所得到的炮制品，其总蒽醌、结合蒽醌含量均有不同程度的下降，而游离蒽醌含量则相应地有所提高，水浸出物含量亦有增加。其中炒至微有爆裂声，并有香气逸出的炮制品总蒽醌含量较高，烘制品含量最低；炒至外微焦，内部老黄色的炮制品水浸出物含量最高，生品最低，烘制品亦较低。此外，炒后蛋白质含量降低，氨基酸含量丰富，水浸液中微量元素溶出量较多。

3. 药理作用研究 决明子具有抗菌、降压、降脂、保肝、明目、泻下等药理作用，同时还可以减少尿蛋白的排泄，对慢性肾衰竭患者有防治作用。决明子中不同成分都有润肠通便作用，经过加热炮制后，泻下作用缓和，其原理与大黄和何首乌等相同，同时其对抗四氯化碳、急性肝损伤作用亦减弱。

4. 炮制工艺研究 采用正交设计，以化学成分测定和药理实验为指标，得决明子炒制工艺为 140℃热药下锅，保持此温度 10 min。另有报道，用电热烘烤箱先加热，使温度达到 130℃时，放入决明子，烤制 15 min，取出。有实验报道，亦可采用微波炉炮制决明子，将药物在微波炉中铺叠成 0.5 cm，480 W 中火加热 6 min，取出。

5. 炮制品质量要求 决明子生品饮片水分不得过 15.0%，炒品不得过 12.0%；生品总灰分不得过 5.0%，炒品不得过 6.0%；每 1 000 g 生品含黄曲霉素 B_1 不得过 5 μg，黄曲霉素 G_2、G_1、B_2、B_1 的总量不得过 10 μg；生品含大黄酚（$C_{15}H_{10}O_4$）不得少于 0.20%、含橙黄决明素（$C_{17}H_{14}O_7$）不得少于 0.080%，炒品含大黄酚（$C_{15}H_{10}O_4$）不得少于 0.12%、含橙黄决明素（$C_{17}H_{14}O_7$）不得少于 0.080%。

【贮存】贮干燥容器内，密闭，置通风干燥处

莱 菔 子

【处方用名】莱菔子、萝卜子、炒莱菔子。

【来源】本品为十字花科植物萝卜 *Raphanus sativus* L. 的干燥成熟种子，夏季果实成熟时采割植株，晒干，搓出种子，除去杂质，晒干。

【炮制方法】

1. 莱菔子 取原药材，除去杂质，洗净，干燥。用时捣碎。

2. 炒莱菔子 取净莱菔子，置预热炒制容器内，用文火加热，炒至鼓起，有爆裂声，外表色泽加深，内部黄色，并有香气逸出时，取出放凉。用时捣碎。

【饮片性状】莱菔子呈类卵圆形或椭圆形，稍扁，长 2.5～4 mm，宽 2～3 mm。表面黄棕色、红棕色或灰棕色。一端有深棕色圆形种脐，一侧有数条纵沟。种皮薄而脆，子叶 2，黄白色，有油性。味微苦、辛。炒莱菔子鼓起，色泽加深，质脆，内部黄色，有香气。

【炮制作用】莱菔子味甘、辛，性平。归肺、脾、胃经。具有消食除胀、降气化痰的功能。

生莱菔子能升能散，长于涌吐风痰。如以莱菔子研末，温水调服，可宣吐风痰。

炒后性降，药性缓和，有香气，可避免生品服后恶心的副作用，并长于消食除胀，降气化

痰。常用于食积腹胀，气喘咳嗽。如用于食积、脘腹胀痛的保和丸（《中国药典》），治气喘咳嗽、痰多胸痞的三子养亲汤（《韩氏医通》），莱菔白果汤（《中医临床应用》）。同时炒后质地酥脆，易于粉碎和煎出有效成分。

【炮制研究】

1. 炮制沿革研究　宋代有微炒、炒黄（《圣惠方》），巴豆同炒的炮制方法。自元代以后有焙法（《活幼》）、蒸法（《丹溪》）、生姜炒（《禁方》）、炒法，蒸法（《本草述》）等炮制方法。《中国药典》2015 年版一部收载的饮片为莱菔子、炒莱菔子。

2. 化学成分研究　据报道，莱菔子素的含量，以生品最高，烘制品次之，炒制品最低。莱菔子生品、炒制品和烘制品（120℃烘 25 min）的脂肪油含量分别为 78%、55%、63%。，脂肪油的物理常数随化学组分有不同程度而有变化。

从莱菔子生品挥发油中检出 16 种成分，而炒品挥发油中检出 11 种成分。其中 1′1– 二甲氧基 –2– 甲基丙烷和棕榈酸仅在生品中检出；二甲基二硫醚、二甲酯硫酸在生品中的相对含量高于炒品，而二甲基三硫醚在炒品中的相对含量明显高于生品。生莱菔子特有的气味可能是异硫氰酸酯类成分，对胃有刺激或致呕作用，炒制有可能部分地消除这种副作用。

3. 药理作用研究　莱菔子具有降压、抗菌、抗炎、镇咳、祛痰及对胃肠道的作用等。研究表明，莱菔子炒后粉碎入药，水溶性浸出物含量明显增高，能增强实验动物胃和小肠的运动功能，还能拮抗肾上腺素对肠管的抑制作用，增强离体豚鼠胃肌的节律性收缩和紧张性收缩，提示中医临床应用炒莱菔子作消导药是合理的。单味应用莱菔子不同炮制品，只有生品有一定的镇咳作用，而在三子养亲汤中，生、炒品均有较好的镇咳作用，但生品明显优于炒品；祛痰试验炒品显著优于生品。说明炮制品在复方中，能更好地显示出综合调节作用的优势。

4. 炮制工艺研究　采用电热烘烤箱，将温度升至 180℃时，放入烤箱内烤制 5 min，取出；或以 120℃烘烤 25 min，烘烤至种子鼓起。其外观色泽、香气溢出程度与清炒品类似。

5. 炮制品质量要求　以子粒充实，油性大，无杂质者为佳。莱菔子生品和炒品水分均不得过 8.0%；总灰分均不得过 6.0%；酸不溶性灰分均不得过 2.0%；热浸法得醇溶性浸出物均不得少于 10.0%；含芥子碱以芥子碱硫氰酸盐（$C_{16}H_{24}NO_5 \cdot SCN$）计，均不得少于 0.40%。

【贮存】贮干燥容器内，密闭，置通风干燥处。防蛀。

蔓 荆 子

【处方用名】蔓荆子、炒蔓荆子

【来源】本品为马鞭草科植物单叶蔓荆 *Vitex trifolia* L.var.*simplicifolia* Cham. 或蔓荆 *Vitex trifolia* L. 的干燥成熟果实。秋季果实成熟时采收，除去杂质，晒干。

【炮制方法】

1. 蔓荆子　取原药材，除去杂质，筛去灰屑。用时捣碎。

2. 炒蔓荆子　取净蔓荆子，置预热炒制容器内，用文火加热，炒至颜色加深，白膜呈褐色，取出放凉，揉搓去白膜（宿萼），筛净。用时捣碎。

【饮片性状】蔓荆子呈球形，直径 4~6 mm，基部有灰白色宿萼及短小果柄。表面灰黑色或黑褐色，被灰白色粉霜状茸毛，有纵向浅沟 4 条，顶端微凹。萼长为果实的 1/3~2/3，5 齿裂，其中 2 裂较深，密被茸毛。体轻，质坚韧，不易破碎。气特异，味淡，微辛。炒蔓荆子颜色加深，表面黑色或黑褐色，基部有的可见残留宿萼和短果梗。微具光泽，无膜及果柄，具香气。

【炮制作用】蔓荆子味辛、苦，性微寒。归膀胱、肝、胃经。具有疏散风热、清利头目的功能。

生蔓荆子辛散而性偏凉，长于疏风散热。用于风热头痛，头昏，目赤肿痛。如菊芎饮（《上池秘录》），香芷汤（《医醇》）。

炒后辛散作用缓和，长于升清阳之气和祛湿止痛。用于耳目失聪，风湿痹痛。同时炒后质脆，利于粉碎和煎出成分；便于除去白膜，提高净度。如芎菊上清丸（《中国药典》2015 版）。

【炮制研究】

1. 炮制沿革研究　南北朝有去白膜酒浸蒸（《雷公》）的炮制方法。自宋代以后有炒熟、单蒸、酒煮（《圣惠方》），炒黑（《丹溪》）、微炒（《普济方》）、酒炒（《粹言》）、酒蒸炒（《备要》）等炮制方法。《中国药典》2015 年版一部收载的饮片为蔓荆子、炒蔓荆子。

2. 化学成分研究　据报道，水溶性浸出物含量捣碎品比不捣碎品高。炮制品中，微炒品含量最高，炒焦品次之，生品又次之，炒炭品最低。

经过炮制，挥发油出现显著下降。生品与各炮制品的挥发油薄层图谱基本相似，但各样品斑点的大小和颜色有差异；炒炭品出现了其他样品未有的紫红色斑点，说明微炒、炒焦、炒炭对化学组成有质和量的影响。

实验结果表明，随炒制程度加重，炒制时间延长，蔓荆子总黄酮出现先上升后下降的变化。炒焦品含量最高，炒炭品次之，微炒和生品含量较少。

3. 药理作用研究　蔓荆子具有镇痛、镇静、抗炎、解热、祛痰、平喘、降压、抗菌、抗肿瘤、抗衰老、杀虫等作用。蔓荆子所含的黄酮类化合物以及挥发油具有较好的止痛作用。动物实验表明，蔓荆子生品、炒黄品、酒炒品均有明显镇痛作用，生品镇痛作用最强，炒制后，其镇痛效果降低，酒制也未增加镇痛作用。

4. 炮制工艺研究　有人提出蔓荆子用 10% 的黄酒拌润，待酒被吸尽后，取出曝干或微火炒后摊晾至干。也有报道采用电热烘烤箱，先将温度升至 110℃时，放入蔓荆子烤制 15 min，取出。有实验分析认为，120℃炒制 5 min 为蔓荆子最佳机械炒制工艺。

5. 炮制品质量要求　蔓荆子生品含杂质不得过 2%；水分，生品不得过 14.0%，炒品不得过 7.0%；总灰分，生品和炒品均不得过 7.0%；醇溶性浸出物，生品和炒品均不得少于 8.0%；含蔓荆子黄素（$C_{19}H_{18}O_8$），生品和炒品均不得少于 0.030%。

【贮存】贮干燥容器内，密闭，置通风干燥处。

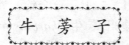

牛　蒡　子

【处方用名】牛蒡子、大力子、炒牛蒡子、炒大力子。

【来源】本品为菊科植物牛蒡 *Arctium lappa* L. 的干燥成熟果实。秋季果实成熟时采收成熟果序，晒干，打下果实，除去杂质，晒干。

【炮制方法】

1. 牛蒡子 取原药材，筛去灰屑及杂质，洗净，干燥。用时捣碎。

2. 炒牛蒡子 取净牛蒡子，置预热炒制容器内，用文火加热，炒至微鼓起，有爆裂声，表面深灰褐色，断面黄色，微有香气逸出时，取出放凉。用时捣碎。

【饮片性状】牛蒡子呈长倒卵形，略扁，微弯曲，长 5～7 mm，宽 2～3 mm。表面灰褐色，带紫黑色斑点，有数条纵棱，通常中间 1～2 条较明显。顶端钝圆，稍宽，顶面有圆环，中间具点状花柱残迹；基部略窄，着生面色较淡。果皮较硬，子叶 2，淡黄色，富油性。气微，味苦后微辛而稍麻舌。炒牛蒡子略鼓起，色泽加深，微有光泽，质脆，微有香气。

【炮制作用】牛蒡子味辛、苦，性寒。归肺、胃经。具有疏散风热、宣肺透疹、解毒利咽的功能。

生牛蒡子长于疏散风热，解毒散结。常用于风热初起，痄腮肿痛，痈毒疮疡。如银翘散（《条辨》），普济消毒饮（《东垣试效方》），荆芥牛蒡汤（《金鉴》）。

炒后能缓和寒滑之性，以免伤中，并且气香，宣散作用更佳，长于解毒透疹，利咽散结，化痰止咳。用于麻疹不透，咽喉肿痛，风热喘咳。如竹叶柳蒡汤（《醒斋》），宣毒发表汤（《金鉴》），清咽利膈丸（《中成药制剂手册》）。同时炒后果皮破裂，质地酥脆，酶被破坏，利于苷类成分的保存，易于粉碎和煎出有效成分。

【炮制研究】

1. 炮制沿革研究 南北朝有酒拌蒸（《雷公》）的炮制方法。自唐代以后有炒用（《食疗》）、微炒黑（《总微》）、麸炒（《博济》），盐、吴茱萸制（《总录》），姜酒制（《圣惠方》）、童便制（《证类》）、爁制（《局方》）、牙皂制（《保元》）、烧存性（《儒门》）、醋煮、去油、焙黄（《普济方》），酥炙（《启玄》）、蒸制（《景岳》）、酒炒（《必读》）、水煮晒干炒香（《准绳》）、盐水炒（《握灵》）、酒浸焙（《本草述》）等炮制方法。《中国药典》2015 年版一部收载的饮片为牛蒡子、炒牛蒡子。

2. 化学成分研究 牛蒡子苷和牛蒡子苷元是牛蒡子的主要成分。

3. 炮制工艺研究 据报道，采用电热烘烤箱，先将温度升至 130℃时，放入牛蒡子烤制 15 min，取出。也有报道，采用微波牛蒡子炮制最佳工艺为微波强度中火，加热 3 min。

4. 炮制品质量要求 牛蒡子生品含水分不得过 9.0%，炒品不得过 7.0%；牛蒡子生品和炒品的总灰分均不得过 7.0%，含牛蒡苷（$C_{27}H_{34}O_{11}$）均不得少于 5.0%。

【贮存】贮干燥容器内，密闭，置通风干燥处。防蛀。

牵 牛 子

【处方用名】牵牛子、黑丑、白丑、二丑、草金铃、炒牵牛子、炒二丑。

【来源】本品为旋花科植物裂叶牵牛 *Pharbitis nil*（L.）Choisy 或圆叶牵牛 *Pharbitis purpurea*（L.）Voigt 的干燥成熟种子。秋末果实成熟，果壳未开裂时采割植株，晒干，打下种子，除去杂质。

【炮制方法】

1. 牵牛子 取原药材，除去杂质，洗净，干燥。用时捣碎。

2. 炒牵牛子　取净牵牛子，置预热炒制容器内，用文火加热，炒至有爆裂声，稍鼓起，颜色加深，微有香气，断面黄色时，取出放凉。用时捣碎。

【饮片性状】牵牛子呈三棱形，形似橘瓣状。长 4~8 mm，宽 3~5 mm，表面灰黑色（黑牵牛子）或淡黄白色（白牵牛子）。种皮坚韧，背面有一条浅纵沟，腹面棱线的下端有一点状种脐，微凹。横切面可见淡黄色或黄绿色皱缩折叠的子叶，微显油性。气微，味辛苦，有麻舌感。炒牵牛子色泽加深，稍鼓起或有裂隙，微具香气，质脆。

【炮制作用】牵牛子味苦，性寒。有毒。归肺、肾、大肠经。具有泻水通便，消痰涤饮，杀虫攻积的功能。

生牵牛子长于逐水消肿，杀虫。用于水肿胀满，二便不通，虫积腹痛。如舟车丸（《景岳》），万应丸（《医学正传》），牵牛散（《沈氏尊生方》）。

炒后可降低毒性，药性缓和，免伤正气，以涤痰饮，消积滞见长。且炒后气香，消积之中略有健脾作用。可用于痰盛喘咳，饮食积滞。如一捻金（《中国药典》2015 年版），木香槟榔丸（《中成药制剂手册》）。同时外壳破裂，质地酥脆，酶被破坏，易于粉碎和煎出有效成分，利于苷类成分保存。

【炮制研究】

1. 炮制沿革研究　南北朝有酒蒸法（《雷公》）的炮制方法。自唐代以后有熬（《外台》）、炒熟、石灰炒（《理伤》），姜、酒制（《圣惠方》），麸炒（《博济》），盐炒、米炒、蒸制、吴茱萸制（《总录》），童便制（《证类》），炒香、微炒黑（《总微》），煻制（《局方》），醋煮、水煮（《普济方》），牙皂制（《保元》）等炮制方法。《中国药典》2015 年版一部收载的牵牛子饮片为牵牛子、炒牵牛子。

2. 化学成分研究　研究报道，牵牛子炒制后水浸出物含量增加，而脂肪油和生物碱等含量降低。

3. 药理作用研究　牵牛子苷在肠内遇胆汁和肠液分解出牵牛子素，对肠道有强烈刺激作用，增加肠蠕动，引起肠黏膜充血，分泌增加而致泻。黑丑与白丑的泻下作用并无区别。炒后破坏部分牵牛子苷，从而使泻下作用缓和，毒性降低。除牵牛子苷外，尚含其他泻下成分。牵牛子能加速菊糖在肾脏中的排出，提示可能有利尿作用。

4. 炮制工艺研究　据报道，采用电热烘烤箱，先将温度升至 220℃时，放入牵牛子烤制 8 min，取出。

5. 炮制品质量要求　水分，牵牛子生品不得过 10.0%，炒品不得过 8.0%；醇溶性浸出物，生品不得少于 15.0%，炒品不得过 12.0%；总灰分，生品和炒品均不得过 5.0%。

【贮存】贮干燥容器内，密闭，置通风干燥处。

青 葙 子

【处方用名】青葙子，炒青葙子。

【来源】本品为苋科植物青葙 Celosia argentea L. 的干燥成熟种子。秋季果实成熟时采割植株或摘取果穗，晒干，收集种子，除去杂质。

【炮制方法】

1. 青葙子　取原药材，除去杂质，筛去灰屑。用时捣碎。

2. 炒青葙子　取净青葙子，置预热炒制容器内，用文火加热，炒至有爆鸣声，表面焦黑色，断面淡黄色并有香气逸出时，取出，放凉，用时捣碎。

【饮片性状】青葙子呈扁圆形，少数呈圆肾形，直径 1～1.5 mm。表面黑色或红黑色，光亮，中间微隆起，侧边微凹处有种脐。种皮薄而脆。气微，味淡。炒青葙子表面焦黑色，有香气。

【炮制作用】青葙子味苦，性微寒。归肝经。具有清肝明目的功能。

生品清肝作用强。常用于肝热目赤，肝火眩晕。如治风毒上攻，眼目赤肿，头目眩晕的还睛丸（《局方》）；治疗热毒攻眼，目赤肿痛的青葙子丸（《圣惠方》）。

炒后寒性缓和，质地酥脆，易于粉碎，利于成分煎出。可用于目生翳膜，视物昏暗。如青葙丸（《金鉴》）。

【炮制研究】

1. 炮制沿革研究　南北朝有"先烧铁臼杵，单捣用之"（《雷公》）的炮制方法。自宋代以后有炒法（《总录》）、焙法（《普济方》）等炮制方法。《中国药典》2015 年版一部收载的饮片为青葙子。

2. 化学成分研究　青葙子含有青葙子苷 A、B、C、D 等五环三萜皂苷类成分。

3. 药理作用　青葙子总皂苷可以增强肝组织抗氧化水平，改善肝脏的病变程度。

4. 炮制品质量要求　青葙子饮片含杂质不得过 2.0%。

【贮存】贮干燥容器内，密闭，置通风干燥处。防蛀。

葶 苈 子

【处方用名】葶苈子，炒葶苈子。

【来源】本品为十字花科植物播娘蒿 *Descurainia sophia*（L.）Webb ex Prantl. 或独行菜 *Lepidium apetalum* Willd. 的干燥成熟种子。前者习称"南葶苈子"，后者习称"北葶苈子"。夏季果实成熟时采割植株，晒干，搓出种子，除去杂质。

【炮制方法】

1. 葶苈子　取原药材，除去杂质，筛去灰屑。用时捣碎。

2. 炒葶苈子　取净葶苈子，置预热炒制容器内，用文火加热，炒至有爆声，并有香气逸出时，取出，放凉。

【饮片性状】北葶苈子呈扁卵形，长 1～1.5 mm，宽 0.5～1 mm。一端钝圆，另端尖而微凹，种脐位于凹入端。表面棕色或红棕色，微有光泽。无臭，味微辛辣，黏性较强。南葶苈子呈长圆形略扁。长 0.8～1.2 mm，宽约 0.5 mm。表面棕色或红棕色，微有光泽，具纵沟 2 条，其中 1 条较明显。一端钝圆，另端微凹或较平截，种脊类白色，位于凹人端或平截处。气微，味微辛苦，略带黏性。炒葶苈子呈棕褐色，具香气，无黏性。

【炮制作用】葶苈子味苦、辛，性大寒。归肺、膀胱经。具有泻肺平喘，利水消肿的功能。主要用于痰涎壅滞、咳喘痰多、喘息不得卧及水肿、悬饮、小便不利等。

生品力速而较猛，降泄肺气作用较强，长于利水消肿，宜于实证。用于水肿，如治胸水和全身水肿，小便不利，喘急的苏葶定喘丸（《金鉴》）；用于湿热中阻，水肿胀满的葶苈丸（《济生》）。

葶苈子炒后药性缓和，免伤肺气，可用于实中夹虚的患者。如治痰饮喘咳胸闷的葶苈大枣泻肺汤（《金匮》）；治水饮停聚肠间，腹满的防己椒目葶苈大黄丸（《金匮》）；同时外壳破裂，酶被破坏，易于煎出药效、利于苷类成分的保存。

【炮制研究】

1. 炮制沿革研究　汉代有"熬令黄色，捣末为丸"（《玉函》）的炮制方法。自晋代以后有"熬令紫色，捣如泥"（《肘后》）、和糯米共焙制（《雷公》）、隔纸炒（《外台》）、浆水制（《圣惠方》）、酒洗炒、酒浸炒、糯米炒、黑枣拌匀蒸用、制霜用（《普济方》），蒸熟（《入门》）、醋炒（《串雅补》）等炮制方法。《中国药典》2015 年版一部收载的饮片为葶苈子、炒葶苈子。

2. 化学成分研究　现已从南北葶苈子分离得到硫苷类、异硫氰酸和芥子苷，黄酮类，强心苷类、苯丙素类、有机酸类、其他类以及脂肪油类等多种化学成分。

3. 药理作用研究　葶苈子不同炮制品均有明显的止咳、祛痰、利尿作用，炒后可使其急性毒性降低。

4. 炮制工艺研究　有报道，葶苈子微波炮制的最佳工艺为微波小火力，加热 7 min。

5. 炮制品质量要求　葶苈子含水分生品不得过 9.0%，炒品不得过 5.0%；生品和炒品总灰分均不得过 8.0%；酸不溶性灰分均不得过 3.0%；南葶苈子生品膨胀度不得低于 3，北葶苈子生品不得低于 12；南葶苈子生品含槲皮素 $-3-O-\beta-$D$-$ 葡萄糖 $-7-O-\beta-$D$-$ 龙胆双糖苷（$C_{33}H_{40}O_{22}$）不得少于 0.075%，炒品不得少于 0.080%。

【贮存】贮干燥容器内，密闭，置通风干燥处。防蛀。

使 君 子

【处方用名】使君子、使君子仁、炒使君子仁。

【来源】本品为使君子科植物使君子 Quisqualis indica L. 的干燥成熟果实。秋季果皮变紫黑色时采收，除去杂质，干燥。

【炮制方法】

1. 使君子　取原药材，除去杂质。用时捣碎。

2. 使君子仁　取净使君子，除去外壳，取仁。

3. 炒使君子仁　取使君子仁，置炒制容器内，用文火加热，炒至有香气，取出，放凉。

【饮片性状】使君子呈椭圆形或卵圆形，具 5 条纵棱，长 2.5 ~ 4 cm，直径约 2 cm。表面黑褐色或紫黑色，平滑，微有光泽。顶端狭尖，基部钝圆，有明显圆形的果梗痕。质坚硬，横切面多呈五角星形，棱角外壳较厚，内有长椭圆形或纺锤形种子 1 粒。气微香，味微甜。使君子仁呈长椭圆形或纺锤形，长约 2 cm，直径约 1 cm，表面棕褐色或黑褐色，有多数纵皱纹；种皮薄，易剥离；子叶 2，黄白色，有油性，断面有裂隙。气微香，味微甜。炒使君子仁表面黄白色，有多数纵皱纹；有时可见残留有掠揭色种皮。气香，味微甜。

【炮制作用】使君子味甘，性温。归脾、胃经。具有杀虫消积的功效。

生品杀虫力强。常用于蛔虫病，蛲虫病等。如用于蛔虫重症的使君子散（《圣惠方》）。

使君子仁与带壳使君子功用相同，多入丸、散剂或嚼食。如用于小儿疳积的使君子丸（《总录》）。

炒使君子仁长于健脾消积，亦能杀虫，消除生品服后呃逆、恶心、眩晕的副作用。如用于小儿疳疾及蛔虫腹痛的使君子散（《总微》）。

【炮制研究】

1. 炮制沿革研究　宋代有"去壳，为末"（《总微》）、烧令焦（《圣惠方》）、烧存性（《普本》）、面煨制（《博济》），蒸制、焙制"蒸三度"（《史载》），炮去皮取仁、麸炮（《局方》），面裹炮（《总录》）等炮制方法。自明代以后有炒熟（《婴童》）、煮制去油（《瑶函》）、蒸（《说约》）等炮制方法。《中国药典》2015 年版一部收载的饮片为使君子、使君子仁、炒使君子仁。

2. 化学成分研究　水溶性浸出物中使君子酸钾的含量，种仁是果壳的 7.07 倍，是果实的 1.59 倍。各炮制品水溶性浸出物中使君子酸钾含量随炮制温度的升高而降低。水煎液（煎煮两次）中使君子酸钾含量，炒果壳比生果壳溶出量增高 47.3%；炒种仁与生种仁的溶出量无明显变化。使君子仁中脂肪油含量远远高于果壳，为果实的 14 倍，种仁炒后脂肪油含量增加。

3. 药理作用研究　使君子驱虫的有效部位为水溶性成分，其中使君子酸钾为驱虫的有效成分之一，现证实脂肪油也有驱虫作用。

4. 炮制工艺研究　使君子种仁和果实经炒制、微波制、烘烤后，水溶性浸出物及使君子酸钾含量均有下降，但以果实微波炮制品含量最高。烘制温度在 130℃以上，两者含量迅速降低。采用 120℃砂烫和 100℃烘制，果实脂肪油含量略为增加，其余炮制品略有下降。由于清炒法不易均匀炒透，故认为小生产可用砂烫法代替，砂温不超过 110℃为好。大生产可采用 100℃左右温度烘制，以烘至种仁变软，香气逸出为经验指标。

5. 炮制品质量要求　每 1 000 g 生品含黄曲霉素 B_1 不得过 5 μg，黄曲霉素 G_2、G_1、B_2、B_1 的总量不得过 10 μg；生品和炒品含胡芦巴碱（$C_7H_7NO_2$）均不得少于 0.20%。

【贮存】贮干燥容器内，密闭，置通风干燥处。防蛀。

紫 苏 子

【处方用名】紫苏子、苏子、炒紫苏子、炒苏子、蜜苏子、苏子霜。

【来源】本品为唇形科植物紫苏 *Perilla frutescens*（L.）Britt. 的干燥成熟果实。秋季果实成熟时采收，除去杂质，晒干。

【炮制方法】

1. 紫苏子　取原药材，除去杂质，洗净，干燥。用时捣碎。

2. 炒紫苏子　取净紫苏子，置炒制容器内，用文火加热，炒至有爆声，并有香气逸出时，取出，放凉。用时捣碎。

3. 蜜紫苏子　取炼蜜，加适量开水稀释。加入净紫苏子内拌匀，稍闷润，置炒制容器内，用文火加热、炒至深棕色、不粘手时，取出，放凉。

每 100 kg 紫苏子，用炼蜜 10 kg。

4. 苏子霜 取净苏子研如泥状，加热，用布或吸油纸包裹，压榨去油，至药物不黏结成饼为度，研细。

【饮片性状】紫苏子呈卵圆形或类球形，直径约 1.5 mm。表面灰棕色或灰褐色，有微隆起的暗紫色网纹。基部稍尖，有灰白色点状果梗痕。果皮薄而脆，易压碎。种子黄白色，种皮膜质，子叶 2，类白色，有油性。压碎有香气，味微辛。炒紫苏子外表灰褐色，有细裂口，有焦香气。蜜紫苏子外表深棕色，略有黏性，具蜜香气，味微甜。苏子霜为灰白色粗粉状，气微香。

【炮制作用】紫苏子味辛，性温。归肺经。具有降气化痰，止咳平喘，润肠通便的功能。

生品润燥滑肠力专，用于肠燥便秘。如治血虚肠燥，气滞便秘的益血润肠丸（《准绳》）。尤适于喘咳而兼便秘者。

炒后辛散之性缓和，温肺降气作用较强。可用于多种喘逆、咳嗽。如治痰壅气滞，咳嗽喘逆的三子养亲汤（《韩氏医通》）。且炒后质地酥脆，易于粉碎，利于有效成分的煎出。

蜜苏子长于润肺止咳，降气平喘。作用缓和，不耗正气。用于肺虚或肾不纳气的喘咳。

苏子霜有降气平喘之功，但无滑肠之虑。用于脾虚便溏的喘咳患者。如与茯苓、半夏等配伍用于小儿脾虚，湿重胃咳（《医案》）。

【炮制研究】

1. 炮制沿革研究 唐代有水绞汁（《心鉴》）、酒绞汁（《外台》）的炮制方法。自宋代以后有杵碎（《证类》）、去皮研（《指迷》）、微炒（《圣惠方》）、蜜炙微炒（《背疽方》）、酒炒（《必读》）、焙制（《醒斋》）、制霜（《医案》）、良姜拌炒（《得配》）等炮制方法。《中国药典》2015年版一部收载的饮片为紫苏子，炒紫苏子。部分地区还有蜜紫苏子，苏子霜等炮制品。

2. 化学成分研究 紫苏子含迷迭香酸、蛋白质、油脂等成分，经加热处理后，迷迭香酸含量下降。紫苏子乙醇提取物中的乙酸乙酯可溶部分，具有抗过敏等多种生物活性，该部位所含木樨草素等多元酚类化合物，通过炒制，含量升高，活性增强。

3. 药理作用研究 炒紫苏子的乙醚提取物具有镇咳和平喘作用，同时其乙醇提取物有明显的抗过敏作用，还具有较强的抗氧化作用和益智作用，可能与炒紫苏子成分中含有多元酚结构，能提供大量的酚羟基还原自由基以及紫苏子油中连接 α- 亚麻酸的磷脂能增强 SOD 活性，抑制单胺氧化酶活性等因素有关。另紫苏子有明显的降血脂作用。

4. 炮制工艺研究 用电热烤箱加热升温至 180℃，入烤盘铺薄层，烤至 3～4 min，有炸裂声时，取出。

5. 炮制品质量要求 紫苏子生品水分不得过 8.0%，炒品不得过 2.0%；生品含迷迭香酸（$C_{18}H_{16}O_8$）不得少于 0.25%，炒品不得少于 0.20%。

【贮存】贮干燥容器内，密闭，置通风干燥处。防蛀。

茺 蔚 子

【处方用名】茺蔚子、益母草子、炒茺蔚子。

【来源】本品为唇形科植物益母草 *Leonurus japonicus* Houtt. 的干燥成熟果实。秋季果实成熟时采割地上部分，晒干，打下果实，除去杂质。

【炮制方法】

1. 茺蔚子　取原药材，除去杂质，洗净，干燥。用时捣碎。

2. 炒茺蔚子　取净茺蔚子，置炒制容器内。用文火加热，炒至有爆声，表面微鼓起，颜色加深时，取出，放凉。用时捣碎。

【饮片性状】茺蔚子呈三棱形，长 2～3 mm，宽约 1.5 mm。表面灰棕色至灰褐色，有深色斑点，一端稍宽，平截状，另一端渐窄而钝尖。果皮薄，子叶类白色，富油性。气微，味苦。炒茺蔚子表面微鼓起，色泽加深。

【炮制作用】茺蔚子味辛、苦，性微寒。归心包、肝经。具有活血调经，清肝明目的功能。生品长于清肝明目。多用于目赤肿痛或目生翳膜。如茺蔚子丸（《总录》）。

炒茺蔚子寒性减弱，质地酥脆，易于粉碎，利于有效成分的煎出，长于活血调经。可用于月经不调，痛经，产后瘀血腹痛。如治产后恶血，腹中疼痛的益母草子散（《圣惠方》）。

【炮制研究】

1. 炮制沿革研究　宋代有炒焦黄色（《产育》）的炮制方法。自明代以后有蒸（《纲目》）、炒后去壳拌童便陈酒九蒸九晒（《逢原》）、酒洗透（《拾遗》）、焙制（《要旨》）等炮制方法。《中国药典》2015 年版一部收载的饮片为茺蔚子、炒茺蔚子。

2. 化学成分研究　茺蔚子主要成分为盐酸水苏碱、茺蔚子碱等生物碱及茺蔚子油等。其总水溶性成分、各炮制品均高于生品，其中微炒品和酒炒品与生品比较，有极显著的增加。

3. 炮制品质量要求　茺蔚子生品水分不得过 7.0%；总灰分不得过 10.0%；热浸法得醇溶性浸出物不得少于 17.0%，含盐酸水苏碱（$C_7H_{13}NO_2 \cdot HCl$）不得少于 0.050%。

【贮存】贮干燥容器内，密闭，置通风干燥处。防蛀。

苍 耳 子

【处方用名】苍耳子、炒苍耳子。

【来源】本品为菊科植物苍耳 *Xanthium sibiricum* Patr. 的干燥成熟带总苞的果实。秋季果实成熟时采收，干燥，除去梗、叶等杂质。

【炮制方法】

1. 苍耳子　取原药材，除去杂质。用时捣碎。

2. 炒苍耳子　取净苍耳子，置炒制容器内，用中火加热，炒至表面黄褐色刺焦时取出，放凉，碾去刺，筛净。用时捣碎。

【饮片性状】苍耳子呈纺锤形或卵圆形。长 1～1.5 cm，直径 0.4～0.7 cm。表面黄棕色或黄绿色，全体有钩刺。顶端有 2 枚较粗的刺，分离或相连，基部有果梗痕。质硬而韧，横切面中央有纵隔膜，2 室，各有 1 枚瘦果，瘦果略呈纺锤形，一面较平坦，顶端具 1 突起的花柱基，果皮薄，灰黑色，具纵纹。种皮膜质，浅灰色，子叶 2，有油性。气微，味微苦。炒苍耳子表面黄褐色，有刺痕。微有香气。

【炮制作用】苍耳子味辛、苦，性温。有小毒。归肺经。具有散风湿，通鼻窍，祛风湿的功能，主要用于风寒头痛，鼻渊流涕，风疹瘙痒，湿痹拘挛。苍耳子为历代治疗鼻渊及头痛的要药。

生品消风止痒力强。多用于皮肤痒疹，疥癣等皮肤病。如治疗疔疮初起的七星剑（《正宗》）。用苍耳子煎汤内服治白癜风和麻风（《金鉴》）。

炒后可降低毒性，偏于通鼻窍，祛风湿，止痛。常用于鼻渊头痛，风湿痹痛。如治鼻渊头痛的苍耳子散（《济生》）。治风湿痹痛，取苍耳子煎服有效（《食医心镜》）。且炒后便于去刺，使药物洁净。质地酥脆，利于有效成分的煎出。

【炮制研究】

1. 炮制沿革研究　南北朝刘宋时期有拌黄精蒸制（《雷公》）的炮制方法。自唐代以后有烧灰（《千金》）、炒制去刺（《证类》）、焙制（《急救》）、微炒（《圣惠方》）、酥制（《普济方》）、酒拌蒸（《乘雅》）、炒熟为末（《景岳》）、"仁炒去皮，研面制烧并食"（《崇原》）、明《证治准绳》"微炒存性"及"炒香浸酒"（《本草述》）等炮制方法。《中国药典》2015 年版一部收载的饮片为苍耳子，炒苍耳子。

2. 化学成分研究　苍耳子含有苍术苷、羟基苍术苷、绿原酸等成分。苍耳子炮制后水溶性浸出物和脂肪油含量与炒制时间和炒制温度密切相关，掌握适当，两者含量才会增加。毒理研究和临床应用均证明苍耳子有毒，但其有毒成分目前还不十分明确，综合国内外文献，其有毒成分可能为：①水溶性苷类；②毒蛋白；③氢醌；④倍半萜内酯化合物、生物碱。

3. 药理作用研究　苍耳子中所含毒性蛋白常易损害肝、心、肾等内脏实质细胞，出现黄疸、心律不齐、蛋白尿。尤以损害肝脏为甚，能引起肝性脑病而迅速死亡，即便治愈，也易留下肝大后遗症。经水浸泡或加热处理，可降低毒性。亦有认为苍耳子药用必须炒至焦黄，使脂肪油中所含毒蛋白变性，凝固在细胞中不被溶出，而达到去毒目的。另有实验表明，苍耳子生品和炮制品的急性毒性均不大，未能测出 LD_{50}，其最大耐受量为成人临床用量的 277 倍以上。

4. 炮制工艺研究　用砂作为中间传热体炒制，可使苍耳子受热均匀；砂烫苍耳子可使去刺率达 98% 以上，有利于破坏其毒性蛋白以降消毒性；使药香酥利于粉碎；提高了炮制品质量，急毒试验毒性小于炒制品。烘制法较炒法可以显著增加脂肪油含量。用碾米机去刺，可以提高效率，降低药材损耗。

5. 炮制品质量要求　苍耳子生品水分不得过 12.0%，炒品不得过 10.0%；生品和炒品总灰分均不得过 5.0%；生品含羧基苍术苷（$C_{31}H_{46}O_{18}S_2$）不得过 0.35%；含绿原酸（$C_{16}H_{18}O_9$）不得少于 0.25%；炒品含苍术苷（$C_{30}H_{46}O_{16}S_2$）应为 0.10% ~ 0.30%。

【贮存】贮干燥容器内，密闭，置通风干燥处。防蛀。

水红花子

【处方用名】水红花子、蓼实、水红子、炒水红花子。

【来源】本品为蓼科植物红蓼 *Polygonum orientale* L. 的干燥成熟果实。秋季果实成熟时割取果穗，晒干，打下果实，除去杂质。

【炮制方法】

1. 水红花子　取原药材，除去杂质及灰屑。用时捣碎。

2. 炒水红花子　取净水红花子，置炒制容器内中火加热，炒至爆花，取出，放凉。

【饮片性状】水红花子呈扁圆形。直径 2 ~ 3.5 mm，厚 1 ~ 1.5 mm。表面棕黑色或红棕色，有光泽，两面微凹，中部略有纵向隆起。顶端有突起的柱基，基部有浅棕色略突起的果梗痕，有的有膜质花被残留。质坚硬。种仁白色，粉质。气微，味淡。炒水红花子，鼓起爆裂。裂面呈白花状。质松脆，有香气。

【炮制作用】水红花子味咸，性微寒。归肝、胃经。具有散血消癥，消积止痛，利水消肿，健脾利湿，清热化痰的功能。

生品力较猛，长于消瘀破癥，化痰散结。如与八月札，石见穿等配伍治腹部痞块胀痛（《保寿堂经验方》）。

炒水红花子药性缓和，长于消食止痛，健脾利湿。用于食积腹痛，慢性肝炎，肝硬化腹水。如与山楂、莱菔子等配伍治疗食积胃脘胀痛。与大腹皮、牵牛子配伍，治疗慢性肝炎，肝硬化腹水（《新疆中草药手册》）。且炒后果皮爆裂，质地酥脆，利于有效成分的煎出。

【炮制研究】

1. 炮制沿革研究　唐代有"熬令香"（《千金》）的炮制方法。自宋代以后有微炒（《圣惠方》）、炒（《入门》）等炮制方法。《中国药典》2015 年版一部收载的饮片为水红花子。

2. 化学成分研究　水红花子含有黄酮、鞣质、脂肪油等多种化学成分。炒制后，其槲皮素含量明显高于生品，得油率明显降低。武火急炒爆花后，水溶性成分含量显著增加。

3. 药理作用研究　研究表明，水红花子中含量较高的花旗松素能抑制和激活多种酶，在调节脂代谢、抗脂质过氧化、抗病毒、抗肿瘤等方面作用广泛。

4. 炮制工艺研究　微波炉炮制水红花子，爆花率较低。烘制法无爆花，其原因应为温度未达到爆花需要的温度所至。热高压法样品爆花率较高，可达到 60%，其饱满果实爆花率达到 80%，是一种较好的炮制方法。

5. 炮制品质量要求　水红花子饮片总灰分不得过 5.0%，含花旗松素（$C_{15}H_{12}O_7$）不得少于 0.15%。

【贮存】贮干燥容器内，密闭，置通风干燥处。防蛀。

王 不 留 行

【处方用名】王不留行、王不留、留行子、炒王不留行、炒王不留。

【来源】本品为石竹科植物麦蓝菜 Vaccaria segetalis（Neck.）Garcke 的干燥成熟种子。夏季果实成熟、果皮尚未开裂时采割植株，晒干，打下种子，除去杂质，再晒干。

【炮制方法】

1. 王不留行　取原药材，除去杂质，洗净，干燥。

2. 炒王不留行　取净王不留行，置炒制容器内，用中火加热，炒至大部分爆成白花，迅速取出，放凉。

【饮片性状】王不留行呈球形，直径约 2 mm。表面黑色，少数红棕色，略有光泽，有细密颗粒状突起，一侧有 1 凹陷的纵沟。质硬，粉性，胚乳白色，胚弯曲成环，子叶 2。气微，味微涩苦。炒王不留行呈类球形爆花状，表面白色，质松脆。

【炮制作用】王不留行味苦，性平。归肝、胃经。具有活血通经，下乳消肿，利尿通淋的功能。

生品长于消痈肿。用于乳痈或其他疮痈肿痛。如王不留行散（《医心方》）；与蒲公英、瓜蒌等加酒煎服治疗乳痈初起，红肿疼痛（《本草汇》）。

炒后质地酥脆，易于粉碎，利于有效成分的煎出，长于活血通经，下乳，通淋。多用于产后乳汁不下，经闭，石淋，小便不利。如用于气郁兼热，乳汁短少的通乳四物汤（《医略六书》）；如治泌尿结石的驱尿石汤（《北京市中草药制剂选编》）。

【炮制研究】

1. 炮制沿革研究　汉代有"烧灰存性，勿令灰过"（《玉函》）的炮制方法。自南北朝以后有蒸后焙用（《雷公》）、酒蒸（《蒙筌》）、炒制（《正宗》）、水浸焙（《必读》）、浆水浸焙干（《本草汇》）、酒蒸（《得配》）等炮制方法。《中国药典》2015 年版一部收载的饮片为王不留行，炒王不留行。

2. 化学成分研究　含王不留行皂苷、王不留行黄酮苷、棉根皂苷元及多种单糖等。此外，尚含淀粉、脂肪、蛋白质及微量元素、氨基酸、脂肪酸等。王不留行水溶物增加与爆花程度有关，爆花率越高，水溶性浸出物也愈高，全爆花者较生品增加 1.1 倍，刚爆花者增加 0.6 倍，未爆花者增加 0.2 倍。

3. 炮制工艺研究　王不留行目前以炒用为主，但炒制程度不同，多数要求爆花。根据爆花率与水浸出物含量的关系及实际生产中的可能性，认为炒王不留行爆花率达 80% 以上为宜。研究报道，用红外线烘箱烤制法所得成品爆花率比传统清炒法爆花率高得多，可达 98%，水提取物含量亦远远高于传统的炒制品。有人用正交实验优选了炒王不留行的工艺，结果以 120 ~ 130℃，用文武火，投药 250 ~ 500 g，炒 5 ~ 7 min 为宜，爆花率达 95% 以上。也有人采用润炒爆花法：先将净王不留行均匀喷洒清水，每 100 kg 王不留行用清水 3 ~ 4 kg 拌匀，闷润 2 h。然后用中火将锅加热至手离锅底 10 cm 处有炽热感，约 160℃，投入王不留行，中速拌炒，每分钟拌 60 余次，2 min 后爆烈声大起时，再快速拌炒约 25 s，每分钟拌 80 余次，立即改用文火，并迅速出锅，放凉即可。

4. 炮制品质量要求　王不留行生品水分不得过 12.0%，炒品不得过 10.0%；生品总灰分不得过 4.0%；生品与炒品热浸法醇溶性浸出物，均不得少于 6.0%；生品含王不留行黄酮苷（$C_{32}H_{38}O_{19}$）不得少于 0.40%，炒品不得少于 0.15%。

【贮存】贮干燥容器内，密闭，置通风干燥处。防蛀。

酸　枣　仁

【处方用名】酸枣仁，炒酸枣仁

【来源】本品为鼠李科植物酸枣 *Ziziphus jujuba* Mill.var.*spinosa*（Bunge）Hu ex H.F.Chou 的干燥成熟种子。秋末冬初采收成熟果实。除去果肉及核壳，收集种子，晒干。

【炮制方法】

1. 酸枣仁　取原药材，除去残留核壳，洁净，干燥。用时捣碎。

2. 炒枣仁　取净枣仁，置炒制容器内，用文火加热，炒至鼓起，有爆裂声。色微变深，取出，放凉。用时捣碎。

【饮片性状】酸枣仁呈扁圆形或扁椭圆形。长 5 ~ 9 mm，宽 5 ~ 7 mm，厚约 3 mm。表面紫红色或紫褐色，平滑有光泽。种皮较脆。气微，味淡。炒枣仁鼓起，表面颜色加深，有裂纹，具香气。

【炮制作用】酸枣仁味甘、酸，性平。归肝、胆、心经。具有养心补肝，宁心安神，敛汗，生津的功能。

生枣仁性平，宜入清剂中，具有养心安神，滋补肝肾的作用。用于心阴不足或肝肾亏损及肝胆虚热所致的失眠，惊悸，眩晕等，如酸枣仁汤（《金匮》）。

炒枣仁性偏温补，宜入温剂，长于养心敛汗。并且炒后质地酥脆，易于粉碎，利于有效成分的煎出。用于气血不足的惊悸健忘，盗汗，自汗，胆虚不眠等。如归脾汤（《济生》）。

【炮制研究】

1. 炮制沿革研究　南北朝有蒸法（《雷公》）的炮制方法。自宋代以后有微炒（《圣惠方》）、酒浸（《百问》）、蛤粉炒（《世医》）、姜汁炒（《经纬》）等炮制方法。《中国药典》2015年版一部收载的饮片为酸枣仁，炒酸枣仁。

2. 化学成分研究　酸枣仁主要含有酸枣仁皂苷和斯皮诺素等成分。炒制使酸枣仁总黄酮和总皂苷的含量有所增加，微炒或炒黄后水提取物或乙醚提取物含量均比生品增高，炒焦和炒黑均低于生品，尤以炒黑为甚。乙醇提取物含量各炒制品均低于生品，微炒差异较小，烘制差异较大，炒焦和炒黑差异最显著。有实验表明，总皂苷，酸枣仁皂苷 A、B，总黄酮得率均依次为：微波炮制品 > 炒黄品 > 生品。

3. 药理作用研究　研究报道，生、炒酸枣仁水煎剂对小鼠中枢神经系统均呈现镇静、安眠和抗惊厥作用，二者之间无明显差异。生、炒酸枣仁水煎剂给大鼠灌胃记录睡眠脑电，发现主要影响深睡眠阶段。酸枣仁中总黄酮和总皂苷均有抑制小鼠自发活动和协同戊巴比妥钠镇静催眠作用，鉴于炒制有助于相关成分的溶出与提取，故认为炒制是有必要的。

另外，生、熟酸枣仁液对内毒素发热小鼠 SOD 降低具有保护作用，生酸枣仁作用明显优于熟酸枣仁。

4. 炮制品质量要求　生品杂质不得过 5%；生品水分不得过 9.0%，炒品不得过 7.0%；生品总灰分不得过 7.0%，炒品不得过 4.0%；每 1 000 g 生品含黄曲霉素 B_1 不得过 5 μg，黄曲霉素 G_2、G_1、B_2、B_1 的总量不得过 10 μg；生品和炒品含酸枣仁皂苷 A（$C_{58}H_{94}O_{26}$）均不得少于 0.030%，含斯皮诺素（$C_{28}H_{32}O_{15}$）均不得少于 0.080%。

【贮存】贮干燥容器内，密闭，置通风干燥处。防蛀。

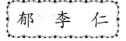

郁 李 仁

【处方用名】郁李仁、炒郁李仁。

【来源】本品为蔷薇科植物欧李 *Prunus humilia* Bge.、郁李 *Prunus japonica* Thunb. 或长柄扁桃 *Prunus pedunculata* Maxim. 的干燥成熟种子。前二者习称"小李仁"，后一种习称"大李仁"。夏、秋二季采收成熟果实，除去果肉及核壳，取出种子，干燥。

【炮制方法】

1. 郁李仁　取原药材，除去杂质。用时捣碎。

2. 炒郁李仁　取净郁李仁，置炒制容器内，用文火加热，炒至表面深黄色，有香气逸出，取出，放凉。用时捣碎。

【饮片性状】小李仁呈卵形。长 5～8 mm，直径 3～5 mm。表面黄白色或浅棕色，一端尖，另端钝圆。尖端一侧有线形种脐，圆端中央有深色合点，自合点处向上具多条纵向维管束脉纹。种皮薄，子叶 2，乳白色，富油性。气微，味微苦。大李仁形稍大，长 6～10 mm，直径 5～7 mm，表面黄棕色。炒郁李仁表面深黄色，有香气。

【炮制作用】郁李仁味辛、苦、甘，性平。归脾、大肠、小肠经。具有润肠通便，下气利水的功能。

生品通便，行气，利水力强。用于肠燥便秘，如郁李仁饮（《总录》）。用于水肿胀满，小便不利，如郁李仁散（《世医》）。亦用于食积气滞，湿脚气，如郁李仁粥（《圣惠方》）。

炒郁李仁药性较缓，可避免服后腹部隐痛的副作用。适于老人、体虚及产后便秘。

【炮制研究】

1. 炮制沿革研究 南北朝有蜜浸后研膏用（《雷公》）的炮制方法。自唐代以后有去皮熟研（《千金翼》）、汤浸去皮尖微炒、捣研制饼炒黄（《圣惠方》）、酒浸去皮、汤浸去皮尖麸炒（《总录》），焙制（《药证》）、火炮法（《世医》）、制霜法（《仁术》）、陈皮炒制（《准绳》）、蜜制（《入门》）、面炒制（《济阴》）等方法。《中国药典》2015 年版一部收载的饮片为郁李仁。

2. 炮制品质量要求 郁李仁饮片含水分不得过 6.0%，酸值不得过 10.0，羰基值不得过 3.0，过氧化值不得过 0.050，含苦杏仁苷（$C_{20}H_{27}NO_{11}$）不得少于 2.0%。

【贮存】贮干燥容器内，密闭，置通风干燥处。防蛀。

火 麻 仁

【处方用名】火麻仁、大麻仁、麻子仁、麻仁、炒火麻仁、炒麻仁。

【来源】本品为桑科植物大麻 Cannabis sativa L. 的干燥成熟果实。秋季果实成熟时采收，除去杂质，晒干。

【炮制方法】

1. 火麻仁 取原药材，除去杂质，筛去灰屑。用时捣碎。

2. 炒火麻仁 取净火麻仁，置炒制容器内，用文火加热，炒至有香气，呈微黄色，取出，放凉。用时捣碎。

【饮片性状】火麻仁为卵圆形。长 4～5.5 mm，直径 2.5～4 mm。表面灰绿色或灰黄色，有微细的白色或棕色网纹，两边有棱，顶端略尖，基部有 1 圆形果梗痕。果皮薄而脆，易破碎。种皮绿色，子叶 2，乳白色，富油性。气微，味淡。炒火麻仁形如火麻仁，但有碎粒，表面微黄色，微具焦香气，味淡。

【炮制作用】火麻仁味甘，性平。归脾、胃、大肠经。具有润肠通便的功能。生品、制品功用一致。

炒后可提高煎出效果。产生香气，炒后可提高煎出效果，并且气香，缓和滑利之性，能增强滋脾阴、润肠燥的作用，多用于老人、产妇及体弱津血不足的肠燥便秘。增强滋阴润燥的作用。如治疗肠燥便秘的麻子仁丸（《伤寒》），原方中麻子仁生用，临床作汤剂时常炒用。《求真》云："生用破血利小便，捣汁治难产胎衣不下，熟用治崩中不止。"

【炮制研究】

1. 炮制沿革研究　唐代有研法、蒸法、酒制（《千金》）、酿酒（《新修》）的炮制方法。自宋代以后有蘗法（《博济》）、煅制（《入门》）、炒令香熟（《证类》）等炮制方法。《中国药典》2015 年版一部收载的饮片为火麻仁、炒火麻仁。

2. 炮制工艺研究　有报道，用电热烤箱升温至 140℃，烘烤 15 min。

【贮存】贮干燥容器内，密闭，置通风干燥处。防蛀。

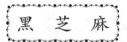

黑 芝 麻

【处方用名】黑芝麻、胡麻仁、巨胜子、炒黑芝麻。

【来源】本品为脂麻科植物脂麻 *Sesamum indicum* L. 的干燥成熟种子。秋季果实成熟时采割植株，晒干，打下种子，除去杂质，再晒干。

【炮制方法】

1. 黑芝麻　取原药材，除去杂质，洗净。干燥。用时捣碎。

2. 炒黑芝麻　取净黑芝麻，置炒制容器内，用文火加热，炒至有爆裂声、逸出香气为度，取出，放凉。用时捣碎。

【饮片性状】黑芝麻呈扁卵圆形。长约 3 mm，宽约 2 mm。表面黑色，平滑或有网状皱纹。尖端有棕色点状种脐。种皮薄，子叶 2，白色，富油性。气微，味甘。炒黑芝麻微鼓起，有油香气。

【炮制作用】黑芝麻味甘，性平。归肝、肾、大肠经。具有补肝肾，益精血，润肠燥的功能。

黑芝麻生用滑痰，凉血解毒。如治小儿瘰疬，与连翘等份为末，频频食之（《简便单方》）；治浸淫恶疮，本品生捣敷之（《普济方》）；治小儿头疮，本品生用嚼敷（《从新》）。

炒黑芝麻香气浓，能补益肝肾，填精补血，润燥通便。用于肝肾不足的头痛、头昏，眼花耳鸣须发早白或脱发。如治肝肾不足，头昏耳鸣或脱发的扶桑至宝丹（《保元》）。炒黑芝麻研末，加盐水少许食之，用于妇人乳少（《纲目》）。

【炮制研究】

1. 炮制沿革研究　南北朝有酒拌蒸后去皮拌小豆炒用"（《雷公》）的炮制方法。自唐代以后有九蒸九曝（《千金》）、微炒别捣（《圣惠方》）、酒蒸晒（《解要》）等炮制方法。《中国药典》2015 年版一部收载的饮片为黑芝麻、炒黑芝麻。

2. 炮制工艺研究　用电热烤箱升温至 180℃，烘烤 3～5 min。

3. 炮制品质量要求　生品含杂质不得过 3%；生品和炒品水分均不得过 6.0%；总灰分均不得过 8.0%。

【贮存】贮干燥容器内，密闭，置通风干燥处。防蛀。

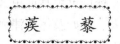

蒺 藜

【处方用名】蒺藜、白蒺藜、刺蒺藜、炒蒺藜。

【来源】本品为蒺藜科植物蒺藜 *Tribulus terrestris* L. 的干燥成熟果实。秋季果实成熟时采割植株，晒干，打下果实，除去杂质。

【炮制方法】

1. 蒺藜 取原药材，除去杂质。用时捣碎。

2. 炒蒺藜 取净蒺藜，置炒制容器内，用文火加热，炒至微黄色，碾去刺，筛去刺屑。用时捣碎。

【饮片性状】蒺藜呈放射状五棱形。背部黄绿色，隆起，有纵棱及多数小刺，并有对称的长刺和短刺各 1 对，两侧面粗糙，有网纹，灰白色。质坚硬。气微，味苦、辛。炒蒺藜无刺、背部棕黄色，隆起，有纵棱，两侧面粗糙，有网纹。气微香，味苦、辛。。

【炮制作用】蒺藜味苦、辛，性微温，有小毒。归肝经。具有平肝解郁，活血祛风，明目，止痒的功能。用于头痛眩晕，胸胁胀痛，乳癖乳痈，目赤翳障，风疹瘙痒。

生品味辛，其性发散，能散肝经风邪。常用于风热瘙痒，风热目赤，白癜风等。如用于风热所致的皮肤发痒和皮疹的白蒺藜汤（《圣惠方》）。用于头目昏暗，眼目赤肿，心胸烦闷的白蒺藜散（《博济》）。

炒后辛散之性减弱，长于平肝潜阳，开郁散结。且便于去刺，质地酥脆，易于粉碎，利于有效成分的煎出。多用于肝阳头痛、眩晕、肝郁胸胁疼痛，乳汁不通。如平肝降压汤（《中药临床应用》）。用刺蒺藜带刺炒，磨为细末，白酒调服治胸痹（《方龙潭家秘》）。用于肾虚风热的目赤昏暗。如大明复光散（《古今医鉴》）。

【炮制研究】

1. 炮制沿革研究 南北朝有蒸、酒拌蒸（《雷公》）的炮制方法。自唐代以后有烧为灰（《千金》）、微炒去刺（《圣惠方》）、酒蒸（《局方》）、酒炒（《总录》）、去尖炮（《急救》）、黄酒拌蒸（《良朋》）、酒焙（《逢原》）、乳制、蛋清制、当归汁制（《得配》），醋炒（《治裁》）等炮制方法。《中国药典》2015 年版一部收载的饮片为蒺藜、炒蒺藜。

2. 炮制成分研究 蒺藜中含有皂苷、黄酮、生物碱、多糖、氨基酸等化学成分，有报道，炮制前后刺蒺藜中槲皮素和山奈素含量无显著差异。

3. 炮制工艺研究 用远红外烤箱升温至 120℃，烘烤 30 min，切药机轧出刺，过 160 目筛。或用中药烤箱升温至 130℃，烘烤 20 min。

4. 炮制品质量要求 蒺藜生品和炒品饮片的水分均不得过 9.0%；总灰分均不得过 12.0%。

【贮存】贮干燥容器内，密闭，置通风干燥处。防蛀。

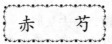

赤 芍

【处方用名】赤芍、赤芍药、炒赤芍、酒赤芍。

【来源】本品为毛茛科植物芍药 *Paeonia lactiflora* Pall. 或川赤芍 *Paeonia veitchii* Lynch. 的干燥根。春、秋二季采挖。除去根茎、须根及泥沙，晒干。

【炮制方法】

1. 赤芍 取原药材，除去杂质，分开大小，洗净，润透，切厚片，干燥，筛去碎屑。

2. 炒赤芍 取净赤芍片，置炒制容器内，用文火加热，炒至颜色加深，取出，放凉，筛去碎屑。

3. 酒赤芍　取净赤芍片，加黄酒拌匀，闷润至酒被吸尽后，置炒制容器内，用文火加热，炒至微黄色，取出，放凉，筛去碎屑。

每 100 kg 赤芍片，用黄酒 12 kg。

【饮片性状】赤芍为类圆形切片，外皮棕褐色。切面粉白色或粉红色，皮部窄。木部放射状纹理明显，有的现裂隙。质硬而脆。气微香，味微苦、酸涩。炒赤芍表面颜色加深，偶见焦斑。酒赤芍表面微黄色，微有酒气。

【炮制作用】赤芍味苦，性微寒。归肝经。具有清热凉血，祛瘀止痛的功能。

赤芍生品以清热凉血力胜。多用于温病热入血分的身热出血，目赤肿痛，痈肿疮毒。如治疗疮疡肿痛的仙方活命饮（《妇人》）。

炒赤芍药性缓和，活血止痛而不寒中。可用于瘀滞疼痛。常与川芎、红花等配伍治疗头部外伤之瘀血疼痛。

酒赤芍以活血散瘀见长，清热凉血作用减弱。多用于闭经或痛经，跌打损伤。

【炮制研究】

1. 炮制沿革研究　唐代有酒浸（《理伤》）的炮制方法。自宋代以后有烧灰（《圣惠方》）、焙制（《洪氏》）、炒制（《妇人》）、炒黄（《经效产宝》）、煮制（《百问》）；泔浸去油，川椒、葱白煮令黑色，焙用（《世医》）、煨法（《丹溪》）、酒炒（《景岳》）、酒洗（《大成》）、蜜水拌蒸（《钩元》）、醋炒（《备要》）、清炒、酒炙、麸制等炮制方法。《中国药典》2015 年版一部收载的饮片为赤芍。部分地区有炒赤芍和酒赤芍等炮制品。

2. 化学成分研究　赤芍含芍药苷、没食子酸、$d-$儿茶精等成分。随酒炙时间的延长，赤芍中没食子酸含量有上升趋势，$d-$儿茶精含量呈下降趋势。

3. 炮制品质量要求　赤芍饮片含芍药苷（$C_{23}H_{28}O_{11}$）不得少于 1.5%。

【贮存】贮干燥容器内，密闭，置通风干燥处。防蛀。

槐　花

【处方用名】槐花、炒槐花、槐花炭。

【来源】本品为豆科植物槐 *Sophora japonica* L. 的干燥花及花蕾。夏季花开放或花蕾形成时采收，及时干燥，除去枝、梗及杂质。前者习称"槐花"，后者习称"槐米"。

【炮制方法】

1. 槐花　取原药材，除去杂质及梗，筛去灰屑。

2. 炒槐花　取净槐花，置炒制容器内，用文火加热，炒至深黄色，取出，放凉。

3. 槐花炭　取净槐花，置炒制容器内，用中火加热，炒至焦褐色，喷洒少许清水、灭尽火星，炒干，取出，凉透。

【饮片性状】槐花皱缩而卷曲，花瓣多散落，完整者花萼钟状，黄绿色，花瓣黄色或黄白色。体轻，味微苦、涩。槐米为卵圆形或椭圆形皱缩的小花蕾。长 2~6 mm，直径约 2 mm。花萼钟状，黄绿。萼上方为未开放的花瓣，黄白色。花梗细小，体轻，手捻即碎。炒槐花外表深黄色。槐花炭外表焦褐色。

【炮制作用】槐花味苦，性微寒。归肝、大肠经。具有凉血止血，清肝泻火的功效。

生品以清肝泻火，清热凉血见长。多用于血热妄行，肝热目赤，头痛眩晕，疮毒肿痛。如治疗肠胃湿热，胀满下血的槐花散（《丹溪》）；单用煎水代茶饮，或与豨莶草、钩藤等合用治肝阳上亢眩晕、头痛（《中药临证应用》）。

炒槐花苦寒之性缓和，不致伤中，利于有效成分保存。其清热凉血作用次于生品。如治衄血的槐花散（《幼幼新书》）。

槐花炭清热凉血作用极弱，涩性增强，以凉血止血力胜。用于咯血、衄血、便血、崩漏下血、痔疮出血等出血证。如治久痢出血不止的槐花散（《洁古家珍》）。

【炮制研究】

1. 炮制沿革研究 宋代有炒黄为末（《总微》）、炒黄黑色（《苏沈》）、炒焦（《史载》）、麸炒（《总录》）、地黄汁炒（《产育》）的方法。自明代以后有醋煮（《奇效》）、烧灰存性（《济阴》）、酒浸炒（《大法》）等炮制方法。《中国药典》2015年版一部收载的饮片为槐花、炒槐花、槐花炭。

2. 化学成分研究 槐米炒黄后，鞣质含量增加2～3倍，醋炒后鞣质含量增加更多。另有报道，槐米在150～190℃范围内，鞣质含量随温度增高而增加，185～195℃，含量最高，超过200℃，含量下降。槐米炒黄和醋炒后，芦丁含量略有升高，尤以醋炒品含量增加多，炒炭后含量下降。槐花制炭后，大部分氨基酸、糖类成分被破坏，而又产生了一种棕色色素。另测200℃槐米炭品中微量元素含量，Zn、Pb、Mn、Cr、Cu、P、K含量均明显提高，Cd、Co含量持平，Fe含量稍降。

3. 药理作用研究 生槐花水煎液凝血止血作用不明显，炒炭后，凝血作用明显增强。经研究，可能与以下作用有关。①鞣质含量增加：研究报道，生槐花水煎液凝血止血作用不明显，炒炭后，凝血作用明显增强。如果除去鞣质，则凝血作用不明显。同时发现190℃以前，槐花炭的凝血作用随制炭温度增高而增强，190～195℃制得的槐花炭凝血作用最强，这与其鞣质含量变化吻合，提示其凝血止血作用与鞣质含量有关。②槲皮素含量增加：研究报道，曾发现槐米炒炭后，无论鞣质含量增减，止血作用均增强。后发现槲皮素亦有良好的止血活性。而槐花炒炭后，槲皮素含量确有升高，提示槲皮素为槐花炭止血的主要成分。③异鼠李素含量降低：研究报道，槐花中存在抑制槲皮素止血作用的物质异鼠李素，另含有一种能增强异鼠李素对槲皮素作用的物质。炒炭后异鼠李素的含量几乎减少一半，故认为槐米炒炭止血作用增强是由于止血成分增加，抗止血成分降低。槐花炭的止血作用可能是以上几个环节共同作用的结果。

4. 炮制工艺研究 研究报道，制炭温度以185℃，加热30 min为宜。另以鞣质、芦丁和槲皮素为指标，应用多指标试验全概率公式评分法结合正交设计，得到最佳工艺条件是铁锅温度220℃，加温时间20 min，药物投料量190 g。

5. 炮制品质量要求 槐花饮片含水分不得过11.0%；总灰分槐花饮片不得过14.0%，槐米不得过9.0%；酸不溶性灰分槐花饮片不得过8.0%，槐米饮片不得过3.0%；以30%甲醇为溶剂，热浸法醇溶性浸出物槐花饮片不得少于37.0%，槐米饮片不得少于43.0%；含芦丁（$C_{27}H_{30}O_{16}$），槐花饮片不得少于6.0%，槐米饮片不得少于15.0%。

【贮存】贮干燥容器内，密闭，置通风干燥处。防潮。

九 香 虫

【处方用名】九香虫，炒九香虫。

【来源】本品为蝽科昆虫九香虫 *Aspongopus chinensis* Dallas 的干燥体。11 月至次年 3 月前捕捉，置适宜容器内，用酒少许将其闷死，取出阴干；或置沸水中烫死，取出，干燥。

【炮制方法】

1. 九香虫　取原药材，除去杂质，筛去灰屑。

2. 炒九香虫　取净九香虫，置炒制容器内，用文火加热，炒至有香气，颜色加深，取出，放凉。

【饮片性状】九香虫为六角状扁椭圆形。表面棕褐色或棕黑色，略有光泽。腹部棕红色或棕黑色，每节近边缘处有突起的小点。质脆，折断后腹内有浅棕色的内容物。有特异臭气，味微咸。炒九香虫，色泽加深。具香气。质脆。

【炮制作用】九香虫味咸，性温。归脾、肝、肾经。具有理气止痛，温中助阳的功能。

炒后产生香气，去其腥臭气味，还可增强行气温阳作用。常与白术、厚朴、香附等配伍。用于胃寒胀痛，肝胃气滞。与蛇床子、鹿茸等配伍。用于肾虚阳痿，腰膝酸痛。

【炮制研究】

1. 炮制沿革研究　九香虫始载于《本草纲目》，古代炮制方法少见。现代有炒黄、焙制、酒炙、酥油制等炮制方法。《中国药典》2015 年版一部收载的饮片为九香虫、炒九香虫。

2. 炮制工艺研究　用电热烤箱升温至 135℃，烘烤 15 min。

3. 炮制品质量要求　九香虫饮片总灰分不得过 6.0%；以稀乙醇为溶剂，热浸法醇溶性浸出物不得少于 10.0%。

【贮存】贮干燥容器内，密闭，置通风干燥处。防蛀。

海 螵 蛸

【处方用名】海螵蛸、乌贼骨、炒海螵蛸、炒乌贼骨

【来源】本品为乌贼科动物无针乌贼 *Sepiella maindroni* de Rochebrune 或金乌贼 *Sepia esculenta* HoyIe 的干燥内壳。收集乌贼鱼的骨状内壳，洗净，干燥。

【炮制方法】

1. 海螵蛸　取原药材，除去杂质，用清水漂洗至无显著咸味，干燥，去硬壳。砸成小块。

2. 炒海螵蛸　取净海螵蛸小块，置炒制容器内，用文火加热，炒至表面微黄色，取出，放凉。

【饮片性状】海螵蛸为不规则形或类方形小块。表面类白色或微黄色。体轻，质松，易折断，断面粉质，显疏松层纹，具吸水性。气微腥，味微咸。炒制后略有焦斑。

【炮制作用】海螵蛸味咸、涩，性温。归脾、肾经。具有收敛止血，涩精止带，制酸止痛，收湿敛疮的功能。

生品临床常用，有收敛止血，固精止带，制酸等作用。常用于崩漏出血，梦遗滑精，赤

白带下，胃痛吐酸。如治妇女血崩的固冲汤（《参西录》）；治妇女赤白带下的清带汤（《参西录》）；治胃痛泛酸的乌贝散（《实用中药学》）。

炒后敛湿作用增强，温涩作用略胜于生品。可用于疮疡湿疹，创伤出血。如与蒲黄共研末扑之治阴囊湿疹（《医宗三法》）；同制炉甘石、赤石脂、煅石膏共研细末外用治下肢溃疡；单用研末敷之治疗外伤出血（《仁斋直指方》）。若生品所治之病症需温涩者，亦可用炒品。

【炮制研究】

1. 炮制沿革研究　南北朝有卤制（《雷公》）的炮制方法。自唐代以后有烧成屑（《千金》）、炙令黄（《食疗》）、炒（《证类》）、蜜炙（《普济方》）、纸裹煨（《粹言》）、三黄汤制、槐花汁制、焙制（《一草亭》），鱼骨卤制（《求真》）、童便制、醋炙（《治裁》）等炮制方法。《中国药典》2015 年版一部收载的饮片为海螵蛸。部分地区还有炒海螵蛸等炮制品。

2. 化学成分研究　海螵蛸主要成分为碳酸钙，尚含多糖、氨基酸、壳角质、黏液质和多种微量元素。

3. 药理作用研究　海螵蛸所含碳酸钙能中和胃酸，改变胃内容物 pH，降低胃蛋白酶活性，促进溃疡面愈合，缓解呕酸以及烧心症状，有可促进溃疡面炎症吸收，阻止出血，减轻局部疼痛。生品中和盐酸的能力最强，其次是土炒品，再次为麦麸炒品。

4. 炮制工艺研究　海螵蛸外壳中含有与内壳相似的成分，可不去外壳入药。

5. 炮制品质量要求　海螵蛸饮片含重金属及有害元素：铅不得过 5 mg/kg，镉不得过 5 mg/kg，砷不得过 10 mg/kg，汞不得过 0.2 mg/kg，铜不得过 20 mg/kg；含碳酸钙（$CaCO_3$）不得少于 86.0%。

【贮存】贮干燥容器内，密闭，置通风干燥处。防蛀。

二、炒焦

炒焦是将净选或切制后的饮片，置加热炒制容器内，用中火加热，炒至药物表面呈焦褐色，内部焦黄色或焦褐色或颜色加深，质地酥脆，并具有焦香气味的方法。炒焦时易燃者，可喷淋清水少许，再炒干。

炒焦的目的主要是增强药物消食健脾止泻的功能，缓和药物的性能，减少药物的刺激性，产生焦香气味。

```
┌─────────────────┐
│   山   楂        │
└─────────────────┘
```

【处方用名】山楂、炒山楂、焦山楂、焦楂、山楂炭。

【来源】本品为蔷薇科植物山里红 *Crataegus pinnatifida* Bge.var.major N.E.Br. 或山楂 *Crataegus pinnatifida* Bge. 的干燥成熟果实。秋季果实成熟时采收，切片，干燥。

【炮制方法】

1. 山楂　取原药材，除去杂质及脱落的核及果柄，筛去碎屑。

2. 炒山楂　取净山楂，置炒制容器内，用中火加热，炒至颜色加深，取出，放凉，筛去碎屑。

3. 焦山楂　取净山楂，置炒制容器内，用中火加热，炒至外表焦褐色，内部黄褐色，取出，放凉，筛去碎屑。

4. 山楂炭 取净山楂，置炒制容器内，用武火加热，炒至表面焦黑色，内部焦褐色，取出，放凉，筛出碎屑。

【饮片性状】 山楂为圆形片，皱缩不平。直径 1~2.5 cm，厚 0.2~0.4 cm。外皮红色，具皱纹，有灰白色小斑点。断面黄白色，果肉深黄色至浅棕色，中间有浅黄色果核，多脱落而中空。气微清香，味酸微甜。炒山楂表面颜色加深，果肉黄褐色，偶见焦斑。气清香，味酸微甜。焦山楂表面焦褐色，内部黄褐色，味微酸，有焦香气。山楂炭表面焦黑色，内部焦褐色，味涩。

【炮制作用】 山楂味酸、甘，性微温。归脾、胃、肝经。具有消食健胃，行气散瘀，化浊降脂的功能。

山楂生品长于活血化瘀，常用于瘀血经闭，产后瘀阻，心腹刺痛，胸痹心痛，疝气疼痛，以及高脂血症、高血压病、冠状动脉粥样硬化性心脏病（简称冠心病）。如治疗妇女气滞血瘀的通瘀煎（《景岳》）；用于痛经，闭经的散结定痛丸（《傅青主》）；用于高脂血症的降脂通脉饮（《中医杂志》）。

炒山楂酸味减弱，可缓和对胃的刺激性，善于消食化积。用于脾虚食滞，食欲不振，神倦乏力。

焦山楂不仅酸味减弱，且增加苦味，长于消食止泻。用于食积兼脾虚和治疗痢疾，如治疗饮食积滞的保和丸（《药典》）。

山楂炭其性收涩，具有止血、止泻的功效。可用于胃肠出血或脾虚腹泻兼食滞者。如用酸枣并山楂肉核烧灰，米饮调下，治肠风下血（《百一选方》）。

【炮制研究】

1. 炮制沿革研究 宋代有炒磨去子（《疮疡》）的炮制方法。自元代以后有炒、蒸（《丹溪》）、炒炭（《全生集》）、姜汁拌炒黑（《钩元》）、姜汁炒（《暑疫》）、童便浸、炒黑（《逢原》），去核用、童便浸、姜汁炒炭（《得配》）等炮制方法。《中国药典》2015 年版一部收载的山楂饮片为净山楂、炒山楂、焦山楂。部分地区还有山楂炭等炮制品。

2. 化学成分研究 山楂中的总黄酮和总有机酸都集中在果肉中，山楂核中含量甚微，而且占整个药材重量的 40% 左右，故去核的方法是合理的（核可另作药用）。加热时间越长，温度越高，两类成分被破坏就越多。炒山楂对黄酮类成分无明显影响，有机酸稍有减量。焦山楂两类成分均有所下降。但熊果酸和齐墩果酸含量，生山楂（北山楂）和焦山楂无显著的性差异。

3. 药理作用研究 山楂生品或炒品可以增强小白鼠的消化能力。初步认为，山楂入消食药以生品或炒品为好。焦山楂和生山楂对福氏痢疾杆菌、宋内杆菌、变形杆菌、大肠杆菌等均有很强的抑制作用，二者无明显差别。其乙醇提取物抑菌作用较水煎剂有所增强。

4. 炮制工艺研究 通过对山楂生品、不同温度及时间的炮制品中有机酸和黄酮进行含量测定，确定炒山楂的最佳条件为 170℃炮制 10 min。

5. 炮制品质量要求 山楂饮片含有机酸以枸橼酸（$C_6H_8O_7$）计，不得少于 5.0%；水分不得过 12.0%；总灰分不得过 3.0%；含重金属及有害元素：铅不得过 5 mg/kg，镉不得过 0.3 mg/kg，砷不得过 2 mg/kg，汞不得过 0.2 mg/kg，铜不得过 20 mg/kg；以乙醇作溶剂，采用热浸法，醇溶性浸出物不得少于 21.0%；炒山楂、焦山楂饮片含有机酸以枸橼酸（$C_6H_8O_7$）计，不得少于 4.0%。

【贮存】贮干燥容器内，密闭，置通风干燥处。防蛀。

【备注】野山楂 *Crataegus cuneata* Sieb.et Zucc. 的果实亦作药用，习称"南山楂"。果实较小，肉薄核大，酸味较弱，含有黄酮类成分。具有活血化瘀功效，但消食作用逊于"北山楂"。炮制方法同北山楂。

川 楝 子

【处方用名】川楝子、金铃子、炒川楝子。

【来源】本品为楝科植物川楝 *Melia toosendan* Sieb.et Zucc. 的干燥成熟果实。冬季果实成熟时采收，除去杂质，干燥。

【炮制方法】

1. 川楝子　取原药材，除去杂质。用时捣碎。

2. 焦川楝子　取净川楝子，切厚片或碾碎，置炒制容器内，用中火加热，炒至表面焦黄色，取出，放凉，筛出灰屑。

3. 盐川楝子　取净川楝子片或碎块，用盐水拌匀，稍闷，待盐水被吸尽后，置炒制容器内，用文火加热，炒至深黄色，取出，放凉，筛去碎屑。

每 100 kg 川楝子片或碎块，用食盐 2 kg。

【饮片性状】川楝子呈类球形。直径 2～3.2 cm。表面金黄色或棕黄色，微有光泽，具深棕色小点，顶端有花柱残痕，基部凹陷。外果皮革质，与果肉间常成空隙，果肉松软，淡黄色，遇水湿润有黏性。果核球形或卵圆形，质坚硬。气特异，味酸苦。焦川楝子呈半球状、厚片或不规则碎块，表面焦黄色，发泡，有焦香气，味酸、苦。盐川楝子为厚片或不规则碎块，表面深黄色，味微咸。

【炮制作用】川楝子味苦，性寒。有小毒。归肝、小肠、膀胱经。具疏肝泄热，行气止痛，杀虫的功能。

川楝子生品有小毒，长于杀虫，疗癣，兼能止痛。用于虫积腹痛，头癣。如治小儿虫积的安虫散（《药证》）；治头癣以本品焙干为末，用猪油或麻油调成油膏，涂患处（涂药前，先用 5%～10% 明矾水洗患处）。

川楝子炒焦后可缓和苦寒之性，降低毒性，减少滑肠之弊，以疏肝理气止痛力胜。用于胁肋疼痛及胃脘疼痛。如治肝郁化热，心腹胁肋诸痛和肝肾阴亏而又肝气横逆所致之胸脘胁肋疼痛、吞酸吐苦。

盐川楝子能引药下行，作用专于下焦，长于疗疝止痛。用于疝气疼痛，睾丸坠痛。

【炮制研究】

1. 炮制沿革研究　南北朝有酒拌润、蒸后去核（《雷公》）的炮制方法。自唐代以后有炒去核（《理伤》）、火炮（《博济》）、酒浸（《苏沈》）、童便浸后煮烂、面裹煨（《总微》）、茴香炒、陈皮炒（《朱氏》）、醋煮（《百问》）、盐炒、酥制（《瑞竹》）、酒煮（《宝鉴》）、牡蛎炒（《丹溪》）、盐加茴香炒、海金沙同僵蚕炒、酥炙、麸炒（《普济方》），酒蒸、面裹煨、火煅

（《大成》），火烧存性（《全生集》）、盐水泡（《金鉴》）等炮制方法。《中国药典》2015年版一部收载的饮片为川楝子、炒川楝子。部分地区还有盐川楝子等炮制品。

2. 药理作用研究 川楝子各炮制品均有一定的镇痛抗炎作用，以盐川楝子作用最强，与盐制后增强理气止痛中医理论相吻合。

3. 炮制品质量要求 川楝子饮片水分不得过12.0%，炒川楝子饮片不得过10.0%；采用热浸法，水溶性浸出物川楝子饮片不得少于32.0%；川楝子饮片总灰分不得过5.0%，炒川楝子饮片不得过4.0%。川楝子饮片含川楝素（$C_{30}H_{38}O_{11}$）应为0.060%～0.20%，炒川楝子饮片应为0.040%～0.020%。

【贮存】置干燥容器内，盐川楝子密闭，置通风干燥处。防蛀，防霉。

栀 子

【处方用名】栀子、山栀、黄栀子、炒栀子、焦栀子、栀子炭。

【来源】本品为茜草科植物栀子 *Gardenia jasminoides* Ellis 的干燥成熟果实。9—11月果实成熟呈红黄色时采收，除去果梗及杂质，蒸至上气或置沸水中略烫，取出，干燥。

【炮制方法】

1. 栀子 取原药材，除去杂质，碾碎。

2. 炒栀子 取栀子碎块，置炒制容器内，用文火加热，炒至深黄色或黄褐色，取出，放凉。

3. 焦栀子 取栀子碎块，置炒制容器内，用中火加热，炒至焦黄色，取出，放凉。

4. 栀子炭 取栀子碎块，置炒制容器内，用武火加热，炒至黑褐色或焦黑色，喷淋少许清水熄灭火星，取出，摊凉。

【饮片性状】栀子为不规则碎块状。果皮表面红黄色或棕红色，有的可见翅状纵横。果皮薄而脆，略有光泽。种子多数，扁卵圆形，深红色或红黄色。气微，味微酸而苦。炒栀子表面深黄色或黄褐色。焦栀子表面焦黄色。栀子炭表面黑褐色或焦黑色。

【炮制作用】栀子味苦，性寒。归心、肺、三焦经。具有泻火除烦，清热利湿，凉血解毒的功能。

栀子生品长于泻火利湿，凉血解毒。常用于温病高热，湿热黄疸，湿热淋症，疮疡肿毒；外治扭伤跌损。如治温病高热烦躁，神昏谵语的栀子仁汤（《不居集》）和用于湿热黄疸的茵陈蒿汤（《伤寒》）；治跌打损伤，青肿疼痛，可用生品研末与面粉、黄酒调敷。

炒后缓和苦寒之性，以免伤中，对胃的刺激性减弱，适于脾胃较虚弱者。炒栀子与焦栀子功用相似，炒栀子比焦栀子苦寒之性略强，一般湿热者可用炒栀子，脾胃较虚弱者可用焦栀子。二者均有清热除烦的功用。常用于热郁心烦，肝热目赤。如用治热病心烦，胬肉攀睛，羞涩难开。

栀子炭善于凉血止血，多用于吐血、咯血、咳血、衄血、尿血、崩漏下血等。如十灰散（《十药》）。

【炮制研究】

1. 炮制沿革研究 汉代有擘破（《伤寒》），炒炭、烧末（《肘后》）的炮制方法。自南北朝以后有甘草水制（《雷公》）、炙（《千金》）、炙酥拌微炒（《圣惠方》）、姜汁炒焦黄（《产宝》）、微炒、煮炒制（《普济方》）、纸裹煨（《奇效》）、酒浸（《理例》）、童便炒（《入门》）、蜜制（《保元》）、盐水炒墨（《宋氏》）、炒焦（《景岳》）、酒洗（《瑶函》）、酒炒（《大成》）、姜汁炒黑（《逢原》）、乌药拌炒、蒲黄炒（《得配》）等炮制方法。《中国药典》2015 年版一部收载的饮片为栀子、炒栀子、焦栀子（单列条目）。部分地区还有栀子炭等炮制品。

2. 化学成分研究　京尼平苷主要集中在栀子仁中，栀子壳含量相当低；炒栀子和焦栀子中京尼平苷含量均有所下降，焦栀子比炒栀子更明显。栀子炒黄、炒焦后绿原酸含量降低。鞣质含量随炮制温度和时间的增加而升高，同时水溶性浸出物和醇溶性浸出物含量有不同程度的升高，但高温（高于 200℃）下长时间加热可使鞣质含量大幅下降。

3. 药理作用研究　山栀子对家兔结扎总输胆管后血中胆色素出现量有较轻的抑制作用，生栀子与焦栀子之间差别不大。栀子生品醇提液对四氯化碳所致肝损伤 ALT 升高有明显的保护作用，但经过不同的方法炮制可使栀子的护肝作用降低，且随着炮制温度的升高，作用逐渐降低，当炮制温度超过 200℃时，护肝作用消失。生栀子与焦栀子给家兔注射 1.5 g 的剂量时均有显著缩短血凝时间的作用；而在 0.75 g 剂量时，生山栀仍有作用，焦山栀则无此作用。生山栀和焦山栀对注射酵母液而引起发热的家兔，生山栀有明显的解热作用，而焦山栀无作用。生山栀与焦山栀对金黄色葡萄球菌、链球菌、白喉杆菌的抑菌作用相似；对溶血性链球菌、伤寒杆菌、副伤寒杆菌的抑制作用以生山栀为佳；焦山栀则对痢疾杆菌的作用较生栀子略强，这一点和中医对大便溏薄者用焦山栀是一致的。生品抗炎作用最强，经炮制后抗炎作用减弱，温度超过 175℃后抗炎作用消失。

4. 炮制工艺研究　以小鼠凝血时间为指标，确定影响饮片成品质量的因素中以加热方式（烘和炒）的影响最大，加热时间次之，加热温度的影响最小。认为栀子的最佳炮制工艺是烘法炮制，并须严格控制炮制的温度和时间。考察不同温度炮制栀子对化学成分影响后认为，炒栀子温度应控制在 160℃～200℃之间。

5. 炮制品质量要求　生栀子饮片、炒栀子饮片与焦栀子饮片水分均不得过 8.5%；总灰分均不得过 6.0%；生栀子饮片含栀子苷（$C_{17}H_{24}O_{10}$）不得少于 1.8%，炒栀子饮片不得少于 1.5%，焦栀子饮片不得少于 1.0%。

【贮存】贮干燥容器内，密闭，置通风干燥处。

【备注】少数地区还有用姜汁拌炒的，该炮制品长于清热止呕，可用于烦热呕吐或胃热疼痛呕吐。

槟 榔

【处方用名】槟榔、大白、焦槟榔、槟榔炭

【来源】本品为棕榈科植物槟榔 *Areca catechu* L. 的干燥成熟种子。春末至秋初采收成熟果实，用水煮后，干燥，除去果皮，取出种子，干燥。

【炮制方法】

1. 槟榔片　取原药材，除去杂质，用水浸泡 3～5 天，捞出，置容器内，经常淋水，润透，切薄片，阴干，筛去碎屑。

2. 炒槟榔 取槟榔片，置炒制容器内，用文火加热，炒至微黄色，取出，放凉，筛去碎屑。

3. 焦槟榔 取槟榔片，置炒制容器内，用中火加热，炒至焦黄色，取出，放凉，筛去碎屑。

【饮片性状】槟榔为类圆形薄片。切面呈棕、白色相间的大理石样花纹。周边淡黄棕色或淡红棕色。质坚脆易碎。气微，味涩、微苦。炒槟榔表面呈微黄色，可见大理石样花纹。焦槟榔表面焦黄色。质脆，易碎。气微，味涩、微苦。

【炮制作用】槟榔味苦、辛，性温。归胃、大肠经。具有杀虫，消积，行气，利水，截疟的功能。

槟榔生品力峻，以杀虫，降气行水，截疟力胜。常用于治绦虫，姜片虫，蛔虫及水肿，脚气，疟疾。如治虫积腹痛，大便秘结的万应丸（《医学正传》）；用于水肿实证的疏凿饮子（《济生》）；治脚气肿痛的鸡鸣散（《准绳》）；或用于疟疾的截疟七宝饮（《杨氏家藏方》）。

炒后可缓和药性，以免克伐太过而耗伤正气，并能减少服后恶心、腹泻、腹痛的副作用。炒槟榔和焦槟榔功用相似，长于消食导滞。用于食积不消，痢疾里急后重。但炒槟榔较焦槟榔作用稍强，而克伐正气的作用也略强于焦槟榔，一般身体素质稍强者可选用炒槟榔，身体素质较差者应选用焦槟榔。如用于饮食停滞、腹中胀痛的开胸顺气丸（《中成药制剂手册》）。

【炮制研究】

1. 炮制沿革研究 南北朝有细切（《雷公》）的炮制方法。自唐代以后有"捣末服"（《新修》）、炒（《圣惠方》）、火炮（《博济》）、烧灰存性（《旅舍》），面裹煨、吴茱萸炒（《总微》），火煅（《朱氏》）、纸裹煨（《丹溪》）、麸炒（《普济方》）、醋制（《本草述》）、童便洗晒（《幼幼》）、酒浸（《大全》）等炮制方法。《中国药典》2015 年版一部收载的饮片为槟榔片、炒槟榔、焦槟榔（单列条目）。

2. 化学成分研究 实验表明，槟榔经浸泡后切片，醚溶性生物碱损失很大；在水浸泡过程中，其生物碱含量，换水比不换水的方法损失大。不同炮制工艺对槟榔碱含量有一定影响，醚溶性生物碱的含量依次为蒸法 > 粉碎法 > 润法 > 砂埋法 > 热浸法 > 减压冷浸法 > 浸润法 > 浸泡法。切片后曝干，其生物碱损失量比阴干大，晒干也比阴干的含量低，而烘干则与阴干含量差不多。故槟榔切片后以阴干或烘干为宜。随着加热时间的增加，槟榔碱有不同程度的挥发，含量下降，炒黄品低于生品，炒焦品含量很低，炒炭品含量甚微。但随着加热时间的增加，其油性则有所增加，槟榔炭油性最大，在薄层板上发现，靠近溶剂前沿的几个斑点的量也随之增加。

3. 炮制工艺研究 槟榔质地坚硬，采用减压冷浸软化方法，能提高软化效果，缩短浸泡时间，生物碱比换水浸泡的传统方法损失小，能保证饮片质量。在具体操作时，槟榔浸入水中减压和减压后加水的方法，其吸水量情况相同；但要达到软化要求，前者减压时间远比后者长。冷压浸泡软化，其槟榔碱损失比传统的浸泡软化法小。砂磺法软化槟榔，醚溶性生物碱（以槟榔碱计）的损失远比水泡法小。比较槟榔传统浸润法、减压冷浸法、粉碎颗粒法、减压蒸气焖润法。结果表明，减压蒸气焖润法，槟榔碱损失少，软化时间短。比较冷浸法、热浸法、蒸制法、轧碎法制备的槟榔饮片，结果表明：①蒸制法和轧碎法薄层层析比冷浸法和热浸法多一个斑点；②通过水溶性浸出物及醚溶性生物碱测定，证明蒸法切片较理想，煎出效果亦佳，且饮片平整光滑，外形美观，容易干燥。

4. 炮制品质量要求　槟榔饮片、炒槟榔饮片水分不得过 9.0%，焦槟榔饮片不得过 10.0%；焦槟榔饮片总灰分不得过 2.5%；槟榔饮片、炒槟榔饮片每 1 000 g 含黄曲霉毒素 B_1 不得过 5 µg，含黄曲霉毒素 G_2、黄曲霉毒素 G_1、黄曲霉毒素 B_2 和黄曲霉毒素 B_1 的总量不得过 10 µg；槟榔饮片、炒槟榔饮片含槟榔碱（$C_8H_{13}NO_2$）不得少于 0.20%，焦槟榔饮片不得少于 0.10%。

【贮存】贮干燥容器内，密闭，置通风干燥处。防蛀。

【备注】槟榔还有炒炭法，以炒至黑褐色为度。其功用与焦槟榔相似，可用于食积血痢。

三、炒炭

炒炭是将净选或切制后的药物，置炒制容器内，用武火或中火加热，炒至药物表面焦黑色或焦褐色，内部呈棕褐色或棕黄色。

炒炭要求存性。"炒炭存性"是指药物在炒炭时只能使其部分炭化，更不能灰化，未炭化部分仍应保存药物的固有气味。花、叶、草等类药材炒炭后仍可清晰辨别药物原形，如槐花、侧柏叶、荆芥之类。

炒炭的目的：

经炒炭炮制后可使药物增强或产生止血、止泻作用。

药物炒炭后理化性质可产生明显变化。止血中药的物质基础是由多种成分组成，药物经制炭后，其所含成分一般均有较为复杂的变化，而且大多有具止血活性的新成分产生。因此，炭药的止血作用往往不是单独取决于某一类成分的含量变化。

注意事项：

（1）操作时要适当掌握好火候，即达到"炒炭存性"的要求，质地坚实的药物宜用武火，质地疏松的花、花粉、叶、全草类药物可用中火，视具体药物灵活掌握。

（2）在炒炭过程中，药物炒至一定程度时，因温度很高，易出现火星，特别是质地疏松的药物如蒲黄、荆芥等，须喷淋适量清水熄灭，以免引起燃烧。取出后必须摊开晾凉，经检查确无余热后再收贮，避免复燃。

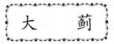

大　　蓟

【处方用名】大蓟、大蓟炭。

【来源】本品为菊科植物蓟 *Cirsium japonicum* Fisch.ex DC. 的干燥地上部分。夏、秋二季花开时采割地上部分，除去杂质，晒干。

【炮制方法】

1. 大蓟　取原药材，除去杂质，抢水洗或润软后，切段，低温干燥，即得。

2. 大蓟炭　取大蓟段，置炒制容器内，用武火加热，炒至表面焦黑色，内部焦黄色，喷洒少许清水，灭尽火星，取出，晾干。

【饮片性状】大蓟为呈不规则的段。茎短圆柱形，表面绿褐色，有数条纵棱，被丝状毛；切面灰白色，髓部疏松或中空。叶皱缩，多破碎，边缘具不等长的针刺；两面均具灰白色丝状毛。头状花序多破碎气微，味淡。大蓟炭形如大蓟段，表面黑褐色。质地酥脆，断面棕黑色。气焦香。

【炮制作用】 大蓟味甘、苦，性凉。归心、肝经。具有凉血止血，散瘀解毒消肿的功能。

生大蓟以凉血消肿力胜，常用于热淋、痈肿疮毒及热邪偏盛的出血证。如用鲜大蓟根洗净捣汁，加热水炖 1 h，饭前服，治热结血淋（《福建民间草药》）；治心热吐血及衄血、崩中下血，均可用本品捣后绞取汁内服（《圣惠方》）。

炒炭后凉性减弱，收敛止血作用增强。用于吐血、呕血、咯血、嗽血等出血较急剧者。如十灰散（《十药》）。

【炮制研究】

1. 炮制沿革研究 唐代有切制（《千金翼》）、捣取自然汁（《食疗》）、酒渍（《外台》）的炮制方法。自宋代以后有焙（《总录》）、烧灰存性（《十药》）、剉碎（《品汇》）、童便浸后曝干（《奇效》）、烧灰存性（《大法》）、酒洗后童便拌炒（《本草汇》）以及捣汁入童便和酒饮（《得配》）等炮制方法。《中国药典》2015 年版一部收载的饮片规格为大蓟、大蓟炭。

2. 化学成分研究 大蓟主含皂苷类、黄酮类、生物碱类、挥发油类等成分。其中的黄酮类化合物柳穿鱼叶苷被认为是大蓟的主要止血活性成分。大蓟炭中柳穿鱼叶苷含量急剧下降，出现新的化合物柳穿鱼黄素，多种无机元素含量均较生品有所升高。大蓟炒炭后，鞣质含量降低，说明大蓟炭的止血作用并不与鞣质含量呈平行关系。

3. 药理作用研究 大蓟有抑菌、降压、对心脏有抑制作用，此外还有降低脂质过氧化物形成、抗肿瘤、杀线虫等作用。大蓟生品凉血消肿，制炭后收敛止血作用增强。动物实验也表明，大蓟炭能缩短出血和凝血时间。由此说明大蓟炭的止血作用并不与鞣质含量呈平行关系，而可能与炒炭过程中各成分的相互比例发生变化，使抗止血成分含量下降，而止血成分含量上升有关。

4. 炮制工艺研究 采用响应面分析法，优化大蓟炭的最佳炮制工艺为投药量 100 g 时炮制时间 13 min，炮制温度（310 ± 10）℃。另有文献报道，以外观性状、凝血时间、浸出物三者为指标，采用正交实验法优选大蓟最佳炮制工艺为 190℃，炒制 11 min。基于柳穿鱼黄素含量优化大蓟炮制工艺，确定最佳炮制工艺为 190℃，烘制 10 min。

5. 炮制品质量要求 大蓟饮片杂质不得过 2%；水分不得过 13.0%；酸不溶性灰分不得过 3.0%；以稀乙醇作溶剂，采用热浸法，醇溶性浸出物不得少于 15.0%；含柳穿鱼叶苷（$C_{28}H_{34}O_{15}$）不得少于 0.20%。

大蓟炭饮片，以 70%乙醇作溶剂，采用热浸法，醇溶性浸出物不得少于 13.0%。

【贮存】 贮干燥容器内，大蓟炭密闭，置通风干燥处。

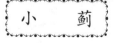

小 蓟

【处方用名】 小蓟、小蓟炭。

【来源】 本品为菊科植物刺儿菜 *Cirsium setosum*（Willd.）MB. 的干燥地上部分。夏秋二季花开时采割，除去杂质，晒干。

【炮制方法】

1. 小蓟 取原药材，除去杂质，洗净，稍润，切段，干燥。

2. 小蓟炭　取小蓟段，置炒制容器内，用武火加热，炒至表面黑褐色，内部黄褐色，喷淋少许清水，熄灭火星，取出，晾干。

【饮片性状】小蓟为不规则段。茎呈圆柱形，表面灰绿色或带紫色，具纵棱和白色柔毛。切面中空。叶片多皱缩或破碎，叶齿尖具针刺；两面均具白色柔毛。头状花序，总苞钟状；花紫红色。气微，味苦。小蓟炭形如小蓟段，外表黑褐色，内黄褐色。质松脆。具焦香气，味苦。

【炮制作用】小蓟味甘、苦，性凉。归心、肝经。具有凉血止血，散瘀解毒消痈的功能。

小蓟生品和炒炭品各自的擅长、用法与大蓟相似，二者常配伍应用。

【炮制研究】

1. 炮制沿革研究　唐代有捣汁（《千金》）、酒渍（《外台》）、细切（《千金翼》）的炮制方法。自宋代以后有"切研"（《指迷》）、"烧存性，为灰"（《十药》）、童便拌微焙（《握灵》）和童便拌微炒、酒洗（《本草汇》）等炮制方法，并有"消肿捣汁用，止血烧灰存性用"（《钩元》）的论述。《中国药典》2015 年版一部收载的饮片规格为小蓟、小蓟炭。

2. 化学成分研究　小蓟止血活性部位主要含有机酸类和黄酮类成分，有机酸类成分包括绿原酸、咖啡酸、原儿茶酸、5-O-咖啡酰基-奎宁酸、4-羟基-β-苯乙胺（酪胺）等；黄酮类成分包括蒙花苷、芦丁、刺槐素、柳穿鱼叶苷等；还有多糖、生物碱、皂苷和多糖类成分。小蓟炒炭后，绿原酸含量下降；蒙花苷、芦丁及总黄酮的含量降低，说明炒炭过程对黄酮类成分有很明显的破坏作用。

3. 药理作用研究　小蓟有明显的促进血液凝固作用。小蓟止血主要通过使局部血管收缩，抑制纤溶而发挥作用。小蓟可对心脏起兴奋作用，有升高血压、强心及收缩血管作用，具有一定的抗突变能力。小蓟还具有一定的抗菌、消炎作用。动物实验证明，小蓟炭确能缩短出血时间和凝血时间。

4. 炮制工艺研究　研究表明，以蒙花苷及水分含量为指标，采用正交实验法优选小蓟的最佳炮制工艺为冲淋洗净后润 30 min，切成 0.5 cm 小段，80℃烘 1 h。以止血作用为指标，采用正交实验法优选小蓟炭的最佳炮制工艺为温度 260℃，炒制 5 min，在此条件下炮制的小蓟炭具有显著的缩短小鼠凝血时间的作用。小蓟炭炮制过程中应注意劳动保护，防止在炒制过程中小蓟花絮因质地轻松而飘散污染环境。

5. 炮制品质量要求　小蓟饮片水分不得过 12.0%；酸不溶性灰分不得过 5.0%；以稀乙醇作溶剂，采用热浸法，醇溶性浸出物不得少于 14.0%；含蒙花苷（$C_{28}H_{32}O_{14}$）不得少于 0.7%。

【贮存】置干燥容器内，小蓟炭密闭，置通风干燥处。

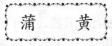

蒲 黄

【处方用名】蒲黄、生蒲黄、炒蒲黄、蒲黄炭

【来源】本品为香蒲科植物水烛香蒲 *Typha angustifolia* L.、东方香蒲 *Typha orientalis* Presl 或同属植物的干燥花粉。夏季采收蒲棒上部的黄色雄花序，晒干后碾轧，筛取花粉。剪取雄花后，晒干，成为带有雄花的花粉，即为草蒲黄。

【炮制方法】

1. 蒲黄 取原药材，揉碎结块，过筛。

2. 蒲黄炭 取净蒲黄，置炒制容器内，用中火炒至棕褐色，喷淋清水少许，熄灭火星，取出，晾干。

蒲黄为花粉类药物，质轻松，炒制时火力不可过大，出锅后应摊晾散热，防止复燃，检查确已凉透，方能收贮。如喷水较多，则须晾干，以免发霉。

【饮片性状】蒲黄为黄色粉末。体轻，放水中则飘浮水面。手捻有滑腻感，易附着手指上。气微，味淡。蒲黄炭形如蒲黄，表面棕褐色或黑褐色。具焦香气，味微苦、涩。

【炮制作用】蒲黄味甘，性平。归肝、心包经。具有止血，化瘀，通淋的功能。用于瘀血阻滞的心腹疼痛，痛经，产后瘀痛，跌打损伤，血淋涩痛。如治疗心腹疼痛、产后恶露不行或月经不调、少腹急痛的失笑散（《局方》）；治疗血淋涩痛的蒲黄散（《准绳》）。

蒲黄炭性涩，止血作用增强。常用于咯血、吐血、衄血、尿血、便血、崩漏及外伤出血。如治崩中漏下的蒲黄丸（《总录》）；治疗崩漏下血的五灰散（《沈氏尊生方》）。

【炮制研究】

1. 炮制沿革研究 南北朝刘宋时代有蒸、焙（《雷公》）的炮制方法。自唐代以后有炒黄（《产宝》）、微炒（《圣惠方》）、纸包炒（《苏沈》）、炒黑（《说约》）和蒸（《钩元》）等炮制方法。《中国药典》2015 年版一部收载的饮片规格为蒲黄、蒲黄炭。

2. 化学成分研究 黄酮类化合物是蒲黄中的主要有效成分，包括柚皮素、槲皮素、异鼠李素、异鼠李素 –3–O– 芸香糖苷、异鼠李素 –3–O– 新橙皮苷等。蒲黄炒炭后，黄酮类和多糖类成分含量显著降低，鞣质含量增加。此外，微量元素的含量有较大的变化，具有活血作用的 Fe、Zn、Mn、Cu、Cr、Ni 等元素较生蒲黄中的含量偏低，故蒲黄的临床应用常是"止血多炒用，散瘀多生用"。炒炭后黄酮类组分变化明显，黄酮苷损失殆尽，相应的黄酮苷元相对含量明显增高。黄酮苷含量减少而苷元含量相对增加，这可能是蒲黄炒炭前后药性改变的物质基础。蒲黄中的多种鞣质均具有止血作用，蒲黄炒炭后鞣质类成分含量升高，提示鞣质类成分变化也可能是蒲黄炭止血作用强于生品的原因之一。

3. 炮制药理研究 蒲黄具有降血脂、抗动脉粥样硬化、保护心肌、消炎、影响免疫、兴奋子宫及肠平滑肌和促进凝血等药理作用。蒲黄炭具有加快血小板凝聚速度的作用，能缩短出血时间和凝血时间，其作用的强弱主要与炒制程度有关，而与剂量的高低关系不大。蒲黄水煎液及总黄酮、有机酸、多糖等提取物对 ADP、花生四烯酸及胶原诱导家兔体内外血小板聚集功能均有明显抑制功能。蒲黄中分离的止血成分异鼠李素 –3– 芸香糖 –7– 鼠李糖苷，其止血活性是由 7 位的鼠李糖和 3 位的芸香糖产生的。

4. 炮制工艺研究 以水溶性浸出物、醇溶性浸出物、鞣质含量、微量元素为成分指标，以小鼠凝血时间为药理指标，对蒲黄的炮制工艺进行了优选。结果表明，生蒲黄最佳炮制工艺为 120 目筛，筛制 1 min；炒蒲黄炮制的最佳工艺是温度 150℃，炒制 12 min；蒲黄炭炮制的最佳工艺是温度 210℃，炒制 8 min。

5. 炮制品质量要求 生蒲黄饮片杂质不得过 10.0%；水分不得过 13.0%；总灰分不得过 10.0%，酸不溶性灰分不得过 4.0%；以乙醇为溶剂，采用热浸法，醇溶性浸出物不得少于 15.0%；含异鼠李素 –3–O– 新橙皮苷（$C_{28}H_{32}O_{16}$）和香蒲新苷（$C_{34}H_{42}O_{20}$）的总量不得少于 0.50%。

6. 蒲黄炭 以乙醇为溶剂，采用热浸法，醇溶性浸出物不得少于 11.0%

【贮存】置通风干燥处。防潮，防蛀。

荆 芥

【处方用名】荆芥、荆芥炭、荆芥穗、荆芥穗炭。

【来源】本品为唇形科植物荆芥 *Schizonepeta tenuifolia* Briq. 的干燥地上部分，亦有取干燥花穗入药，后者称荆芥穗。夏、秋二季花开到顶、穗绿时采割，除去杂质，晒干。

【炮制方法】

1. 荆芥 取原药材，除去杂质，喷淋清水，洗净，润透，于50℃烘1 h，切段，干燥，筛去碎屑。

2. 荆芥穗 取原药材，除去杂质，喷淋清水，切段，干燥，筛去碎屑。

3. 荆芥炭 取荆芥段，置炒制容器内，用武火加热，炒至表面焦黑色，内部焦黄色时，喷淋少量清水，灭尽火星。取出，晾干凉透。

4. 荆芥穗炭 取荆芥穗段，置炒制容器内，用武火加热，炒至表面黑褐色，内部焦褐色时，喷淋少量清水，灭尽火星。取出，晾干凉透。

【饮片性状】荆芥为不规则的段，茎、叶、穗混合。茎呈方柱形，淡黄绿色至淡紫色，被短柔毛。切面类白色。叶片较小，皱缩卷曲，破碎，多已脱落。穗状轮伞花序。荆芥穗淡棕色或淡黄绿色，穗状轮伞花序呈圆柱形，质脆易碎，气芳香，味微涩而辛凉。荆芥炭形如荆芥，体轻，质脆，全体黑褐色，断面焦褐色，略具焦香气，味苦而辛。荆芥穗炭形如荆芥穗，表面黑褐色，内部焦黄色，小坚果棕黑色。具焦香气，味苦而辛。

【炮制作用】荆芥、荆芥穗味辛，性微温。归肺、肝经。具有解表散风的功能。

一般多生用。用于感冒，头痛，麻疹，风疹，咽喉不利，疮疡初起等。如治疗风寒感冒或疮疡初起的荆防败毒散（《摄生》）；治疗风热感冒，头痛发热的银翘散（《条辨》）；治疗咽喉肿痛的荆芥汤（《三因》）；治疗麻疹初起的竹叶柳蒡汤（《醒斋》）。

荆芥、荆芥穗炒炭后辛散作用极弱，具有止血的功效。可用于便血、崩漏等证。如治疗妇女血崩的黑蒲黄散（《素庵》）；配伍人参、当归、熟地等可治疗产后血崩及虚人血崩，如升举大补汤（《傅青主》）。

【炮制研究】

1. 炮制沿革研究 宋代有焙（《普本》）、烧灰（《总微》）的炮制方法。自明代以后有微炒（《济阴》）、炒黑（《万氏》）、童便制（《逢原》）、醋调制（《玉楸》）、醋制（《治裁》）等炮制方法。《中国药典》2015 年版一部收载的饮片为荆芥、荆芥炭、荆芥穗、荆芥穗炭。

2. 化学成分研究 荆芥各部位挥发油含量以荆芥穗最高。在荆芥穗挥发油中，萜酮类组分相当高。荆芥炒炭后，总黄酮含量明显增加，熊果酸和齐墩果酸含量明显降低，挥发油含量显著降低，油中所含成分也发生了质的变化。荆芥炒炭后生品饮片中所含的 8 种成分消失，但产生了生品饮片所不含的 9 种成分，而主要成分薄荷酮、胡薄荷酮仍存在。同时，荆芥炒炭后挥发油折光率增大，并与炒炭程度有关。荆芥穗炒炭后鞣质含量升高。

3. 药理作用研究　荆芥具有解热、镇痛、抗炎、发汗、抑菌、抗病毒、抗氧化作用，对毛囊有明显促生长作用。荆芥油有直接松弛豚鼠气管平滑肌作用，有局部止痒作用，对神经系统具有镇静、降温作用。荆芥穗有明显抗补体作用，配于复方中或单用对皮肤病均有较好的治疗作用。

研究结果表明，荆芥炭混悬液和荆芥炭挥发油乳剂均有明显的止血作用，生品则无此作用。荆芥炭和荆芥炭挥发油的止血作用与剂量有关。同时，荆芥炭的止血活性部位为脂溶性提取成分，其作用机理为：明显缩短实验动物的凝血酶原时间、凝血酶时间、白陶土部分凝血活酶时间、血浆复钙时间，并且具有体内抗肝素作用，从而对内源性和外源性凝血系统中的多种凝血因子表现出可靠的激活作用。

4. 炮制工艺研究　采用正交设计，并以化学分析和药效学实验为综合指标，对荆芥炭、荆芥穗炭的最佳制炭工艺进行研究。结果表明，荆芥炭的最佳炮制条件为 210℃，加热10 min；荆芥穗炭的最佳炮制条件为 210℃，加热 6 min。

5. 炮制品质量要求　荆芥饮片含挥发油不得少于 0.30%（ml/g），胡薄荷酮（$C_{10}H_{16}O$）不得少于 0.020%；荆芥穗饮片水分不得过 12.0%；总灰分不得过 12.0%，酸不溶性灰分不得过3.0%；以乙醇作溶剂，采用冷浸法，醇溶性浸出物不得少于 8.0%；含挥发油不得少于 0.40%（ml/g），胡薄荷酮（$C_{10}H_{16}O$）不得少于 0.080%；荆芥炭饮片以 70% 乙醇作溶剂，采用热浸法，醇溶性浸出物不得少于 8.0%，荆芥穗炭饮片以 70% 乙醇作溶剂，采用热浸法，醇溶性浸出物不得少于 13.0%。

【贮存】贮干燥容器内，密闭，置通风干燥处。

侧 柏 叶

【处方用名】侧柏叶、侧柏炭。

【来源】本品为柏科植物侧柏 *Platycladus orientalis*（L.）Franco 的干燥枝梢及叶。多在夏、秋二季采收，阴干。

【炮制方法】

1. 侧柏叶　取原药材，除去硬梗及杂质，阴干。

2. 侧柏炭　取净侧柏叶，置炒制容器内，用武火炒至表面焦褐色，内部焦黄色，喷少许清水，灭尽火星，取出，晾干。

【饮片性状】本品多分枝，小枝扁平。叶细小鳞片状，交互对生，贴伏于枝上，深绿色或黄绿色。质脆，易折断。气清香，味苦涩、微辛。侧柏炭表面黑褐色，内部焦黄色，味苦涩。

【炮制作用】侧柏叶味苦、涩，性寒。归肺、肝、脾经。具有凉血止血、化痰止咳、生发乌发等功效，常用于咳喘、脱发以及吐血、尿血、便血、崩漏等各种出血症，如《名医别录》中用生侧柏叶入药主治吐血、衄血、痢血、崩中赤白。侧柏炭偏于收敛止血，多用于各种出血症，如扁柏丸（《大成》）、柏叶汤（《金匮》）、柏叶散（《圣惠方》）、石灰散（《十药》）等方剂。

【炮制研究】

1. 炮制沿革研究　宋代有炙制（《圣惠方》）、九蒸九曝蒸制（《类证》）、米泔浸（《总录》）、炒黄（《妇人》）、烧灰存性（《朱氏》）的炮制方法。自金元以后有煮制法（《儒门》）、酒浸（《丹溪》）、黄精制（《纲目》）、盐制（《保元》）等炮制方法。《中国药典》2015年版一部收载的饮片为侧柏叶、侧柏炭。

2. 化学成分研究　不同制炭程度对侧柏叶化学成分有不同程度的影响，侧柏叶炒炭后产生新的成分槲皮素，其含量可以明显的指示侧柏炭的炮制程度，作为侧柏叶炭的指标性成分。侧柏叶各炮制品的黄酮及鞣质含量为生品＞烘品＞炭品，侧柏叶经过炭化后，槲皮苷含量下降，槲皮素含量明显升高，Ca的含量为炭品＞生品＞烘品，微量元素的含量按折合率计算为生品＞烘品＞炭品，挥发油含量为生品＞煅品＞炭品。

3. 药理作用研究　对侧柏炮制前后进行止血药理研究表明，小鼠给药前后凝血时间自身相比，生侧柏叶无显著性差异，炭品均有显著性差异，证明侧柏炒炭止血作用增强。侧柏炭乙酸乙酯部位可以显著缩短小鼠出血和凝血时间，促进止血、凝血。对侧柏叶醇提物研究表明，其含有较强的抗炎成分，作用机制与花生四烯酸的代谢有关。

4. 炮制工艺研究　对侧柏叶及其不同制法的炮制品进行了挥发油、总黄酮和鞣质的含量测定，比较炮制前后化学成分的变化，优选出了侧柏叶的炮制工艺为烘制法，温度为160～180℃，时间20 min。

5. 炮制品质量要求　侧柏叶饮片水分不得过11.0%；以乙醇为溶剂，采用热浸法，醇溶性浸出物不得少于15.0%；含槲皮苷（$C_{21}H_{20}O_{11}$）不得少于0.10%。侧柏叶炭饮片醇溶性浸出物同侧柏叶饮片。

【贮存】贮干燥容器内，炮制品密闭，置通风干燥处。防潮。

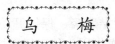

乌　　梅

【处方用名】乌梅、乌梅肉、乌梅炭、醋乌梅。

【来源】本品为蔷薇科植物梅 *Prunus mume*（Sieb.）Sieb.et Zucc. 的干燥近成熟果实。夏季果实近成熟时采收，低温烘干后闷至色变黑。

【炮制方法】

1. 乌梅　取原药材，除去杂质，洗净，干燥。

2. 乌梅肉　取净乌梅，用清水润软或蒸软后，剥取净肉，干燥，筛去碎屑。

3. 乌梅炭　取净乌梅或乌梅肉，置炒制容器内，用武火加热，炒至皮肉发泡，表面呈焦黑色，取出晾凉，筛去碎屑。

4. 醋乌梅　取净乌梅或乌梅肉，用米醋拌匀，闷润至醋被吸尽，置适宜容器内，密闭，隔水加热2～4 h，取出干燥。

每100 kg净乌梅或乌梅肉，用米醋10 kg。

乌梅色黑，炒炭不易掌握颜色变化，以炒至皮肉鼓起，黏质变枯，色焦黑为宜。

【饮片性状】乌梅呈类球形或扁球形，表面乌黑色或棕黑色，皱缩不平。基部有圆形果梗痕。果肉柔软，果核坚硬，椭圆形，棕黄色，表面有凹点，内含淡黄色种子1粒，种子扁卵形。味极酸。乌梅肉为去核果肉，呈乌黑色或棕黑色，气特异，味极酸。乌梅炭皮肉鼓起发泡，质较脆，表面呈焦黑色，味酸兼苦。醋乌梅形如乌梅或乌梅肉，质较柔润，略有醋气。

【炮制作用】乌梅性味酸、涩，平。归肝、脾、肺、大肠经。具有敛肺，涩肠，生津，安蛔的功能。

生乌梅长于生津止渴，敛肺止咳，安蛔。多用于虚热消渴，肺虚久咳，蛔厥腹痛。如治消渴证烦渴多饮的玉泉丸（《丹溪》），治肺虚久咳的一眼散（《杂病源流犀烛》），治蛔厥腹痛呕吐的乌梅丸（《伤寒》）。

乌梅肉的功效和适用范围与乌梅同，因去核用肉，故作用更强。

乌梅炭长于涩肠止泻，止血，常用于久泻，久痢及便血，崩漏下血等。如治下痢不能食的乌梅丸（《杂病源流犀烛》），用乌梅烧存性为末，醋打米糊为丸，可治大便下血不止（《济生方》）；治小便尿血（《纲目》）。或烧灰为末，乌梅汤调下，治妇人血崩（《妇人》）。

醋乌梅功用与生乌梅相似，但收敛固涩作用更强，尤其适用于肺气耗散之久咳不止和蛔厥腹痛。

【炮制研究】

1. 炮制沿革研究　汉代有醋浸一宿，去核再蒸熟捣如泥（《玉函》）的炮制方法。自晋代以后有炙制、熬制（《肘后》）、蜜醋渍蒸、单蒸、熬制（《千金》），炭制（《证类》）、焙（《洪氏》）、炒焦（《朱氏》）、煮（《世医》）、醋煮（《普济方》）、酒浸（《保婴》）、蜜拌蒸（《保元》）、麸炒（《食物》）、盐水浸（《便读》）等炮制方法。《中国药典》2015 年版一部收载的饮片为乌梅、乌梅肉、乌梅炭。部分地区有醋蒸等。

2. 化学成分研究　乌梅含有丰富的有机酸及氨基酸类成分，其中最主要的是苹果酸和柠檬酸。乌梅制炭后其水浸出物、有机酸、鞣质含量均降低。随炒炭时间的加长，其电导率值减小。

3. 药理作用研究　乌梅具有治疗结肠炎、保护肝功能、安蛔、抗菌、抗肿瘤、镇咳、抗生育和抗氧化等作用。乌梅炭具有止血作用，其三氯甲烷萃取部位为最佳凝血部位，而生品无此作用。

4. 炮制工艺研究　以止血药效、水溶性浸出物、醇溶性浸出物为指标，结合成品性状、收得率及直径，对乌梅炭炮制工艺进行研究。优选出最佳炮制条件为 235℃炒制 7.5 min，翻炒频率为 80 次/min。

5. 炮制品质量要求　乌梅饮片热浸法水溶性浸出物不得少于 24.0%，乌梅炭饮片不得少于 18.0%；乌梅饮片含枸橼酸（$C_6H_8O_7$）不得少于 12.0%，乌梅炭饮片不得少于 6.0%。

【贮存】贮干燥容器内，密闭，置通风干燥处。

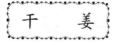

干 姜

【处方用名】干姜、炮姜、姜炭。

【来源】本品为姜科植物姜 *Zingiber officinale*. Rosc. 的干燥根茎。冬季采挖，除去须根及泥沙，晒干或低温干燥。趁鲜切片晒干或低温干燥者称为"干姜片"。

【炮制方法】

1. 干姜　除去杂质，略泡，洗净，润透，切厚片或块，干燥。

2. 炮姜　先将净河砂置炒制容器内，用武火炒热，再加入干姜片或块，不断翻动，炒至鼓起，表面棕褐色，取出，筛去砂，晾凉。

3. 姜炭 取干姜块，置炒制容器内，用武火加热，炒至表面黑色，内部棕褐色，喷淋少许清水，灭尽火星，取出晾干。

【饮片性状】干姜片呈不规则纵切片或斜切片，具指状分枝。外皮灰黄色或浅黄棕色，粗糙，具纵皱纹及明显的环节。切面灰黄色或灰白色，略显粉性，可见较多的纵向纤维，有的呈毛状。质坚实，断面纤维性。气香、特异，味辛辣。姜炭形如干姜片块，表面焦黑色，内部棕褐色，体轻，质松脆。味微苦，微辣。炮姜呈不规则膨胀的块状，具指状分枝。表面棕黑色或棕褐色。质轻泡，断面边缘处显棕黑色，中心棕黄色，细颗粒性，维管束散在。气香、特异，味微辛、辣。

【炮制作用】干姜味辛，性热，归脾、胃、肾、心、肺经。具有温中散寒，回阳通脉，温肺化饮的功能。

干姜能守能走，故对中焦寒邪偏盛而兼湿者以及寒饮伏肺的喘咳颇为相宜。又因为本品力速而作用较强，故用于回阳救逆，其效甚佳。常用于脘腹冷痛，呕吐泄泻，肢冷脉微，痰饮喘咳。如温中散寒的大建中汤（《金匮》）；回阳救逆的四逆汤（《伤寒》）；温肺散寒而化痰饮的小青龙汤（《伤寒》）。

炮姜性味苦、辛，温。具有温中散寒，温经止血的功能。其辛燥之性较干姜弱，温里之力不如干姜迅猛，但作用缓和持久，且长于温中止痛、止泻和温经止血。可用于中气虚寒的腹痛、腹泻和虚寒性出血。如治疗脾胃虚寒之腹痛、腹泻、霍乱转筋的附子理中丸（《局方》）；治脾胃虚寒便血的艾叶丸（《圣惠方》）。

姜炭味苦、涩，性温。归脾、肝经。其辛味消失，守而不走，长于止血温经。其温经作用弱于炮姜，固涩止血作用强于炮姜，可用于各种虚寒性出血，且出血较急，出血量较多者。如治疗血崩的如圣散（《丹溪》）；或用干姜烧黑存性，为末，米饮调服，治血痢不止（《姚氏集验方》）。

【炮制研究】

1. 炮制沿革研究 汉代有火炮（《金匮》）的炮制方法。自宋代以后有甘草水制、烧存性（《圣惠方》）、炒令黑（《证类》）、微炒（《小方》）、盐炒（《总录》）、煅存性（《疮疡》）、燀制、巴豆制（《局方》）、黄泥裹、地黄汁炒（《妇人》），土炒（《朱氏》）、慢火炮裂（《宝鉴》）、硇砂炒（《奇效》）、童便炒黑（《入门》）、水浸火煨、慢火煨至极黑（《保元》），姜炭（《大成》）、炮姜炭（《全生集》）、酒蒸炮姜（《幼幼》）等炮制方法。2015 版《中国药典》一部收载的饮片为干姜、姜炭和炮姜。

2. 化学成分研究 干姜主要含有挥发油类、姜辣素类（以 6-姜辣素为代表）以及二苯基庚烷类等成分。研究表明，干姜挥发油含量最高，颜色较浅；炮姜挥发油含量明显下降；姜炭挥发油含量最低，约为干姜的 1/2，且后二者挥发油颜色较深。6-姜辣素的含量为干姜 > 炮姜 > 姜炭，主要是因为炮姜和姜炭在炮制过程中由于温度升高，导致干姜中的该类成分被破坏。同时炮姜中部分氨基酸成分被破坏；而姜炭中氨基酸成分被完全破坏。

对干姜、炮姜、姜炭饮片的 HPLC 指纹图谱研究表明，干姜标准指纹图谱的 26 个色谱峰中，炮姜共有 24 个色谱峰，同时增加了 5 个主要在大极性部位的色谱峰。姜炭的共有色谱峰有 14 个，同时增加了 18 个大极性部位的色谱峰。

3. 药理作用研究

（1）抗溃疡作用 取干姜醇提物对实验性胃溃疡大鼠进行研究，结果表明，干姜醇提物对

3 种溃疡模型的胃黏膜损伤均有良好保护作用，可使实验动物溃疡指数显著降低，但对幽门结扎型大鼠胃液量、胃酸浓度、胃蛋白酶活性无抑制作用，其抗溃疡作用机制可能与增强胃黏膜防御能力有关。

（2）抗晕动作用　用干姜挥发油与醇提物均对眩晕小鼠发挥了明确的抗晕效应，其中以挥发油的效应最明显。

（3）毒性　小鼠急性毒性试验表明，炮姜水煎液灌胃毒性较干姜增大，表明干姜经加热炮制后水溶性毒性成分可能有某些变化。

（4）对内源性代谢物质的作用　研究表明干姜对正常大鼠机体代谢有明显的影响，神经酰胺 –1– 磷酸等 10 种物质被判定为可能生物标志物。

（5）止血作用　姜炭对虚寒性出血证的大鼠有止血作用。

4. 炮制工艺研究　除传统炮制方法外，另有烘烤法和微波加热法。其中烘烤法的工艺条件为：取干姜饮片，平铺在搪瓷盘上放入恒温箱升温至 220℃，约 10 min，至鼓起，表面呈棕褐色或棕黑色，内部为棕黄色时取出，即得。微波加热法的工艺条件：将干姜分为大小分档，平摊放在微波炉烤盘上，接通电源，设定微波火力和加热时间，即时即出。工艺参数：微波火力 100%，加热时间 3 min。传统法、烘烤法炮制干姜时火力和时间不易控制，温度偏高，受热不均匀。同时，微波加热具有穿透力强，内外同时加热、受热均匀，省工省时，准确地控制加热火和时间，避免环境污染。

5. 炮制品质量要求　干姜饮片水分不得过 19.0%；总灰分不得过 6.0%；热浸法，水溶性浸出物不得少于 22.0%；含挥发油不得少于 0.8%，含 6–姜辣素（$C_{17}H_{26}O_4$）不得少于 0.60%；姜炭饮片热浸法，水溶性浸出物不得少于 26.0%；含 6–姜辣素（$C_{17}H_{26}O_4$）不得少于 0.050%；炮姜饮片水分不得过 12.0%；总灰分不得过 7.0%；热浸法，水溶性浸出物不得少于 26.0%；含 6–姜辣素（$C_{17}H_{26}O_4$）不得少于 0.30%。

【贮存】置阴凉干燥处。防蛀。

石　榴　皮

【处方用名】石榴皮、石榴皮炭。

【来源】本品为石榴科植物石榴 *Punica granatum* L. 的干燥果皮。秋季果实成熟后收集果皮，晒干。

【炮制方法】

1. 石榴皮　取原药材，除去杂质，去净残留的瓤及种子，洗净，切块，干燥。筛去碎屑。

2. 石榴皮炭　取净石榴皮块，置炒制容器内，用武火加热，炒至表面黑黄色，内部棕褐色，喷淋少许清水灭尽火星，取出晾干。筛去碎屑。

【饮片性状】石榴皮呈不规则的长条状或不规则的块状。外表面红棕色、棕黄色或暗棕色，略有光泽，有多数疣状突起，有时可见筒状宿萼及果梗痕。内表面黄色或红棕色，有种子脱落后的小凹坑及隔瓤残迹。切面黄色或鲜黄色，略显颗粒状。石榴皮炭形如石榴皮丝或块，表面黑黄色，内部棕褐色气微，味苦涩。

【炮制作用】石榴皮味酸、涩，性温。归大肠经。具有涩肠止泻，止血，驱虫的功能。

生石榴皮长于驱虫，涩精，止带。多用于虫积腹痛，滑精，白带，脱肛，疥癣。如驱虫的石榴皮散（《圣惠方》）。

炒炭后收涩力增强，多用于久泻，久痢，崩漏。如治久漏不瘥的神授散（《普济方》）。

【炮制研究】

1. 炮制沿革研究　南北朝刘宋时代有浆水浸制（《雷公》）的炮制方法。自唐代以后有烧灰（《千金》）、炙黄（《食疗》）、微炒、炒焦、蒸制（《圣惠方》），烧制（《证类》）、酒制（《总录》）、涂蜜炙焦（《总微》）、醋制（《百问》）、醋炒、醋焙（《普济方》），醋浸炙黄（《要诀》）和醋煮焙干（《准绳》）、有煅末（《从新》）、烧灰存性、焙制、煎制（《得配》）等炮制方法。《中国药典》2015 年版一部收载的饮片为石榴皮、石榴皮炭。

2. 化学成分　石榴皮中主要含有鞣质类的没食子酸、鞣花酸，黄酮类的木樨草素、山奈酚，氨基酸类的天门冬氨酸、谷氨酸等成分。

3. 药理作用　石榴皮具有抗氧化、抗癌、抗菌、降血脂等药理。研究表明，石榴皮超微粉具有较强的抵御膜脂质过氧化和清除血清中自由基的能力。石榴皮鞣花酸体内外均可明显抑制荷瘤小鼠的肿瘤生长。石榴皮中鞣质类化合物和总黄酮类化合物对金黄色葡萄球菌、大肠埃希菌、沙门菌、福氏痢疾杆菌、铜绿假单胞菌和白念珠菌都具有一定的抑制作用，而且鞣质类化合物表现出光谱抗菌特性。石榴皮醇提物可能是通过减少高脂血症模型大鼠的脂质过氧化产物、提高其抗氧化能力作用而实现降血脂作用。

4. 炮制工艺研究　炒制温度对石榴皮炭饮片的质量有显著性影响。以炒制温度、炒制时间为考察因素，以没食子酸和鞣花酸含量为指标，采用正交试验法优选石榴皮炭饮片的最佳炮制工艺为 300℃炒制 12 min。

5. 炮制品质量要求　石榴皮饮片水分不得过 17.0%；总灰分不得过 7.0%。

【贮存】贮干燥容器内，榴皮炭密闭，置通风干燥处，防潮。

白 茅 根

【处方用名】白茅根、茅根、茅根炭。

【来源】本品为禾本科植物白茅 *Imperata cylindrica* Beauv.var.*major*（Nees）C.E.Hubb. 的干燥根茎。春、秋二季采挖，除去地上部分及泥土，洗净，干燥，除去须根及膜质叶鞘，捆成小把。

【炮制方法】

1. 白茅根　取原药材，微润，切段，干燥，筛去碎屑。

2. 茅根炭　取茅根段，置炒制容器内，用中火加热，炒至表面焦褐色，内部焦黄色，喷淋少许清水，灭尽火星，取出，晾干。

【饮片性状】白茅根为圆柱状短段。表面黄白色或淡黄色，微有光泽，具纵皱纹，节明显，呈浅黄棕色。切断面中心黄色并有小孔。体轻，质略脆。味微甜。茅根炭表面呈焦褐色，味微涩。

【炮制作用】白茅根味甘，性寒。归肺、胃、膀胱经。具有凉血止血，清热利尿的功能。

生白茅根长于凉血、清热利尿。常用于血热妄行的多种出血证，热淋，小便不利，水肿，湿热黄疸，热盛烦渴，胃热呕哕及肺热咳嗽。治血热偏盛的出血证可单用大剂量煎服，尤其对尿血可起到利尿与止血二者兼顾的作用。如治气虚血热、小便出血的茅根饮子（《外台》）；治热病呕哕、不能下食的茅根散（《圣惠方》）；治疗急性肾炎水肿的急性肾炎方（《中药临床应用》）。

茅根炭，味涩，寒性减弱。清热凉血作用轻微，止血作用增强，专用于出血证，并偏于收敛止血，常用于出血证较急者。如十灰散（《十药》）。

【炮制研究】

1. 炮制沿革研究　元代有蜜炒（《宝鉴》）、烧灰存性（《十药》）的炮制方法。自明代以后有炒黄、枣制（《普济方》）、蜜炙炒（《禁方》）、捣汁用（《正宗》）、炒黑（《金鉴》）、童便制（《得配》）等炮制方法。《中国药典》2015 年版一部收载的饮片为白茅根、茅根炭。

2. 化学成分研究　白茅根的化学成分以三萜类化合物为主，此外含有苯丙素类、有机酸类、酚类等成分。白茅根经炒炭后，鞣质、5-羟甲基糠醛含量明显升高；同时，除 Cd、Co、Cu 含量有所降低外，其余元素如 Zn、Pb、Mn、Cr、P、Fe、K、Ca 等均明显增加。

3. 炮制药理研究　白茅根生品水煎液和炭品水煎液均明显缩短小鼠出血时间和血浆复钙时间，增强血小板聚集率，且炭品效果优于生品。

4. 炮制工艺研究　以茅根的止血作用为指标，对茅根炭的炮制工艺进行优选，结果表明，茅根炭的最佳炮制工艺为 170℃，烘制 16 min。

5. 炮制品质量要求　白茅根饮片水分不得过 12.0%；总灰分不得超过 5.0%；热浸法，水溶性浸出物不得少于 24.0%；茅根炭饮片热浸法，水溶性浸出物不得少于 7.0%。

【贮存】贮干燥容器内，茅根炭密闭，置通风干燥处。

鸡 冠 花

【处方用名】鸡冠花、鸡冠花炭。

【来源】本品为苋科植物鸡冠花 Celosia cristata L. 的干燥花序。秋季花盛开时采收，晒干。

【炮制方法】

1. 鸡冠花　取原药材，除去杂质及残留的茎叶，切段。

2. 鸡冠花炭　取净鸡冠花段，置炒制容器内，用中火加热，炒至表面焦黑色，喷淋少许清水，灭尽火星，取出，晾干。

【饮片性状】鸡冠花为鸡冠状不规则短段。表面紫色或红色（鸡冠花），或者黄白色（白鸡冠花）。种子黑色，细小，有光泽，质轻，味淡。鸡冠花炭表面焦黑色，质轻，味涩。

【炮制作用】鸡冠花味甘、涩，性凉。归肝，大肠经。具有收涩止血、止带、止痢的功能。

生鸡冠花性凉，收涩之中兼有清热作用，多用于湿热带下、湿热痢疾、湿热便血和痔血等证。如治五痔肛边肿痛的淋泽鸡冠散（《宝鉴》）。

炒炭后凉性减弱，收涩作用增强。常用于吐血、便血、崩漏反复不愈及带下，久痢不止。如炒白鸡冠花、棕榈炭、羌活为末服用，治血脱肛（《永类铃方》）。或本品煎酒服治赤白下痢（《濒湖集简方》）。

【炮制研究】

1. 炮制沿革研究 宋代有微炒、焙令香（《圣惠方》）的炮制方法。自明代以后有烧灰（《幼幼》）或烧灰存性（《串雅内》）、炒法（《从新》）等炮制方法。《中国药典》2015年版一部收载的饮片规格为鸡冠花和鸡冠花炭。

2. 化学成分研究 鸡冠花中主要含有黄酮类化合物、维生素和无机元素、蛋白质和氨基酸和鸡冠花红色素等成分。鸡冠花经炒炭后，总黄酮类、糠酸的量均有不同程度的增加；同时，除了 Ca 含量明显升高，Na 的含量明显降低之外，其余各无机元素含量变化不明显。

3. 炮制药理研究 鸡冠花生品及其乙酸乙酯和正丁醇部位具有凉血止血功效，鸡冠花炭品具有止血功效，鸡冠花生品及其炭品各自通过影响实验动物凝血系统的不同环节而发挥止血作用。

4. 炮制工艺研究 以鸡冠花炭的凝血时间为指标，优选鸡冠花炭的最佳炮制工艺为220℃，炒制 5 min。

5. 炮制品质量要求 鸡冠花炭饮片热浸法，水溶性浸出物不得少于 16.0%。

【贮存】 贮干燥容器内，鸡冠花炭密闭，置通风干燥处。

莲 房

【处方用名】 莲房、莲房炭。

【来源】 本品为睡莲科植物莲 *Nelumbo nucifera* Gaertn. 的干燥花托。秋季果实成熟时采收，除去果实，晒干。

【炮制方法】

1. 莲房 取原药材，除去杂质，切成小方块。

2. 莲房炭

（1）炒炭：取净莲房碎块，置炒制容器内，用武火加热，炒至外表焦黑色，内部棕褐色，喷淋少许清水，灭尽火星，取出，晾干。

（2）煅炭：取净莲房碎块，置铁锅内，上面扣一较小口径的锅。两锅结合处用盐泥封固，盖锅上贴一白纸条或放数粒大米，并压重物。用文武火加热，至白纸或大米呈焦黄色为度，停火，待凉后取出。

【饮片性状】 莲房为不规则的方块。表面灰棕色至紫棕色，具细纵纹及皱纹，有的可见圆形孔洞。质轻松。味微涩。莲房炭表面焦黑色，内部棕褐色。

【炮制作用】 莲房味苦、涩，性温。归肝经。具有化瘀止血的功能。

生品化瘀之力偏胜，止血力较弱。多用于胎衣不下，痔疮及产后恶露不绝。如用本品甜酒煎服，治胎衣不下（《岭南采药录》）；以及治疗痔疮的莲房枳壳汤（《疡科选粹》）。

临床多用莲房炭，制炭后收涩力增强。常用于崩漏、尿血、痔血等下部出血证。如治疗血崩的莲壳散（《儒门》）、莲房饮方（《温热经解》），以及治经血不止的瑞莲散（《妇人经验方》）。

【炮制研究】

1. 炮制沿革研究 宋代有煅灰（《疮疡》）的炮制。自明代以后有烧灰存性（《普济方》）、炒法（《济阴》）等炮制方法。《中国药典》2015年版一部收载的饮片为莲房、莲房炭。

2. 化学成分研究　莲房富含莲房原花青素等多酚，以及金丝桃苷、腊梅苷、槲皮素等黄酮类成分。莲房经制炭后，金丝桃苷含量下降，而槲皮素含量显著增加。

3. 炮制工艺研究　以槲皮素为指标性成分，优选莲房炭的最佳炮制工艺为 310℃，炒制 15 min。

【贮存】贮干燥容器内，莲房炭密闭，置通风干燥处。

第二节　加辅料炒法

净制或切制后的饮片与固体辅料共同加热拌炒的方法，称为加辅料炒法。

加辅料炒法的主要目的是降低毒性，缓和药性，增强疗效，易于粉碎和矫臭矫味等。同时，一些辅料具有中间传热体的作用，能使饮片受热均匀，炒后的饮片色泽一致，外观质量好，质地酥脆。

根据固体辅料的种类不同，可以分为麸炒、米炒、土炒、砂炒、蛤粉炒和滑石粉炒等。

一、麸炒

将净制或切制后的饮片用麦麸共同加热熏炒至一定程度的方法，称为麸炒法。又称"麦麸炒"或"麸皮炒"。直接用麦麸炒称净麸炒或清麸炒；麦麸用蜂蜜或红糖制过者则称蜜麸炒或糖麸炒。

麦麸性味甘平，具有和中作用。明代《本草蒙筌》有"麦麸皮制抑酷性勿伤上膈"的记载。麦麸炒制适用于补脾胃或作用强烈及有腥味的中药。

麸炒目的：

（1）增强疗效　具有补脾作用的药物，如山药、白术等。

（2）缓和药性　某些作用偏胜的药物，如苍术药性燥烈，经麸炒后药性缓和，不致耗气伤阴。

（3）矫臭矫味　某些具腥臭气味的药物，如僵蚕经麸炒后，杀菌除腥，矫正其不良气味，便于服用。

操作方法：

先用中火或武火将炒制容器烧热，再将定量的麦麸均匀撒入热的炒制容器中，至起烟时投入药物，快速均匀翻动并适当控制火力，炒至药物表面呈黄色或深黄色时取出，筛去麦麸，放凉。

每 100 kg 药物，用麦麸 10～15 kg。

注意事项：

（1）辅料用量要适当，麦麸量少则烟气不足，达不到熏炒要求，量多则造成浪费。

（2）注意火力适当，一般用中火，火力均匀，炒制容器要预热至"麸下烟起"为度。如火力太小或炒制容器不够热，达不到熏炒要求，则成品色泽不够鲜亮。

（3）麦麸要均匀撒于炒制容器中，待冒烟后投入药物。

（4）药物要求干燥，以免药物黏附焦化麦麸。

（5）药物达到标准时要迅速出炒制容器，以免造成炮制品发黑、火斑过重等现象。

枳 壳

【处方用名】 枳壳、炒枳壳。

【来源】 本品为芸香科植物酸橙 *Citrus aurantium* L. 及其栽培变种的干燥未成熟果实。7 月果皮尚绿时采收，自中部横切为两半，晒干或低温干燥。

【炮制方法】

1. 枳壳 取原药材，除去杂质，洗净，润透，去瓤，切薄片，干燥，筛去碎落的瓤核。

2. 麸炒枳壳 先将锅烧热，均匀撒入定量的麦麸，用中火加热，待烟起投入枳壳片，快速翻动，炒至淡黄色时取出，筛去麦麸，放凉。

每 100 kg 枳壳片，用麦麸 10 kg。

【饮片性状】 枳壳呈不规则弧状条形薄片，长达 5 cm，宽达 1.3 cm，切面外果皮棕褐色至褐色，中果皮黄白色至黄棕色，近外缘有 1～2 列点状油室，内侧具少量紫褐色瓤囊。周边绿褐色或棕褐色，粗糙。质脆。气清香，味苦微酸。麸枳壳形如枳壳片，表面色深，有的有焦斑，质脆，气香，味较弱。

【炮制作用】 枳壳味苦、辛、酸，性微寒。归脾、胃经。具有理气宽中，行滞消胀的功能。

生枳壳辛燥，作用较强，偏于行气宽中消胀。用于气实壅满所致之脘腹胀痛或胁肋胀痛，瘀滞疼痛；子宫脱垂，脱肛，胃下垂。如治胁肋胀痛的枳壳散（《本事方》）；治瘀血疼痛的膈下逐瘀汤（《医林改错》）。

麸炒枳壳可缓和其峻烈之性，偏于理气健胃消食。用于宿食停滞，呕逆嗳气，食积不化，风疹瘙痒。如治积滞内停，胃脘痞满的木香槟榔丸（《局方》）；治呕逆嗳气兼脾胃虚弱，里急后重的宽肠理气汤（《婴童》）。麸炒枳壳因其作用缓和，而适宜于年老体弱而气滞者。

【炮制研究】

1. 炮制历史沿革 南北朝有麸炒（《雷公》）的炮制方法。自唐代以后有炒焦（《产宝》）、麸炒（《颅囟》）、麸炒醋熬（《圣惠方》）、米泔浸后麸炒（《总录》）、制炭（《博济》）、面炒（《产育》）、炒制（《儒门》）、麸炒、火炮、煨（《世医》），米炒（《普济方》）、萝卜制（《奇效》）、米泔水浸（《保婴》）、麸炒、酒炒（《本草述》），醋炒（《金鉴》）、蜜水炒（《医醇》）等炮制方法。《中国药典》2015 年版一部收载的饮片为枳壳、麸炒枳壳。

2. 化学成分研究 枳壳及其果瓤和中心柱均含挥发油、柚皮苷及具有升压作用的辛弗林和 N-甲基酪胺。但果瓤和中心柱中挥发油含量甚少，且不含柠檬烯。柚苷含量也低于枳壳。枳壳瓤约占整个药材重量的 20%，并极易发霉变质和虫蛀，水煎液味极苦酸涩，不堪入口。枳壳经麸炒后，其挥发油含量有所降低，相对密度、折光率、颜色及成分组成也发生了变化。麸炒前后薄层色谱行为基本一致，但麸炒后新橙皮苷和柚皮苷含量均减少。

3. 药理作用研究 枳壳和麸炒枳壳水煎液对兔离体肠管、兔离体子宫及小白鼠胃肠运动均有影响，但后者作用强度低于生品，从而减缓了枳壳对肠道平滑肌的刺激。

4. 炮制工艺研究 以水合橙皮内酯、马尔敏、川陈皮素、红橘素和葡萄内酯的总含量、醇溶性浸出物、挥发油含量、饮片性状和药效为指标，综合优化枳壳麸炒工艺为加麸量 10%，190℃炒制 9 min。

5. **炮制品质量要求** 枳壳饮片和麸炒枳壳饮片水分均不得过 12.0%；总灰分均不得过 7.0%。含柚皮苷（$C_{27}H_{32}O_{14}$）均不得少于 4.0%，新橙皮苷（$C_{28}H_{34}O_{15}$）均不得少于 3.0%。

【贮存】贮干燥容器内，密闭，置阴凉干燥处，防蛀。

枳 实

【处方用名】枳实、炒枳实。

【来源】本品为芸香料植物酸橙 *Citrus aurantium* L. 及其栽培变种或甜橙 *Citrus sinensis* Osbeck 的干燥幼果。5—6 月收集自落的果实，除去杂质，自中部横切为两半，晒干或低温干燥，较小者直接晒干或低温干燥。

【炮制方法】

1. 枳实 取原药材，除去杂质，用清水洗净，润透，切薄片，干燥，筛去碎屑。

2. 麸炒枳实 先将炒制容器烧热，均匀撒入定量的麦麸，用中火加热，待冒烟时投入枳实片，快速翻炒至呈淡黄色时取出，筛去麦麸，放凉。

每 100 kg 枳实片，用麦麸 10 kg。

【饮片性状】本品为不规则弧状条形或圆形薄片。切面外果皮黑绿色至暗棕色，中果皮部分黄白色至黄棕色，近外缘有 1~2 列点状油室，条片内侧或圆片中央具棕褐色瓤囊。质脆。气清香，味苦微酸。麸枳实形如枳实片，切面色较深，有的有焦斑，质脆易折断，气焦香，味微苦，微酸。

【炮制作用】枳实味苦、辛、酸，性温。归脾、胃经。具有破气消积，化痰散痞的功能。

生枳实较峻烈，以破气化痰为主，但破气作用强烈，有损伤正气之虑，适宜气壮邪实者。用于胸痹、痰饮；近年亦用于胃下垂，子宫脱垂，脱肛。如治痰浊内阻，胸阳不振，胸痹疼痛的枳实薤白桂枝汤（《金匮》）；治痰厥吐逆，头目眩晕的导痰汤（《济生》）。

麸炒枳实可缓和其峻烈之性，以免损伤正气，以散结消痞力胜。用于食积胃脘痞满，积滞便秘，湿热泻痢。如治食积不化而致脘腹胀满的枳术丸；又如治下痢泄泻的枳实导滞丸（《内外伤辨惑论》）；治大肠热结，便秘腹满的大承气汤（《伤寒》）。

【炮制研究】

1. 炮制历史沿革 汉代有去穰炒（《玉函》）、制炭（《金匮》）、炙（《伤寒》）等炮制方法。自唐代以后有熬制（《千金》）、炒黄（《外台》）、"炒令黑，拗破看内外相似"（《颅囟》）、麸炒（《圣惠方》）、面炒（《史载》）、醋炒（《妇人》）、米泔浸后麸炒（《普济方》）、蜜炙（《纲目》）、加姜汁炒（《准绳》）、饭上蒸（《景岳》）、酒炒（《幼幼》）、麸炒（《得配》）、土炒（《丛活》）等炮制方法。《中国药典》2015 年版一部收载的饮片为枳实、麸炒枳实。

2. 化学成分研究 枳实麸炒后，各类成分含量如挥发油、辛弗林、橙皮苷均降低。麸炒枳实长期贮存后，辛弗林、挥发油含量明显降低，水溶性、醇溶性浸出物也均有降低。

3. 药理作用研究 枳实挥发油使肠蠕动频率增加，振幅降低，肠蠕动收缩张力加强，舒张不完全，平滑肌处于痉挛状态。麸炒后，挥发油减少，减弱枳实对肠道平滑肌的刺激。

4. 炮制品质量要求 枳实饮片水分不得过 15.0%，麸炒枳实饮片不得过 12.0%；枳实饮片与麸炒枳实饮片总灰分均不得过 7.0%；以 70% 乙醇作溶剂，热浸法醇浸出物均不得少于

12.0%；辛弗林（$C_9H_{13}NO_2$）含量均不得少于 0.30%。

【贮存】置阴凉干燥处，防蛀。

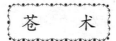
苍　术

【处方用名】苍术、茅苍术、炒苍术、焦苍术。

【来源】本品为菊科植物茅苍术 *Atractylodes lancea*（Thunb.）DC. 或北苍术 *Atractylodes chinensis*（DC.）Koidz. 的干燥根茎。春、秋二季采挖，除去泥沙，晒干，撞去须根。

【炮制方法】

1. 苍术　取原药材，除去杂质，用水浸泡，洗净，润透，切厚片，干燥，筛去碎屑。

2. 麸炒苍术　先将炒制容器烧热，撒入定量的麦麸，用中火加热，待冒烟时投入苍术片，快速翻炒，炒至深黄色或焦黄色时，取出，筛去麦麸，放凉。

每 100 kg 苍术片，用麦麸 10 kg。

3. 焦苍术　取苍术片置炒制容器内，用中火加热，炒至褐色时，喷淋少许清水，再用文火炒干，取出放凉，筛去碎屑。

【饮片性状】苍术为不规则类圆形或条形厚片，边缘不整齐，外表灰棕色至黄棕色，有皱纹、横曲纹，切面黄白色或灰白色，散有多数橙黄色或棕红色的油点（俗称"朱砂点"），以及析出白色细针状结晶（习称"起霜"）。质坚实。气香特异，味微甘、辛、苦。麸苍术形如苍术片，表面深黄色，散有多处棕褐色油室，有焦香气，较生品浓。焦苍术表面焦褐色，有焦香气。

【炮制作用】苍术味辛、苦，性温。归脾、胃、肝经。具有燥湿健脾，祛风散寒，明目的功能。

生苍术温燥而辛烈，燥湿，祛风散寒力强。用于风湿痹痛，肌肤麻木不仁，脚膝疼痛，风寒感冒，肢体疼痛，湿温发热，肢节酸痛。如治风湿痹痛的薏苡仁汤（《治裁》）及治湿温发热的白虎加苍术汤（《活人书》）；治风寒挟湿之感冒的九味羌活汤（《此事难知》）。

麸炒后辛味减弱，缓和燥性，气变芳香，增强了健脾和胃的作用，用于脾胃不和，痰饮停滞，脘腹痞满，青盲，雀目。如治脾胃不和的平胃散和痰饮内停的不换金正气散（《局方》）；治青盲、雀盲眼目昏涩的二术散（《准绳》）。

焦苍术辛燥之性大减，以固肠止泻为主。用于脾虚泄泻，久痢，或妇女的淋带白浊。如治脾虚泄泻的椒术丸（《保命》）。

【炮制研究】

1. 炮制历史沿革　唐代有米汁浸炒、醋煮（《理伤》）的炮制方法。自宋代以后有炒黄（《圣惠方》）、米泔浸后麸炒（《衍义》）、米泔浸后醋炒、皂角煮后盐水炒（《总录》）、米泔水浸后葱白罨再炒黄（《局方》）、米泔浸后盐炒（《总微》）、土炒（《妇人》）、米泔水浸、椒炒、盐炒、醋煮、酒煮（《儒门》），茴香炒、茱萸炒、猪苓炒、童便浸、东流水浸焙（《世医》），米泔浸后乌头、川楝子同炒焦黄、川椒、破固纸、陈皮、酒浸后炒、酒醋浸炒（《瑞竹》），制炭、蒸法、露制、茱萸制（《普济方》），土米泔并制、姜汁炒（《仁术》），桑椹取汁制（《景岳》）、米泔浸后牡蛎粉炒（《济阴》）、米泔浸后黑豆蜜酒人乳并制（《大法》）、米泔浸后再用土、水浸并与芝麻粳米糠拌炒（《乘雅》），九蒸九晒法（《集解》）、炒焦法、土炒炭法（《全生集》），烘制（《丛活》）等炮制方法。《中国药典》2015 年版一部收载的饮片为苍术、麸炒苍术。部分地区还有焦苍术等饮片。

2. 化学成分研究　苍术炮制后，挥发油总量降低，尤其是 β- 桉叶醇、茅术醇含量降低，但挥发油成分组成无明显改变。

3. 药理作用研究　苍术挥发油对青蛙有镇静作用，并略使脊髓反射亢进。大剂量使中枢神经抑制，终致呼吸麻痹而死亡。苍术麸炒、米泔水制后能明显增强脾虚小鼠体重，延长游泳时间，改善小鼠脾虚症状，抑制脾虚小鼠的小肠推进运动，减轻泄泻程度，而生品作用不明显。

4. 炮制品质量要求　苍术饮片水分不得过 11.0%，麸炒苍术饮片不得过 10.0%；苍术饮片和麸炒苍术饮片总灰分均不得过 5.0%；苍术饮片含苍术素（$C_{13}H_{10}O$）不得少于 0.30%，麸炒苍术不得少于 0.20%。

【贮存】置阴凉干燥处。防霉，防蛀。

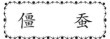

僵　蚕

【处方用名】僵蚕、白僵蚕、炒僵蚕。

【来源】本品为蚕蛾科昆虫家蚕 *Bombyx mori* Linnaeus 4～5 龄的幼虫感染（或人工接种）白僵菌 *Beauveria bassiana*（Bals.）Vuillant 而致死的干燥体。多于春、秋季生产，将感染白僵菌病死的蚕干燥。

【炮制方法】

1. 僵蚕　取原药材，除去杂质及残丝，洗净，晒干。

2. 麸炒僵蚕　先用中火将炒制容器烧热，均匀撒入定量麦麸，待起烟时加入净僵蚕，快速翻炒至表面呈黄色时出锅，筛去麦麸，放凉。

每 100 kg 僵蚕，用麦麸 10 kg。

【饮片性状】僵蚕略呈圆柱形，多弯曲皱缩，长 2～5 cm，直径 0.5～0.7 cm。表面灰黄色，被有白色粉霜状的气生菌丝和分生孢子。质硬而脆，易折断，断面平坦，外层白色，中间有亮棕色或亮黑色的丝腺环 4 个。气微腥，味微咸。麸僵蚕形如僵蚕，表面黄色，偶有焦黄斑，腥气减弱。

【炮制作用】僵蚕味咸、辛，性平。归肝、肺、胃经。具有息风止痉，祛风止痛，化痰散结的功能。

生僵蚕辛散之力较强，药力较猛。用于惊风抽搐，皮肤瘙痒，肝风头痛。如治惊风抽搐，口眼歪斜的牵正散（《杨氏家藏方》）。

麸炒后疏风解表之力稍减，长于化痰散结。用于瘰疬痰核，中风失音。如治中风失音或喉中痰声作响的通关散（《准绳》）；治喉风，咽喉肿痛的白僵蚕散（《魏氏家藏方》）。同时有助于除去生僵蚕虫体上的菌丝和分泌物，矫正气味，便于粉碎和服用。

【炮制研究】

1. 炮制沿革研究　南北朝有米泔制（《雷公》）的炮制方法。自唐代以后有炒制（《千金》)、熬制（《千金翼》）、姜汁制（《博济》）、面炒制（《脚气》）、酒炒、灰炮（《药证》）、麸炒、蜜制、盐制（《总录》），油制（《朱氏》）、醋制（《普济方》）、糯米炒（《尊生》）、制炭（《备要》）、红枣制（《全生集》）等炮制方法。《中国药典》2015年版一部收载的饮片为僵蚕、麸炒僵蚕。

2. 化学成分研究　生品、清炒品与麸炒品三种炮制品的水溶性浸出物含量有显著差异，以清炒品含量最高，麸炒品次之，生品最低。采用聚丙烯酰胺凝胶电泳测定僵蚕的炮制品与原药材的蛋白质区带图谱，结果表明，生僵蚕有 3 条谱带，麸炒品有 1 条谱带，说明僵蚕麸炒对蛋白质有明显影响。

3. 炮制品质量要求　僵蚕饮片采用热浸法，用稀乙醇作溶剂，浸出物不得少于20.0%，杂质不得过3.0%；水分不得过13.0%；总灰分不得过7.0%；酸不溶性灰分不得过2.0%。本品每 1 000 g 含黄曲霉毒素 B_1 不得过 5 µg，含黄曲霉毒素 G_2、黄曲霉毒素 G_1、黄曲霉毒素 B_2 和黄曲霉毒素 B_1 的总量不得过 10 µg。

【贮存】置通风干燥处，防蛀。

芡 实

【处方用名】芡实、鸡头实、炒芡实、炒鸡头实。

【来源】本品为睡莲科植物芡 *Euryale ferox* Salisb. 的干燥成熟种仁。秋末冬初采收成熟果实，除去果皮，取出种子，洗净，再除去硬壳（外种皮），晒干。

【炮制方法】

1. 芡实　取原药材，除去杂质及残留硬壳。用时捣碎。

2. 炒芡实　取净芡实，置炒制容器内，用文火加热，炒至微黄色，具香气时，取出放凉。用时捣碎。

3. 麸炒芡实　取麸皮撒于热的炒制容器内，用中火加热，待麸皮冒烟时倒入净芡实，炒至表面呈微黄色或亮黄色时取出，筛去麸皮，放凉。用时捣碎。

每 100 kg 芡实，用麸皮 10 kg。

【饮片性状】芡实为类球形，多为半球形破粒。完整者直径 5～8 mm。表面有棕红色或红褐色内种皮，一端黄白色，约占全体的1/3，有凹点状种脐痕，除去内种皮显白色，除去内种皮显白色。质较硬，断面白色，粉性。气微，味淡。炒芡实表面淡黄色至黄色，偶有焦斑。麸炒芡实表面黄色或微黄色。味淡、微酸。略有香气。

【炮制作用】芡实味甘、涩、性平。归脾、肾经。具有益肾固精，补脾止泻，除湿止带的功能。

生品性平，涩而不滞，补脾肾而兼能祛湿，常用于遗精滑精，遗尿尿频，带下，白浊，小便不禁，兼有湿浊者尤宜。如治遗精、带下的水陆二仙丹（《洪氏》）；治梦遗滑精的玉锁丹（《杨氏家藏方》）。

炒后性偏温，气香，增强补脾和固涩作用。清炒芡实和麸炒芡实功用相似，均以补脾和固涩力胜。常用于脾虚泄泻和肾虚精关不固的滑精。但一般脾虚泄泻可选用麸炒品，如治脾虚泄泻的甘缓汤（《罗氏会约医镜》）；精关不固的滑精不止可选用清炒品。如治腰膝酸软，头昏耳鸣的锁阳固精丸（《中国药典》）。

【炮制研究】

1. 炮制沿革研究 唐代有蒸后晒干去皮取仁（《食疗》）的方法。自宋代以后有蒸（《济生》）、炒制（《景岳》）、防风汤浸（《纲目》）等炮制方法。《中国药典》2015 年版一部收载的芡实炮制品为芡实、麸炒芡实。部分地区还有炒芡实等饮片。

2. 炮制品质量要求 芡实饮片水分不得过 14.0%，麸炒芡实不得过 10.0%；芡实饮片和麸炒芡实饮片总灰分均不得过 1.0%。

【贮存】贮干燥容器内，密闭，置通风干燥处。防蛀。

薏 苡 仁

【处方用名】薏苡仁、苡仁、苡米、炒苡仁、炒苡米、麸苡仁。

【来源】本品为禾本科植物薏苡 *Coix lacryma-jobi* L.var.*mayuen*（Roman.）Stapf 的干燥成熟种仁。秋季果实成熟时采割植株，晒干，打下果实，再晒干，除去外壳、黄褐色种皮和杂质，收集种仁。

【炮制方法】

1. 薏苡仁 取原药材，除去皮壳及杂质，筛去灰屑。

2. 炒薏苡仁 取净薏苡仁，置炒制容器内，用文火加热，炒至表面浅黄色，略鼓起，取出，放凉。

3. 麸炒薏苡仁 取麸皮撒入炒制容器内，用中火加热至冒烟时，投入净薏苡仁，炒至表面黄色，微鼓起，取出，筛去麸皮，放凉。

每 100 kg 薏苡仁，用麦麸 10 kg。

【饮片性状】薏苡仁呈宽卵形或长椭圆形。长 4～8 mm，宽 3～6 mm。表面乳白色，光滑，偶有残存的黄褐色种皮；一端钝圆，另端较宽而微凹，有一淡棕色点状种脐；背面圆凸，腹面有 1 条较宽而深的纵沟。质坚实，断面白色，粉性。气微，味微甜。炒薏苡仁微鼓起，表面淡黄色，略有焦斑和突起。麸炒薏苡仁微鼓起，表面微黄色。

【炮制作用】薏苡仁味甘、淡，性凉。归脾、胃、肺经。具有利水渗湿，健脾止泻，除痹，排脓，解毒散结的功能。

生品偏寒凉，长于利水渗湿，清热排脓，除痹止痛。可用于小便不利，水肿，如治脚气水肿的薏苡杜仲汤（《中药临床应用》）；用于肺痈，治肺痈咳嗽浓痰的苇茎汤（《千金》）；用于肠痈，如薏苡汤（《准绳》）；用于风湿痹痛，如麻黄杏仁薏苡甘草汤（《金匮》）；用于湿温病在气分、湿邪偏盛，如三仁汤（《条辨》）。

炒薏苡仁和麸炒薏苡仁性偏平和，产生香气。二者功效相似，长于健脾止泻。炒薏苡仁渗湿作用稍强，麸炒薏苡仁健脾作用略胜。常用于脾虚泄泻。如参苓白术散（《中国药典》2015 版）。

【炮制研究】

1. 炮制沿革研究 南北朝有糯米炒盐汤煮（《雷公》）的炮制方法。自宋代以后有微炒黄（《圣惠方》）、盐炒（《入门》）、土炒（《本草述》）、姜汁拌炒（《逢原》）、拌水蒸透（《拾遗》）

等炮制方法。《中国药典》2015 年版一部收载的饮片为薏苡仁，麸炒薏苡仁。

2. 化学成分研究 薏苡仁含淀粉，蛋白质，脂肪，薏苡酯，薏苡素，维生素 B，氨基酸，顺 –8– 十八碳烯酸等，炮制后产生 5– 羟甲基糠醛等新成分。用爆花的方法炮制薏苡仁，得到的水煎成分最多。水煎液旋光性皆为右旋，旋光度爆薏仁煎出液与麸炒薏仁煎出液相同。

3. 药理作用研究 薏苡仁经麸炒后可增强其健脾作用；薏苡仁不同炮制品对体外唾液淀粉酶活力的促进作用无显著影响，说明麸炒薏苡仁的健脾作用与体外唾液淀粉酶的活性无关。薏苡仁生品和麸炒品均具有健脾的作用，且麸炒品的作用更强。

4. 炮制工艺研究 现代用电热烤箱加热升温至 130℃，烘烤 25 min。

5. 炮制品质量要求 薏苡仁饮片含杂质不得过 1%；薏苡仁饮片水分不得过 15.0%，麸炒薏苡仁饮片不得过 12.0%；薏苡仁饮片和麸炒薏苡仁饮片总灰分均不得过 2.0%；以无水乙醇为溶剂，热浸法醇溶性浸出物均不得少于 5.5%；每 1 000 g 薏苡仁饮片含黄曲霉素 B_1 不得过 5 μg，黄曲霉素 G_2、G_1、B_2、B_1 的总量不得过 10 μg；薏苡仁饮片含甘油三油酸酯（$C_{57}H_{104}O_6$），不得少于 0.50%，麸炒薏苡仁饮片不得少于 0.40%。

【贮存】贮干燥容器内，密闭，置通风干燥处。防蛀。

二、米炒

将净制或切制后的饮片与大米共同拌炒的方法，称为米炒法。

米炒药物所用的大米，古代认为以糯米为佳，现一般用普通大米。

大米性味甘平，具有健脾和中、除烦止渴的作用。清代《修事指南》载："米制润燥而泽"。使米炒多适用于炒制某些补脾胃药和某些昆虫类药物。

米炒目的：

（1）增强药物的健脾止泻作用 如党参，米炒后质地酥脆，产生焦香气，且降低滋腻之性。

（2）降低药物的毒性 如红娘子、斑蝥，米炒后吸附、挥散部分有毒成分，使含量降低。

（3）矫味矫臭 昆虫类药物具有腥臭气味，米炒能矫正不良气味。方便服用。

操作方法：

（1）先将炒制容器烧热，加入定量的米用中火炒至冒烟时，投入药物，拌炒至一定程度，取出，筛去米，放凉。

（2）先将炒制容器烧热，撒上定量的浸湿的米，使其平贴炒制容器上，用中火加热炒至米冒烟时投入药物，轻轻翻动米上的药物，至所需程度取出，筛去米，放凉。

米的用量一般为：每 100 kg 药物，用米 20 kg。

注意事项：

（1）炒制昆虫类药物时，由于昆虫色泽较深不易观察，一般以米的色泽变化观察火候，炒至米呈焦黄或焦褐色为度。

（2）炒制植物类药物时，观察药物色泽变化，控制火力，炒至色泽加深质脆为度。

（3）如用第二种方法，尽量使浸湿的米平贴炒制容器上，成为"锅巴"，轻轻翻动米上的药物，使药物隔着米加热。

（4）斑蝥等毒性药物在炮制和研粉加工时，操作人员宜带眼罩或防毒面具进行操作，以保护眼、鼻黏膜免受其损伤，炮制后的米要妥善处理，以免伤害人畜，发生意外事故。

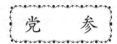

党 参

【处方用名】党参、炒党参、炙党参。

【来 源】本品为桔梗科植物党参 *Codonopsis pilosula*（Franch.）Nannf.、素花党参 *Codonopsis pilosula* Nannf. var. *modesta*（Nannf.）L. T. Shen 或川党参 *Codonopsis tangshen* Oliv. 的干燥根。秋季采挖，洗净，晒干。

【炮制方法】

1. 党参 取原药材，除去杂质，洗净，润透，切厚片，干燥。

2. 米炒党参 将大米置热的炒制容器内，用中火加热至冒烟时，投入党参片拌炒，至党参呈老黄色时取出，筛去米，放凉。

每 100 kg 党参片，用米 20 kg。

3. 蜜炙党参 取炼蜜用适量开水稀释后，与党参片拌匀，闷透，置热的炒制容器内，用文火加热，不断翻炒至黄棕色，不粘手时取出，放凉。

每 100 kg 党参片，用炼蜜 20 kg。

【饮片性状】党参片呈类圆形的厚片，外表皮灰黄色、黄棕色至灰棕色，切面皮部淡棕黄色至黄棕色，木部淡黄色至黄色，有裂隙或放射状纹理，有纵皱纹。有特殊香气，味微甜。米炒党参表面深黄色，偶有焦斑，具香气，余同生党参片。蜜党参形如党参片，表面黄棕色，显光泽，味甜。

【炮制作用】党参味甘，性平。归脾、肺经。具健脾益肺，养血生津功能。

生党参益气生津力胜。常用于气津两伤或气血两亏。如治气阴两亏的上党参膏（《得配》）；治气血两亏的两仪膏（《中药成方集》）。

米炒党参气变清香，能增强和胃、健脾止泻作用。多用于脾胃虚弱，食少，便溏。如治脾虚泄泻的理中汤（《伤寒》）。

蜜党参增强了补中益气润燥养阴的作用。用于气血两虚之证。如参芪白术汤（《不知医必要》）；具补中益气，升阳举陷的作用，可治中气下陷，内脏下垂者。

【炮制研究】

1. 炮制历史沿革 清代始见"补肺拌蜜蒸熟"（《得配》）、蜜炙（《治全》）、米炒（《时病》）等炮制方法。《中国药典》2015 年版一部收载的饮片为党参片和米炒党参。部分地区还有蜜炙党参等饮片。

2. 化学成分研究 党参饮片水溶性成分的煎出率与其饮片规格有关，片型规格以厚度 0.8 ~ 1.0 cm 为宜，利于药效成分煎出。米炒党参和麸炒党参醇溶性浸出物含量高于生品含量，但土炒品低于生品。

3. 药理作用研究 党参具有调节胃肠运动、抗溃疡、增强免疫、延续衰老、抗缺氧、抗辐射等药理作用。在提高小鼠巨噬细胞吞噬能力和抗疲劳能力方面，蜜炙党参＞生党参＞米炒党参。

4. 炮制品质量要求 党参饮片水分不得过 16.0%，米炒党参不得过 10.0%；党参饮片和米炒党参饮片总灰分均不得过 5.0%；二氧化硫残留量均不得过 400 mg/kg；以 45% 乙醇作溶剂，热浸法测定，醇溶性浸出物均不得少于 55.0%。

【贮存】贮干燥容器内，蜜党参密闭，置通风干燥处。防蛀。蜜炙品防尘。

【注意】不宜与藜芦同用。

斑 蝥

【处方用名】斑蝥、炒斑蝥、米炒斑蝥。

【来源】本品为芫菁科昆虫南方大斑蝥 *Mylabris phalerata* Pallas 或黄黑小斑蝥 *Mylabris cichorii* Linnaeus 的干燥体。夏、秋二季捕捉，闷死或烫死，晒干。

【炮制方法】

1. 斑蝥　取原药材，除去杂质；或取原药材，除去头、足、翅及杂质。

2. 米炒斑蝥　将米置热的炒制容器中，用中火加热至冒烟，投入斑蝥拌炒，至米呈黄棕色，取出，筛去米，除去头、足、翅，摊凉。或者投入去头、足、翅的斑蝥拌炒，至米呈黄棕色，取出，筛去米，摊凉。

每 100 kg 斑蝥，用米 20 kg。

【饮片性状】斑蝥为干燥虫体（或为去除头、足、翅的干燥躯体），南方大斑蝥呈长圆形，长 1.5～2.5 cm，宽 0.5～1 cm。头及口器向下垂，有较大的复眼及触角各 1 对，触角多已脱落。背部具革质鞘翅 1 对，黑色，有三条黄色或棕黄色的横纹；鞘翅下面有棕褐色薄膜状透明的内翅 2 片。胸腹部乌黑色，胸部有足 3 对。有特殊的臭气。黄黑小斑蝥体型较小，长 1～1.5 cm。米炒斑蝥形如生斑蝥，微挂火色，显光泽，质脆易碎，臭味轻微，有焦香气。

【炮制作用】斑蝥味辛，性热；有大毒。归肝、胃、肾经。具有破血逐瘀，散结消癥，攻毒蚀疮的功能。

生斑蝥多外用，毒性较大，以攻毒蚀疮为主。用于瘰疬瘘疮，痈疽肿毒，顽癣瘙痒。如治瘰疬结核，疮瘘流脓，久不敛口的生肌干脓散（《验方》）；治顽癣瘙痒的顽癣必效方（《正宗》）。

米炒后，降低其毒性，矫正其气味，可内服。以通经，破癥散结为主。用于经闭癥瘕，狂犬咬伤，瘰疬，肝癌，胃癌。炮制后多入丸散用。如治瘀血阻滞，月经闭塞的斑蝥通经丸（《济阴》）。民间常用配方"斑蝥煮鸡蛋"弃斑蝥食鸡蛋，用以治疗肝癌、胃癌。

【炮制研究】

1. 炮制历史沿革　晋代有炙、炒、烧令烟尽（《肘后》）的炮制方法。自南北朝以后有糯米、小麻子同炒（《雷公》），麸炒、面炒《博济方》，酒炒，醋煮（《苏沈》），米炒焦法（《朱氏》）、醋煮焙干（《普济方》）、牡蛎炒（《粹言》）、麸炒醋煮（《通玄》）、去翅足，糯米同炒（《入门》）、渍糯米小麻子拌炒（《纲目》）、蒸制（《本草述》）、米泔制（《串雅补》）、土炒（《治全》）等炮制方法。《中国药典》2015 年版一部收载的饮片为生斑蝥、米炒斑蝥。

2. 化学成分研究　斑蝥素在 84℃ 开始升华，其升华点为 110℃，米炒时锅温为 128℃，正适合于斑蝥素的升华，又不至于温度太高致使斑蝥焦化。当斑蝥与糯米同炒时，由于斑蝥均匀受热，使斑蝥素部分升华部分被米吸附而含量降低，从而使其毒性降低。

3. 药理作用研究　斑蝥中的有毒物质为斑蝥素，对皮肤、黏膜有强烈的刺激性，能引起充血、发赤和起疱。口服毒性很大，可引起口咽部灼烧感、恶心、呕吐、腹部绞痛、血尿及中毒性肾炎等症。往往引起肾衰竭或循环衰竭而致死亡。另外，斑蝥中毒的主要脏器是肾脏，炮制后对大鼠的肾脏毒性亦有一定的降低。但对体重与肝脏毒性均无明显影响。斑蝥通过米炒和其他加热处理，可使斑蝥的 LD_{50} 升高。

4. 炮制工艺研究　采用低浓度的药用氢氧化钠溶液炮制斑蝥，可以使斑蝥素在虫体内转化成斑蝥酸钠以达到降低毒性，保留和提高斑蝥抗癌活性的目的。

5. 炮制品质量要求　斑蝥饮片含斑蝥素（$C_{10}H_{12}O_4$）不得少于 0.35%，米炒斑蝥饮片应为 0.25%～0.65%。

【贮存】贮干燥容器内，置于通风干燥处。防蛀。按毒性药品管理。

【备注】本品有大毒，内服慎用；孕妇禁用。

三、砂炒

将净选或切制后的饮片与加热至烫的油砂共同拌炒的方法，称为砂炒法，又称砂烫法。

河砂作为中间传热体，由于质地坚硬，传热较快，与药物接触面积较大，所以用油砂炒制药物可使其受热均匀，又因砂炒火力大，温度高，故适用于炒制质地坚韧的，有毒的或须除去药用部位的药物。

砂炒目的：

（1）增强疗效，便于调剂和制剂　质地坚硬的药物，经砂炒后，质地变酥脆，易于粉碎，利于煎出有效成分，提高疗效，如龟甲、鳖甲、穿山甲等。

（2）降低毒性　砂炒温度较高，使某些药物的毒性成分结构改变或破坏，可降低其毒性，如马钱子等。

（3）便于去毛　某些药物长有绒毛，属非药用部分，经砂炒后，容易除去，提高药物的净度。如骨碎补、狗脊等。

（4）矫味矫臭　某些动物药具有腥臭气味，经砂炒后可矫正其腥臭气味。如鸡内金、龟甲、鳖甲等。

操作方法：

（1）制砂方法

1）河砂的处理：一般选取颗粒均匀的河砂，除去杂质，洗净干燥，备用。

2）油砂的制备：取筛去粗砂和细砂的中等洁净河砂，置炒制容器内加热，加入 1%～2% 的食用植物油拌炒至油烟散尽，砂的色泽均匀加深显油亮光泽时，取出，放凉，备用。

（2）砂炒方法　取制过的油砂置炒制容器内，用武火加热至灵活状态，容易翻动时，投入药物，不断用砂掩埋，翻动，炒至药物质地酥脆或发泡鼓起，外表呈黄色或较原色加深时，取出，筛去砂，放凉。或趁热投入食醋或酒中略浸，取出，干燥即得。

注意事项：

（1）河砂可反复使用，炒过毒性药物的河砂不可再炒其他药物。

（2）反复使用多次后的油砂，除去杂质，用前均需添加适量油拌炒至无油烟后再用。

（3）砂炒温度要适中。温度过高时可添加冷砂或减小火力等调节。砂量也应适宜，量过大易产生积热使砂温过高，反之砂量过少，药物受热不均匀，易烫焦，会影响炮制品质量。

（4）砂炒时一般都用武火，温度较高，操作时翻动要勤，且不断用砂掩埋药物，药物出炒制容器要快，并立即将砂筛去。有需用醋或酒浸淬的药物，砂炒后应趁热浸淬、干燥。

马 钱 子

【处方用名】马钱子、制马钱子。

【来源】本品为马钱子科植物马钱 *Strychnos nux-vomica* L. 的干燥成熟种子。冬季采收成熟果实，取出种子，晒干。

【炮制方法】

1. 马钱子 取原药材，除去杂质。

2. 制马钱子 将砂置炒制容器内，用武火加热至灵活滑利状态，容易翻动时，投入马钱子，拌炒至鼓起并显棕褐色或深棕色，内部红褐色，并起小泡时，取出，筛去砂子，放凉。或制粉用。

【饮片性状】马钱子呈纽扣状圆板形，常一面隆起，一面稍凹下，直径 1.5～3 cm，厚 0.3～0.6 cm。表面灰棕色或灰绿色，密生银灰色毛绒，自中间向四周呈辐射状排列，有丝样光泽。边缘稍隆起，较厚，有突起的珠孔，底面中心有圆点状突起的种脐，边缘稍隆起；质坚硬；种仁淡黄白色，角质样；气微，无臭，味极苦。制马钱子形如马钱子，两面均膨胀鼓起，边缘较厚；表面棕褐色或深棕色，质坚脆，平行剖面可见棕褐色或深棕色的胚乳；微有香气无臭，味极苦。马钱子粉为黄褐色粉末；气微香，味极苦。

【炮制作用】马钱子味苦，性温。有大毒。归肝、脾经。具有通络止痛、散结消肿的功能。

生马钱子毒性剧烈，而且质地坚硬，仅供外用。常用于局部肿痛或痈疽初起。如伤湿止痛膏。

制马钱子毒性降低，可供内服；且质地酥脆易粉碎。常制成丸散应用。用于风湿顽痹，麻木瘫痪，跌打损伤，骨折瘀痛，痈疽疮毒，痰核。如治风湿疼痛的疏风定痛丸（《御药院方》）；治跌打损伤疔疮肿痛的马前散（《救生苦海》）；治疗瘰疬痰核痈疽发背肿毒的五虎散（《串雅补》）；以及麻木瘫痪的振颓丸（《参西录》）。

【炮制研究】

1. 炮制历史沿革 明代始载有豆腐制（《纲目》）、牛油炸（《禁方》）、炒黑（《保元》）等炮制方法。自清代以后有炒焦（《尊生》）、香油炸、炮去毛（《良朋》）、水浸油炸后土粉反复制、油煮、炙炭存性（《全生集》）、土炒、甘草水煮后麻油炸（《串雅补》）、切片、炒研（《得配》）等炮制方法。《中国药典》2015 年版一部收载的饮片为生马钱子、制马钱子、马钱子粉（单列条目）。

2. 化学成分研究 士的宁既是马钱子中的有效成分，也是有毒成分，士的宁的药效强度仅为士的宁的 1/40。马钱子经炮制后，总生物碱、士的宁、士的宁含量显著减少，其中，士的宁下降最少，士的宁降低较多，表明在相同条件下，士的宁相对比士的宁易于分解破坏，这与士的宁结构上的 C_2–OCH_3、C_3–OCH_3 取代有关；同时异士的宁和异士的宁等开环化合物的含量明显增加，这是由于士的宁和士的宁在加热过程中醚键断裂开环，转变成相应的异型结构和氮氧化合物。砂烫和油炸炮制品增加了异士的宁、2-羟基-3-甲氧基士的宁、异马钱子氮氧化物、异士的宁氮氧化物等4种生物碱。

当温度在230～240℃和时间为3～4 min时，士的宁转化了10%～15%，士的宁转化了30%～35%，而此时士的宁和士的宁的异型氮氧化合物含量最高。如果低于该炮制温度和小于该炮制时间，士的宁则不易转化成异型氮氧化物，士的宁减少甚微；如果高于该炮制温度和延长该炮制时间，马钱子中大部分成分将被破坏成多种无定型的产物。

士的宁的熔点为280～282℃，士的宁的熔点为180～182℃，通常炮制马钱子的温度为230～240℃，该温度似不足以破坏士的宁的结构，而只能破坏士的宁的结构。实际上，马钱子经炮制后士的宁和士的宁的含量均明显减少，只是前者减少得少一些，而异士的宁、异士的宁等有明显增加。经精密的方法测定，士的宁单独加热到230～240℃还相当稳定，若将士的宁和士的宁的单体混合加热，则士的宁形成氮氧化物和异型生物碱的速度大大加快，并且在230～240℃达到高峰。即两种单体混合后，降解士的宁的温度降低了，这可能是产生了共熔现象，士的宁在马钱子中与另外10多种生物碱及其他成分共存，也会产生此现象。研究结果表明，经过砂烫、油炸等法炮制后，马钱子苷含量均大幅度下降，可能是经高温加热后，马钱子苷被破坏所致。马钱子砂烫后水煎液中Zn、Mn、Ca、Fe、P等24种微量元素含量明显增高，而Hg等9种元素含量大大降低，且大多为有害元素。

马钱子传统要求去皮毛但皮毛中未检出与种仁不同的生物碱成分，两者成分仅在含量上有所不同，毒性实验结果显示，去毛与不去毛的马钱子两者无显著差异。因此，现已不作去毛的法定要求。

3. 药理作用研究　一般成人口服5～10 mg士的宁就会产生中毒现象，口服30 mg，就能致死；口服生品马钱子7粒也会中毒死亡，从生品和各炮制品的总碱含量及急性毒性试验的结果可以看出，马钱子炮制主要是通过改变毒性成分的结构，并不是单纯地降低含量来降低其毒性，毒性的下降与生物碱的减少并不呈平行关系。即对于既是有效成分，又是毒性成分的士的宁和士的宁来说，炮制是要尽可能地改变其内在成分的结构，而不是单纯降低其含量来达到降低毒性的目的，否则大幅度地降低士的宁和士的宁的含量，必然会影响临床效果。

研究表明，士的宁及士的宁的毒性分别比其氮氧化物大10倍和15.3倍，但其药理作用与氮氧化物相似。而士的宁氮氧化物其镇痛作用强于士的宁，且具药效发挥迟而药力持久的特点；士的宁氮氧化物在化痰和止咳方面优于士的宁；士的宁氮氧化物对实验性炎症和抗血栓形成有明显作用。马钱子炮制后虽然毒性大幅度降低，但未降低炮制品及经炮制后转化的生物碱对呼吸中枢和血管运动中枢的作用。

4. 炮制工艺研究　传统上及目前全国各地仍然保留各种用液体辅料浸泡马钱子的炮制方法，但从生物碱的得率、药材利用率、经济效益等方面综合考虑，用液体辅料浸泡马钱子，成分流失较多，故总生物碱得率低，且费时、费辅料，操作繁杂。而砂烫和油炸炮制方法既能降低毒性，并且内在成分损失少，炮制时间短，其中尤以砂烫法更佳。实验证实，马钱子随着炮制时间的延长，士的宁和士的宁的含量越来越低。为防止成分被过度分解破坏，认为砂炒时砂温以240～250℃，油炸时油温以220～250℃，加热3～4 min为宜。用烘法炮制马钱子，温度和时间两个因素对马钱子中士的宁含量均有影响，而时间又是主要因素。以炮制温度在200～240℃，炮制时间5～12 min范围内，马钱子中士的宁含量可达到传统砂烫的炮制结果。

其最佳工艺条件尤以 200℃和 12 min 为好。用爆米机爆压法，正交试验获得最佳工艺条件为 5 min，气压 152 kPa。

5. 炮制品质量要求　马钱子水分不得过 13.0%，制马钱子不得过 12.0%，马钱子粉不得过 14.0%；马钱子和制马钱子总灰分均不得过 2.0%；马钱子与制马钱子含士的宁（$C_{21}H_{22}N_2O_2$）均应为 1.20%～2.20%，士的宁（$C_{23}H_{26}N_2O_4$）均不得少于 0.80%，马钱子粉含士的宁（$C_{21}H_{22}N_2O_2$）应为 0.78%～0.82%，士的宁（$C_{23}H_{26}N_2O_4$）不得少于 0.50%。

【贮存】置阴凉干燥处。按毒性药品管理。

【注意】不宜生用，不宜多服久服；孕妇禁用。

骨　碎　补

【处方用名】骨碎补、申姜、制骨碎补。

【来源】本品为水龙骨科植物槲蕨 Drynaria fortunei（Kunze）J.Sm. 的干燥根茎。全年均可采挖，除去泥沙，干燥，或再燎去茸毛（鳞片）。

【炮制方法】

1. 骨碎补　取原药材，除去杂质，润透，切厚片，干燥。

2. 制骨碎补　将砂置炒制容器内，用武火加热至灵活、滑利状态，容易翻动时，投入骨碎补片，拌炒至发泡、鼓起，取出，筛去砂，放凉，撞去毛。

【饮片性状】骨碎补为不规则厚片，表面深棕色至棕褐色，切面红棕色，黄色的维管束点状排列成环，周边密被深棕色至暗棕色小鳞片，柔软如毛，经火燎者呈棕褐色或暗棕色；质地坚硬，气微，味淡，微涩。砂炒后为扁圆状鼓起，质轻脆，酥松，表面棕褐色或焦黄色，断面淡棕褐色或淡棕色，无鳞叶，味微涩，气香。

【炮制作用】骨碎补味苦，性温。归肾、肝经。具有补肾强骨、疗伤止痛的功能。

骨碎补密被鳞片，不易除净，且质地坚硬而韧，不利于粉碎和煎出有效成分。砂炒后，质地松脆，易于除去鳞片，便于调剂和制剂，有利于煎出有效成分。临床多用其炮制品。如治跌打损伤，腰脚疼痛的骨碎补散（《妇人》）及肾虚耳鸣、泄泻的加味地黄汤（《本草汇言》）。

【炮制研究】

1. 炮制历史沿革　南北朝有蜜拌蒸（《雷公》）的炮制方法。自唐代以后有姜制、去毛炒（《理伤》）、火炮（《证类》）、盐炒（《总录》）、�去毛、酒拌蒸（《局方》），酒浸炒、焙制（《妇人》）、炒黑（《普济方》）、炙制（《理例》）、蜜拌蒸法（《纲目》）、蒸焙（《本草汇》）、制炭（《得配》）、酒炒（《增广》）等炮制方法。《中国药典》2015 年版一部收载的饮片为骨碎补、烫骨碎补。

2. 化学成分研究　据报道，骨碎补经去毛净制后，可提高总黄酮及柚皮苷的含量；经砂烫、砂烫酒制及砂烫盐制后，利于有效成分溶出。比较膨化、砂烫、及生品水溶性浸出物和柚皮苷含量，膨化品最高，砂烫品其次，生品最低。

3. 炮制工艺研究　以醇溶性浸出物、总黄酮和柚皮苷含量为指标，优选砂烫法的最佳工艺条件为，每 100 kg 骨碎补用 500 kg 砂子，砂温 180℃烫制 1 min。烘烤法最佳工艺：置烘箱中 180℃烘烤 10 min，即全部鼓起。迅速取出，晾凉，绒毛易撞除。另有将骨碎补大小分档后，置转鼓式炒药锅内按烫法将其烫至充分鼓起，停火，加入适量冷砂，炒药锅继续转动 30 min，取出，筛去砂，即可去毛。此两法较传统去毛提高了 10 倍多的工效，且去毛完全，劳动强度大大减轻，适于批量生产。另有报道，膨化法最佳工艺条件为，膨化气压 2.0 kg/cm²，保温 4 min。

4. 炮制品质量要求　骨碎补饮片水分不得过 14.0%；总灰分不得过 7.0%；用稀乙醇作溶剂，热浸法测定，醇溶性浸出物不得少于 16.0%；含柚皮苷（$C_{27}H_{32}O_{14}$）不得少于 0.50%。

【贮存】贮干燥容器内，置通风干燥处。防潮。

狗 脊

【处方用名】狗脊、金毛狗脊、炒狗脊、制狗脊、烫狗脊、炙狗脊。

【来源】本品为蚌壳蕨科植物金毛狗脊 *Cibotium barometz*（L.）J.Sm. 的干燥根茎。秋、冬二季采挖，除去泥沙，干燥；或去硬根、叶柄及金黄色绒毛，切厚片，干燥，为"生狗脊片"；蒸后晒至六、七成干，切厚片，干燥，为"熟狗脊片"。

【炮制方法】

1. 狗脊　取原药材，除去杂质。未切片者，除去绒毛，略泡，润透，切厚片（或蒸软后切片），干燥。

2. 烫狗脊　将砂置炒制容器内，用武火加热至灵活状态，容易翻动时，投入狗脊片，拌炒至鼓起，取出，筛去砂，放凉，除去残存绒毛。

3. 蒸狗脊　取净狗脊片置蒸笼内，加热蒸 4～6 h，停火，闷 6～8 h，取出干燥。

4. 酒狗脊　取净狗脊片，加黄酒拌匀、闷透后，置蒸制容器内，加热蒸 4～6 h，停火，闷 6～8 h，取出干燥。

每 100 kg 狗脊片，用黄酒 15 kg。

【饮片性状】生狗脊片呈不规则长条形或圆形，长 5～20 cm，直径 2～10 cm，厚 1.5～5 mm，表面浅棕色，较平滑，近边缘 1～4 mm 处有 1 条隆起的棕黄色木质部环纹或条纹，中间浅棕色，满布小点，周边不整齐，偶有金黄色绒毛残留；质脆，易折断，有粉性，味微涩。制狗脊稍鼓起，质松脆，表面棕褐色，无绒毛。蒸狗脊表面暗褐色，质坚硬，角质，味微甘，微有香气。酒狗脊表面暗褐色，质坚硬，角质，微有酒香气。

【炮制作用】狗脊味苦、甘，性温。归肝、肾经。具有祛风湿，补肝肾，强腰膝的功能。狗脊以祛风湿、利关节为主，用于风寒湿痹，关节疼痛，屈伸不利，下肢无力，风湿痹痛。如治风湿痹痛的狗脊散（《圣惠方》）及肾虚腰痛的肾气丸（《古今录验方》）。

生品质地坚硬，且金黄色绒毛不易除去。砂炒后质变酥脆，便于粉碎和煎出有效成分，也便于除去残存绒毛。

制狗脊以补肝肾，强筋骨为主。用于肝肾不足或冲任虚寒的腰痛脚软，遗精，遗尿，妇女带下等。如治腰痛脚软的狗脊饮和遗精，遗尿，及女子带下的白蔹丸（《圣惠方》）。

蒸制或酒拌蒸后，补肝肾、强腰膝的作用增强。

【炮制研究】

1. 炮制历史沿革　南北朝有酒拌蒸（《雷公》）的炮制方法。自宋代以后有火燎去毛（《博济》）、去毛醋炙、酥炙去毛（《总录》）、炙去毛后焙制（《普本》）、火燎去毛酒浸蒸焙干（《局方》）、火炮（《百问》）、去毛后醋煮、炒去毛净、煅后去毛净肉（《普济方》），炙制（《医学》）、酒浸（《启玄》）、酒浸炒去毛（《逢原》）、锉炒去毛（《纲目》）；"去毛切，酒拌蒸，熬膏良"（《入门》）等炮制方法。《中国药典》2015 年版一部收载的饮片为狗脊、烫狗脊。部分地区还有蒸狗脊，酒蒸狗脊等炮制品。

2. 化学成分研究　狗脊经单蒸、酒蒸、砂烫、盐炙后，总糖含量、氨基酸总量及鞣质含量均降低。生品中的游离氨基酸高于炮制品，而水解氨基酸则是炮制品高于生品。狗脊经不同方法炮制后鞣质含量均明显降低。另有报道，狗脊砂烫后水溶性浸出物比生品高出 70%。通过对狗脊的炮制品和生品化学成分博层色谱比较，发现 5- 羟甲基糠醛和双 [5- 甲酰基糠基] 醚为炮制过程中产生的化合物。

3. 药理作用研究　狗脊及其不同炮制品均能对抗凝血酶诱导的兔血小板聚集作用，而砂烫品的作用最强。狗脊及狗脊毛均未见止血作用却具有活血作用，而砂烫品的活血作用最强。镇痛实验表明，狗脊毛及低剂量的生品、砂烫品均未见显著镇痛作用，但高剂量时二者均有显著镇痛作用，砂烫品强于生品。

4. 炮制品质量要求　狗脊饮片与烫狗脊饮片水分均不得过 13.0%；总灰分均不得过 3.0%；用稀乙醇作溶剂，热浸法测定，浸出物均不得少于 20.0%；烫狗脊饮片含原儿茶酸（$C_7H_6O_4$）不得少于 0.020%。

【贮存】贮干燥容器内，密闭，置通风干燥处。

鸡　内　金

【处方用名】鸡内金、内金、鸡肫皮、炒鸡内金、醋鸡内金。

【来源】本品为雉科动物家鸡 Gallus gallus domesticus Brisson 的干燥沙囊内壁。杀鸡后，取出鸡肫，立即剥下内壁，洗净，干燥。

【炮制方法】

1. 鸡内金　取原药材，除去杂质，洗净，干燥。

2. 炒鸡内金　将分档后的净鸡内金置热的炒制容器内，用中火加热，炒至表面黄色或焦黄色，取出，放凉。

3. 砂炒内金　取砂子置炒制容器内，用中火加热至灵活滑利状态，容易翻动时，投入分档后的鸡内金，拌炒至发泡鼓起，卷曲，酥脆、呈深黄色时取出，筛去砂子，放凉。

4. 醋鸡内金　将分档后的鸡内金，置热的炒制容器内用文火加热，炒至发泡鼓起，卷曲，酥脆，喷醋，取出，干燥。

每 100 kg 鸡内金，用醋 15 kg。

【饮片性状】鸡内金呈不规则的卷片状，厚约 2 mm。表面黄色、黄褐色或黄绿色，片薄而半透明，具明显的条状皱纹；质脆、易碎，断面角质样有光泽；气微腥，味微苦。炒鸡内金和砂炒鸡内金表面暗黄褐色或焦黄色，鼓起，用放大镜观察，显颗粒状或微细泡状。轻折即断，断面有光泽。醋鸡内金表面金褐黄色，鼓起，略有醋气。

【炮制作用】鸡内金味甘，性平。归脾、胃、小肠、膀胱经。具有健胃消食、涩精止遗、通淋化石的功能。

生品长于攻积，通淋化石。用于泌尿系结石和胆道结石。如治砂石淋证的砂淋丸（《参西录》）。

炒后质地酥脆，便于粉碎，并能增强健脾消积的作用。用于消化不良，食积不化，肝虚泄泻及小儿疳积。如治饮食停滞，食积不化的反胃吐食方（《千金》）以及治脾虚泄泻的益脾饼（《参西录》）。

醋内金质酥易碎，且矫正了不良气味。有疏肝助脾的作用，用于脾胃虚弱，脘腹胀满。如治肝脾失调，消化失常，腹满臌胀的鸡胵汤（《参西录》）。

【炮制研究】

1. 炮制历史沿革　宋代有焙（《博济》）、炙制（《圣惠方》）、蜜炙（《总录》）、麸炒（《三因》）、煅制（《疮疡》）等炮制方法。自明代以后有酒制（《景岳》）、炒制（《必读》）、猪胆汁制（《大成》）等炮制方法。《中国药典》2015 年版一部收载的饮片为鸡内金、炒鸡内金（清炒或砂炒）、醋鸡内金。

2. 化学成分研究　鸡内金经清炒、砂烫、醋制、烘制后，水和乙醇浸出物含量均较生品有所增加，氯仿浸出物，清炒和烘制品也高于生品。亚硝酸盐含量清炒、烘制和砂烫均较生品明显降低（$P < 0.05$）。实验表明，清炒和醋制鸡内金中的微量元素含量略有升高，有害元素 Pb 降低。清炒后水解氨基酸略降低，但 7 种人体必需氨基酸含量基本不变。醋制水解氨基酸略有升高。两种炮制品都显著地增加了微量元素的溶出率。用聚丙烯酰胺凝胶电泳测定鸡内金的蛋白质区带图谱，结果鸡内金生品中的 8 条谱带在砂炒后完全消失，证明砂炒对鸡内金蛋白质影响较大。

3. 药理作用研究　药理实验表明，口服炙鸡内金后胃液的分泌量、酸度和消化力均增高，胃运动机能明显增强，胃排空速率大大加快，对各种消化不良症有较好疗效。鸡内金经醋制和砂烫后，淀粉酶的活性有所下降，蛋白酶的含量和活力都有所增加，醋鸡内金中氨基酸总量提高。其原因是淀粉酶活力对温度较敏感，蛋白酶在酸性环境中活力最强，故醋鸡内金蛋白酶活力较高，且醋含有一定量的氨基酸，鸡内金醋制后氨基酸总量有所提高。

4. 炮制工艺研究　将醋制鸡内金中的"醋喷"改为"醋拌"，闷透，再加热炒干，去腥效果佳。另有报道，用远红外烘烤法及微波炉加热法炮制鸡内金。

5. 炮制品质量要求　鸡内金饮片含水分不得过 15.0%；总灰分不得过 2.0%；用稀乙醇作溶剂，采用热浸法，醇溶性浸出物不得少于 7.5%。

【贮存】贮干燥容器内，置阴凉通风干燥处。防蛀。

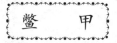

鳖 甲

【处方用名】鳖甲、炙鳖甲、制鳖甲、酥鳖甲、醋鳖甲。

【来源】本品为鳖科动物鳖 *Trionyx sinensis* Wiegmann 的背甲。全年均可捕捉，以秋、冬二季为多，捕捉后杀死，置沸水中烫至背甲上的硬皮能剥落时，取出，剥取背甲，除去残肉，晒干。

【炮制方法】

1. 鳖甲　取原药材放入热水中，立即用硬刷除去皮肉，洗净，干燥。或置蒸炒制容器内沸水蒸 45 min，取出，洗净，日晒夜露至无臭味，干燥。

2. 醋鳖甲 将砂置炒制容器内，武火加热至灵活、滑利状态，容易翻动时，投入净鳖甲片，拌炒至表面呈淡黄色，质酥脆，易折断时，取出，筛去油砂，趁热投入醋中稍浸，捞出，干燥，用时捣碎。

每 100 kg 鳖甲，用醋 20 kg。

【饮片性状】鳖甲呈不规则的碎片，外表面黑褐色或墨绿色，内表面类白色；质坚硬；气微腥，味淡。制鳖甲呈不规则的碎片，深黄色，质酥脆，略具醋气。

【炮制作用】鳖甲味咸，性微寒。归肝、肾经。具有滋阴潜阳，软坚散结，退热除蒸的功能。

鳖甲生用养阴清热、潜阳熄风之力较强，多用于热病伤阴或内伤虚热，虚风内动。如治外邪传里伤阴、骨蒸潮热的秦艽鳖甲散（《宝鉴》）；虚风内动的三甲复脉汤（《条辨》）。

生品质地坚硬，有腥臭气。砂炒醋淬后质变酥脆，易于粉碎及煎出有效成分，并能矫臭矫味。醋制还能增强入肝消积、软坚散结的作用，常用于症瘕积聚，月经停闭。如治癥瘕、疟疾的鳖甲饮（《济生》）；妇人月水不通而成癥块的鳖甲丸（《圣惠方》）。

【炮制研究】

1. 炮制历史沿革 汉代有炙（《金匮》）的炮制方法。自南北朝以后有醋制、童便制（《雷公》），制炭（《千金翼》），烧灰捣筛为散（《外台》）、蛤粉炒、童便浸炙（《总录》），醋磁砂炙、醋浸反复炙（《局方》），醋煎、童便煮（《证类》），童便酒醋炙（《普济方》）、酒洗醋炒、桃仁酒醋反复制（《奇效》），酥炙（《经纬》）、醋炙，童便炙，酒炙（《得配》）等炮制方法。《中国药典》2015 年版一部收载的饮片为鳖甲、醋鳖甲。

2. 化学成分研究 鳖甲炮制前后蛋白质含量基本相近，但炮制后煎出率显著增高，煎煮 3 h 后，蛋白质煎出量，Ca 的煎出率均大大高于生品。另外鳖甲炮制后 Zn、Fe、Se 及 Ca 的含量明显增高。

3. 炮制工艺研究 采用远红外烤箱炮制鳖甲能控制温度同样达到药物受热均匀的目的，且容易掌握。同时在密闭条件下操作，不污染环境，清洁卫生。净制工艺方面，采用食用菌法，净制品中游离氨基酸，醇溶性浸出物均高于传统炮制品。微量元素 Cr、Cu、Fe、Ca 含量也均高于传统炮制品，而有毒的 As、Pb 含量低于传统炮制品。采用酶解法，利用胰蛋白酶等多种酶对不同形式的肽链发生水解作用使蛋白质水解成氨基酸和多肽而除去残肉，净制后色泽好，清洁卫生且不受季节限制，操作更简便。

【贮存】贮干燥容器内，置通风干燥处。防蛀。

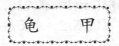

龟 甲

【处方用名】龟甲、龟板、炙龟甲、制龟甲、制龟板、酥龟甲、醋龟甲、醋龟板。

【来源】本品为龟科动物乌龟 *Chinemys reevesii*（Gray）的背甲及腹甲。全年均可捕捉，以秋、冬二季为多，捕捉后杀死，或用沸水烫死，剥取背甲及腹甲，除去残肉，晒干。

【炮制方法】

1. 龟甲 取原药材，浸泡，置蒸制容器内蒸 45 min，取出，放入热水中，立即用硬刷除净皮肉，洗净，干燥。

2. 醋龟甲　将砂置炒制容器内，武火加热至灵活、滑利状态，容易翻动时，投入净龟甲，拌炒至表面黄色、质酥脆时，取出，筛去砂子，趁热投入醋中淬之，捞出，干燥。

每 100 kg 龟甲，用醋 20 kg。

【饮片性状】龟甲为不规则的小碎块，表面淡黄色或黄白色，有放射状纹理，内面黄白色，边缘呈锯齿状；质坚硬，可自骨板缝处断裂；气微腥；味微咸。醋龟甲表面黄色，质松脆，略有醋气。

【炮制作用】龟甲味咸、甘，性微寒。归肝、肾、心经。具有滋阴潜阳，益肾强骨，养血补心，固精止崩的功能。

生龟甲功善滋阴潜阳，用于肝风内动，肝阳上亢。如治肝肾阴虚，肝阳上亢之镇肝熄风汤（《参西录》）；虚风内动之大定风珠（《条辨》）。

生品质地坚硬，有腥气。砂炒醋淬后质变酥脆，易于粉碎，利于煎出有效成分，并能矫臭矫味。

制龟甲以补肾健骨，滋阴止血力胜，常用于劳热咯血，脚膝痿弱，潮热盗汗，痔疮肿痛。如治阴虚发热，骨蒸盗汗的大补阴丸、筋骨痿弱的虎潜丸（《丹溪》）；治经行不止或崩中漏下的固经丸（《入门》）。

【炮制研究】

1. 炮制历史沿革　唐代有炙（《千金翼》）的炮制方法。自宋代以后有酥炙、米醋炙（《证类》），酒制（《总录》）、酒醋炙（《局方》）、煅制（《朱氏》）、童便制（《疮疡》）、酒浸（《丹溪》）、猪脂炙（《发挥》）、灰火炮后酥炙、酒炙（《纲目》），猪脂炙后烧灰（《本草述》）、油制（《奥旨》）、熬制（《医案》）等炮制方法。《中国药典》2015 年版一部收载的饮片为龟甲、醋龟甲。

2. 化学成分研究　砂烫龟甲、砂烫醋淬龟甲的煎出量高于生品；总氨基酸含量、总含氮量顺序均是砂烫醋淬品＞砂烫品＞生品。说明砂烫醋淬龟甲有助于成分溶出。

3. 炮制工艺研究　龟甲传统的净制方法是水泡腐烂法，其生产周期长，需 20～30 d 或更长时间，在浸泡过程中，大量滋生细菌，导致腐烂发臭，污染环境，影响疗效。改进工艺主要分为热解法和酶解法。热解法主要是用蒸法、高压蒸法、水煮法、水煮闷法、砂烫法、砂烫醋淬法等。酶解法主要有蛋白酶法、酵母菌法、猪胰脏法和食用菌法。新老工艺各有特色，新工艺大大缩短加工时间，且不受季节、气候、场地限制，不污染环境，但对药效有一定的影响。《药典》法筋膜皮肉去不干净，色泽不好看。

采用烘法炮制的龟甲其最大煎出率优于砂炒醋淬法，饮片加工损耗率低。

4. 炮制品质量要求　龟甲饮片热浸法测定，水溶性浸出物不得少于 4.5%，醋龟甲饮片不得少于 8.0%。

【贮存】置干燥容器内，置通风干燥处，防蛀。

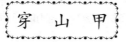

穿 山 甲

【处方用名】穿山甲、山甲、炮山甲、炮甲珠、山甲珠、醋山甲、醋甲片。

【来源】本品为鲮鲤科动物穿山甲 *Manis pentadactyla* Linnaeus 的鳞甲。收集鳞甲，洗净，晒干。

【炮制方法】

1. 穿山甲 取原药材，除去杂质，洗净，干燥。

2. 炮山甲 将砂置炒制容器内，武火加热至灵活、滑利状态，容易翻动时，投入净穿山甲片，拌炒至发泡，鼓起，卷曲，呈金黄色时，取出，筛去砂子，放凉。

3. 醋山甲 取砂置炒制容器内，用武火加热至灵活、滑利状态，投入净穿山甲片，拌炒至发泡，鼓起，卷曲，呈金黄色时，取出，筛去砂子，趁热投入醋中，略浸，捞出，晒干。

每 100 kg 穿山甲，用醋 30 kg。

【饮片性状】穿山甲呈扇面形、三角形、菱形或盾形的扁平片状或半折合状，大小不一，中间较厚，边缘较薄，长宽各为 0.7 ~ 5 cm；外表黑褐色或黄褐色，有光泽，宽端有数十条排列整齐的纵纹及数条横线纹；窄端光滑；内表面色浅较润滑，中部有一条弓形的横向棱线，其下方有数条与棱线相平行的细纹。角质，微透明，坚韧有弹性，不易折断；气微腥，微咸，味淡。炮山甲全体膨胀呈卷曲状，金黄色，质地酥脆，易碎，气微腥，味咸。醋山甲形如炮山甲，黄色，质松脆，易碎，有醋气。

【炮制作用】穿山甲味咸，性微寒。归肝、胃经。具有活血消癥，通经下乳，消肿排脓，搜风通络的功能。

穿山甲质地坚硬，不易煎煮和粉碎，并有腥臭气，多不直接入药。砂炒或砂炒醋淬后质变酥脆，易于粉碎及煎出有效成分，并矫正其腥臭之气。

炮山甲擅于消肿排脓，搜风通络，用于痈疽肿毒，风湿痹痛。如治痈毒初起，赤肿焮痛的仙方活命饮（《发挥》）及风湿痹痛，筋脉拘挛的透疼解挛汤（《治裁》）。

醋山甲通经下乳力强，用于经闭不通，乳汁不下。如治经闭不通的穿山甲散（《妇科大全》）及产妇乳汁不下的涌泉散（《宝鉴》）；还可治跌打损伤，瘀血肿痛，如复元活血汤（《医学发明》）。

【炮制研究】

1. 炮制历史沿革 唐代有烧灰（《千金翼》）、炒黄（《理伤》）的炮制方法。自宋代有以后炙黄、童便浸炙（《圣惠方》）、炙焦（《总病论》）、醋浸炒（《产育》）、蚌粉炒（《普本》）、蛤粉炒（《局方》）、酒制（《朱氏》）、土炒（《急救》）、石灰炒制（《世医》）、酥制（《瑞竹》）、火炮（《宝鉴》）、桑灰制、热灰炮焦、谷芒灰炒、醋炙、麸炒（《普济方》），皂角灰制（《奇效》）、油煎（《纲目》）、砂土炒（《仁术》）、乳制（《得配》）、红花牙皂紫草节苏木制（《串雅内》）等炮制方法。《中国药典》2015 年版一部收载的饮片为穿山甲、炮山甲、醋山甲。

2. 化学成分研究 穿山甲炮制后不仅易于粉碎，且水溶性浸出物、总蛋白质和 Ca 的煎煮量均明显增加，并以砂烫醋淬品较好。以蛋白质为指标，穿山甲各炮制品的煎煮液中蛋白质含量均明显高于生品。穿山甲炮制前后的化学成分种类基本相同，但炮制后 L- 丝 -L- 酪环二肽和 D- 丝 -L- 酪环二肽两种成分的含量显著增高。

3. 炮制工艺研究 炮制穿山甲的砂温以 230 ~ 250℃ 为好，其成品外观性状较好，煎出率及蛋白质含量较高。用爆米机炮制穿山甲，饮片质地均匀，体积膨胀增大，更加疏松易碎，并提高了工效，炮制品煎液中水溶性浸出物含量明显高于砂烫法，而重金属含量却不比砂烫法高。采用卧式炒药机炒制穿山甲，中速搅拌，锅内温度120℃左右，炒8～12 min，同样可达到炮制品的质量要求。

4. 炮制品质量要求 穿山甲饮片、炮山甲饮片、醋山甲饮片含杂质均不得过4%；总灰分均不得过3.0%。

【贮存】贮干燥容器内，密闭，置通风干燥处。

四、土炒

将净制或切制后的饮片与灶心土（伏龙肝）共同加热拌炒的方法，称为土炒法。亦有用黄土、赤石脂炒者。

灶心土为久经柴草熏烧的灶底中心的土块，又称伏龙肝。成品为红褐色、质细软的粉末，有烟熏气。其性温，味辛，有温中和胃，止血，止呕，涩肠止泻的功能。

明代《本草蒙筌》载："陈壁土制，窃真气骤补中焦。"土炒多用于炮制补脾止泻或具刺激性的药物。如山药、白术。

土炒目的：

（1）增强药物补（健）脾止泻的作用。如山药。

（2）缓和药物的性能。如当归。

（3）减少药物的刺激性。如白术。

操作方法：

将碾细过筛后的灶心土粉置炒制容器内，用中火加热至土呈灵活状态时投入净饮片，翻炒至饮片表面均匀挂上一层土粉，并透出香气时取出，筛去土粉，放凉。

每100 kg 药物，用灶心土 25～30 kg。

注意事项：

（1）灶心土在使用前需碾细过筛，土块过大则传热不均匀。

（2）灶心土呈灵活状态时投入药物后，要适当调节火力，土温过高，药物易烫焦；过低药物内部水分及汁液渗出较少，粘不住灶心土。

（3）用土炒制同种药物时，灶心土可连续使用，若土色变深时，应及时更换新土。

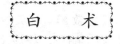

白 术

【处方用名】白术、土炒白术、麸炒白术。

【来源】本品为菊科植物白术 *Atractylodes macrocephala* Koidz. 的干燥根茎。冬季下部叶枯黄、上部叶变脆时采挖，除去泥沙，烘干或晒干，再除去须根。

【炮制方法】

1. 白术 取原药材，除去杂质，洗净，润透，切厚片，干燥。筛去碎屑。

2. 土炒白术 先将土置炒制容器内，用中火加热，炒至土呈灵活状态时，投入白术片，炒至白术表面均匀挂上土粉时，取出，筛去土粉，放凉。

每100 kg 白术片，用灶心土 25 kg。

3. 炒白术 先将炒制容器用中火烧热，撒入蜜炙麦麸，待冒烟时投入白术片，炒至黄棕色、透出焦香气，取出，筛去蜜炙麦麸，放凉。

每 100 kg 白术片，用蜜炙麦麸 10 kg。

【饮片性状】白术为不规则厚片，外表皮灰黄色或灰棕色。切面黄白色至淡棕色，散生棕黄色的点状油室，木部具放射状纹理；烘干者切面角质样，色较深或有裂隙。气清香，味甘、微辛，嚼之略带黏性。土炒白术表面杏黄土色，附有细土末，有土香气。麸炒白术表面黄棕色，偶见焦斑，略有焦香气。

【炮制作用】白术味苦、甘，性温。归脾、胃经。具有健脾益气，燥湿利水，止汗，安胎的功能。

生白术以健脾燥湿，利水消肿为主。用于痰饮，水肿，以及风湿痹痛。如治四肢水肿，小便不利的五苓散；治痰饮内停，脾失健运，而致心悸的苓桂术甘汤（《伤寒》）；治风湿痹痛的白术附子汤（《金匮》）。

土炒白术补脾止泻力胜。用于脾虚食少，泄泻便溏，胎动不安。如治脾虚泄泻的理中丸（《脾胃论》）和附子理中丸（《局方》）；治脾虚食少的大健脾丸（《古今医统》）；以及胎动不安的千金保胎丸（《玉尺》）。

麸炒白术能缓和燥性，增强健脾、消胀作用。用于脾胃不和，运化失常，食少胀满，倦怠乏力，表虚自汗。如治脾虚气滞，脘腹胀满的枳术丸；以及脾气不足，中气下陷的补中益气汤（《脾胃论》）；治气虚自汗的玉屏风散（《世医》）。

【炮制研究】

1. 炮制沿革研究　唐代有熬黄（《千金翼》）、土炒（《外台》）的炮制方法。宋代增加了炮、炒黄、米泔水浸（《博济》）、米泔水浸后麸炒（《苏沈》）、醋浸炒（《总录》）、煨制、焙制（《局方》）等炮制方法。明代增加了蜜炒、水煮、绿豆炒（《普济方》），附子、生姜、醋煮（《奇效》），酒制（《理例》），生姜煮（《奇效》），乳汁制（《蒙筌》），米泔浸后黄土拌九蒸九晒（《准绳》），盐水炒（《保元》），面炒（《景岳》），炒焦（《必读》），姜汁炒（《通玄》）等炮制方法。清代又增加了枳实煎水渍炒（《握灵》），香附煎水渍炒（《钩元》），酒浸九蒸九晒（《拾遗》）、蜜水拌蒸（《逢原》）等炮制方法。《中国药典》2015 年版一部收载的饮片有白术，麸炒白术。部分地区还有土炒白术等炮制品。

2. 化学成分研究　白术炮制后挥发油含量降低，而挥发油折光率变化不大，挥发油含量顺序是：土炒白术＜麸炒白术＜蜜麸炒白术＜米泔水制白术＜生白术片。不同炮制方法及炮制时间和温度的饮片中不同白术内酯的含量不同，白术内酯 I 含量顺序是：麸炒黄品＞麸炒轻品＞麸炒焦品＞炒黄品＞白术生品，白术内酯 II 含量顺序是：麸炒焦品＞麸炒黄品＞炒黄品＞麸炒轻品＞白术生品，白术内酯 III 含量顺序是：麸炒黄品＞麸炒轻品＞白术生品＞炒黄品＞麸炒焦品。经过研究发现，苍术酮在炮制过程中氧化生成白术内酯 I 、III 和双白术内酯（图 7-4）；白术内酯 III 在加热的情况下可脱水生成白术内酯 II 。

对白术生品及不同炮制品中还原糖和多糖的含量进行测定，结果除清炒品外，白术炮制后还原糖含量增加，多糖含量均比生白术片有所提高。

3. 药理作用研究　生白术和炒白术均具有双向调节肠管活动作用，其中以生品作用较强，同时具有促进细胞免疫，保肝等作用。土炒白术与麸炒白术均能显著延长小白鼠负重疲劳游泳时间，说明白术炮制后，其健脾作用增强，有麸炒白术"减酮减燥，增酯增效"的炮制理论提出。

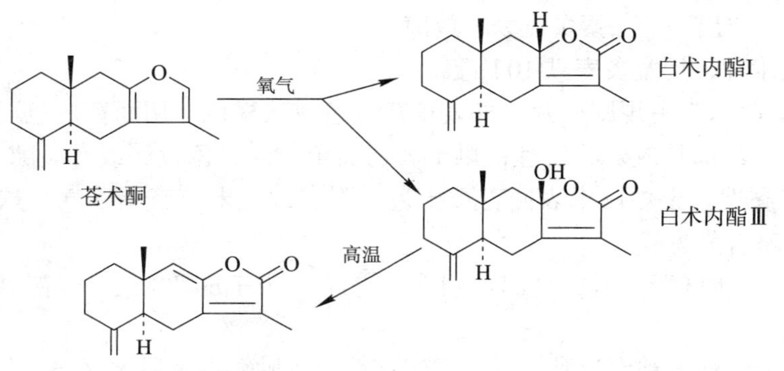

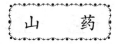

图 7-4 苍术酮氧化反应

4. 炮制品质量要求 白术和麸炒白术饮片水分均不得过 15.0%；总灰分均不得过 5.0%；二氧化硫残留量均不得过 400 mg/kg；以 60% 乙醇为溶剂，醇溶性浸出物均不得少于 35.0%；白术饮片色度与黄色 9 号标准比色液比较，不得更深，麸炒白术饮片色度与黄色 10 号标准比色液比较，不得更深。

【贮存】贮干燥容器内，置通风干燥处，防霉。

山 药

【处方用名】山药、怀山药、土炒山药、炒山药

【来源】本品为薯蓣科植物薯蓣 *Dioscorea opposita* Thunb. 的干燥根茎。冬季茎叶枯萎后采挖，切去根头，洗净，除去外皮及须根，干燥，习称"毛山药"；或除去外皮，趁鲜切厚片，干燥，称为"山药片"；也有选择肥大顺直的干燥山药，置清水中，浸至无干心，闷透，切齐两端，用木板搓成圆柱状，晒干，打光，习称"光山药"。

【炮制方法】

1. 山药 取原药材，除去杂质，大小分开，洗净，泡润至透，切厚片，干燥。筛去碎屑。

2. 麸炒山药 将炒制容器烧热，撒入麦麸，待其冒烟时，投入山药片，不断翻动，炒至黄色时，取出，筛去麦麸，放凉。

每 100 kg 山药片，用麦麸 10 kg。

3. 土炒山药 先将土粉置炒制容器内，用中火加热至灵活状态，再投入山药片拌炒，至表面均匀挂土粉时取出，筛去土粉，放凉。

每 100 kg 山药片，用灶心土 30 kg。

【饮片性状】山药呈不规则的厚片，皱缩不平，切面白色或黄白色，质坚脆，粉性。气微，味淡、微酸。麸炒山药，切面黄白色或微黄色，偶见焦斑，略具焦香气。土炒山药切面土红色，粘有土粉，略具焦香气。

【炮制作用】山药味甘，性平。归脾、肺、肾经。具有补脾养胃，生津益肺，补肾涩精的功能。

山药以补肾生精，益肺阴为主。用于肾虚遗精，尿频，肺虚喘咳，阴虚消渴。如治肺虚喘咳的薯蓣丸（《金匮》）；治阴虚消渴的玉液汤（《参西录》）及治肝肾阴虚的六味地黄丸（《药证》）。

麸炒山药以补脾健胃为主。用于脾虚食少，泄泻便溏，白带过多。如治脾虚厌食或脾虚泄泻的参苓白术散（《局方》）及脾虚带下的完带汤（《傅青主》）。

土炒山药以补脾止泻为主。用于脾虚久泻，或大便泄泻。如治脾虚久泻，身体羸弱的扶中汤（《参西录》）。

【炮制研究】

1. 炮制沿革研究 南北朝有蒸法（《雷公》）。唐代增加了熟者和蜜炙（《食疗》）。宋代增加了姜炙（《普本》）、炒黄（《妇人》）、微炒（《疮疡》）、酒浸、酒蒸（《朱氏》）等方法。元代增加了白矾水浸焙（《儒门》），酒浸、火炮（《瑞竹》）等方法。明、清时期又增加了姜汁浸炒（《普济方》）、乳汁浸（《滇南》）、葱盐炒黄姜汁拌蒸（《保元》）、酒炒（《景岳》）、乳汁拌微焙（《正宗》）、醋煮（《醒斋》）、乳汁蒸（《幼幼》）、炒焦（《医案》），土炒、盐水炒（《害利》）等炮制方法。《中国药典》2015年版一部收载的饮片为山药，山药片，麸炒山药。部分地区还有土炒山药等炮制品。

2. 化学成分研究 山药经炮制后，薯蓣皂苷元含量顺序是：土炒品＞清炒品＞麸炒品＞生品。磷脂含量顺序是：蜜麸制＞麸制＞生品＞米炒＞土炒＞炒焦＞炒炭。多糖含量顺序是：生品＞蜜麸炒＞炒黄＞米炒＞土炒＞炒焦＞炒炭＞麸炒。水溶性游离氨基酸含量顺序是：清炒＞生品＞米制＞土制＞炒黄＞炒焦＞炒炭。

3. 药理作用研究 山药能刺激小肠运动，助消化，降低血糖，增强机体免疫力的作用。山药及清炒、土炒、麸炒山药饮片煎剂对家兔离体肠管节律性活动均有明显作用。对脾虚大鼠有一定的治疗作用。而山药生品、麸炒品及土炒品还能增强小鼠的非特异性免疫功能，其中生品强于麸炒品和土炒品。

4. 炮制品质量要求 山药饮片水分不得过16.0%，麸炒山药饮片不得过12.0%；山药饮片总灰分不得过2.0%，麸炒山药饮片不得过5.0%；山药饮片和麸炒山药饮片二氧化硫残留量均不得过400 mg/kg；山药饮片冷浸法水溶性浸出物不得少于7.0%，麸炒山药饮片不得少于4.0%。

【贮存】置通风干燥处，防蛀。

五、蛤粉炒

将净制或切制后的饮片与蛤粉共同加热拌炒的方法，称为蛤粉炒或蛤粉烫。

蛤粉是软体动物文蛤的贝壳，经洗净，晒干，研粉或煅后研粉而成。其性寒，味咸，有清热利湿，软坚化痰的功能。

蛤粉炒由于火力较弱，而且蛤粉颗粒细小，传热作用较河砂稍慢，故能使药物缓慢受热，适用于炒制胶类药物，如阿胶。

蛤粉炒目的：

（1）使药物质地酥脆，便于制剂和调剂。

（2）降低药物的滋腻之性，矫正不良气味。

（3）可增强某些药物清热化痰的功效。

操作方法：

将研细过筛后的蛤粉置热的炒制容器内，中火加热至蛤粉呈灵活状态时减小火力，投入净饮片，翻埋烫炒至饮片膨胀鼓起或成珠，内部酥松时取出，筛去蛤粉，放凉。

每 100 kg 药物，用蛤粉 30～50 kg。

注意事项：

（1）胶块切成立方丁，不能过大或过小，在 1 cm³ 左右。

（2）炒制时火力应适当，以防药物黏结、焦煳或"烫僵"。如温度过高可酌加冷蛤粉调节温度或减小火力。炒制前最好先采取试投的方法，以便掌握火力，保证炒制品质量。

（3）胶丁下锅后翻炒速度要快而均匀，否则会引起互相粘连，造成不圆整而影响外观。

（4）炒制同种药物的蛤粉可连续使用，但颜色加深后需及时更换。

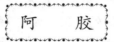

阿　胶

【处方用名】阿胶、阿胶珠、胶珠、炒阿胶。

【来源】本品为马科动物驴 *Equus asinus* L. 的干燥皮或鲜皮经煎煮、浓缩制成的固体胶。

【炮制方法】

1. 阿胶丁　取阿胶块，置文火上烘软，切成 1 cm³ 左右的丁。

2. 蛤粉炒阿胶　取蛤粉适量置热的炒制容器内，用中火加热炒至灵活状态时，投入阿胶丁，不断翻动，炒至鼓起呈圆球形，内部呈蜂窝状，无溏心，质松泡时，取出，筛去蛤粉，放凉。

每 100 kg 药物，用蛤粉 30～50 kg。

3. 蒲黄炒阿胶　将蒲黄置热的炒制容器内，用中火加热炒至稍微变色，投入阿胶丁，不断翻动，炒至鼓起呈圆球形，内无溏心时取出，筛去蒲黄、放凉。蒲黄的用量以炒时能将阿胶丁全部掩埋为宜。

【饮片性状】阿胶丁为丁状，棕色至黑褐色，具光泽。质硬而脆，断面光亮，碎片对光照视呈棕色半透明状。气微，味微甘。蛤粉炒后呈类球形，表面棕黄色或灰白色，附有白色粉末，体轻，质酥，易碎。断面中空或多孔状，淡黄色至棕色，气微香，味微甜。蒲黄炒后外表呈棕褐色，其余同蛤粉炒。

【炮制作用】阿胶味甘，性平。归肺、肝、肾经。具有补血滋阴，润燥，止血的功能。用于血虚萎黄，眩晕心悸，心烦失眠，虚风内动，温燥伤肺，干咳无痰。如治阴虚火旺，心烦失眠的黄连阿胶汤（《伤寒》）；治疗温燥伤肺，干咳无痰，咽喉干燥，心烦口渴，舌干无苔的清燥救肺汤（《法律》）。

炒制后降低了滋腻之性，同时也矫正了不良气味。蛤粉炒阿胶善于益肺润燥。用于阴虚咳嗽，久咳少痰或痰中带血。如治肺虚火盛，咳喘咽干痰少，或痰中带血的补肺阿胶汤（《药证》）。

蒲黄炒阿胶以止血安络力强。多用于阴虚咳血，崩漏，便血。如治脾阳不足所致的大便下血，或吐血，血色黯淡，四肢不温的黄土汤（《金匮》）；用于冲任不固，崩中漏下，妊娠下血的胶艾汤（《金匮》）。

【炮制研究】

1. 炮制沿革研究 汉代有炙令尽沸（《玉函》）的炮制方法。南北朝增加了猪脂浸炙（《雷公》）、炙珠（《外台》）、蛤粉炒（《指迷》）、炒黄（《圣惠方》）。唐代有炒（《千金翼方》）、蛤粉炒（《银海精微》）等方法。宋代增加了米炒（《总录》）、麸炒（《产育》）、水浸蒸（《朱氏》）等方法。明、清增加了草灰炒（《普济方》）、面炒（《纲目》）、蒲黄炒、牡蛎粉炒（《钩元》）、酒蒸（《得配》）等炮制方法。《中国药典》2015 年版一部收载的饮片有阿胶，阿胶珠。部分地区还有蒲黄炒阿胶等炮制品。

2. 化学成分研究 阿胶珠与阿胶丁均含相同种类的氨基酸，阿胶珠较阿胶丁含量高。烫珠温度可达 140℃，水分大大降低，肽键断裂，使氨基酸含量提高。烫炒受热时间短，氨基酸种类并无变化。阿胶烫珠后，可入汤剂煎煮，而且易于粉碎制备丸、散。总氨基酸含量高低顺序为：蛤珠 > 蒲珠 > 滑珠 > 阿胶丁。必需微量元素含量高低顺序为：蛤珠 > 蒲珠 > 阿胶丁 > 滑珠。阿胶经蛤粉炒后，其含 Zn 量是阿胶丁的 2 倍。

3. 药理作用研究 阿胶内含钙盐，炒后 Ca^{2+} 易被人体吸收，Ca 能减少血管壁的渗透作用，故能增强止血的功效。

4. 炮制工艺研究 研究发现，阿胶的烫制条件与蛤粉温度和烫制时间呈函数关系。有学者开发研制了真空干燥法炮制阿胶、烘制阿胶珠、微波炉加工阿胶珠等新的炮制工艺。也有学者以外观性状、体积、硬度、溶散度等为评价指标，采用全概率综合评分，比较蛤粉炒、真空法、烘制法、蒲黄炒、蒲黄烘、微波法炮制阿胶珠。

5. 炮制品质量要求 阿胶饮片水分不得过 15.0%，阿胶珠饮片不得过 15.0%；阿胶珠饮片总灰分不得过 4.0%；阿胶饮片与阿胶珠饮片含 L- 羟脯氨酸均不得少于 8.0%，甘氨酸均不得少于 18.0%，丙氨酸均不得少于 7.0%，L- 脯氨酸均不得少于 10.0%。

【贮存】密闭，置阴凉干燥处。防潮，防热。

六、滑石粉炒

将净制或切制后的药物与适量的滑石粉共同拌炒的方法，称为滑石粉炒或滑石粉烫。

滑石粉味甘性寒，具清热利尿作用。滑石粉质地细腻而滑利，用滑石粉炒制药物，由于其滑利细腻，传热较缓慢，与药物接触面积大，使药物受热均匀。滑石粉炒适用于韧性较大的动物类药物。

滑石粉炒目的：

（1）使药物质地酥脆，便于粉碎和煎煮，如象皮、黄狗肾等。

（2）降低毒性和矫正不良气味，以利于安全用药和服用方便。如刺猬皮、水蛭等。

操作方法：

将滑石粉置热的炒制容器内，用中火加热至灵活状态，再投入经净饮片，不断翻动，炒至酥脆或鼓起或颜色加深时取出，筛去滑石粉，放凉。

滑石粉的用量一般为：每 100 kg 药物，用滑石粉 40 ~ 50 kg。

注意事项：

（1）一般用中火，操作时要适当控制火力，防止药物生熟不均或焦化。如温度过高可酌加冷滑石粉调节温度。

（2）炒制同种中药的滑石粉可连续使用，但颜色加深后需及时更换。

鱼 鳔 胶

【处方用名】鱼鳔、鱼胶、炒鱼鳔胶、鱼鳔珠。

【来源】本品为石首鱼科动物大黄鱼 *Pseudosciaena crocea*（Rhichardson），小黄鱼 *Pseudosciaena polyactis* Bleeker 或鲟科动物中华鲟 *Acipenser sinensis* Gray、鳇鱼 *Huso dauricus*（Ceorgi）等的干燥鱼鳔。取得鱼鳔后，剖开，压扁或制成一定形状，干燥。

【炮制方法】

1. 鱼鳔胶 取鱼鳔胶，除去杂质，微火烘软，切成小方块或丝。

2. 滑石粉炒鱼鳔胶 将滑石粉置热的炒制容器内，用中火加热至灵活状态时，投入净鱼鳔胶，不断翻动，至发泡，鼓起，颜色加深时，取出，筛去滑石粉，放凉。

每 100 kg 鱼鳔胶，用滑石粉 40 kg。

【饮片性状】鱼鳔胶为小方块状或不规则条状，黄白色或淡黄色，半透明角质样，质坚韧，气微腥，味淡。滑石粉炒后表面鼓胀发泡，黄色，质地酥脆，气微香。

【炮制作用】鱼鳔胶味甘、咸，性平。归肾经。具有补肾益精，滋养筋脉，止血，散瘀的功能。

炒制后滋腻之性降低，腥臭味得以矫正；炒制还能使其质地酥脆，利于粉碎。临床多用其制品，用于肾虚滑精，吐血，血崩。如治肾虚气弱，阳痿不举，命门火衰，腰腿酸痛，精神疲倦，食欲不佳的三肾丸（《处方集》）及肾水不足，阴虚血虚的鱼鳔丸（《拔萃良方》）。

【炮制研究】

1. 炮制沿革研究 宋代有炙令焦黄（《总录》）、制炭（《三因》）、炒制（《疮疡》）的炮制方法。明代增加了炮（《普济方》）、焙（《正宗》）、蛤粉炒（《醒斋》）等炮制方法。清代增加了螺粉炒（《北草汇》）、香油炸（《大成》）、麸炒（《良朋》）、牡蛎粉炒（《增广》）等炮制方法。

2. 炮制工艺研究 恒温箱内 185℃烘烤至鱼鳔形体鼓起，松泡，呈黄色时，取出放凉。该法简便易行，制品受热均匀，色泽一致，且无糊化现象。

【贮存】贮干燥容器内，密闭，置通风干燥处。防霉、防蛀。

黄 狗 肾

【处方用名】狗肾、制狗肾。

【来源】本品为犬科动物黄狗 *Canis familiaris* Linnaeus. 的干燥阴茎和睾丸。捕获后，割取生殖器（阴茎及睾丸），置阴凉处风干。

【炮制方法】

1. 狗肾 取原药材，用碱水洗净，再用清水洗涤，润软或蒸软，切成小段或片，干燥。

2. 滑石粉炒狗肾 将滑石粉置热的炒制容器中，用中火加热至呈灵活状态，投入狗肾段或片，炒至松泡，呈黄褐色时取出，筛去滑石粉，放凉。

每 100 kg 黄狗肾，用滑石粉 40 kg。

【饮片性状】黄狗肾为圆柱状小段或圆形片状，黄棕色，有少许毛黏附，质地坚韧，有腥臭味。滑石粉炒后质地松泡，呈黄褐色，腥臭味减弱。

【炮制作用】黄狗肾味咸，性温。归肾经。具有暖肾，壮阳，益精的功能。黄狗肾因气腥，质坚韧，一般不生用。

炒后质地松泡酥脆，便于粉碎和煎煮，同时矫正其腥臭味，便于服用。临床多用其制品。主要用于肾虚阳衰所致的阳痿，阴冷，以及畏寒肢冷，腰酸尿频。

【炮制研究】炮制沿革研究　宋代有炙黄（《圣惠方》）、酒煮焙干（《朱氏》）等炮制方法。明代增加了酒煮烂（《景岳》）、酥拌炒（《大法》）。清代增加了酥炙（《良朋》）的炮制方法。部分地区有黄狗肾片，滑石粉炒黄狗肾片等炮制品。

【贮存】贮干燥容器内，密闭，置通风干燥处。防霉、防蛀。

水　蛭

【处方用名】水蛭、制水蛭、炒水蛭。

【来源】本品为水蛭科动物蚂蟥 *Whitmania pigra* Whitman、水蛭 *Hirudo nipponica* Whitman 或柳叶蚂蟥 *Whitmania acranulata* Whitman 的干燥全体。夏、秋二季捕捉，用沸水烫死，晒干或低温干燥。

【炮制方法】

1. 水蛭　取水蛭，洗净，闷软，切段，晒干。

2. 滑石粉炒水蛭　取滑石粉置炒制容器内，中火加热炒至灵活状态时，投入水蛭段，不断翻动，拌炒至微鼓起，呈黄棕色时取出，筛去滑石粉，放凉。

每 100 kg 水蛭，用滑石粉 40 kg。

【饮片性状】　水蛭为不规则扁块状或扁圆柱形或扁平纺锤形小段，有环纹，背部黑褐色或黑棕色，腹部棕黄色，质脆，气微腥。滑石粉炒后呈不规则扁块状或扁圆柱形，略鼓起，表面棕黄色至黑褐色，附有少量白色滑石粉，断面松泡，灰白色至焦黄色。气微腥。

【炮制作用】水蛭味咸、苦，性平。有小毒。归肝经。具有破血通经，逐瘀消癥的功能。

生品有毒，多入煎剂，以破血逐瘀为主。如治瘀滞癥瘕，经闭及跌打损伤，瘀滞疼痛的化癥回生丹（《条辨》）。

滑石粉炒后能降低毒性，质地酥脆，利于粉碎，多入丸散。如治跌打损伤，内损瘀血，心腹疼痛，大便不通的夺命散（《济生》）；治热入下焦与血瘀结滞引起的癥瘕痞块、胁腹胀满的抵当汤（《金匮》）。

【炮制研究】

1. 炮制沿革研究　汉代有熬（《金匮》）、暖水洗去腥（《伤寒》）的炮制方法。宋代增加了炒令微黄、煨令微黄（《圣惠方》），炒焦（《普本》）、水浸去血子后米炒（《总病论》）、石灰炒过再熬（《活人书》）、米泔浸、猪脂煎令焦黄、焙干（《证类》）等炮制方法。元代增加了盐炒（《瑞竹》）。明代增加了炙（《医学》）。清代增加了香油炒焦（《医案》）等炮制方法。《中国药典》2015 年版一部收载的饮片为水蛭、烫水蛭。

2. 化学成分研究　清炒品与砂炒品氨基酸总量、人体必需氨基酸总量均较生品大为降低，而滑石粉炒后其氨基酸总量和人体必需氨基酸总量都有所增高。

3. 药理作用研究　生水蛭灌胃具有显著延长小鼠凝血时间、出血时间和体内抗血栓，降血脂，抗炎等作用。制水蛭能使出血时间延长，但对凝血时间和体内血栓形成无明显影响；烫水蛭对凝血时间、出血时间和体内血栓形成均无明显作用。生水蛭、制水蛭、烫水蛭体外均有溶解纤维蛋白作用。另据报道，温浸或冷提的水蛭生粉提取液的抗凝作用很显著，而煎煮或炮制后的水蛭粉末提取液抗凝作用剧减，烫制后抗凝活性降低。水蛭生品、烫品或制品（酒润麸制）均可纠正血浆脂蛋白紊乱，并对巴豆油诱发的小鼠耳郭肿胀有显著抑制作用、明显减轻小鼠腹腔毛细血管的通透性，作用强度顺序为：烫品＞制品＞生品。生水蛭、烫水蛭、制水蛭24 h 内给小鼠灌胃 3 次，给药剂量相当于成人每日 3 g 量的 200 倍，未见毒性反应与死亡。

4. 炮制工艺研究　水蛭烘制工艺为：60℃，1 h 烘干至酥脆，取出均匀喷洒适量黄酒，放凉。另有烤制工艺的报道，取水蛭，铺放于瓷盆内，置电烤箱中，升温至 90℃，保持恒温于 100℃以内烘烤 30 min，取出，放凉，碾细，过 80 目筛。

5. 炮制品质量要求　烫水蛭饮片水分不得过 14.0%；总灰分不得过 10.0%；酸不溶性灰分不得过 3.0%；铅不得过 10 mg/kg、镉不得过 1 mg/kg、砷不得过 5 mg/kg、汞不得过 1 mg/kg；每 1 000 g 含黄曲霉毒素 B_1 不得过 5 μg，黄曲霉毒素 G_2、黄曲霉毒素 G_1、黄曲霉毒素 B_2 和黄曲霉毒素 B_1 的总量不得过 10 μg。

【贮存】干燥容器内，密闭，置通风干燥处。防潮，防蛀。

网上更多……

重点名词　　图片　　习题　　电子教案

第八章

炙 法

将净选或切制后的药物，加入一定量的液体辅料拌炒，使辅料逐渐渗入药物组织内部的炮制方法称为炙法。

药物吸入液体辅料经加工炒制后在性味、功效、作用趋向、归经和理化性质方面均能发生某些变化，起到降低毒性，抑制偏性，增强疗效，矫臭矫味，使有效成分易于溶出等作用，从而达到最大限度地发挥疗效。

炙法与加辅料炒法在操作方法上基本相似，但二者又有区别。加辅料炒法使用固体辅料，掩埋翻炒使药物受热均匀或黏附表面共同入药，固体辅料多起到中间传热的介质作用；而炙法则使用液体辅料，拌匀闷润使辅料渗入药物内部，可引起药物发生理化性质的改变。加辅料炒的温度较高，一般用中火或武火，在锅内翻炒时间较短，药物表面颜色变黄或加深；炙法所用温度较低，一般用文火，在锅内翻炒时间稍长，以药物炒干为宜。炙法根据所用辅料不同，可分为酒炙、醋炙、盐炙、姜炙、蜜炙、油炙等方法。

第一节 酒 炙 法

将净制或切制后的饮片，加入定量的酒拌炒至规定程度的方法称为酒炙法。

酒甘辛大热，气味芳香，能升能散，宣行药势，具有活血通络、祛风散寒、矫臭矫味的作用。酒炙法多用于活血散瘀药、祛风通络药、动物类药物和性味苦寒的药。

酒炙目的：

（1）改变药性，引药上行　如大黄、黄连、黄柏等，经酒炙后，能缓和寒性，清上焦邪热。

（2）增强活血通络作用　如当归、川芎、桑枝等，经酒炙后，增强活血祛瘀、祛风通络的作用。

（3）矫臭矫味　如乌梢蛇、蕲蛇、紫河车等，经酒炙后可除去或减弱腥臭气。

操作方法：

（1）先拌酒后炒药　将净制或切制后的药物与定量酒拌匀，稍闷润，待酒被吸尽后，置炒制容器内，用文火炒干，取出晾凉。适于质地坚实的根及根茎类药物，如黄连、川芎等。

（2）先炒药后加酒　将净选或切制后的药物，置炒制容器内，文火炒至一定程度，再边炒边喷洒定量的酒，炒干，取出晾凉。适用于质地疏松和易碎的药物，如五灵脂。

大多数药物采用第一种方法，因第二种方法不易使酒渗入药物内部，加热翻炒时，酒易迅速挥发，所以一般少用，只有个别药物适用此法。

酒炙时用酒量，每100 kg药物，用黄酒10～20 kg。

注意事项：

（1）用酒拌润药物的过程中，容器上面应加盖，以免酒迅速挥发。

（2）若酒的用量较小，不宜与药物拌匀时，可先将酒加适量水稀释后，再与药物拌润。

（3）药物酒炙时，火力多用文火，勤翻动，炒干，颜色加深，即可。

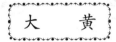

大　黄

【处方用名】大黄、生大黄、川军、酒军、酒大黄、醋大黄、熟军、熟大黄、大黄炭。

【来源】本品为蓼科植物掌叶大黄 *Rheum palmatum* L.、唐古特大黄 *Rheum tang uticum* Maxim. ex Balf. 或药用大黄 *Rheum officinale* Baill. 的干燥根及根茎。秋末茎叶枯萎或次春发芽前采挖，除去细根，刮去外皮，切瓣或段，绳穿成串干燥或直接干燥。

【炮制方法】

1. 大黄　取原药材，除去杂质，大小分档，洗净，捞出，淋润至软后，切厚片或小方块，晾干或低温干燥，筛去碎屑。

2. 酒大黄　取净大黄片或块，用黄酒拌匀，稍闷润，待酒被吸尽后，置炒制容器内，用文火炒干，色泽加深，取出晾凉，筛去碎屑。

每100 kg大黄片或块，用黄酒10 kg。

3. 熟大黄　取净大黄片或块，用黄酒拌匀，闷润至酒被吸尽，装入蒸制或炖制容器内，密闭，隔水加热24～32 h，或不加酒清蒸，至大黄内外均呈黑色时，取出，干燥。

每100 kg大黄片或块，用黄酒30 kg。

4. 大黄炭　取净大黄片或块，置炒制容器内，用武火加热，炒至表面焦黑色、内部焦褐色，取出晾凉。

5. 醋大黄　取净大黄片或块，用米醋拌匀，稍闷润，待醋被吸尽后，置炒制容器内，用文火加热，炒干，取出晾凉，筛去碎屑。

每100 kg大黄片或块，用米醋15 kg。

6. 清宁片　取净大黄片或块加水煮烂后，加入黄酒（100∶30）搅拌，再煮成泥状，取出晒干后粉碎，过100目筛后再与黄酒、炼蜜混合成团块状，置笼屉内蒸透，取出揉搓成直径为14 mm的圆条，于50～55℃低温烘至七成干时，闷约10 d至内外湿度一致，手摸有挺劲，切厚片，晾干。筛去碎屑。

每100 kg大黄片或块，用黄酒75 kg，炼蜜40 kg。

【饮片性状】大黄呈不规则类圆形厚片或块，大小不等。外表皮表面黄棕色或棕褐色，有纵皱纹及疙瘩状隆起。切面黄棕色至淡红棕色，较平坦，有明显散在或排列成环的星点，有空隙。酒大黄形如大黄片，表面深棕黄色，有的可见焦斑。微有酒香气。熟大黄呈不规则的块片，表面黑色，断面中间隐约可见放射状纹理，质坚硬，气微香。大黄炭形如大黄片，表面焦黑色，内部深棕色或焦褐色，具焦香气。醋大黄表面深棕色或棕褐色，内部浅棕色，略具醋气。清宁片为圆形厚片，表面乌黑色，有香气，味微苦甘。

【炮制作用】 大黄味苦，性寒。归脾、胃、大肠、肝、心包经。

生大黄苦寒沉降，气味重浊，走而不守，直达下焦，泻下作用峻烈，具有攻积导滞，泻火解毒的功能。用于实热便秘，积滞腹痛，泻痢不爽，湿热黄疸，血热吐衄，目赤咽肿，痈肿疔疮，瘀血经闭，跌扑损伤，上消化道出血，外治水火烫伤。如治热结便秘、潮热谵语的大承气汤，治湿热黄疸的茵陈蒿汤（《伤寒》）；治疮痈肿毒、烧伤、烫伤的金黄散（《外科精义》）。

酒炙使其苦寒泻下作用稍缓，并借酒升提之性，引药上行，善清上焦血分热毒。用于目赤咽肿，齿龈肿痛。如治眼暴热痛，头肿起的大黄汤（《总录》）。

熟大黄泻下力缓，减轻大黄引起腹痛之副作用，具有泻火解毒功能，并增强活血祛瘀作用。用于治火毒疮疡，瘀血内停、腹部肿块、月经停闭等证。如治瘀血内停、腹部肿块、月经停闭的大黄䗪虫丸（《金匮》）。治跌打损伤、瘀血凝积、气绝欲死，烦躁疼痛的鸡鸣散（《三因》）。

大黄炭泻下作用极微，具有凉血止血化瘀功能。用于血热有瘀出血者。如治大肠有积滞的大便出血和热邪伤络、血不循经之呕血、咯血的十灰散（《十药》）。

醋大黄泻下作用减弱，以消积化瘀为主。用于食积痞满，产后瘀停，癥瘕癖积。如治小儿饮食过多、痞闷疼痛；并治妇人经闭不通的三棱煎丸（《宝鉴》）。

清宁片泻下作用缓和，具缓泻而不伤气，逐瘀而不败正之功。用于饮食停滞，口燥舌干，大便秘结之年老、体弱、久病患者，可单用。

【炮制研究】

1. 炮制沿革研究　汉代有炮熟、酒洗、酒浸（《玉函》），蒸制（《金匮》）的炮制方法。自唐代以后有炒制、制炭（《千金》），醋煎制（《食疗》），九蒸九曝干、酒浸炒、醋炒、姜制（《总录》），酒蒸（《药证》）、醋蒸（《博济》）、酒煮（《普济方》）、黄连吴萸制（《保元》）等炮制方法。《中国药典》2015 年版一部收载的大黄饮片为大黄、酒大黄、熟大黄、大黄炭。

2. 化学成分研究　大黄酒炒后，结合型蒽醌有所减少，泻下作用弱于生大黄。熟大黄，经蒸、炖后其结合型与游离型蒽醌衍生物均减少，其中结合型大黄酸显著减少，番泻苷仅余微量，因此，泻下作用缓和。大黄炒炭后，其结合型大黄酸大量破坏，但仍保留少量的各型蒽醌类衍生物，番泻苷已不存在，因此泻下作用极微。大黄炭中止血成分增加，大黄酚含量约为生大黄的 2.7 倍，大黄素 –6– 甲醚约为生大黄的 4.1 倍，这两种成分都有促血凝作用。炒大黄中芦荟大黄素和大黄素的含量分别为生大黄的 2.7 倍和 3.4 倍；大黄炭则分别为大黄的 1.9 倍和 2.8 倍左右。

大黄鞣质类成分含量约为 10% ~ 30%，炒大黄总鞣质量下降约 18%，熟大黄降低 50%，大黄炭减少近 80%。

制大黄多糖含量随炮制次数的增加而升高，但六制和九制大黄的含量相近。

3. 药理作用研究　酒炒大黄泻下效力比生品降低 30%，熟大黄（酒炖）、清宁片降低 95%，大黄炭无泻下作用。对比胃肠激素和肠神经递质调控作用，发现生大黄对正常小鼠和热结便秘模型小鼠泻下作用明显，但熟大黄无泻下作用。

炮制对大黄解热作用无明显影响。大黄生品和制品煎剂对金黄色葡萄球菌、铜绿假单胞菌、痢疾杆菌、伤寒杆菌、大肠杆菌等菌种均有一定抑制作用，酒炒与酒炖大黄对金黄色葡萄球菌、痢疾杆菌、伤寒杆菌等均有较好抑制作用，为治疗肠伤寒、痢疾等细菌感染疾病提供了科学依据；醋炒大黄、石灰炒大黄和大黄炭对铜绿假单胞菌、金黄色葡萄球菌有较好抑制作用，为治疗烧伤、烫伤提供了科学依据。酒炒大黄消炎作用与生大黄近似，熟大黄、大黄炭消炎作用减弱，但熟大黄在治疗成人和儿童化脓性扁桃体炎时，有较好的解热和消炎作用。熟大黄可消除生大黄引起腹痛、恶心、呕吐等胃肠道反应，炮制可减弱生大黄抑制胃酸分泌和消化酶活性的作用，熟大黄、大黄炭、清宁片"苦寒败胃"的副作用消失或缓和。

4. 炮制工艺研究 熟大黄酒热压制法新工艺：大黄与黄酒拌润后加压蒸制即得。以没食子酸、大黄酚 $-8-O-\beta-D-$ 葡萄糖苷、芦荟大黄素、大黄酸、大黄素、大黄酚、大黄素甲醚等 7 种成分的综合评分为指标，筛选熟大黄最佳炮制工艺为每 1 kg 药材加酒 350 ml，闷润 2 h，蒸制 11 h。

5. 炮制品质量要求 大黄、酒大黄、熟大黄、大黄炭各饮片均不得检出土大黄苷；检查：干燥失重减失重量均不得过 15.0%，总灰分均不得过 10.0%；热浸法水溶性浸出物均不得少于 25.0%；含总蒽醌以芦荟大黄素（$C_{15}H_{10}O_5$）、大黄酸（$C_{15}H_8O_6$）、大黄素（$C_{15}H_{10}O_5$）、大黄酚（$C_{15}H_{10}O_4$）和大黄素甲醚（$C_{16}H_{12}O_5$）的总量计，大黄、酒大黄、熟大黄三种饮片均不得少于 1.5%，大黄炭饮片不得少于 0.90%；含游离蒽醌以芦荟大黄素（$C_{15}H_{10}O_5$）、大黄酸（$C_{15}H_8O_6$）、大黄素（$C_{15}H_{10}O_5$）、大黄酚（$C_{15}H_{10}O_4$）和大黄素甲醚（$C_{16}H_{12}O_5$）的总量计，大黄饮片不得少于 0.35%、酒大黄、熟大黄、大黄炭各饮片均不得少于 0.50%。

【贮存】置通风干燥处。防蛀。

黄 连

【处方用名】黄连、川连、酒黄连、姜黄连、吴萸连、萸黄连。

【来源】本品为毛茛科植物黄连 *Coptis chinensis* Franch.、三角叶黄连 *Coptis deltoidea* C. Y. Cheng et Hsiao 或云连 *Coptis teeta* Wall. 的干燥根茎。以上三种分别习称"味连""雅连""云连"。秋季采挖，除去须根和泥沙，干燥，撞去残留须根。

【炮制方法】

1. 黄连 取原药材，除去杂质，抢水洗净，润透，切薄片，干燥，筛去碎屑；或用时捣碎。

2. 酒黄连 取净黄连片，用黄酒拌匀，稍闷润，待酒被吸尽后，置炒制容器内，用文火加热，炒干，取出晾凉，筛去碎屑。

每 100 kg 黄连，用黄酒 12.5 kg。

3. 姜黄连 取净黄连片，用姜汁拌匀，稍闷润，待姜汁被吸尽后，置炒制容器内，用文火加热，炒干，取出晾凉，筛去碎屑。

每 100 kg 黄连片，用生姜 12.5 kg 绞汁或干姜 4 kg 煎汁。

4. 萸黄连 取吴茱萸加水煎煮，取汁去渣，煎液与净黄连片拌匀，稍闷润，待吴茱萸药液被吸尽后，置炒制容器内，用文火加热，炒干，取出晾凉，筛去碎屑。

每 100 kg 黄连片，用吴茱萸 10 kg。

【饮片性状】黄连为不规则的薄片。外表皮灰黄色或黄褐色，粗糙，有细小的须根。切面或碎断面鲜黄色或红黄色，具放射状纹理，气微，味极苦。酒黄连色泽加深，略有酒香气。姜黄连表面棕黄色。有姜的辛辣味。萸黄连表面棕黄色。有吴茱萸的辛辣香气。

【炮制作用】黄连味苦，性寒。归心、脾、胃、肝、胆、大肠经。

黄连片具有泻火解毒、清热燥湿的功能。多用于湿热痞满，呕吐吞酸，泻痢，黄疸，高热神昏，心火亢盛，心烦不寐，血热吐衄，目赤，牙痛，消渴，痈肿疔疮；外治湿疹，湿疮，耳道流脓。如治热毒壅盛、高热烦躁和痈疽疔疮的黄连解毒汤（《正宗》）；治热痢泄泻的白头翁汤（《伤寒》）。

酒炙能引药上行，缓其寒性，长于清心除烦，善清上焦火热。多用于目赤肿痛、口舌生疮和失眠惊悸。如治目赤肿痛、口舌生疮的黄连天花粉丸（《准绳》）。

姜炙可缓和其苦寒之性，善于清胃和胃止呕。多用于寒热互结，湿热中阻，痞满呕吐。如治胃热，烦渴呕吐的黄连竹茹汤（《回春》）。

吴茱萸炙抑制其苦寒之性，使黄连寒而不滞，以清气分湿热、散肝胆郁火为主，善于舒肝和胃止呕。多用于肝胃不和，呕吐吞酸。如治积滞内阻，胸膈痞闷，胁肋胀满或下痢脓血的大香连丸（《局方》）。

【炮制研究】

1. 炮制沿革研究 唐代有熬（炒）（《千金翼》）的炮制方法。自宋代以后有微炒（《圣惠方》）、炒焦（《博济》）、制炭（《史载》）、酒炒（《扁鹊》）、酒蒸（《丹溪》）、姜炒（《旅舍》）、吴茱萸制（《总录》）、土炒（《丹溪》）、童便制（《原机》）、醋制、盐制（《蒙筌》）、胆汁制（《景岳》）、酒萸制（《回春》）等炮制方法。《中国药典》2015年版一部收载的黄连饮片为黄连片、酒黄连、姜黄连、萸黄连。

2. 化学成分研究 黄连切制前尽量减少在水中的浸润时间，否则易损失药效。最好将黄连直接捣碎用，而免去切制过程。

随着炮制温度升高，黄连中小檗碱含量有所降低，黄连炭中小檗碱含量下降最显著。黄连经辅料炮制后，可增加生物碱的溶出率，黄连中小檗碱溶出率为58.17%，酒、姜汁、吴茱萸炮制后溶出率为85%。主要化学成分小檗碱、巴马汀、药根碱的总含量次序为酒黄连＞醋黄连＞姜黄连＞萸黄连＞盐制黄连＞胆汁黄连＞生黄连，但不同炮制品中生物碱含量变化不大。但也有研究表明萸黄连水煎液中总生物碱、小檗碱、巴马汀含量均降低，认为与吴茱萸制后降低黄连寒性的传统认识相一致。

黄连生品加热到130℃、1 h，或180℃、20 min开始生成小檗红碱，其含量随加热温度的升高和时间的延长而增加，同时小檗碱相应减少。加热也能使掌叶防己碱、药根碱等发生结构变化。应注意这种变化对黄连质量的影响。

3. 药理作用研究 黄连经酒、姜汁、吴茱萸汁炮制后，均出现了炮制前未有的对铜绿假单胞菌的抑制作用。姜黄连对变形杆菌的抑制作用强于其他炮制品。萸黄连、姜黄连、酒黄连对大肠杆菌的抗菌活性强于醋黄连与生黄连。

4. 炮制品质量要求 黄连片、酒黄连、姜黄连、萸黄连水分均不得过12.0%；总灰分不得过3.5%；用稀乙醇作溶剂，热浸法醇溶性浸出物均不得少于15.0%；以盐酸小檗碱（$C_{20}H_{17}NO_4$）计，含小檗碱（$C_{20}H_{17}NO_4$）均不得少于5.0%，含表小檗碱（$C_{20}H_{17}NO_4$）、黄连碱（$C_{19}H_{13}NO_4$）和巴马汀（$C_{21}H_{21}NO_4$）的总量均不得少于3.3%。

【贮存】密闭贮存，置通风干燥处。防蛀。

当　归

【处方用名】当归、秦归、归头、归身、归尾、全当归、酒当归、土炒当归、当归炭。

【来源】本品为伞形科植物当归 *Angelica sinensis*（Oliv.）Diels 的干燥根。秋末采挖，除去须根及泥沙，待水分稍蒸发后，捆成小把，上棚，用烟火慢慢熏干。

【炮制方法】

1. 当归（全当归）　取原药材，除去杂质，洗净，润透，切薄片，晒干或低温干燥。筛去碎屑。

2. 酒当归　取净当归片，用黄酒拌匀，稍闷润，待酒被吸尽后，置炒制容器内，用文火加热，炒至深黄色，取出晾凉。

每 100 kg 当归片，用黄酒 10 kg。

3. 土炒当归　将灶心土粉置炒制容器内，用中火加热，炒至土呈灵活状态时，投入净当归片，炒至当归片上粘满细土时，取出，筛去土，放凉。

每 100 kg 当归片，用灶心土粉 30 kg。

4. 当归炭　取净当归片，置炒制容器内，用中火加热，炒至微黑色，取出晾凉。

【饮片性状】当归呈类圆形、椭圆形或不规则薄片。外表皮浅棕色至棕褐色。切面淡棕黄色或黄白色，平坦，有裂隙，中间有浅棕色的形成层环，并有多数棕色的油点，香气浓郁，味甘、辛，微苦。酒当归切面深黄色或浅棕黄色，略具焦斑。香气浓郁，并略有酒香气。土炒当归土黄色，具土香气。当归炭表面黑褐色，内部灰棕色，质枯脆，气味减弱，并带涩味。

【炮制作用】当归味甘、辛，性温。归肝、心、脾经。

生品质润，具有补血活血，调经止痛，润肠通便的功能。用于血虚萎黄，眩晕心悸，月经不调，经闭痛经，虚寒腹痛，肠燥便秘，风湿痹痛，跌扑损伤，痈疽疮疡。传统习惯，止血用当归头，如血崩不止的当归头散（《杏苑生春》）；补血用当归身，如治血虚烦躁的当归补血汤（《兰室秘藏》）；破血用当归尾，如治月经逆行从口鼻出（《简单便方》）；补血活血用全当归，如治痔漏和脱肛便血的连归丸（《入门》）。

酒炙后增强活血通经的作用。多用于经闭痛经，风湿痹痛，跌打损伤。如治血虚血滞，崩中漏下的四物汤（《局方》）；治跌打损伤的复元活血汤（《医学发明》）。

土炒后增强入脾补血作用，又能缓和油润而不致滑肠。多用于血虚便溏，腹中时痛的患者。如治血亏兼脾胃虚弱，腹痛便溏的当归建中汤（《千翼方》）。

当归炒炭后，以止血补血为主。用于崩中漏下，月经过多。如治妇人月经过多或崩中漏下的当归散（《儒门》）。

【炮制研究】

1. 炮制沿革研究　南齐有炒法（《鬼遗》）的炮制方法。自唐代以后有酒浸（《理伤》）、酒洗（《产育》），酒润、米拌炒（《总录》），酒炒（《宝产》）、醋炒（《博济》）、酒蒸（《本草汇》）、酒煮（《本草述》）、土炒（《金鉴》）、制炭（《奇效》）等炮制方法。并有"发散宜用酒制，治吐血宜醋炒"（《从新》）的记述。《中国药典》2015 年版一部收载的当归饮片为当归、酒当归。

部分地区还有土炒、炒炭等炮制品。

2. 化学成分研究 当归随炮制温度升高，阿魏酸的含量降低。酒炙后水溶物增高，阿魏酸几乎无降低，与其他炮制品比较其鞣质最少，铜、镍含量增加，铅降至原生药含量的 1/5。土炒后鞣质为生品的 1.4 倍，水、醇浸出物及阿魏酸稍有降低，铁、镍、铜、锰、锌含量显著升高，铅含量降低至原含量的 1/6。制炭后鞣质升高为生品的 2 倍，其他成分成倍降低，钙、镍含量增加，铅含量降低至原含量的 1/4，其他元素含量也显著降低。

当归及炮制品中的还原糖和水溶性糖的含量：酒炒当归 > 生当归 > 清炒当归 > 土炒当归 > 当归炭。水溶性粗多糖含量：酒炒当归 > 生当归 > 土炒当归 > 清炒当归 > 当归炭。

3. 药理作用研究 当归对子宫有"双向性"调节作用，其水溶性和醇溶性成分能兴奋子宫，高沸点挥发油能抑制子宫。当归具有一定清除氧自由基能力，当归不同炮制品中加抗坏血酸后对清除氧自由基有协同作用，炒当归、酒当归协同使用高于生当归、当归炭、焦当归。当与甘露醇合用时，仅有生当归、炒当归与酒当归加入甘露醇后对·OH 有协同作用，而焦当归与当归炭协同作用不明显，说明炮制品本身对不同氧自由基的清除敏感性不同。

4. 炮制品质量要求 当归饮片水分不得过 15.0%，酒当归饮片不得过 10.0%；当归饮片和酒当归饮片总灰分均不得过 7.0%，酸不溶性灰分均不得过 2.0%；用 70% 乙醇作溶剂，热浸法醇溶性浸出物当归饮片不得少于 45.0%，酒当归饮片不得少于 50.0%。

【贮存】置阴凉干燥处，防潮，防霉，防蛀。

【备注】当归的头、身、尾可分别入药，认为"头止血而上行，身养血而中守，梢破血而下流，全活血而不走"。

川 芎

【处方用名】川芎、芎䓖、酒川芎。

【来源】本品为伞形科植物川芎 Ligusticum chuanxiong Hort. 的干燥根茎。夏季当茎上的节盘显著突出，并略带紫色时采挖，除去泥沙，晒后烘干，再去须根。

【炮制方法】

1. 川芎 取原药材，除去杂质，大小分档，略泡，洗净，润透，切薄片，干燥。筛去碎屑。

2. 酒川芎 取净川芎片，用黄酒拌匀，稍闷润，待酒被吸尽后，置炒制容器内，用文火加热，炒至棕黄色，取出晾凉，筛去碎屑。

每 100 kg 川芎片，用黄酒 10 kg。

本品含挥发油，在闷润时注意检查，防止出油变质，并忌高温干燥。

【饮片性状】川芎为不规则的厚片，外表皮灰褐色或褐色，有皱缩纹。切面黄白色或灰黄色，具有明显波状环纹或多角形纹理，散生黄棕色油点。质坚实。气浓香，味苦、辛，微甜。酒川芎表面棕黄色，偶见焦斑，质坚脆，略具酒气。

【炮制作用】川芎味辛，性温。归肝、胆、心包经。

川芎具有活血行气、祛风止痛的功能。临床多生用，用于月经不调，经闭痛经，癥瘕腹痛，胸胁刺痛，跌扑肿痛，头痛，风湿痹痛。如治冲任虚寒，月经不调的温经汤（《金匮》）；

如治风邪头痛的川芎茶调散（《局方》）。

酒炙能引药上行，增强活血行气止痛作用。多用于血瘀头痛，偏头痛，风寒湿痛，产后瘀阻腹痛等。如治血瘀头痛的通窍活血汤（《医林改错》）。

【炮制研究】

1. 炮制沿革研究　唐代有熬制（《千金翼》）的炮制方法。自宋代以后有醋炒（《博济》）、米泔水浸（《证类》）、酒炒（《扁鹊》）、米水炒（《世医》）、童便浸（《丹溪》）、清蒸（《入门》）、盐水煮（《回春》）、盐酒炙（《一草亭》）等炮制方法。《中国药典》2015 年版一部收载的川芎饮片为川芎。部分地区还有酒炒、酒蒸、麸炒等炮制品。

2. 化学成分研究　川芎炮制品中总生物碱含量：醋炙＞酒炙＞生品，川芎嗪含量：醋炙＞生品＞酒炙。川芎嗪的熔点为 80～82℃，受热易升华散失，因此酒炙品中川芎嗪的含量较生品低，但醋炙品含量比生品高，则是酸与生物碱形成盐易于提出。川芎各炮制品挥发油含量：生品＞酒炙品＞醋炙品＞炒黄品＞酒煮品。水煎液中阿魏酸含量：酒炙品＞酒煮品＞炒黄品＞醋炙品＞生品。另有研究表明阿魏酸含量：生品＞酒炙品＞麸炒品＞炒黄品＞炒焦品，炮制品以酒炙含量最高。酒川芎水煎液中 Fe、Mn、Li、Ni、Co 等含量增加，Cu、Cr 含量减少；炒品水煎液中 Fe、Mn、Li、Co、V 含量增加，Zn、Cu、Cr、Ni 含量减少。

3. 药理作用研究　黄酒炙、白酒炙川芎水煎液和生川芎醇提液均有明显降低全血黏度、血浆黏度、血细胞比容、血沉、红细胞聚集指数等作用。

4. 炮制品质量要求　川芎饮片水分不得过 12.0%；总灰分不得过 6.0%；酸不溶性灰分不得过 2.0%；用乙醇作溶剂，热浸法醇溶性浸出物不得少于 12.0%；含阿魏酸（$C_{10}H_{10}O_4$）不得少于 0.10%。

【贮存】密闭贮存，置阴凉干燥处，防蛀。

续　断

【处方用名】续断、川断、酒续断、盐续断。

【来源】本品为川续断科植物川续断 *Dipsacus asper* Wall. ex Henry 的干燥根。秋季采挖，除去根头和须根，用微火烘至半干，堆置"发汗"至内部变绿色时，再烘干。

【炮制方法】

1. 续断　取原药材，除去杂质，洗净，润透，切厚片，干燥，筛去碎屑。

2. 酒续断　取净续断片，用黄酒拌匀，稍闷润，待酒被吸尽后，置炒制容器内，用文火加热，炒至微带黑色，取出晾凉，筛去碎屑。

每 100 kg 续断片，用黄酒 10 kg。

3. 盐续断　取净续断片，用盐水拌匀，稍闷润，待盐水被吸尽后，置炒制容器内，用文火加热，炒干，取出晾凉，筛去碎屑。

每 100 kg 续断片，用食盐 2 kg。

【饮片性状】续断片为类圆形或椭圆形的厚片。外表皮灰褐色至黄褐色，有纵皱。切面皮部墨绿色或棕褐色，木部灰黄色或黄褐色，可见放射状排列的导管束纹，形成层部位多有深色环。气微，味苦、微甜而涩。酒续断表面浅黑色或灰褐色，略有酒香气。盐续断表面黑褐色，味微咸。

【炮制作用】续断味苦、辛，性微温。归肝、肾经。

具有补肝肾、强筋骨、续折伤、止崩漏的功能。用于肝肾不足，腰膝酸软，风湿痹痛，跌扑损伤，筋伤骨折，崩漏，胎漏。如治风寒湿痹，肢体麻木的续断丸（《局方》）。

酒炙后增强通血脉、续筋骨、止崩漏作用。多用于风湿痹痛，跌扑损伤。如治跌打损伤，疼痛剧烈的接骨散（《临床常用中药手册》）。

盐炙后引药下行，增强补肝肾、强筋骨作用。用于腰膝酸软。如肾虚腰痛，损伤性腰痛或腰痛腰酸的补肾壮筋汤（《临床常用中药手册》）。

【炮制研究】

1. 炮制沿革研究 南北朝刘宋时代有酒浸法（《雷公》）。自唐代以后有米泔制（《理伤》）、酒浸炒（《妇人》）、面制（《世医》）、酒蒸（《醒斋》）、炒制（《医学》）等炮制方法。《中国药典》2015 年版一部收载的续断饮片为续断片、酒续断、盐续断。

2. 化学成分研究 续断产地加工"发汗"可使其水溶性浸出物、醇溶性浸出物、总皂苷有不同程度降低，但川续断皂苷Ⅵ的含量升高，川续断皂苷Ⅵ是续断中治疗阿尔茨海默症和白血病的活性物质，可见"发汗"具有一定合理性。酒续断和盐续断中川续断皂苷Ⅵ含量较生品增加，但川续断皂苷Ⅹ的含量呈减少的趋势。续断酒炙后 Fe，Mn 和 Zn 含量增加，尤以 Mn 特别显著，众多学者认为 Zn 和 Mn 等是归肾经的物质基础，这可能是酒炙品补肝肾的原因之一。

3. 炮制品质量要求 续断、酒续断、盐续断各饮片水分均不得过 10.0%；总灰分均不得过 12.0%，酸不溶性灰分均不得过 3.0%；热浸法水溶性浸出物均不得少于 45.0%；含川续断皂苷Ⅵ（$C_{47}H_{76}O_{18}$）均不得少于 1.5%。

【贮存】置干燥处。防蛀。

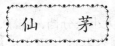

仙 茅

【处方用名】仙茅、酒仙茅。

【来源】本品为石蒜科植物仙茅 Curculigo orchioides Gaertn. 的干燥根茎。秋、冬二季采挖，除去根头和须根，洗净，干燥。

【炮制方法】

1. 仙茅 取原药材，除去杂质，洗净，稍润，切段，干燥，筛去碎屑。

2. 酒仙茅 取净仙茅段，用黄酒拌匀，稍闷润，待酒被吸尽后，置炒制容器内，用文火加热，炒干，取出晾凉，筛去碎屑。

每 100 kg 仙茅段，用黄酒 10 kg。

【饮片性状】仙茅段为类圆柱形小段，外表面棕色至褐色，粗糙，有的可见纵横皱纹和细孔状的须根痕。切面灰白色至棕褐色，有多数棕色小点，中间有深色环纹。气微香，味微苦、辛。酒仙茅色加深，略具酒气。

【炮制作用】仙茅味辛，性热；有毒。归肾、肝、脾经。

仙茅具有补肾阳、强筋骨、祛寒湿、消散痈肿的功能。用于阳痿精冷，筋骨痿软，腰膝冷痛，阳虚冷泻，痈疽肿痛，毒蛇咬伤。可单味煎服或鲜品捣烂外敷。

酒炙后降低毒性，增强补肾阳、强筋骨、祛寒湿作用。用于阳痿精冷，筋骨痿软，腰膝冷痹，阳虚冷泻。如治男子虚损，阳痿不举的仙茅酒（《万氏家抄方》）。

【炮制研究】

1. 炮制沿革研究　南北朝刘宋时代有乌豆水浸后加酒拌蒸（《雷公》）的炮制方法。自宋代以后有酒浸（《济生》）、米泔水浸（《总录》）、米泔水浸后用酒拌蒸（《景岳》）、蒸制（《正宗》）、酒浸焙干（《逢原》）等炮制方法。《中国药典》2015 年版一部收载的仙茅饮片为仙茅。部分地区还有酒炙、酒蒸等炮制品。

2. 药理作用的研究　仙茅酒炙后热性增强，在缓解肾阳虚寒大鼠的虚寒状态方面酒炙仙茅比仙茅效果更好，其温肾助阳的作用强于生品。其热性增强的机制与增强机体物质能量代谢、提高中枢神经递质和交感－肾上腺轴、环核苷酸水平及垂体－靶腺轴功能有关，从一定程度上验证了"热者益热"传统炮制理论。

3. 炮制品质量要求　仙茅饮片水分不得过 13.0%；总灰分不得过 10.0%，酸不溶性灰分不得过 2.0%；用乙醇作溶剂，热浸法醇溶性浸出物不得少于 7.0%；含仙茅苷（$C_{22}H_{26}O_{11}$）不得少于 0.080%。

【贮存】炮制品密闭贮存，置干燥处。防霉，防蛀。

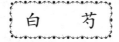

【处方用名】白芍、炒白芍、酒白芍、醋白芍、土炒白芍。

【来源】本品为毛茛科植物芍药 *Paeonia lactiflora* Pall. 的干燥根。夏、秋二季采挖，洗净，除去头尾和细根，置沸水中煮后除去外皮或去皮后再煮，晒干。

【炮制方法】

1. 白芍　取原药材，除去杂质，大小条分档，洗净，润透，切薄片，干燥。筛去碎屑。

2. 炒白芍　取净白芍片，置炒制容器内，用文火加热，炒至微黄色，取出晾凉。筛去碎屑。

3. 酒白芍　取净白芍片，用黄酒拌匀，稍闷润，待酒被吸尽后，置炒制容器内，用文火加热，炒干，取出晾凉。筛去碎屑。

每 100 kg 白芍片，用黄酒 10 kg。

【饮片性状】白芍为类圆形的薄片，表面淡棕红色或类白色，平滑。切面类白色或微带棕红色，形成层环明显，可见稍隆起的筋脉纹呈放射状排列。气微，味微苦、酸。炒白芍表面微黄色或淡棕黄色，有的可见焦斑。气微香。酒白芍表面微黄色或淡棕黄色，有的可见焦斑。微有酒香气。

【炮制作用】白芍味苦、酸，性微寒。归肝、脾经。

白芍具有养血调经、敛阴止汗、柔肝止痛、平抑肝阳的功能。多用于血虚萎黄，月经不调，自汗，盗汗，胁痛，腹痛，四肢挛痛，头痛眩晕。如治肝阳上亢，头痛眩晕的建瓴汤（《参西录》）；治积热不散，目赤肿痛，或生翳障的泻肝汤（《总录》）；治阴虚发热的芍药散（《普济方》）。

炒白芍寒性缓和，以养血和营，敛阴止汗为主。用于血虚萎黄，腹痛泄泻，自汗盗汗。如肝旺脾虚之肠鸣腹痛、泄泻的痛泻要方（《景岳》）；治泻痢日久，腹痛喜按喜温的养脏汤（《局方》）。

酒炙后降低酸寒伐肝之性，入血分，善于调经止血，柔肝止痛。用于肝郁血虚，胁痛腹痛，月经不调，四肢挛痛。产后腹痛尤须酒炙。如治血崩腹痛的六一散（《一盘珠》）；治妇人血伤兼赤白带下的芍药浸酒方（《普济方》）。

【炮制研究】

1. 炮制沿革研究 汉代有切（《伤寒》）的炮制方法。自南北朝刘宋时代以后有蜜水拌蒸（《雷公》）、熬令黄（《千金》），微炒、炒焦（《妇人》），酒炒（《扁鹊》）、炒炭（《丹溪》）、米水浸炒（《世医》）、酒蒸（《大法》）、土炒（《时病》）、煅炭（《医学》）、醋炒（《纲目》）等炮制方法。《中国药典》2015 年版一部收载的白芍饮片为白芍、炒白芍、酒白芍。部分地区还有醋炒、土炒、麸炒等炮制品。

2. 化学成分研究 白芍加工以水洗闷润切片或直接刮去外皮，而不用煮烫刮皮为佳，可避免芍药苷、苯甲酸、丹皮酚的损失。

白芍炒至浅黄、黄、棕色时的芍药苷含量分别为 0.94%、0.82%、0.55%，随颜色变深芍药苷含量显著降低，表明白芍炒制程度与芍药苷含量存在相关性。白芍炮制后，芍药苷、丹皮酚、总氨基酸、苯甲酸含量均有不同程度降低。芍药苷含量：生白芍＞焦白芍＞醋炒＞酒炒＞土炒，苯甲酸含量：酒炒白芍最低，其他炮制品差异不大，但炮制后均较生药低。醋制品重金属铅、镉含量最低。

3. 药理作用研究 白芍五种炮制品的水煎液均能使离体兔肠自发性收缩活动的振幅加大，以醋炙品作用最强；生品对氯化钡引起的兔肠收缩加强有明显的拮抗作用，其他炮制品作用不明显；清炒品、酒炒品、醋炒品对肾上腺素引起的肠管活动抑制均有不同程度的拮抗作用，以醋炙品拮抗作用最为明显，生品和麸炒品作用不明显；白芍炮制品镇痛作用较生品明显。在芍药甘草汤中，醋炒白芍较其它炮制品有最为显著的镇痛作用。

4. 炮制工艺研究 白芍加压冷浸、减压冷浸和减压温浸比传统常水常压浸润效果好，芍药苷含量高。以芍药苷含量为指标，优选的酒炙白芍炮制工艺为：加酒量 5%，90℃炒制 10 min。以芍药苷、氧化芍药苷、芍药内酯苷、没食子酸 4 个指标性成分质量分数和浸出物得率为考察指标，筛选出白芍麸炒最佳工艺是在白芍药材中加入其质量的 10% 的麸皮，在 200℃下炒制 8 min。

5. 炮制品质量要求 白芍、酒白芍饮片水分均不得过 14.0%，炒白芍不得过 10.0%；白芍、炒白芍、酒白芍饮片总灰分均不得过 4.0%；二氧化硫残留量均不得过 400 mg/kg；白芍、炒白芍饮片热浸法水溶性浸出物均不得少于 22.0%，酒白芍饮片不得过 20.5%；白芍、炒白芍、酒白芍饮片含芍药苷（$C_{23}H_{28}O_{11}$）均不得少于 1.2%。

【贮存】置干燥处。防蛀。

【备注】白芍还可采用醋炙、土炒法炮制。醋炙后引药入肝，增强敛血养血、疏肝解郁作用。用于肝郁乳汁不通，尿血等。土炒后借土气入脾，增强养血和脾、止泻作用。用于肝旺脾虚，腹痛腹泻。

龙　胆

【处方用名】 龙胆、龙胆草、酒龙胆。

【来源】 本品为龙胆科植物条叶龙胆 *Gentiana manshurica* Kitag.、龙胆 *Gentiana scabra* Bge.、三花龙胆 *Gentiana triflora* Pall. 或坚龙胆 *Gentiana rigescens* Franch. 的干燥根和根茎。前三种习称"龙胆"，后一种习称"坚龙胆"。春、秋二季采挖，洗净，干燥。

【炮制方法】

1. 龙胆　取原药材，除去杂质，洗净，润透，切段，干燥，筛去碎屑。

2. 酒龙胆　取净龙胆段，用黄酒拌匀，稍闷润，待酒被吸尽后，置炒制容器内，用文火加热，炒干，取出晾凉，筛去碎屑。

每 100 kg 龙胆段，用黄酒 10 kg。

【饮片性状】 龙胆为不规则形的段，根茎呈不规则块片，表面暗灰棕色或深棕色。根圆柱形，表面淡黄色至黄棕色，有的有横皱纹，具纵皱纹。切面皮部黄白色至棕黄色，木部色较浅。气微，味甚苦。酒龙胆色加深，略具酒气。

【炮制作用】 龙胆味苦，性寒。归肝、胆经。

龙胆具有清热燥湿，泻肝胆火的功能。用于湿热黄疸，阴肿阴痒，带下，湿疹瘙痒，肝火目赤，耳鸣耳聋，胁痛口苦，强中，惊风抽搐。如治阴黄的龙胆汤（《总录》）。

酒炙后引药上行，升提药力。用于肝胆实火所致的头胀头痛，耳鸣耳聋，及风热目赤肿痛等。如治肝胆火旺，心烦不宁，头晕目眩，耳鸣耳聋的当归龙荟丸（《中国药典》）。

【炮制研究】

1. 炮制沿革研究　晋代有酒煮（《肘后》）的炮制方法。自宋代以后有酒炒、炒制、制炭（《妇人》），用甘草、姜作辅料（《证类》），防己、酒制（《发挥》），柴胡制（《大成》），蜜炒、胆汁制（《得配》）等炮制方法。《中国药典》2015 年版一部收载的龙胆饮片为龙胆。部分地区还有酒炙、炒炭等炮制品。

2. 化学成分研究　以龙胆苦苷和獐芽菜苦苷为指标考察龙胆的干燥方法，结果：以阴干方法为佳，晒干和烘干次之。

龙胆炮制后龙胆苦苷的含量：生品＞酒炙品＞姜炙品＞甘草炙品＞炒炭品，酒炙品与生品中龙胆苦苷含量相差不大。另有研究表明酒龙胆中龙胆苦苷的含量均高于生品龙胆饮片。

3. 药理作用研究　条叶龙胆地上部分可降低各种肝损伤模型的谷丙转氨酶、谷草转氨酶、碱性磷酸酶，用全草取代地下部分入药有一定的可行性。

4. 炮制工艺研究　龙胆软化切制时，应采用润软的方法，切制后应尽快干燥，以避免酶解引起的成分损失。酒炙龙胆炒制最佳工艺为：加入药材 10 倍量的黄酒，炒制 7 min。以龙胆苦苷为指标筛选酒龙胆烘制工艺为 100 ℃烘制 10 min 为佳。

5. 炮制品质量要求　坚龙胆饮片水分不得过 9.0%；坚龙胆饮片总灰分不得过 7.0%，酸不溶性灰分不得过 3.0%；坚龙胆饮片热浸法水溶性浸出物不得少于 36.0%；坚龙胆饮片含龙胆苦苷（$C_{16}H_{20}O_9$）不得少于 1.0%；龙胆饮片含龙胆苦苷（$C_{16}H_{20}O_9$）不得少于 2.0%。

【贮存】 置干燥处。

丹 参

【处方用名】丹参、酒丹参。

【来源】本品为唇形科植物丹参 *Salvia miltiorrhiza* Bge. 的干燥根及根茎。春、秋二季采挖，除去泥沙，干燥。

【炮制方法】

1. 丹参　取原药材，除去杂质和残茎，洗净，润透，切厚片，干燥，筛去碎屑。

2. 酒丹参　取净丹参片，用黄酒拌匀，稍闷润，待酒被吸尽后，置炒制容器内，用文火加热，炒干，取出晾凉，筛去碎屑。

每 100 kg 丹参片，用黄酒 10 kg。

【饮片性状】丹参为类圆形或椭圆形的厚片。外表皮棕红色或暗棕红色，粗糙，有纵皱纹。切面有裂隙或略平整而致密，有的呈角质样，皮部棕红色，木部灰黄色或紫褐色，有黄白色放射状纹理。气微，味微苦涩。酒丹参表面红褐色，略具酒香气。

【炮制作用】丹参味苦，性微寒。归心、肝经。

丹参临床多生用。具有活血祛瘀、通经止痛、清心除烦，凉血消痈的功能。多用于胸痹心痛，脘腹胁痛，癥瘕积聚，热痹疼痛，心烦不眠，月经不调，痛经经闭，疮疡肿痛。如治心腹诸痛的丹参饮（《医学金针》）。

酒炙后缓和寒凉之性，增强活血祛瘀、调经止痛之功。多用于月经不调，血滞经闭，恶露不下，心胸疼痛，癥瘕积聚，风湿痹痛。如治气血凝滞，心胸疼痛的活络效灵丹（《参西录》）。

【炮制研究】

1. 炮制沿革研究　唐代有"熬令紫色"（《千金》）的炮制方法。自宋代以后有炒制、炙制（《总录》），酒洗（《入门》）、酒浸（《原始》）、酒炒（《辨义》）、酒蒸（《笔花》）、猪心拌炒（《害利》）等炮制方法。《中国药典》2015 年版一部收载的丹参饮片为丹参、酒丹参。

2. 化学成分研究　水浸泡和闷润过程都易造成丹参中总酚类和原儿茶醛的损失。丹参炮制后，内含成分组成未发生明显变化。经酒、醋等辅料和炒制炮制后，可提高丹参水溶性总酚含量，以黄酒为佳，但原儿茶醛含量均有不同程度的下降。

3. 药理作用研究　丹参生品、酒炙品对谷丙转氨酶升高有显著的降低作用，以生品为优，醋炒丹参作用不显著。黄酒与白酒炙丹参及丹参生品均可显著降低血小板黏附与聚集，延长凝血酶原时间、凝血酶时间、凝血活酶时间，白酒制较黄酒制好。丹参不同炮制品对小鼠耳郭微循环作用强弱顺序是：生丹参醇提 > 白酒炙丹参 > 黄酒炙丹参 > 生丹参。炒丹参和酒丹参的抗菌活性明显增强，而丹参炭的抗菌活性明显减弱，但仍具有一定的抗菌活性。

4. 炮制工艺研究　以水溶性总成分为指标，优选的丹参酒炙工艺为：用 20% 黄酒拌匀，润透，40～50℃烘干。

5. 炮制品质量要求　丹参饮片水分不得过 13.0%，酒丹参饮片不得过 10.0%；丹参、酒丹参饮片总灰分均不得过 10.0%，丹参饮片酸不溶性灰分不得过 2.0%；丹参、酒丹参饮片冷浸法水溶性浸出物均不得少于 35.0%，丹参、酒丹参饮片以乙醇为溶剂，热浸法醇溶性浸出物均不得少于 11.0%。

【贮存】置干燥处。

牛 膝

【处方用名】牛膝、怀牛膝、酒牛膝、盐牛膝。

【来源】本品为苋科植物牛膝 Achyranthes bidentata Bl. 的干燥根。冬季茎叶枯萎时采挖，除去须根和泥沙，捆成小把，晒至干皱后，将顶端切齐，晒干。

【炮制方法】

1. 牛膝 取原药材，除去杂质，洗净，润透，除去残留芦头，切段，晒干或低温干燥。

2. 酒牛膝 取净牛膝段，用黄酒拌匀，稍闷润，待酒被吸尽后，置炒制容器内，用文火加热，炒干，取出晾凉。

每 100 kg 牛膝段，用黄酒 10 kg。

3. 盐牛膝 取净牛膝段，用食盐水拌匀，稍闷润，待盐水被吸尽后，置炒制容器内，用文火加热，炒干，取出晾凉。

每 100 kg 牛膝段，用食盐 2 kg。

【饮片性状】牛膝呈圆柱形的段。外表皮灰黄色或淡棕色，有微细的纵皱纹及横长皮孔。质硬脆，易折断，受潮变软。断面平坦，淡棕色或棕色，略呈角质样而油润，中心维管束木部较大，黄白色，其外围散有多数黄白色点状维管束，断续排列成 2～4 轮。气微，味微甜而稍苦涩。酒牛膝表面色略深，偶见焦斑，略有酒香气。盐牛膝多有焦斑，微有咸味。

【炮制作用】牛膝味苦、甘、酸，性平。归肝、肾经。

牛膝具有补肝肾、强筋骨、逐瘀通经、利尿通淋、引血下行的功能。用于经闭，痛经，腰膝酸痛，筋骨无力，淋证，水肿，头痛，眩晕，牙痛，口疮，吐血，衄血。如治阴虚阳亢，头目眩晕的镇肝熄风汤（《参西录》）。

酒炙后增强补肝肾、强筋骨、祛瘀止痛作用。用于腰膝酸痛，筋骨无力，经闭癥瘕。如治肝肾不足之腰腿疼痛、软弱无力的酒浸牛膝丸（《张氏医通》）。

盐炙后引药下行走肾经，增强通淋行瘀的作用。用于小便淋沥涩痛，尿血，小便不利。如治淋浊涩痛的石韦散（《本事方》）。

【炮制研究】

1. 炮制沿革研究 晋代有酒渍（《肘后》）的炮制方法。自南北朝刘宋时代以后有黄精汁制（《雷公》）、酒煮（《博济方》）、酒炒（《妇人》）、盐水炒（《扁鹊》）、制炭（《圣惠方》）、酒蒸（《景岳》）、盐酒制（《尊生》）等炮制方法。《中国药典》2015 年版一部收载的牛膝饮片为牛膝和酒牛膝。

2. 化学成分研究 牛膝炮制后齐墩果酸含量：生牛膝＞酒牛膝＞清炒牛膝＞牛膝炭＞盐牛膝；不同用酒比例的酒炙品中蜕皮甾酮含量：酒炙品（1∶12）＞生品＞酒炙品（1∶8）＞酒炙品（1∶10）。炮制后牛膝水溶性甜菜碱未受破坏和损失。牛膝酒蒸、酒炙后，锌含量增加，酒炙、盐炙后，铜含量增加，酒蒸、酒炙、盐炙后的 3 种炮制品中锰均较生品有所降低或大体持平。

3. 药理作用研究 酒牛膝急性毒性剂量与生品接近，盐牛膝毒性明显增加，各炮制品对小鼠骨髓微核率及早孕率无明显影响；牛膝不同炮制品有一定程度的镇痛作用，以酒牛膝镇痛作用强而持久，并且抗炎作用最显著。另有研究表明牛膝、酒牛膝镇痛作用无明显区别，但两者均有明显滋补作用，都有轻微泻下作用。

4. 炮制工艺研究　以齐墩果酸为指标，优选的牛膝酒炙工艺为：用20%的黄酒拌润，120℃烘制1 h。

5. 炮制品质量要求　牛膝、酒牛膝饮片水分均不得过15.0%；总灰分均不得过9.0%；二氧化硫残留量均不得过400 mg/kg；牛膝饮片以水饱和正丁醇作溶剂，热浸法醇溶性浸出物不得少于5.0%，酒牛膝饮片不得少于4.0%；牛膝、酒牛膝饮片含β–蜕皮甾酮均不得少于0.030%。

【贮存】置阴凉干燥处，防潮。

益 母 草

【处方用名】益母草、酒益母草。

【来源】本品为唇形科植物益母草 Leonurus japonicus Houtt. 的新鲜或干燥地上部分。鲜品春季幼苗期至初夏花前期采割；干品夏季茎叶茂盛、花未开或初开时采割，晒干，或切段晒干。

【炮制方法】

1. 鲜益母草　除去杂质，迅速洗净。

2. 干益母草　取原药材，除去杂质，切去残根，迅速洗净，略润，切段，干燥。

3. 酒益母草　取净益母草段，用黄酒拌匀，稍闷润，待酒被吸尽后，置炒制容器内，用文火加热，炒干，取出晾凉，筛去碎屑。

每100 kg 益母草段，用黄酒15 kg。

【饮片性状】益母草呈不规则的段。茎方形，四面凹下成纵沟，灰绿色或黄绿色。切面中部有白髓。叶片灰绿色，多皱缩、破碎。轮伞花序腋生，花黄棕色，花萼筒状，花冠二唇形。气微，味微苦。酒益母草色加深，偶见焦斑，略具酒气。

【炮制作用】益母草味苦、辛，性微寒。归肝、心包、膀胱经。

益母草临床多生用或鲜用，具有活血调经，利尿消肿、清热解毒的功能。用于月经不调，痛经经闭，恶露不尽，水肿尿少，疮疡肿毒。如治月经不调的益母草丸（《奇方类编》）。

酒炙后缓和其寒性，增强活血祛瘀、调经止痛的作用。多用于月经不调，恶露癥瘕，瘀滞作痛及跌打伤痛等。如治月经不调，血结作痛，腹有癥瘕的益母丸（《入门》）。

【炮制研究】

1. 炮制沿革研究　宋代有烧灰存性（《圣惠方》）的炮制方法。自明代以后有醋制（《蒙筌》）、炒制（《汇纂》）、炒炭（《增广》），蜜炙、酒蒸（《得配》）等炮制方法。《中国药典》2015 年版一部收载的益母草饮片为鲜品和干品。部分地区还有酒炙、酒蒸、姜制、醋炙等炮制品。

2. 化学成分研究　研究表明益母草中收缩子宫的有效成分主要在叶部，根部较差，茎部全无。因此益母草采收加工时应尽量保存其叶。治疗肾性水肿用童子益母草为佳。不同炮制方法和炮制温度对益母草中生物碱含量影响较大，而生物碱的组分无明显改变。益母草炒炭后总生物碱有明显损失。

3. 炮制工艺研究　益母草用 10% 黄酒于 140℃ 烘 20 min 时，生物碱含量最高。

4. 炮制品质量要求　干益母草饮片水分不得过 13.0%；总灰分不得过 11.0%；热浸法水溶性浸出物不得少于 12.0%；含盐酸水苏碱（$C_7H_{13}NO_2 \cdot HCl$）不得少于 0.40%，含盐酸益母草碱（$C_{14}H_{21}O_5N_3 \cdot HCl$）不得少于 0.040%。

【贮存】干益母草置干燥处，鲜益母草置阴凉潮湿处。

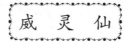

威 灵 仙

【处方用名】威灵仙、灵仙、酒威灵仙。

【来源】本品为毛茛科植物威灵仙 *Clematis chinensis* Osbeck、棉团铁线莲 *Clematis hexapetala* Pall. 或东北铁线莲 *Clematis manshurica* Rupr. 的干燥根和根茎。秋季采挖，除去泥沙，晒干。

【炮制方法】

1. 威灵仙　取原药材，拣净杂质，洗净，润透，切段，干燥。

2. 酒威灵仙　取净威灵仙段，用黄酒拌匀，稍闷润，待酒被吸尽后，置炒制容器内，用文火加热，炒干，取出晾凉。

每 100 kg 威灵仙段，用黄酒 10 kg。

【饮片性状】威灵仙呈不规则的段。表面黑褐色、棕褐色或棕黑色，有细纵纹，有的皮部脱落，露出黄白色木部。切面皮部较广，木部淡黄色，略呈方形或近圆形，皮部与木部间常有裂隙。酒威灵仙表面黄色或微黄色，略具酒气。

【炮制作用】威灵仙味辛、咸，性温。归膀胱经。

威灵仙具有祛风除湿、通经络的功能。用于风湿痹痛，肢体麻木，筋脉拘挛，屈伸不利，骨鲠咽喉。以消诸骨鲠咽为主，可与砂仁和砂糖配伍。

酒炙后增强祛风除痹、通络止痛的功能。用于风湿痹痛，肢体麻木，筋脉拘挛，屈伸不利。如治腰脚疼痛久不能愈的威灵仙散（《圣惠方》）。

【炮制研究】

1. 炮制沿革研究　宋代有酒洗、焙、九蒸九暴（《证类》），麸炒、米泔浸（《总录》）的炮制方法。自金元时代以后有酒炒（《丹溪》）、炒制（《儒门》）、醋制（《普济方》）等炮制方法。《中国药典》2015 年版一部收载的威灵仙饮片为威灵仙。部分地区还有酒炒等炮制品。

2. 药理作用研究　抗炎实验研究表明威灵仙不同炮制品均具镇痛、抗炎作用，其中以酒炙威灵仙的作用较强。

3. 炮制品质量要求　威灵仙饮片水分不得过 15.0%；总灰分不得过 10.0%，酸不溶性灰分不得过 4.0%；用乙醇作溶剂，热浸法醇溶性浸物不得少于 15.0%；含齐墩果酸（$C_{30}H_{48}O_3$）不得少于 0.30%

【贮存】置干燥处。

地 龙

【处方用名】地龙、酒地龙。

【来源】本品为钜蚓科动物参环毛蚓 *Pheretima aspergillum*（E.Perrier）、通俗环毛蚓 *Pheretima vulgaris* Chen、威廉环毛蚓 *Pheretima guillelmi*（Michaelsen）或栉盲环毛蚓 *Pheretima pectinifera* Michaelsen 的干燥体。前一种习称"广地龙"，后三种习称"沪地龙"。广地龙春季至秋季捕捉，沪地龙夏季捕捉，及时剖开腹部，除去内脏和泥沙，洗净，晒干或低温干燥。

【炮制方法】

1. 地龙　取原药材，除去杂质，洗净，切段，干燥。筛去碎屑。

2. 酒地龙　取净地龙段，用黄酒拌匀，稍闷润，待酒被吸尽后，置炒制容器内，用文火加热，炒至棕色，取出晾凉。

每 100 kg 地龙段，用黄酒 12.5 kg。

【饮片性状】广地龙呈长条状薄片，边缘略卷，全体具环节，背部棕褐色至紫灰色，腹部浅黄棕色，生殖环较光亮。体轻，略呈革质，质韧不易折断。气腥，味微咸。沪地龙为不规则碎段，棕褐色或黄褐色，多皱缩不平。体轻，质脆易折断，肉薄。酒地龙表面棕色，偶见焦斑，略具酒气。

【炮制作用】地龙味咸，性寒。归肝、脾、膀胱经。

地龙具有清热定惊，通络，平喘，利尿的功能。用于高热神昏，惊痫抽搐，关节痹痛，肢体麻木，半身不遂，肺热喘咳，尿少水肿；高血压。如治热狂癫痫，以本品同盐化为水饮服（《拾遗》）。

酒炙后利于粉碎和解腥矫味，便于内服外用，又可增强通经活络作用，用于偏正头痛，寒湿痹痛，骨折肿痛。如治疼痛不可忍的地龙散（《圣惠方》）。

【炮制研究】

1. 炮制沿革研究　宋代有炙干为末、熬制、煅炭（《证类》），微炒（《圣惠方》），醋炙、焙制（《总录》）的炮制方法。自元代以后有酒浸、油炙（《世医》），酒炒（《丹溪》）、蛤粉炒（《普济方》）、盐制（《蒙筌》）等炮制方法。《中国药典》2015 年版一部收载的地龙饮片为地龙段。部分地区还有炒黄、酒炒等炮制品。

2. 化学成分研究　地龙炮制后琥珀酸含量：生品＞炒品＞酒炙品＞醋炙品。

3. 药理作用研究　酒地龙能降低大鼠血液黏度，降低大鼠红细胞压积。体外血栓的溶解作用：酒地龙＞广地龙＞沪地龙＞土地龙。

4. 炮制工艺研究　新工艺有酒润麸炒法：用黄酒 15% 拌润 1 h，麸炒至棕黄色。另有取生地龙加 20% 醋拌润 1 h，100℃烘 2 h，至表面棕色取出放凉。

5. 炮制品质量要求　地龙饮片水分不得过 12.0%；总灰分不得过 10.0%，酸不溶性灰分不得过 5.0%；取地龙饮片 1 g，依法检查，含重金属不得过 30 mg/kg；地龙饮片每 1 000 g 含黄曲霉毒素 B_1 不得过 5 μg，黄曲霉毒素 G_2、黄曲霉毒素 G_1、黄曲霉毒素 B_2 和黄曲霉毒素 B_1 的总量不得过 10 μg。

【贮存】置通风干燥处，防霉，防蛀。

蛇 蜕

【处方用名】蛇蜕、蛇退、蛇皮、龙衣、酒蛇蜕。

【来源】本品为游蛇科动物黑眉锦蛇 *Elaphe taeniura* Cope、锦蛇 *Elaphe carinata*（Güenther）或乌梢蛇 *Zaocys dhumnades*（Cantor）等蜕下的干燥表皮膜。春末夏初或冬初收集，除去泥沙，干燥。

【炮制方法】

1. 蛇蜕　取原药材，除去杂质，洗净，切段，干燥。

2. 酒蛇蜕　取净蛇蜕段，用黄酒拌匀，稍闷润，待酒被吸尽后，置炒制容器内，用文火加热，炒至微显黄色，取出晾凉。

每 100 kg 蛇蜕段，用黄酒 15 kg。

【饮片性状】蛇蜕为圆筒形小段，多压扁而皱缩，背部银灰色或淡灰棕色，有光泽，具菱形或椭圆形鳞迹，鳞迹衔接处呈白色，略抽皱或凹下，腹部乳白色或略显黄色，鳞迹长方形，呈覆瓦状排列。体轻，质微韧，手捏有润滑感和弹性，轻轻搓揉，沙沙作响。气微腥，味淡或微咸。酒蛇蜕微显黄色，略具酒气。

【炮制作用】蛇蜕味咸、甘，性平。归肝经。

蛇蜕具有祛风，定惊，解毒，退翳的功能。生品有腥气，不利于服用和粉碎，多入煎剂。

酒炙后增强祛风、定惊、解毒，退翳作用，并能减少腥气，利于服用和粉碎，多入散剂。用于小儿惊风，抽搐痉挛，翳障，喉痹，疔肿，皮肤瘙痒。如治小儿百种风邪，惊痫癫疾以酒蛇蜕配雄黄、胆星等共为散剂，薄荷汤调服（《本草汇言》）。

【炮制研究】

炮制沿革研究　汉代有火熬（《本经》）的炮制方法。自晋代以后有烧炭（《肘后》）、醋炙法（《雷公》）、炙制（《千金》）、甘草制（《急救》），焙制、酒浸、酒炒（《普济方》），蜜炙（《纲目》）、油制（《奇效》）、盐制（《理例》）等炮制方法。《中国药典》2015 年版一部收载的蛇蜕饮片为蛇蜕、酒蛇蜕。

【贮存】置干燥处，防蛀。

【备注】蛇蜕用煅炭的方法制备蛇蜕炭，便于粉碎和制剂，具解毒消肿作用，以外用为主，亦有内服者。

蕲 蛇

【处方用名】蕲蛇、大白花蛇、蕲蛇肉、酒蕲蛇。

【来源】本品为蝰科动物五步蛇 *Agkistrodon acutus*（Guenther）的干燥体。多于夏、秋二季捕捉，剖开蛇腹，除去内脏，洗净，用竹片撑开腹部，盘成圆盘状，干燥后拆除竹片。

【炮制方法】

1. 蕲蛇　取原药材，除去头、鳞，切成寸段，筛去碎屑。

2. 蕲蛇肉　取净蕲蛇，除去头，用黄酒润透后，除去鳞、骨，切段，干燥，筛去碎屑。

每 100 kg 蕲蛇，用黄酒 20 kg。

3. 酒蕲蛇　取净蕲蛇段，用黄酒拌匀，稍闷润，待酒被吸尽后，置炒制容器内，用文火加热，炒至黄色，取出晾凉，筛去碎屑。

每 100 kg 蕲蛇，用黄酒 20 kg。

【饮片性状】蕲蛇呈小段状，表面黑褐色或浅棕色，有鳞片痕，近腹部呈灰白色，腹内壁黄白色，可见脊柱骨或肋骨。气腥，味微咸。蕲蛇肉呈小段状，黄白色，质较柔软，略具酒气。酒蕲蛇色加深，略具酒气。

【炮制作用】蕲蛇味甘、咸，性温；有毒。归肝经。

蕲蛇毒腺在头部，除去头、鳞，以除去毒性。生品气腥，不利于服用和粉碎，临床较少应用。

酒炙后增强祛风、通络、止痉的作用，并可去腥矫味，便于粉碎和制剂，临床多用酒炙品。用于风湿顽痹，麻木拘挛，中风口眼喝斜，半身不遂，抽搐痉挛，破伤风，麻风疥癣。如治破伤风颈项紧硬，身体强直的定命散（《总录》）。

【炮制研究】

1. 炮制沿革研究　刘宋时代有苦酒浸后酒煮法（《雷公》）的炮制方法。自宋代以后有酒浸炙、酥制（《圣惠方》），酒浸焙（《三因》）、砂炒（《回春》），炙制、焙制（《正宗》）等炮制方法。《中国药典》2015 年版一部收载的蕲蛇饮片为蕲蛇、蕲蛇肉、酒蕲蛇。

2. 药理作用研究　蕲蛇含 3 种毒蛋白，被咬伤后出现局部肿痛，瘀斑，溃烂；全身可出现大量溶血，出血，咯血，水与电解质紊乱，严重者血压骤降，导致心跳呼吸停止而死亡。

【贮存】置干燥处，防霉，防蛀。

乌 梢 蛇

【处方用名】乌梢蛇、乌蛇、乌梢蛇肉、制乌梢蛇。

【来源】本品为游蛇科乌梢蛇 Zaocys dhumnades（Cantor）的干燥体。多于夏、秋二季捕捉，剖开腹部或先剥皮留头尾，除去内脏，盘成圆盘状，干燥。

【炮制方法】

1. 乌梢蛇　取原药材，除去头、鳞片及灰屑，切寸段，筛去碎屑。

2. 乌梢蛇肉　取净乌梢蛇，去头、鳞片，用黄酒闷透，除去皮骨，切段，干燥，筛去碎屑。

每 100 kg 乌梢蛇，用黄酒 20 kg。

3. 酒乌梢蛇　取净乌梢蛇段，用黄酒拌匀，闷润，待酒被吸尽后，置炒制容器内，用文火加热，炒至微黄色，取出晾凉，筛去碎屑。

每 100 kg 乌梢蛇，用黄酒 20 kg。

【饮片性状】乌梢蛇呈段状，黑褐色或绿黑色，无光泽，切面黄白色或灰棕色。质坚硬。气腥，味淡。乌梢蛇肉呈段状，无皮骨，肉厚柔软，黄白色或灰黑色。质韧。气腥，略具酒气。酒乌梢蛇色加深，略具酒气。

【炮制作用】乌梢蛇味甘，性平。归肝经。

乌梢蛇具有祛风止痒的功能。如治风瘙瘾疹的乌蛇膏（《圣惠方》）。

酒炙后增强祛风、通络、止痉作用，并能矫臭、防腐，利于服用和贮存。多用于风湿痹痛，麻木拘挛，中风口眼㖞斜，半身不遂，痉挛抽搐，破伤风，麻风疥癣，瘰疬恶疮。如治风湿痹痛，手足缓弱不能伸举的乌蛇丸（《圣惠方》）。

【炮制研究】

1. 炮制沿革研究　唐代有炙去头尾，取肉炙过（《外台》）的炮制方法。自宋代以后有酒炙、醋制、焙（《圣惠方》），酒焙（《药证》），酒煨、药汁制（《总录》），酒煮（《扁鹊》）、酒蒸（《本草述》）、清蒸（《握灵》）等炮制方法。《中国药典》2015 年版一部收载的乌梢蛇饮片为乌梢蛇、乌梢蛇肉、酒乌梢蛇。

2. 化学成分研究　乌梢蛇头和皮是鉴别的主要依据，产地加工时应保留，另外因头部无毒腺，炮制时可考虑不去头部。酒炙后可使不溶于水的脂类成分容易煎出，提高其抗惊厥作用。并可防止乌梢蛇霉烂、变质和虫蛀。

3. 炮制工艺研究　乌梢蛇段可用黄酒拌润后低温烘制。另有麸炒酒炙法和蒸后切段砂炒喷酒晾干的经验方法。

【贮存】置干燥处，防霉，防蛀。

第二节　醋　炙　法

将净制或切制后的药物，加入定量的米醋拌炒至规定程度的方法称为醋炙法。

醋味酸、苦，性温。主入肝经血分，具有收敛、解毒、散瘀止痛、矫味的作用。醋炙法多用于疏肝解郁、散瘀止痛、攻下逐水的药物。对于气味不良的药物，醋还能与具腥膻气味的三甲胺类结合成盐而无臭气，起到解腥矫臭的作用。

醋制早在汉《金匮玉函经》就有记载，乌梅用苦酒渍。唐代以前收载了醋浸、醋煮等炮制方法。后来逐渐增加了醋蒸，醋淬等方法。

醋炙目的：

（1）引药入肝，增强疗效　如乳香、没药、三棱、莪术等，经醋炙后可增强活血散瘀的作用；又如柴胡、香附、青皮、延胡索等，经醋炙后能增强疏肝止痛的作用。

（2）降低毒性，缓和药性　如京大戟、甘遂、芫花、商陆等，经醋炙后，可消减毒性，缓和峻下作用。

（3）矫臭矫味　某些具有特殊气味的药物，如乳香、没药、五灵脂等，经醋炙后，不但增强活血散瘀作用，而且还减少了不良气味，便于服用。

操作方法：

（1）先拌醋后炒药　将净制或切制后的药物，加入定量的米醋拌匀，闷润，待醋被吸尽后，置炒制容器内，用文火炒干，取出摊开晾凉或晾干，即得。此法适用于大多数植物类药材，如甘遂、商陆、芫花、柴胡、三棱等。

（2）先炒药后喷醋　将净选后的药物，置炒制容器内，炒至表面熔化发亮（树脂类）或炒至表面颜色改变，有腥气逸出时，喷洒定量米醋，炒至微干，取出后继续翻动，摊开晾干。此法适用于树脂类、动物粪便类药材，如乳香、没药、五灵脂等。

醋的用量，一般为每 100 kg 药物，用醋 20 ~ 30 kg，最多不超过 50 kg。

注意事项：

（1）醋炙前药物应大小分档。

（2）若醋的用量较少，不易与药物拌匀时，可加适量水稀释后，再与药物拌匀。

（3）一般用文火炒制，勤加翻动，使受热均匀，炒至规定的程度。

（4）树脂类药材需采用先炒药后喷醋的方法；喷醋和药材受热均需均匀，达到规定要求，迅速出锅。

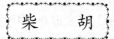

柴 胡

【处方用名】柴胡、炙柴胡、醋柴胡、鳖血柴胡。

【来源】 本 品 为 伞 形 科 植 物 柴 胡 *Bupleurum chinense* DC. 或 狭 叶 柴 胡 *Bupleurum scotzonerifolium* Willd. 的干燥根。按性状不同，分别习称"北柴胡"和"南柴胡"。春、秋二季采挖，除去茎叶和泥沙，干燥。

【炮制方法】

1. 北柴胡 取原药材，除去杂质和残茎，洗净，润透，切厚片，干燥。

2. 醋北柴胡 取净北柴胡片，加入定量的米醋拌匀，闷润至醋被吸尽，置炒制容器内，用文火加热，炒干，取出晾凉。

每 100 kg 柴胡，用米醋 20 kg。

3. 南柴胡 除去杂质，洗净，润透，切厚片，干燥。

4. 醋南柴胡 取净南柴胡片，加入定量的米醋拌匀，闷润至醋被吸尽，置炒制容器内，用文火加热，炒干，取出晾凉。

每 100 kg 柴胡，用米醋 20 kg。

【饮片性状】北柴胡呈不规则厚片。外表皮黑褐色或浅棕色，具纵皱纹和支根痕。切面淡黄白色，纤维性。质硬。气微香，味微苦。醋北柴胡形如北柴胡片，表面淡棕黄色，微有醋香气，味微苦。南柴胡呈类圆形或不规则片。外表皮红棕色或黑褐色。有时可见根头处具细密环纹或有细毛状枯叶纤维。切面黄白色，平坦。具败油气。醋南柴胡形如南柴胡片，微有醋香气。

【炮制作用】柴胡辛、苦，微寒。归肝、胆、肺经。

柴胡具有疏散退热，疏肝解郁，升举阳气的功效。柴胡生用，升散作用较强，多用于解表退热。如用于寒热往来的小柴胡汤（《伤寒》）；外感风寒发热，头痛肢楚的柴葛解肌汤（《伤寒六书》）；治疗疟疾的清脾饮（《妇人》）。

醋柴胡缓和升散之性，降低解表退热作用，并可增强疏肝止痛作用。多用于肝郁气滞的胁肋胀痛，腹痛及月经不调等症。如用于肝气郁结的柴胡疏肝散（《景岳》）；治肝郁血虚，月经不调的逍遥散（《处方集》）。

【炮制研究】

1. 炮制沿革研究 唐代有熬法（《千金》）的炮制方法。自宋代以后有焙制法（《博济》）、酒炒制（《原机》）、醋炒制（《医学》）、炒制（《一草亭》）、炙制（《条辨》）、蜜制（《本草汇》）、鳖血制（《长沙方歌括劝读》）等炮制方法。并有"柴胡泻肝火，须用黄连佐之。欲上升则用根酒浸。欲中及下降，则生用梢"（《发挥》）；"酒炒则升，蜜炒则和"（《害利》）的记述。《中国药典》2015 年版一部收载的柴胡饮片有北柴胡、醋北柴胡、南柴胡、醋南柴胡。部分地区还有酒炒、蜜炒、鳖血炙、鳖血黄酒炙等炮制品。

2. 化学成分研究　柴胡主要含挥发油、柴胡皂苷、甾醇、多糖等成分。柴胡醋炙后挥发油含量下降约 20%，总皂苷含量无变化，多糖以生柴胡中含量最多。柴胡经过醋、酒炮制后其醇、水浸出物显著增加，其中醇浸出物含量顺序为：醋柴胡 > 酒柴胡 > 柴胡片，水浸出物含量顺序为：酒柴胡 > 醋柴胡 > 柴胡片。柴胡及炮制品皂苷含量结果：酒柴胡 > 醋柴胡 > 柴胡片，认为用酒柴胡疏肝解郁具有更好效果。挥发油含量顺序为：生柴胡 > 酒柴胡 > 醋柴胡。挥发油清轻上浮，能解表退热，所以临床上解表退热多用生柴胡。对柴胡不同炮制品（柴胡、醋柴胡、酒柴胡）中的多糖以苯酚—硫酸法测定，结果生柴胡中多糖含量最多。基于柴胡生品及其炮制品化学成分的研究现状，若从提高肌体免疫功能考虑，以生柴胡入药为佳。

3. 药理作用研究　柴胡具有解热镇痛、保肝、抗炎、抗抑郁等作用。以泌胆功能为指标，比较生柴胡、炒柴胡、醋炙柴胡、醋拌柴胡的水煎剂对麻醉大鼠胆汁流量的影响，醋炙柴胡能明显增强胆汁的分泌量，醋拌品也显泌胆趋向，证明了柴胡经醋炙后能增强其疏肝解郁作用。醋炙柴胡和醋拌柴胡能显著降低中毒小鼠的血清 SGPT，醋炙柴胡和醋拌柴胡能显著降低 CCl_4 中毒小鼠的血清 SGPT，并能轻度改善 CCl_4 所致的肝组织损伤，显示其具有明显的保肝作用。柴胡及其不同炮制品对小鼠二甲苯所致的耳郭炎症也均有一定程度的抑制作用，其中酒炙品的抗炎作用优于生品和醋炙品。

4. 炮制工艺研究　有学者采用多指标正交试验优选鳖血柴胡的炮制工艺，以柴胡皂苷 a，c，d 及醇溶性浸出物含量的综合评分为指标，通过正交试验考察炮制时间、鳖血用量、炮制温度对鳖血柴胡炮制工艺的影响。结果显示最佳炮制工艺为 150℃炮制 10 min，加鳖血量为每 100 kg 加 5 kg，炒制时间对炮制工艺具有显著性影响。

5. 炮制品质量要求　北柴胡、醋北柴胡饮片水分均不得过 10.0%；总灰分均不得过 8.0%，酸不溶性灰分均不得过 3.0%；北柴胡饮片用乙醇作溶剂，热浸法醇溶性浸出物不得少于 11.0%，醋北柴胡饮片不得少于 12.0%；北柴胡、醋北柴胡饮片含柴胡皂苷 a（$C_{42}H_{68}O_{13}$）和柴胡皂苷 d（$C_{42}H_{68}O_{13}$）的总量均不得少于 0.30%。

【贮存】贮干燥容器内，醋柴胡、鳖血柴胡密闭，置阴凉干燥处。

【备注】柴胡从古至今应用的品种混杂，药材品名和习用名繁多。中国药典依据药材性状将伞形科柴胡 *Bupleurum chinense* DC. 的干燥根习称为"北柴胡"，狭叶柴胡 *Bupleurum scotzonerifolium* Willd. 的干燥根习称为"南柴胡"。然而西南某些省区的地方药材标准在柴胡项下收载药用部位为全草的竹叶柴胡类，这为柴胡茎叶混作柴胡应用提供了法定依据，造成临床用药的混乱。且古代记述柴胡茎叶与根功效不同，现代研究也表明，柴胡茎叶与根的有效成分种类及含量均有明显差异。故需对竹叶柴胡类的药用品种、药用部位、药理作用及临床应用进行研究，以明确与药典收载柴胡品种的异同。

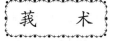

莪　术

【处方用名】莪术、醋莪术。

【来源】本品为姜科植物蓬莪术 *Curcuma phaeocaulis* Val.、广西莪术 *Curcuma kwangsiensis* S.G.Lee et C.F.Liang 或温郁金 *Curcuma wenyujin* Y.H.Chen et C.Ling 的干燥根茎。后者习称"温莪术"。冬季茎叶枯萎后采挖，洗净，蒸或煮至透心，晒干或低温干燥后除去须根和杂质。

【炮制方法】

1. 莪术 取原药材，除去杂质，大小分档，洗净，水浸润透，切厚片；或洗净后置蒸笼内蒸至圆气，趁热切厚片，干燥，筛去碎屑。

2. 醋莪术

（1）取净莪术片，加入定量的米醋拌匀，闷润至醋被吸尽后，置炒制容器内，用文火加热，炒至微黄色，略带焦斑时，取出晾凉，筛去碎屑。

每 100 kg 莪术，用米醋 20 kg。

（2）取净莪术药材，置煮制容器内，加入定量的米醋与适量水浸没药面，煮至醋液被吸尽，内无白心时，取出，稍晾，切厚片，干燥，筛去碎屑。

每 100 kg 莪术，用米醋 20 kg。

【饮片性状】莪术呈类圆形或椭圆形的厚片。外表皮灰黄色或灰棕色，有时可见环节或须根痕。切面黄绿色、黄棕色或棕褐色，内皮层环纹明显，散在"筋脉"小点。气微香，味微苦而辛。醋莪术，色泽加深，角质样，微有醋香气。

【炮制作用】莪术味辛、苦，性温。归肝、脾经。

莪术具有行气破血，消积止痛的功能。生品行气止痛，破血祛瘀力强，为气中血药。用于癥瘕痞块，瘀血经闭，胸痹心痛，食积胀痛。如用于治饮食积滞，胸腹痞满胀痛，呕吐酸水的蓬术丸（《临床常用中药手册》）；治痰瘀互结，脾痞胁痛的芫花莪术丸（《观聚方要补》）；治瘀滞经闭，小腹胀痛的莪术散《准绳》）。

醋莪术主入肝经血分，增强散瘀止痛作用。如用于治胁下癥块的莪棱逐瘀汤（《中药临床应用》）；治心腹疼痛、胁下胀痛的金铃泻肝汤（《临床常用中药手册》）；治疟母，食癥，痰癖，饮癖的消癖丸（《幼科发挥》）。

【炮制研究】

1. 炮制沿革研究 南北朝刘宋有醋磨（《雷公》）的炮制方法。自宋代以后有煨制（《圣惠方》），酒磨、酒醋制（《证类》），火炮（《总录》），醋炒、酒炒（《妇人》），醋煮（《局方》）、油制（《朱氏》）、巴豆制（《济生》）、醋煨（《济阴》）、虻虫制（《奇效》）、羊血或鸡血炙制（《逢原》）、蒸制（《害利》）等炮制方法。并有"今人多以醋炒或煮熟入药，取其引入血分也"（《纲目》）的记述。《中国药典》2015 年版一部收载的饮片为莪术、醋莪术。

2. 化学成分研究 莪术主要含挥发油及姜黄素类化合物。比较不同炮制方法对莪术挥发油含量的影响，结果挥发油的含量顺序为：生品 > 炒制品 > 醋制品 > 酒制品。炮制对莪术挥发油成分影响的研究显示，醋制过程中部分挥发油组分消失，同时产生两个新的组分。

3. 药理作用研究 莪术具有抗肿瘤、抗血栓形成、抗病毒、抗炎等作用。采用耳肿法及毛细血管通透性法观察莪术不同炮制品抗炎作用，结果莪术不同炮制品对二甲苯所致的耳廓肿胀及醋酸所致的毛细血管通透性增加都有明显的抑制作用，其中以醋煮莪术作用较强。莪术不同炮制品对醋酸所致的小鼠疼痛扭体次数也有明显的抑制作用，各样品均能明显提高小鼠的痛阈值，其中以醋煮莪术作用较为明显。

采用血小板聚集功能测定法、血液流变性测定法及小鼠抗凝法进行试验，观察莪术不同炮制品的活血化瘀作用，结果显示，莪术不同炮制品均具有显著的抑制血小板聚集、抗凝血及调节血液流变性作用，以醋炙莪术作用最为显著。

4. 炮制工艺研究　有学者采用正交设计与人工神经网络模型联用，以姜黄素、挥发油提取量及干膏收率为评价指标，优选蓬莪术醋煮工艺，结果表明，醋莪术最佳醋煮工艺为加20% 米醋和6倍量水浸润5 h，煎煮1.5 h。

5. 炮制品质量要求　莪术、醋莪术饮片水分均不得过14.0%；总灰分均不得过7.0%，酸不溶性灰分均不得过2.0%；用稀乙醇作溶剂，热浸法醇溶性浸出物均不得少于7.0%；含挥发油均不得少于1.0%（ml/g）。

【贮存】贮干燥容器内，醋莪术密闭，置干燥处。防蛀。

香　附

【处方用名】香附、炙香附、醋香附、四制香附、酒香附、香附炭。

【来源】本品为莎草科植物莎草 *Cyperus rotundus* L. 的干燥根茎。秋季采挖，燎去毛须，置沸水中略煮或蒸透后晒干，或燎后直接晒干。

【炮制方法】

1. 香附　取原药材，除去毛须及杂质，润透，切厚片，干燥，筛去碎屑。或碾成绿豆大小的颗粒。

2. 醋香附

（1）取净香附片或颗粒，加定量的米醋拌匀，闷润至醋被吸尽后，置炒制容器内，用文火加热炒干，取出晾凉。筛去碎屑。

每100 kg 香附片或颗粒，用米醋20 kg。

（2）取净香附药材，加入定量的米醋，再加与米醋等量的水，共煮至醋液基本吸尽，再蒸5 h，闷片刻，取出微晾，切薄片，干燥。筛去碎屑；或取出干燥后，碾成绿豆大颗粒。

每100 kg 净香附，用米醋20 kg。

3. 四制香附　取净香附片或颗粒，加入定量的生姜汁、米醋、黄酒、食盐水拌匀，闷润至汁液被吸尽后，用文火加热炒干，取出晾凉。筛去碎屑。

每100 kg 香附片或颗粒，用生姜5 kg（取汁），米醋、黄酒各10 kg，食盐2 kg（清水溶化）。

4. 酒香附　取净香附片或颗粒，加入定量的黄酒拌匀，闷润至黄酒被吸尽，置炒制容器内，用文火加热炒干，取出晾凉。筛去碎屑。

每100 kg 香附片或颗粒，用黄酒20 kg。

5. 香附炭　取净香附，大小分档，置炒制容器内，用中火加热，炒至表面焦黑色，内部焦褐色，喷淋清水少许，灭尽火星，取出晾干，凉透。筛去碎屑。

【饮片性状】香附为不规则厚片或颗粒状。外表皮棕褐色或黑褐色，有时可见环节。切面色白或黄棕色，质硬，内皮层环纹明显。气香，味微苦。醋香附表面黑褐色。微有醋香气，味微苦。四制香附表面深棕褐色，内部呈黄褐色，具有清香气。酒香附表面红紫色，略具酒气。

香附炭表面焦黑色，内部焦褐色。质脆，易碎。气焦香，味苦涩。

【炮制作用】生香附味辛、微苦、微甘，性平。归肝、脾、三焦经。

生香附具有疏肝解郁，理气宽中，调经止痛的功能。用于肝郁气滞，胸胁胀痛，疝气疼痛，乳房胀痛，脾胃气滞，脘腹痞闷，胀满疼痛，月经不调，经闭痛经。行气解郁、调经止痛的功能。生品多入解表剂中，以理气解郁为主。如治胸膈痞闷，胁肋疼痛的越鞠丸（《丹溪》）。

醋香附专入肝经，疏肝止痛作用增强，并能消积化滞。如用于伤食腹痛的香砂平胃散（《金鉴》）；治血中气滞的香附芎归汤（《沈氏尊生方》）；治寒凝气滞，胃脘疼痛的良附丸（《良方集腋》）。

酒香附能通经脉，散结滞，多用于治寒疝腹痛。如用于治疝气胀痛及小肠气；以香附末二钱，海藻一钱，煎酒空心调下（《濒湖集简方》）；治瘰疬流注肿块的香附饼（《外科发挥》）。

四制香附以行气解郁、调经散结为主，多用于治疗胁痛、痛经、月经不调等症。如治妊娠伤寒，恶寒发热的香苏葱豉汤（《重订通俗伤寒论》）；治中虚气滞胃痛的香砂六君丸（《重订通俗伤寒论》）。

香附炭味苦、涩，性温，多用于治妇女崩漏不止等。

【炮制研究】

1. 炮制沿革研究 唐代有炒制法（《理伤》）。自宋代以后有蒸制（《洪氏》）、煮制（《传信》），酒制、米泔浸后蒜仁制、石灰制（《朱氏》），胆汁制（《总录》）、童便醋盐水制（《疮疡》）、制炭（《济生》）、醋煮制（《活幼》）、童便制（《丹溪》）、麸炒制（《瑞竹》），酒、醋、姜、童便的"四制香附"（《串雅内》），"五制香附""六制香附"及"七制香附"等炮制方法。并有"生则上行胸膈，外达皮肤；熟则下走肝肾，外彻腰足。炒黑则止血，得童溲浸炒则入血分而补虚，盐水浸炒则入血分而润燥，……酒浸炒则行经络，醋浸炒则消积聚，姜汁炒则化痰饮"（《纲目》）的记述。《中国药典》2015年版一部收载的饮片为香附、醋香附；部分地区还有酒、醋、盐、姜合制和酒炒、炒炭等炮制品。

2. 化学成分研究 香附中含有挥发油，油中含有多种倍半萜及其氧化物：α-香附酮、β-香附酮、β-芹子烯、广藿香酮及少量单萜化合物。香附经醋制后，总挥发油含量比生香附降低约35%。有学者拟从整体角度表征香附炮制前后化学信息的变化，采用GC-MS的方法，构建了香附生品、参照品和醋制品的挥发油指纹图谱，研究结果表明：香附各制品相似度良好。得到香附生品共有峰52个、参照品28个、醋制品53个，鉴定了其中46个峰。对比分析发现，香附炮制后其挥发油成分种类、质量分数均有所变化。对生香附和醋炙香附的水溶性浸出物的含量进行测定，结果醋炙品的水溶性浸出物含量明显高于生品。

3. 药理作用研究 香附具有中枢抑制、松弛平滑肌及雌激素样作用。药效学实验表明，醋制香附的解痉、镇痛作用明显优于生品。生香附、制香附均有降低大鼠离体子宫张力，缓解子宫痉挛，以及提高小鼠痛阈的作用，其中醋制香附作用较强，且醋蒸法优于醋炙法。

4. 炮制工艺研究 有人采用单因素试验，采用浸出物检测、挥发油定量检测分析的方法。通过对不同炮制工艺得到的醋香附样品外观及指标成分测定比较，结果表明，醋蒸香附的最佳炮制工艺条件为：取药物质量20%的米醋，用米醋质量20%的水进行稀释搅匀，闷润70 h，蒸制压力为0.10 MPa，蒸制温度为110℃，蒸制时间为4.5 h或4 h。

5. 炮制品质量要求 香附、醋香附饮片水分均不得过13.0%；总灰分均不得过4.0%；香附饮片用稀乙醇作溶剂，热浸法醇溶性浸出物不得少于 11.5%，醋香附饮片不得少于 13.0%；香附饮片含挥发油不得少于 1.0%（ml/g），醋香附饮片不得少于 0.8%（ml/g）。

【贮存】置阴凉干燥处，防蛀。

三　棱

【处方用名】三棱、炙三棱、醋三棱。

【来源】本品为黑三棱科植物黑三棱 *Sparganium stoloniferum* Buch.-Ham. 的干燥块茎。冬季至次年春采挖，洗净，削去外皮，晒干。

【炮制方法】

1. 三棱　取药材，除去杂质，大小分档，浸泡至六七成透时，捞出，闷润至透，切薄片，干燥。

2. 醋三棱　取净三棱片，加入定量的米醋拌匀，闷润至醋被吸尽，置炒制容器内，用文火加热，炒干，取出晾凉。

每 100 kg 三棱，用米醋 15 kg。

【饮片性状】三棱呈类圆形的薄片。外表皮灰棕色。切面灰白色或黄白色，粗糙，有多数明显的细筋脉点。气微，味淡，嚼之微有麻辣感。醋三棱形如三棱片，切面黄色至黄棕色，偶见焦黄斑，微有醋香气。

【炮制作用】三棱味辛、苦，性平。归肝、脾经。

三棱具有破血行气、消积止痛的功能。用于癥瘕痞块，痛经，瘀血经闭，胸痹心痛，食积胀痛。生三棱为血中气药，破血行气之力较强（体质虚弱者不宜使用）。用于血滞经闭，产后瘀滞腹痛，癥瘕结聚，食积痰滞，脘腹胀痛，慢性肝炎或迁延性肝炎等。如治疗食积痰滞的三棱煎（《选奇方》）；治乳汁不下，可单味使用，如乳汁不下方（《外台》）。

醋炙品主入血分，破瘀散结、止痛的作用增强。用于瘀滞经闭腹痛，癥瘕积聚，心腹疼痛，胁下胀痛等症。如治瘀滞经闭的活血通经汤（《宝鉴》）；治癥瘕积聚的三棱丸（《医学切问》）。

【炮制研究】

1. 炮制沿革研究　唐代有炮法（《产宝》）。自宋代以后有煨制、醋炙制（《圣惠方》），纸煨制（《洪氏》）、制炭（《朱氏》）、醋煮（《局方》），醋浸、米煮制（《三因》），煮制（《百问》）、酒炒制（《丹溪》）、酒浸制（《世医》）、巴豆制（《宝鉴》）、蒸制（《本草汇》），面煨制、乌头制（《普济方》），干漆制（《奇效》）等炮制方法。并有"入药须炮熟，消积须用醋浸一日，炒或煮熟焙干，入药乃良"（《纲目》）的记载。《中国药典》2015 年版一部收载的饮片为三棱、醋三棱。部分地区还有清蒸、醋蒸、麸炒等炮制品。

2. 化学成分研究　三棱中含有挥发油、黄酮类及皂苷类成分。对三棱不同炮制品（生品、醋煮品、清蒸品、醋炒品、麸炒品）中黄酮含量测定表明，醋炒品含量最高，比生品增加 50%，麸炒品最低。

采用 GC-MS 法对三棱不同炮制品（生品、醋炙品、醋蒸品）中挥发油进行分析研究，结果表明，三棱经炮制后，其挥发油含量均有不同程度降低，其组分亦有较大变化，醋蒸三棱中产生 2 个新组分。

3. 药理作用研究　三棱具有抗凝血、抗血栓及兴奋子宫平滑肌等作用。采用小鼠扭体法、热板法对三棱不同炮制品（醋炙、醋煮、醋蒸）及不同炮制品的氯仿及正丁醇提取物进行镇痛作用比较，结果表明，三棱醋制品及醋制后的提取物相对于生品镇痛作用明显增强，这与传统中医理论认为醋制后增强散瘀止血作用相吻合，而醋制品中的醋炙三棱镇痛作用强而持久。三棱总皂苷有很强的抑制血小板聚集作用，三棱不同炮制品（生品、清蒸品、醋炒品、醋煮品、麸炒品）均能显著抑制血小板聚集，其中以醋炙品抑制作用最强，高于生品 11% 左右。三棱水提取物能显著延长凝血酶对人纤维蛋白的凝聚时间，显著抑制大鼠血小板聚集，使全血黏度降低，有抗体外血栓形成作用。此外，三棱对离体家兔子宫呈兴奋作用，表现为频率增加，张力提高。

4. 炮制工艺研究　有学者采用正交试验方法，以用醋量、闷润时间、炒制温度、炒制时间为考察因素，以 β– 谷甾醇、总黄酮含量为指标，优选出醋炙三棱的最佳工艺为：加入用水稀释后的醋液，拌匀，闷润 30 min，90℃炒制 14 min。采用挥发油含量、水浸出物及黄酮类成分薄层色谱对三棱润切工艺进行比较。结果表明，减压冷浸法优于传统浸泡法和其他改进的方法。其工艺为：取三棱 20 kg，放减压罐内抽真空至 0.092 MPa 约 1 h，加入常水迅速恢复为常压，加常水浸泡，每日换水 1~2 次，6 日后浸透，切片，自然干燥。

5. 炮制品质量要求　三棱饮片水分不得过 15.0%，醋三棱饮片不得过 13.0%；三棱饮片总灰分不得过 6.0%，醋三棱饮片不得 5.0%；三棱、醋三棱饮片用稀乙醇作溶剂，热浸法醇溶性浸出物均不得少于 7.5%。

【贮存】贮干燥容器内，醋三棱密闭，置通风干燥处。防蛀。

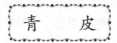

青　皮

【处方用名】青皮、醋青皮、麸炒青皮。

【来源】本品为芸香科植物橘 *Citrus reticulata* Blanco 及其栽培变种的干燥幼果或未成熟果实的果皮。5—6 月收集自落的幼果，晒干，习称"个青皮"；7—8 月采收未成熟的果实，在果皮上纵剖成四瓣至基部，除尽瓤瓣，晒干，习称"四花青皮"。

【炮制方法】

1. 青皮　取原药材，除去杂质，洗净，闷润，切厚片或丝，晒干。筛去碎屑。

2. 醋青皮　取净青皮片或丝，加入定量米醋拌匀，闷润至醋被吸尽后，置炒制容器内，用文火加热，炒干，取出晾凉。筛去碎屑。

每 100 kg 青皮，用米醋 15 kg。

【饮片性状】青皮为类圆形厚片或不规则丝状。表面灰绿色或黑绿色，密生多数油室，切面黄白色或淡黄棕色，有时可见瓤囊 8~10 瓣，淡棕色。气香，味苦、辛。醋青皮形如青皮片或丝，色泽加深，微有醋香气，味苦、辛。

【炮制作用】青皮味苦、辛，性温。归肝、胆、胃经。具有疏肝破气，消积化滞的功能。

生品性烈，辛散破气力强，疏肝之中兼有发汗作用，以破气消积为主。如治疗食积不化，胃脘痞闷胀痛的青皮丸（《沈氏尊生书》）；治脘腹痞满胀痛，内有癥积的青皮汤（《入门》）；治乳痈初起的青皮散（《疡科选粹》）。

醋青皮能引药入肝，缓和辛烈之性，消除发汗作用，以免伤伐正气，且增强了疏肝止痛、消积化滞的作用。如治肝气郁滞的七味调气汤（《中药临床应用》）；治肝经有寒，气机郁结，痛引小腹的青阳汤（《医醇》）；治寒疝疼痛的疝气内消丸（《北京市中药成方选集》）。

【炮制研究】

1. 炮制沿革研究　唐代有"去白炒"法（《理伤》）的炮制方法。自宋代以后有面炒制（《博济》）、麸炒制（《局方》），焙制、巴豆制（《总微》），醋熬制（《三因》）、水蛭炒制（《世医》），火炮、制炭、斑蝥炒制（《普济方》），醋洗（《景岳》）、醋炒（《原始》）、盐制（《医学》）、酒制（《幼幼》）、蜜制（《医醇》），蒸制、炙制（《全生集》）等炮制方法。并有"疏肝气积滞用醋炒燥"（《粹言》）的记述。《中国药典》2015 年版一部收载的饮片为青皮、醋青皮。

2. 化学成分研究　青皮主要含有挥发油、黄酮类及生物碱类成分。对青皮、醋青皮的挥发油含量、物理常数、化学组分及油室微观结构进行了初步研究。结果青皮醋炙后，挥发油含量、相对密度降低，比旋度升高，而折光率变化不大。对青皮不同炮制中黄酮类成分薄层色谱进行比较，并用薄层扫描法测定各炮制品中总黄酮和橙皮苷的含量。结果青皮、醋青皮及拌米醋烘青皮的薄层色谱行为一致，说明青皮炮制前后，其黄酮类成分基本相同；生青皮中总黄酮和橙皮苷含量最高，醋炙后二者含量均降低，分别较生品减少 12.52% 和 7.01%。青皮炮制后生物碱类成分辛弗林的含量由 0.45% 变为 0.36%，含量有所下降。

3. 药理作用研究　青皮具有松弛平滑肌、升血压、抗休克、祛痰、平喘等作用。采用小鼠扭体法、热板法对青皮不同炮制品进行镇痛作用比较，结果表明，青皮经醋制后，镇痛作用较强而持久。

4. 炮制工艺研究　有学者采用正交试验优选醋制青皮的最佳炮制工艺。以橙皮苷的含量为考察指标，考察加醋量、闷润时间、炒制温度、炒制时间对指标成分含量的影响。结果最佳炮制工艺为加 10% 醋，闷润 3 h，炒制温度 200℃，炒制 8 min。

5. 炮制品质量要求　青皮、醋青皮饮片水分均不得过 11.0%；总灰分均不得过 6.0%；青皮饮片含橙皮苷（$C_{28}H_{34}O_{15}$）不得少于 4.0%，醋青皮饮片不得少于 3.0%。

【贮存】贮干燥容器内，密闭，置阴凉干燥处。

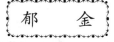

郁 金

【处方用名】郁金、醋郁金。

【来源】本品为姜科植物温郁金 *Curcuma wenyujin* Y.H.Chen et C.Ling、姜黄 *Curcuma longa* L.、广西莪术 *Curcuma kwangsiensis* S.G.Lee et C.F.Liang 或蓬莪术 *Curcuma phaeocaulis* Val. 的干燥块根。前两者分别习称"温郁金"和"黄丝郁金"，其余按性状不同习称"桂郁金"或"绿丝郁金"。冬季茎叶枯萎后采挖，除去泥沙及细根，蒸或煮至透心，干燥。

【炮制方法】

1. 郁金　取原药材，除去杂质，洗净，润透，切薄片，干燥。筛去碎屑。

2. 醋郁金　取净郁金片，加入定量米醋拌匀，闷润待醋被吸尽后，置炒制容器内，用文火加热，炒干，取出晾凉。筛去碎屑。

每 100 kg 郁金，用米醋 10 kg。

【饮片性状】 郁金呈椭圆形或长条形薄片。外表皮灰黄色、灰褐色至灰棕色，具不规则的纵皱纹。切面灰棕色、橙黄色至灰黑色。角质样，内皮层环明显。醋郁金，呈暗黄色，略有醋气。

【炮制作用】 郁金味辛、苦，性寒。归肝、心、肺经。

郁金活血止痛，行气解郁，清心凉血，利胆退黄。用于胸胁刺痛，胸痹心痛，经闭痛经，乳房胀痛，热病神昏，癫痫发狂，血热吐衄，黄疸尿赤。治心悬懊痛的郁金饮子（《圣惠方》）；治癫痫或癫狂的白金丸（《医方考》）。

醋郁金能引药入血，增强疏肝止痛作用。如用于治一切厥心痛，小肠膀胱痛不可忍者之辰砂一粒金丹（《奇效》）；治妇女经前腹痛的宣郁通经汤（《傅青主》）。

【炮制研究】

1. 炮制沿革研究　宋代有火炮制、煮制、浆水生姜皂荚麸制、皂荚制法（《总录》）的方法。自明代以后有炒（《普济方》）、焙（《入门》）、制炭（《蒙筌》）、煨（《保元》）、醋炒（《傅青主》）、醋煮（《入门》）、酒浸（《切用》）、酒炒（《本草述》）、防风皂荚巴豆制（《普济方》）、甘草制（《握灵》）等炮制方法。《中国药典》2015 年版一部收载的饮片为郁金。部分地区还有醋炒、醋煮、酒炒等炮制品。

2. 化学成分研究　郁金中主要含挥发油、姜黄素、多糖、微量元素等成分，其中郁金多糖具有免疫调节作用，挥发油为郁金抗肿瘤的有效成分，姜黄素为郁金降血脂、抗氧化、抗炎的主要有效成分。

3. 药理作用研究　郁金具有保肝、改善微循环、抗炎等多种药理作用。采用醋酸扭体法和小鼠热板法对郁金生品、醋炙品镇痛作用进行比较，结果二者均有显著的镇痛作用，以醋炙品作用最强。

4. 炮制工艺研究　有学者通过考察温郁金和桂郁金水浸泡前后的药材质量、挥发油类成分、甲醇和三氯甲烷提取物质量和莪术烯醇的含量等指标，对郁金加压浸润切片工艺研究进行了研究，确定最佳加压浸泡工艺为：浸泡 0.095 MPa 0.5 h，0.14 MPa 10 ~ 16 h，闷润 36 ~ 48 h，切片，室温晾干或不高于 40℃烘干。

5. 炮制品质量要求　郁金饮片水分不得过 15.0%；总灰分不得过 9.0%。

【贮存】 贮干燥容器内，醋郁金密闭，置阴凉干燥处，防蛀。

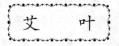

艾 叶

【处方用名】 艾叶、醋艾叶、醋艾叶炭、艾叶炭。

【来源】 本品为菊科植物艾 Artemisia argyi Levl.et Vant. 的干燥叶。夏季花未开时采摘，除去杂质，晒干。

【炮制方法】

1. 艾叶　取原药材，除去杂质及梗，筛去灰屑。

2. 醋艾叶　取净艾叶，加入定量的米醋拌匀，闷润至醋被吸尽，置炒制容器内，用文火加热，炒干，取出晾凉。

每 100 kg 艾叶，用米醋 15 kg。

3. 艾叶炭　取净艾叶，置炒置容器内，用中火加热，炒至表面焦黑色，喷淋清水少许，灭尽火星，炒至微干，取出，及时摊晾，凉透。

4. 醋艾叶炭　取净艾叶，置炒制容器内，用中火加热，炒至表面焦黑色，喷入定量米醋，灭尽火星，炒微干，取出，及时摊晾，凉透。

每 100 kg 艾叶，用米醋 15 kg。

【饮片性状】生艾叶多皱缩、破碎。完整叶片呈卵状椭圆形，羽状深裂，裂片椭圆状披针形，边缘有不规则的粗锯齿，上表面灰绿色或深黄绿色，有稀疏的柔毛及白色腺点，下表面密生灰白色绒毛，质柔软。气清香，味苦。醋艾叶呈微黑色，清香气淡，略有醋气。艾叶炭为焦黑色，多卷曲，破碎。醋艾叶炭，形如艾叶炭，略有醋气。

【炮制作用】艾叶味辛、苦，性温；有小毒。归肝、脾、肾经。具有温经止血，散寒止痛的功能。外用祛湿止痒。用于吐血，衄血，崩漏，月经过多，胎漏下血，少腹冷痛，经寒不调，宫冷不孕。

生品性燥，祛寒燥湿力强，但对胃有刺激性，故多外用，或捣绒做成艾卷或艾柱。如治疗痈疽不合，疮口冷滞，以艾煎汤洗后，白胶熏之（《仁斋直指方》）；治湿疹瘙痒，单用或配雄黄、硫黄煎水外洗（《卫生易简方》）；治妊娠伤寒，汗下后血漏不止，胎气受损，用胶艾六合汤（《医垒元戎》）。

醋炙品温而不燥，并能缓和对胃的刺激性，增强逐寒止痛的作用。如治寒客胞宫的艾附暖宫丸（《古今医鉴》）；治宫寒不孕，或胎为外因所侵而致胎动不安的艾叶汤（《总录》）；治妇人血海虚冷的艾附丸（《杨氏家藏方》）；治妇人血虚火旺，血崩不止的胶艾四物汤（《古今医鉴》）。

艾叶炭，辛散之性大减，对胃的刺激性缓和，温经止血的作用增强。如用于崩漏下血，月经过多，或妊娠下血。如治湿冷下痢脓血，腹痛，妇人下血的艾姜汤（《世医》）

醋炙艾叶炭，温经止血的作用增强。

【炮制研究】

1. 炮制沿革研究　唐代有制炭（《千金》），熬制、绞汁（《千金翼》），炙制（《外台》）的炮制方法。自宋代以后有醋炒（《局方》），醋煮、醋焙、米炒（《总录》），醋蒸（《朱氏》）、炒黄（《宝产》）、炒焦（《百问》）、焙（《指迷》）、盐炒（《宝鉴》）、酒醋炒（《普济方》）、酒炒（《奇效》）、米泔制（《宋氏》）、硫黄制（《指南》）等炮制方法。《中国药典》2015 年版一部收载的饮片为艾叶、醋艾炭。部分地区还有醋炒、炒炭等炮制品。

2. 化学成分研究　艾叶主要含挥发油、鞣质、黄酮类化合物及微量元素。以艾叶中挥发油、水溶性浸出物、鞣质为指标，对其生品、炒炭品、砂烫品、煅炭品及不同温度、时间的烘制品进行比较。结果表明，艾叶经加热炮制后，挥发油含量大幅度降低，且随温度的升高、时间的延长呈逐渐降低的趋势。而闷煅品挥发油含量较其他制炭品高。砂烫艾叶炭水溶性浸出物含量明显高于炒炭品和煅炭品。对生艾叶、炒焦艾叶、炒艾叶炭、醋炒艾叶炭、焖煅艾叶炭中的鞣质进行研究。结果表明，鞣质含量除炒焦品较生品低外，3 种制炭品均较生艾叶相对增加。

3. 药理作用研究　艾叶具有抗菌、凝血止血、增强机体免疫力等药理作用。经小鼠出凝血实验表明，艾叶炒炭或烘制后有明显的止血作用，其中以 180℃烘 20 min 和 200℃烘 10 min 所得样品水煎液止血作用最明显。

4. 炮制工艺研究　有学者以外观性状和总黄酮含量为评价指标，优选醋艾叶最佳炮制工艺为取净艾叶适量，加入 15% 的醋，加入前与适量水混匀，淋入净艾叶中拌匀，闷润至醋被吸尽，220℃（锅底温度）炒制 28 min。

5. 炮制品质量要求　艾叶饮片水分不得过 15.0%；总灰分不得过 12.0%，酸不溶性灰分不得过 3.0%；含桉油精（$C_{10}H_8O$）不得少于 0.050%。

【贮存】贮干燥容器内，密闭，置阴凉干燥通风处。

延胡索（元胡）

【处方用名】延胡索、醋延胡索、酒延胡索。

【来源】本品为罂粟科植物延胡索 *Corydalis yanhusuo* W.T.Wang 的干燥块茎。夏初茎叶枯萎时采挖，除去须根，洗净，置沸水中煮至恰无白心时，取出，干燥。

【炮制方法】

1. 延胡索　取原药材，除去杂质，大小分档，洗净，稍浸、润透，切厚片，干燥。筛去碎屑；或洗净干燥后捣碎。

2. 醋延胡索

（1）取净延胡索或延胡索片，加入定量的米醋拌匀，闷润至醋被吸尽后，置炒制容器内，用文火加热，炒干，取出晾凉。筛去碎屑。

每 100 kg 延胡索，用米醋 20 kg。

（2）取净延胡索，加入定量的米醋与适量清水（以平药面为宜），置煮制容器内，用文火加热煮至透心。醋液被吸尽时，取出，晾至六成干，切厚片，晒干。筛去碎屑；或干后捣碎。

每 100 kg 延胡索，用米醋 20 kg。

3. 酒延胡索　取净延胡索片，加入定量的黄酒拌匀，闷润至酒被吸尽后，置炒制容器内，用文火加热，炒干，取出晾凉。筛去碎屑。

每 100 kg 延胡索，用黄酒 15 kg。

【饮片性状】延胡索呈不规则的圆形厚片。外表皮黄色或黄褐色，有不规则细皱纹。切面黄色，角质样，具蜡样光泽。气微，味苦。醋延胡索片表面和切面黄褐色，质较硬。微具醋香气。酒延胡索略具酒气。

【炮制作用】延胡索味辛、苦，性温。归肝、脾经。

延胡索具有活血，行气，止痛的功能。用于胸胁、脘腹疼痛，胸痹心痛，经闭痛经，产后瘀阻，跌扑肿痛。生品止痛有效成分不易煎出，效果欠佳，故临床多用醋制品。

醋延胡索行气止痛作用增强。广泛用于身体各部位的多种疼痛证候。如治疗肝郁气滞，胁肋疼痛，以及胃气阻滞疼痛，心腹冷痛等的金铃子散（《圣惠方》）；治瘀血阻滞，经闭腹痛的延胡索散（《妇科大全》）；治疝气疼痛，肠鸣气走，身寒便秘的延附汤（《济生》）。

酒延胡索以活血，祛痰，止痛为主。如用于治心血瘀滞所致的胸痛、胸闷、心悸的瓜蒌薤白汤（《伤寒》）；也可用于跌打损伤，瘀血疼痛，如治坠落车马筋骨痛不止方（《圣惠方》）。

【炮制研究】

1. 炮制沿革研究 宋代有炒制、醋炒制（《博济》），米炒制（《总录》）、熬制（《证类》）、醋煮制（《济生》）、盐炒制（《朱氏》）的炮制方法。自明代以后有煨炒制（《普济方》）、醋纸包煨制（《医学》）、醋润蒸制（《乘雅》）、酒煮制（《入门》）等炮制方法。并有"用醋炒止产后血晕，暴血上冲，胸膈胃气痛，小腹肝气痛……生用破血，炒用调血，凡血凝滞者，悉可治之"（《辨义》）的记述。《中国药典》2015 年版一部收载的饮片为延胡索、醋延胡索；部分地区还有醋蒸、酒炒等炮制品。

2. 化学成分研究 延胡索含有 30 多种生物碱，分属于原小檗碱型和原阿片碱型生物碱，延胡索镇痛的有效成分为生物碱，但游离生物碱难溶于水，醋制可使生物碱生成盐，易溶于水，提高煎出率，增强疗效，同时延胡索经醋制后，其水煎液中总生物碱含量显著增高，脱氢四氢帕马丁和巴马亭的含量，醋制品明显高于生品。对延胡索炮制品应用的研究证明，醋制能通过提高水煎液中总生物碱和四氢帕马丁的含量，而增强止痛作用。证实了醋制延胡索的科学性，也与传统认为醋制增强其止痛作用相吻合。

延胡索中季铵碱具有降压、增加冠脉流量的作用，炮制后含量降低，故应用于冠心病，提倡用生品。已有实验证明，延胡索拌醋晾干，不加热优于加热，季铵碱破坏减少，值得深入研究。

3. 药理作用研究 延胡索具有镇静、镇痛、催眠、抗心律失常等多种药理作用。采用小鼠扭体法和热板法对比各醋制品镇痛作用。结果醋制延胡索的镇痛作用强于生品，其中以醋烘品为优。采用小鼠扭体法和热板法也证实了传统醋制和产地醋制均有镇痛作用。而产地醋制延胡索的镇痛作用比传统醋制延胡索的镇痛作用较强。从热板法止痛试验结果看，传统醋制延胡索止痛效应曲线和产地醋制延胡索效应曲线相似。产地醋制延胡索痛阈提高百分率稍高，止痛效果较好。

4. 炮制工艺研究 有人采用正交设计，以延胡索乙素、去氢紫堇碱的含量为考察指标，对破碎度、辅料用量、拌润时间、炒制温度（或加水量）等影响因素进行研究，优选延胡索的最佳炮制工艺。结果表明：最佳醋炙工艺为破碎粒度 0.4～0.5 cm，加醋 40%，拌润 2 h，炒温 150℃；最佳酒炙工艺为破碎粒度 0.4～0.5 cm，加酒 20%，拌润 6 h，炒温 120℃；最佳醋煮工艺为破碎粒度 0.2～0.3 cm，加醋 20%，拌润 4 h 加水量 80%～120%。

5. 炮制品质量要求 延胡索、醋延胡索饮片水分均不得过 15.0%；总灰分均不得过 4.0%；用稀乙醇作溶剂，热浸法醇溶性浸出物均不得少于 13.0%；含延胡索乙素（$C_{21}H_{25}NO_4$）均不得少于 0.040%。

【贮存】贮干燥容器内，醋延胡密闭，置阴凉干燥处。

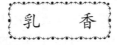

乳 香

【处方用名】乳香、炒乳香、炙乳香、醋乳香。

【来源】本品为橄榄科植物乳香树 *Boswellia carterii* Birdw. 及同属植物 *Boswellia bhaw-dajiana* Birdw. 树皮渗出的树脂。分为索马里乳香和埃塞俄比亚乳香，每种乳香又分为乳香珠和原乳香。

【炮制方法】

1. 乳香　取原药材，除去杂质，将大块者砸碎。

2. 醋乳香　取净乳香，置炒制容器内，用文火加热，炒至冒烟，表面微熔，喷淋定量的米醋，边喷边炒至表面呈油亮光泽时，迅速取出，摊开放凉。

每 100 kg 乳香，用米醋 5 kg。

3. 炒乳香　取净乳香，置炒制容器内，用文火加热，炒至冒烟，表面熔化显油亮光泽时，迅速取出，摊开放凉。

【饮片性状】乳香为不规则乳头状小颗粒或小团块状，表面黄棕色，半透明或不透明，稍有光泽，附有白色粉尘，质坚脆，有黏性。气香，味苦辛。醋乳香，表面深黄色，显油亮，略有醋气。炒乳香表面油黄色，微透明，质坚脆，具特异香气。

【炮制作用】乳香味辛、苦，性温。归心、肝、脾经。具有活血定痛、消肿生肌的功能。用于胸痹心痛，胃脘疼痛，痛经经闭，产后瘀阻，癥瘕腹痛，风湿痹痛，筋脉拘挛，跌打损伤，痈肿疮疡。

生品气味辛烈，对胃的刺激较强，易引起呕吐，但活血消肿、止痛力强，多用于瘀血肿痛或外用。如治疗疮疡肿痛，溃破久不收口的乳香定痛散（《外科发挥》）；治跌打损伤，局部肿痛的七厘散（《简易良方》）。

制后刺激性缓和，利于服用，便于粉碎。醋炙乳香还能增强活血止痛、收敛生肌的功效，并可矫臭矫味。如治心腹诸痛，以及一切痛证的乳香定痛丸（《沈氏尊生书》）；治血滞经闭、产后腹痛、癥瘕腹痛的乌金丸（《北京市中药成方选集》）。

炒制后作用与醋制基本相同。如用于治疗产后瘀滞不净，攻刺心腹作痛，以乳香、没药配五灵脂、延胡索等同用（《李念先手集》）。

【炮制研究】

1. 炮制沿革研究　唐代有研法（《产宝》）的炮制方法。自宋代以后有炒制（《证类》），米制、姜制（《总录》），醋制（《局方》）、酒制（《洪氏》）、竹叶制（《宝产》）、去油制法（《扁鹊》），煮制、煅制（《普济方》），焙制（《保元》）、炙制（《景岳》）、乳制（《大法》）、黄连制（《普济方》）、灯心制（《奇效》）等炮制方法。《中国药典》2015 年版一部附录收载的饮片为醋炙乳香、清炒乳香。部分地区还有酒炒、灯心炒、煮制等炮制品。

2. 化学成分研究　乳香主要含有树脂、树胶和挥发油等成分。乳香挥发油既是活血止痛的有效成分，又是刺激性成分。用气相测定乳香生品、醋制品和水制品中乙酸辛酯和 1- 辛醇的含量。结果表明，生乳香乙酸辛酯和辛醇含量高，醋制后均略有下降，水制后明显减少。比较了不同炮制品的挥发油及树脂的含量及薄层行为，结果表明，炮制前后挥发油及树脂的薄层行为一致，说明化学成分变化不大，挥发油及树脂的含量随炮制程度不同有不同程度的下降。用不同方法炮制乳香，挥发油含量均有降低，其中加热温度在 315℃ 以上的炮制品，其挥发油的含量极少或几乎除尽。

3. 药理作用研究　乳香具有镇痛、抗炎，抗胃及十二指肠溃疡等药理作用。乳香挥发油、清炒品、生品及灯心炒制品有较强的镇痛作用，且时间较长。另有实验表明，乳香树脂具有镇痛作用，且高温使其树脂类成分发生变化，故乳香炮制温度不宜过高。以小鼠耳郭肿胀抑制率和大鼠足跖肿胀度为指标对乳香各炮制品进行抗炎作用的比较。结果作用大小依次为清炒品、生品、醋炙品，且清炒品和生品、醋炙品有显著性差异；以镇痛实验小鼠扭体镇痛率和热板痛阈值为指标时，各乳香炮制品作用强弱依次为醋炙品、清炒品、生品，且醋炙品和清炒品、生品有显著性差异。

4. 炮制工艺研究　有学者结合药理实验，以小鼠的痛阈值和家兔眼睛充血、水肿数为评价指标，采用正交试验优选乳香的最佳炮制工艺为 120℃烘制 3 h，药物放置厚度 1 cm、药物直径 1 cm。

【贮存】贮干燥容器内，密闭，置阴凉干燥通风处。防潮。

没　药

【处方用名】没药、炒没药、炙没药、醋没药。

【来源】本品为橄榄科植物地丁树 *Commiphora myrrha* Engl. 或哈地丁树 *Commiphora molmol* Engl. 的干燥树脂。分为天然没药和胶质没药。

【炮制方法】

1. 没药　取原药材，除去杂质，砸成小块。

2. 醋没药　取净没药块，置炒制容器内，用文火加热，炒至冒烟，表面微熔，喷淋定量的米醋，边喷边炒至表面呈油亮光泽时，迅速取出，摊开放凉。

每 100 kg 没药，用米醋 5 kg。

3. 炒没药　取净没药块，置炒制容器内，用文火加热，炒至冒烟，表面显油亮光泽时，迅速取出，摊开放凉。

【饮片性状】没药呈颗粒状或不规则碎片状，红棕色或黄棕色，表面粗糙，附有粉尘。质坚脆。气特殊，味苦而微辛。醋没药表面黑褐色或棕褐色，有光泽，具特异香气，略有醋香气，味苦而微辛。炒没药表面黑褐色或棕黑色，有光泽，气微香。

【炮制作用】没药味苦、辛，性平。归心、肝、脾经。具有散瘀定痛，消肿生肌的功能。用于胸痹心痛，胃脘疼痛，痛经经闭，产后瘀阻，癥瘕腹痛，风湿痹痛，跌打损伤，痈肿疮疡。

生品气味浓烈，对胃有一定的刺激性，容易引起恶心，呕吐，故多外用。如治疗跌打损伤，骨折筋伤的七厘散（《良方集腋》）；但生品化瘀力强，也可内服，如治疗跌打损伤，筋骨受损，肿胀作痛的九分散（《急救应验良方》）。

醋炙品能增强活血止痛、收敛生肌的作用，缓和刺激性，便于服用，易于粉碎，并能矫臭矫味。如治妇人月水不通的没药丸（《圣惠方》）。

炒没药能缓和刺激性，便于服用，易于粉碎。如治疗、疮、无名肿毒的舌化丹及治痈疮毒的海乳散（《疡医大全》）。

【炮制研究】

1. 炮制沿革研究　唐代有研法（《产宝》）。自宋代以后有童便制（《苏沈》）、蒸制（《总录》）、酒制（《传信》）、去油制（《扁鹊》）、炒制（《原始》）、灯心炒（《全生集》）、童便酒制（《金鉴》）等炮制方法。《中国药典》2015 年版一部附录收载的饮片为醋没药。部分地区还有清炒、灯心炒、煮制等炮制品。

2. 化学成分研究 没药主要含树脂、树胶和挥发油。采用 GC-MS 法对没药不同炮制品（生品、醋炙品、清炒品）中挥发油的化学成分及含量进行了分析，结果表明，生品挥发油含量最高，其化学成分及含量最多，醋炙品次之，炒制品最少。

没药所含挥发油及树脂类皆为有效成分，而挥发油又为刺激性成分，炮制的目的主要是去除一部分挥发油，减少刺激性，易于粉碎，增强其活血化瘀、消肿止痛的作用。

3. 药理作用研究 没药具有止痛、抗炎、退热等作用。研究表明，醋没药的止痛作用较生没药显著增强。生没药几乎无降低血小板黏附性的作用，而醋制没药具有显著降低血小板黏附性的作用。给小鼠分别灌胃生没药、清炒没药、醋制没药的水煎液、散剂混悬液和醇提物混悬液，结果显示，各样品均对外伤引起的足肿胀有显著消除血肿作用，生没药的化瘀消肿作用更强。

4. 炮制品质量要求 醋没药饮片总灰分不得过 15.0%，酸不溶性灰分不得过 8.0%；含挥发油不得少于 2.0%（ml/g）。

【贮存】贮干燥容器内，密闭，置阴凉干燥通风处。防潮。

芫 花

【处方用名】芫花、炙芫花、醋芫花。

【来源】本品为瑞香科植物芫花 *Daphne genkwa* Sieb. et Zucc. 的干燥花蕾。春季花未开放时采收，除去杂质，干燥。

【炮制方法】

1. 生芫花 取原药材，除去杂质及梗、叶。筛去灰屑。

2. 醋芫花 取净芫花，加入定量的米醋拌匀，闷润至醋被吸尽，置炒制容器内，用文火加热，炒至微干，取出干燥。

每 100 kg 芫花，加米醋 30 kg。

【饮片性状】生芫花为小棒槌状，多弯曲，花被筒表面淡紫色或灰绿色，密被短柔毛，先端 4 裂。质软。气微，味甘、微辛。醋芫花花被筒表面呈灰褐色，微有醋气，味微酸辣。

【炮制作用】芫花味苦、辛，性温；有毒。归肺、脾、肾经。具有泻水逐饮、解毒杀虫的功能。用于水肿胀满，胸腹积水，痰饮积聚，气逆咳喘，二便不利；外治疥癣秃疮，痈肿，冻疮。

生芫花峻泻逐水力较猛，较少内服，多外用。如外敷秃疮、头癣等，以芫花末、猪脂和涂之（《集效方》）；治痈，以芫花末，和胶如粥敷之（《千金》）。

醋炙后，能降低毒性，缓和泻下作用和腹痛症状。多用于胸腹积水，水肿胀满，痰饮积聚，气逆喘咳，二便不利等症。如用于水湿内停的舟车丸（《古今医统》）；治湿痰壅滞的十枣汤（《伤寒》）；治寒湿内壅，月经不通的芫花散（《沈氏尊生书》）；治疟母停水结癖，腹胁坚痛的消癖丸（《仁斋直指方》）。

【炮制研究】

1. 炮制沿革研究 汉代有熬制法（《玉函》）。自唐代以后有炒制法（《外台》），醋炒、酒炒（《圣惠方》），醋煮（《史载》）、制炭（《指迷》）、醋煨（《普济方》）、醋泡焙（《良朋》）等炮制方法。并有"好醋煮过，晒干则毒减"(《必读》)的记述。《中国药典》2015年版一部收载的饮片为芫花、醋芫花。

2. 化学成分研究 芫花中主要含有二萜原甲酸内酯、黄酮及其糖苷，以及挥发性成分等。用HPLC法对芫花不同炮制品(生品、水煮品、醋炙品、醋煮品、清蒸品、高压蒸制品)中萜含量测定表明，水煮芫花中芫花萜的含量比生芫花高约11%。而其他炮制品萜含量均降低，依次为：醋炙芫花(45%)>醋煮芫花(18%)>清蒸芫花、高压蒸芫花(10%)。

采用薄层扫描法对不同炮制工艺、不同地区的芫花样品及在不同条件下模拟炮制处理的芫花素单体进行含量测定，结果表明，芫花经炮制后，芫花素的含量均有不同程度的降低，生品含量最高，醋炙品与生品接近，其他炮制品与生品比较，降低程度均较明显(P<0.01)。

采用气质联用法对生芫花和醋炙芫花的挥发油成分进行了分析，发现芫花醋炙后，挥发油含量降低，颜色加深，化学组分及组分间的相对含量均发生了改变，其中棕榈酸、油酸和亚油酸的含量醋炙后相对增加。另有报道，用GC-MS法对不同炮制品挥发油的组分进行鉴定，其组分变化较大，尤以醋炙芫花和醋煮芫花产生的未知成分较多。

3. 药理作用研究 芫花系毒性中药，具有利尿、轻泻、镇咳祛痰、抗菌、抗生育等作用。研究表明，与生芫花相比，醋炙芫花的LD_{50}值提高了1倍，初步证明了醋炙芫花确能减低芫花的毒性。对生芫花与醋炙芫花的毒性和泻下作用做了比较研究，急性毒性试验表明：芫花醇浸剂毒性较大，而水浸剂和水煎剂毒性较小，后两者毒性相近。三种制剂中生芫花的毒性均较醋芫花大。在水浸剂和水煎剂中，生芫花的毒性较醋芫花大1倍；而在醇浸剂中，生芫花的毒性较醋芫花大7倍多。刺激性实验表明，芫花挥发油对眼结膜有一定刺激作用，醋炙后可降低其刺激性。生芫花与醋芫花对兔离体回肠的作用相似，小剂量兴奋大剂量抑制；对小鼠肠蠕动作用，生芫花呈抑制作用而醋芫花似有轻度兴奋作用。生芫花与醋芫花的醇浸剂对小鼠与大鼠均无导泻作用，对兔有轻度导泻作用，对犬则产生呕吐和轻度导泻作用，生芫花与醋芫花对兔与犬的作用无明显不同。

4. 炮制工艺研究 有学者进行了芫花炮制工艺的综合评价及中试验证，以生芫花和药典醋炙芫花为对照，采用药效、毒性及其相关化学成分多指标综合考察。结果：醋炙法最佳。中试工艺为：每100 g芫花，用60 kg水将30 kg米醋稀释后与芫花拌匀，闷1 h，置滚筒式炒药机中，文火炒至近干，挂火色后取出。

5. 炮制品质量要求 芫花饮片用稀乙醇作溶剂，热浸法醇溶性浸出物不得少于20%；含芫花素($C_{16}H_{12}O_5$)不得少于0.20%。

【贮存】置通风干燥处，防霉，防蛀。

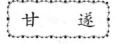

甘 遂

【处方用名】甘遂、炙甘遂、醋甘遂。

【来源】本品为大戟科植物甘遂 *Euphorbia kansui* T.N.Liou ex T.P.Wang 的干燥块根。春季开花前或秋末茎叶枯萎后采挖，撞去外皮，晒干。

【炮制方法】

1. 甘遂 取原药材，除去杂质，洗净，晒干，大小个分档。

2. 醋甘遂　取净甘遂，加入定量的米醋拌匀，闷润至醋被吸尽后，置炒制容器内，用文火加热，炒至微干，取出晾干。用时捣碎。

每 100 kg 甘遂，用米醋 30 kg。

【饮片性状】本品为椭圆形、长圆柱形或连珠形，长 1～5 cm，直径 0.5～2.5 cm。表面类白色或黄白色，凹陷处有棕色外皮残留。质脆，易折断，断面粉性，类白色，木部微显放射状纹理。气微，味微甘而辣。醋甘遂形如甘遂，表面棕黄色，偶有焦斑，略有醋气。

【炮制作用】甘遂苦、寒；有毒。归肺、肾、大肠经。具有泻水逐饮，消肿散结的功能。用于水肿胀满，胸腹积水，痰饮积聚，气逆咳喘，二便不利，风痰癫痫，痈肿疮毒。

生甘遂药力峻烈，临床多入丸、散剂用，可用于痈疽疮毒，胸腹积水，二便不通。如用于治胸腹积水的十枣汤（《伤寒》）；治水饮结胸、痰迷心窍的遂心丹（《济生》）。

醋甘遂毒性减低，峻泻作用缓和。用于腹水胀满，痰饮积聚，气逆喘咳，风痰癫痫，二便不利。如用于治疗腹水胀满，小便短少，大便秘结的舟车丸（《景岳》）；治癥瘕的甘遂破结散（《圣惠方》）。

【炮制研究】

1. 炮制沿革研究　南北朝刘宋时代有甘草、荠苨制（《雷公》）的炮制方法。自唐代以后有熬制（《外台》），火炮、炒制、麸炒、酥制、醋制、芝麻制（《总录》），湿纸裹煨（《总病论》）、水煮制（《丹溪》）、面煮制（《儒门》）、面炒制（《入门》）、焙制（《普济方》）、炙制（《本草述》）等炮制方法。并有"面煨熟用，以去其毒"（《纲目》）的记述。《中国药典》2015 年版一部收载的饮片为生甘遂、醋甘遂。部分地区还有豆腐煮、米炒、土炒、面煨等炮制品。

2. 化学成分研究　研究表明，甘遂的毒效成分主要为巨大戟烷型和假白榄烷型等二萜醇酯类成分与具有 8- 烯 -7- 酮结构的三萜类成分，甘遂醋炙后甘遂毒性成分含量有所降低。

3. 药理作用研究　生甘遂系毒性中药，具有泻下、抗生育、免疫抑制等作用。以流式细胞术、HCS、Real-time PCR 等对甘遂醋炙前后乙酸乙酯部位对 L-O2 细胞毒性作用机制的研究表明，醋炙降低甘遂肝毒性的可能机制为通过降低对肝细胞的氧化损伤和线粒体路径的细胞凋亡而实现。采用电镜观察、酶与 Caspase-3 活力测定、表征 Bcl-2、NF-κB、E- 钙黏蛋白和 ICAM-1 蛋白表达等研究了甘遂对 ICR 正常小鼠肝及胃肠系统的毒性作用机制，表明上述毒性作用机制为通过促进细胞异常凋亡和炎症坏死双通路共同造成，醋炙能明显降低对上述通路的毒性。动物实验表明，甘遂醋制后在毒性降低的同时，仍保留有显著的泻下作用。

4. 炮制工艺研究　以甘遂的毒效成分之一的 3-O-（2'E, 4'Z 葵二烯酰基）-20-O- 乙酰基巨大戟二萜醇为指标性化合物，采用正交试验优选醋甘遂饮片的最佳炮制工艺为：醋的用量为 30%，炒制温度控制在 260℃，炒制时间 9 min。

5. 炮制品质量要求　生甘遂、醋甘遂饮片水分均不得过 12.0%；总灰分均不得过 3.0%；用稀乙醇作溶剂，热浸法醇溶性浸出物均不得少于 15.0%；含大戟二烯醇（$C_{30}H_{50}O$）均不得少于 0.12%。

【贮存】贮干燥容器内，醋甘遂密闭，置通风干燥处。防蛀。

商 陆

【处方用名】生商陆、醋商陆。

【来源】本品为商陆科植物商陆 *Phytolacca acinosa* Roxb. 或垂序商陆 *Phytolacca americana* L. 的干燥根。秋季至次春采挖，除去须根及泥沙，切成块或片，晒干或阴干。

【炮制方法】

1. 商陆　取原药材，除去杂质，洗净，润透，切厚片或块，干燥。

2. 醋商陆　取净商陆片，加入定量的米醋拌匀，闷润至醋被吸尽，置炒制容器内，用文火加热，炒干，取出放凉，即得。

每 100 kg 商陆，用米醋 30 kg。

【饮片性状】生商陆片为不规则的厚片，横切面浅棕黄色或黄白色，木部隆起，形成数个凹凸不平的棕色同心性环纹；纵切面木部呈平行条状突起。周边外皮灰黄色或灰棕色，皱缩。质硬。气微，味稍甜，久嚼麻舌。醋商陆切面呈黄棕色，略有醋气。

【炮制作用】商陆苦，性寒；有毒。归肺、脾、肾、大肠经。具有逐水消肿，通利二便，外用解毒散结的功能。用于水肿胀满，二便不通；外治痈肿疮毒。

生品擅于消肿解毒，如治痈疽肿毒的商陆膏（《疡医大全》）。

醋制后毒性降低，峻泻作用缓和，以逐水消肿为主。如治疗水气通身皆肿，二便不利的疏凿饮子（《济生》）；治腹水胀满的商陆丸（《总录》）。

【炮制研究】

1. 炮制沿革研究　汉代有炒制法（《玉函》）。自南北朝刘宋时代以后有豆叶蒸（《雷公》）、清蒸（《外台》）、绿豆制（《入门》）、豆汤制（《原始》）、黑豆拌蒸（《必读》）、酒制（《本草述》）、醋制（《辑要》）等炮制方法。《中国药典》2015 年版一部收载的饮片为生商陆、醋商陆。

2. 化学成分研究　商陆主要含商陆皂苷元 A、B、C（phytolaccagenin A、B、C）及其皂苷。另含商陆毒素（phytolaccatoxin）、氧化肉豆蔻酸（oxyristic acid）、γ- 氨基丁酸等成分。商陆中具有代表性毒性成分为商陆毒素和组胺。内服可麻痹中枢神经系统，造成呼吸困难和运动障碍，语言不清，严重者出现心脏停搏而死亡。商陆毒素等三萜类化合物，可溶于水，易水解成苷元和糖，商陆药材在淋润软化过程中，商陆毒素部分溶解和水解是其含量减少的主要原因。商陆的皂苷及其苷元部分均有致泻作用，醋炙后皂苷及苷元含量皆降低，毒性与泻下作用亦缓和。

对商陆不同炮制品中商陆皂苷甲的含量进行比较，结果醋制品中含量最低。醋煮、醋蒸、水煮及清蒸 4 种不同工艺炮制品中，商陆皂苷甲和组胺的含量均不同程度地低于醋炙品。

3. 药理作用研究　商陆系毒性中药，具有祛痰、抗炎、抗病毒、利尿等药理作用。以 LD_{50}、祛痰、利尿指数为药理指标，对生商陆片、醋炙品、醋煮品、醋蒸品、水煮品、清蒸品等饮片与商陆原生药比较，毒性皆降低，其中局部刺激性降低 16.7% ~ 83.3%，LD_{50} 提高 1.66 ~ 10.47 倍；而祛痰作用提高 1.10 ~ 1.57 倍，但利尿作用多数降低 16.0% ~ 45.0%。这与商陆传统炮制目的，即降低毒性，提高祛痰作用，以及缓和利尿逐水功能是一致的。苏木精 – 伊红染色（HE）和过碘酸雪夫染色（PAS）研究发现，生商陆小鼠肠黏膜见多量淋巴细胞弥漫性浸润，并有淋巴滤泡形成，提示有炎症病变；而醋商陆无此现象。

4. 炮制工艺研究　以商陆皂苷甲含量及小鼠胃肠道刺激性毒性为指标，优选商陆醋炙工艺为：加入30%醋拌匀，闷润至醋被吸尽，于120℃炒30 min。以商陆毒素、组胺、r-氨基丁酸（GABA）等18种氨基酸及钾、钠等8种无机元素含量和刺激性降低指数、LD_{50}提高指数、祛痰指数及利尿指数等指标综合评价商陆各炮制品，评价高低依次为：清蒸法＞醋蒸法＞水煮法＞醋煮法＞生饮片＞原药材。清蒸法与醋煮法两种新工艺经过中试产品验证，其LD_{50}均显著高于原工艺醋炙品，商陆毒素低于原工艺醋炙品。

5. 炮制品质量要求　醋商陆饮片水分不得过13.0%；酸不溶性灰分不得过2.0%；冷浸法水溶性浸出物不得少于15.0%；含商陆皂苷甲（$C_{42}H_{66}O_{16}$）不得少于0.20%。

【贮存】贮干燥容器内，醋商陆密闭，置阴凉干燥处。防霉、防蛀。

京 大 戟

【处方用名】生大戟、炙大戟、醋大戟。

【来源】本品为大戟科植物大戟 *Euphorbia pekinensis* Rupr. 的干燥根。秋、冬二季采挖，洗净、晒干。

【炮制方法】

1. 生大戟　取原药材，除去杂质，洗净，润透，切厚片，晒干，筛去碎屑。

2. 醋大戟

（1）取净大戟片，加入定量的米醋拌匀，闷润至醋被吸尽后，置炒制容器内，用文火加热，炒干，取出晾凉，筛去碎屑。

每100 kg大戟，用米醋30 kg。

（2）取净大戟药材，置煮制容器内，加入定量的米醋与适量水，浸润1~2 h，用文火加热，煮至醋液被吸尽，内无白心时，取出，晾至六七成干时，切厚片，干燥，筛去碎屑。

每100 kg大戟，用米醋30 kg。

【饮片性状】大戟为不规则长圆形或圆形厚片，表面棕黄色或类白色，纤维性，周边灰棕色或棕褐色。质坚硬。气微，味微苦涩。醋大戟色泽加深。微有醋气。

【炮制作用】大戟苦，性寒；有毒。归肺、脾、肾经。具有泻水逐饮的功能。

生品有毒，泻下力猛，多外用。用于水肿胀满，胸腹积水，痰饮积聚，气逆咳喘，二便不利，痈肿疮毒，瘰疬痰核。如治疗蛇虫咬伤，热毒痈肿疮毒，内服外敷均可的紫金锭（《片玉新书》）；治各种恶疮疔毒、阴疽的大戟膏《临床常用中药手册》）；治痰涎内伏胸膈上下的控涎丹（《三因》）。

醋大戟能降低毒性，缓和峻泻作用。用于水饮泛溢所致的水肿喘满，胸腹积水及痰饮积聚等证。单用有效，也可与甘遂、芫花同用。如治悬饮，胁下有水气，或肝硬化腹水等证的十枣汤（《伤寒》）；治水湿中阻，水肿胀满的舟车丸（《丹溪》）；治水肿壅盛的大戟散（《治法机要》）。

【炮制研究】

1. 炮制沿革研究　唐代有炒制法（《外台》）。自宋代以后有煨制（《圣惠方》），麸炒制、煮制、浆水制、米泔水浸剂、酒制（《总录》），醋煮制（《儒门》）、蒸制（《入门》）、盐水炒制

（《串雅补》）等炮制方法。《中国药典》2015年版一部收载的饮片为京大戟、醋京大戟。

2. 化学成分研究 京大戟含大戟苷。并含生物碱，大戟色素（Euphorin）A、B、C等，又含有机酸、鞣质等多种化学成分。京大戟醋炙后萜类化合物含量降低。

3. 药理作用研究 京大戟系毒性中药，具有泻下、扩张末梢血管、兴奋妊娠离体子宫等多种药理作用。京大戟经醋制后，其LD_{50}与生品比较，毒性显著降低（$P < 0.05$）。而各种不同浓度醋液炮制的京大戟毒性在统计学上无显著性差异。

4. 炮制工艺研究 有学者以大戟二烯醇含量、醇浸出物、水浸出物、饮片外观、断面性状多指标综合加权评分，采用正交试验法优选京大戟炮制工艺。结果表明，醋煮京大戟最佳炮制工艺为每100 g药材加入醋30 g和水270 g的醋水混合液，拌匀，闷润，文火煮至醋水被吸尽，取出，晾至六七成干，切厚片。

【贮存】 贮干燥容器内，醋大戟密闭，置阴凉干燥处。防蛀。

【备注】 京大戟属大戟科，红大戟属茜草科，其所含化学成分也不相同。由于二者均有泻水逐饮作用，皆用于水肿、痰饮、胸胁积液等证，故不少中医文献习惯以"大戟"统称。但《中国药典》自1995年版起，已将二品种单列。京大戟泻水逐饮的功能较强，红大戟消肿散结作用较佳。为确保临床用药安全，京大戟要求用醋煮法炮制，以降低毒性；而红大戟毒性较小，多用于消肿解毒，暂未作法定性要求。

狼 毒

【处方用名】 生狼毒、炙狼毒、醋狼毒。

【来源】 本品为大戟科植物月腺大戟 *Euphorbia ebracteolata* Hayata 或狼毒大戟 *Euphorbia fischeriana* Steud. 的干燥根。春、秋二季采挖，洗净，切片，晒干。

【炮制方法】

1. 生狼毒 取原药材，除去杂质，洗净，润透，切片，干燥。筛去碎屑。

2. 醋狼毒 取净狼毒片，加入定量米醋拌匀，闷润至醋被吸尽后，置炒制容器内，用文火加热，炒干，取出晾凉。筛去碎屑。

每100 kg狼毒片，用米醋30～50 kg。

【饮片性状】 生狼毒为类圆形或长圆形块片，周皮薄，黄棕色或灰棕色。切面黄白色，有黄色不规则大理石样纹理或环纹。体轻，质脆，易折断，断面有粉性。气微，味微辛，有刺激性辣味。醋狼毒形如生狼毒片，颜色略深，闻之微有醋香气。

【炮制作用】 狼毒味辛，性平，有毒。归肝、脾经。具有散结，杀虫的功能。

生品毒性强烈，少有内服，多外用杀虫。可用于久年干疥干癣及一切癫疮。如治干癣积年生痂，搔之黄水出，单用狼毒醋磨涂之（《圣惠方》）；治稻田皮炎的狼毒浸剂（《中医皮肤病学简编》）；治慢性湿疣的狼毒洗剂（《中医皮肤病学简编》）。

醋狼毒毒性降低，可供内服。如用于治积聚，心腹胀如鼓之狼毒丸（《圣惠方》）。

【炮制研究】

1. 炮制历史沿革 唐代有炙制、姜制法（《外台》）等。宋代增加有醋炒、醋煮、醋浸、油麻制（《圣惠方》）、醋熬（《博济》）、火炮制、猪血制（《总录》）、炒制（《济生方》）。明代有酒制法(《准绳》)。《中国药典》2015 年版一部收载的饮片为生狼毒和醋狼毒。部分地区还有诃子汤炮制、白酒炮制等炮制品。

2. 化学成分研究 狼毒主要含二萜内酯类(狼毒甲素、乙素 fischeriana A,B)及三萜类化合物(大戟醇 euphol),还含有多糖等成分。研究表明,狼毒生品中水不溶性多糖和总多糖含量最高,酒炮制品含量最低。

3. 药理作用研究 狼毒系毒性中药,具有抗肿瘤、镇痛等作用。狼毒经炮制后毒性降低。狼毒奶制品对二甲苯致小鼠耳郭肿胀有明显抑制作用,酒制品和诃子汤制品对角叉菜胶致大鼠足肿胀有明显抑制作用,狼毒奶制品明显升高大鼠血清 SOD 活性,狼毒酒制品能明显降低大鼠血清 MDA 水平。

4. 炮制工艺研究 有学者采用正交设计,并以化学分析和药效学实验为综合指标,对狼毒最佳醋制工艺进行研究。结果表明,醋狼毒饮片的最佳炮制工艺为:醋的用量为 40%,炒制温度控制在 160℃,炒制时间 10 min。

5. 炮制品质量要求 醋狼毒饮片水分不得过 13.0%;总灰分不得过 7.0%,酸不溶性灰分不得过 1.0%;用稀乙醇作溶剂,热浸法醇溶性浸出物不得少于 20.0%。

【贮存】贮干燥容器内,密闭,置通风干燥处,防蛀。

第三节 蜜 炙 法

将净制或切制后的饮片,加入定量的炼蜜拌炒的方法称为蜜炙法。

蜂蜜性味甘平,有甘缓益脾、润肺止咳、矫味等作用。蜜炙法所用蜂蜜均为炼蜜。蜂蜜生用性平偏凉,能清热解毒;熟则性偏温,能补中润肺。因此,蜜炙法多用于止咳平喘、补脾益气的药物。

蜜炙目的:

(1)增强润肺止咳作用 如紫菀、款冬花、百合蜜炙后增强润肺止咳的作用。

(2)增强补脾益气作用 如黄芪、甘草蜜炙能起协同作用,增强补中益气的功效。

(3)缓和药性 如麻黄发汗作用较猛,蜜炙后能缓和其发汗之力,并增强止咳平喘的功效。

(4)矫味和消除副作用 如马兜铃,其味苦劣,对胃有一定刺激性,蜜炙后矫味,以免引起呕吐,并增强止咳作用。

操作方法:

(1)先拌蜜后炒药 取定量的炼蜜加适量开水稀释,加入药物中拌匀,闷透,置炒制容器中,用文火炒至规定程度,取出,放凉。

(2)先炒药后加蜜 将药物置炒制容器中,用文火炒至颜色加深时,加入规定量的炼蜜,迅速翻动,使蜜与药物拌匀,炒至规定程度,取出,放凉。

除另有规定外,一般每 100 kg 药物用炼蜜 25 kg。

炼蜜方法:将蜂蜜置锅内,加热至沸腾后,改用文火,保持微沸,除去泡沫及上浮蜡质,用筛网滤除杂质,再倾入锅内,加热至 116 ~ 118℃,满锅起鱼眼泡,用手捻之有黏性,两指间尚无长白丝出现时,迅速出锅。含水量控制在 10% ~ 13%。

注意事项:

（1）炼蜜时，火力不宜过大，以免溢出锅外或焦化。

（2）炼蜜用开水稀释时，要严格控制水量（为炼蜜量的 1/3 ~ 1/2），以蜜液能与药物拌匀而又无剩余的蜜液为宜。

（3）蜜炙时，火力要小，以免焦化。炙的时间可稍长，尽量将水分除去，避免发霉。

（4）蜜炙药物须凉后密闭贮存，以免吸潮发黏或发酵变质；贮存时应置阴凉、通风干燥处。

麻　黄

【处方用名】 麻黄、蜜麻黄。

【来源】 本品为麻黄科植物草麻黄 *Ephedra sinica* Stapf、中麻黄 *Ephedra intermedia* Schrenk et C.A.Mey. 或木贼麻黄 *Ephedra equisetina* Bge. 的干燥草质茎。秋季采割绿色的草质茎，晒干。

【炮制方法】

1. 麻黄　取原药材，除去木质茎、残根及杂质，洗净后稍润，切段，干燥。

2. 蜜麻黄　取炼蜜用适量开水稀释后，加入净麻黄段中拌匀，闷润，置炒制容器内，用文火加热，炒至不粘手时，取出晾凉。

每 100 kg 麻黄，用炼蜜 20 kg。

【饮片性状】 麻黄呈圆柱形的段；表面淡黄绿色至黄绿色，粗糙，有细纵脊线，节上有细小鳞片。切面中心呈红黄色。气微香，味涩，微苦。蜜麻黄表面深黄色，微有光泽，略具黏性。有蜜香气，味甜。

【炮制作用】 麻黄味辛、微苦，性温。归肺、膀胱经。

生品具有发汗散寒、宣肺平喘、利水消肿的功能。多用于风寒表实证，风水浮肿，风湿痹痛，阴疽，痰核。如治外感风寒，表实无汗的麻黄汤（《伤寒》）；治风水恶风，一身悉肿的越婢汤（《金匮》）；治风寒湿痹的麻黄散（《世医得效方》）；治阴疽，痰核结块的阳和汤（《全生集》）。

蜜麻黄性温偏润，辛散发汗作用缓和，增强了润肺止咳功能，以宣肺平喘力胜。多用于表证已解之气喘咳嗽。如用于咳嗽较甚，痰多胸满；或用于痰喘不得卧，痰多清稀。如治咳嗽痰喘，胸满气促的止咳化痰丸（《中国药物大全（中药卷）》）。

【炮制研究】

1. 炮制沿革研究　汉代有去节（《金匮》）的方法。自南北朝以后有酒熬成膏（《圣惠方》）、炒（《博济》）、沸汤泡后焙干（《苏沈》）、蜜炒（《衍义》）、炒黄（《宝鉴》）、姜汁浸（《普济方》）、滚醋汤浸（《仁术》）、蜜酒拌炒焦（《景岳》）、炒黑（《一草亭》）、蜜酒煮（《幼幼》）等方法。现在主要的炮制方法为蜜炙。《中国药典》2015 年版一部收载的麻黄饮片为麻黄、蜜麻黄。

2. 化学成分研究　麻黄炮制后挥发油含量显著降低；蜜炙后挥发性成分变化较大，其中异桉叶素、对 – 聚伞花素、D– 柠檬烯、桉叶素等含量显著升高，苯甲醛、四甲基吡嗪、对乙烯基茴香醚、1– α – 松油醇等含量均降低；总生物碱含量减少。

3. 药理作用研究　生品麻黄发汗作用最强，发汗作用的主要有效部位是挥发油和醇提部位；蜜炙麻黄的平喘作用最强，平喘的主要有效部位是生物碱和挥发油。炮制对发汗作用的影响主要在于挥发油类的变化，对平喘作用的影响主要在于生物碱和挥发油的变化。

4. 炮制工艺研究　以盐酸麻黄碱含量、豚鼠平喘潜伏期和外观性状为指标，用正交试验对蜜炙麻黄炮制工艺进行优选，每 100 kg 麻黄用炼蜜 20 kg 在 110℃炒制 10 min 为好。

5. 炮制品质量要求　麻黄、蜜麻黄饮片水分均不得过 9.0%；麻黄饮片总灰分不得过 9.0%，蜜麻黄饮片不得过 8.0%；麻黄、蜜麻黄饮片含盐酸麻黄碱（$C_{10}H_{15}NO \cdot HCl$）和盐酸伪麻黄碱（$C_{10}H_{15}NO \cdot HCl$）的总量均不得少于 0.80%。

【贮存】贮干燥容器内，蜜麻黄密闭，置通风干燥处。

桂　枝

【处方用名】桂枝、蜜桂枝。

【来源】本品为樟科植物肉桂 *Cinnamomum cassia* Presl 的干燥嫩枝。春、夏二季采收，除去叶，晒干，或切片晒干。

【炮制方法】

1. 桂枝　取原药材，除去杂质，洗净，润透，切厚片，干燥。

2. 蜜桂枝　取炼蜜用适量开水稀释后，加入净桂枝片中拌匀，闷透，置炒制容器内，用文火加热，炒至老黄色、不粘手时，取出晾凉。

每 100 kg 桂枝片，用炼蜜 15 kg。

【饮片性状】桂枝呈类圆形或椭圆形厚片。表面红棕色至棕色，有时可见点状皮孔或纵棱线。切面皮部红棕色，木部黄白色或浅黄棕色，髓部类圆形或略呈方形，有特异香气，味甜，微辛。蜜桂枝表面老黄色，微有光泽，略带黏性，香气减弱，味甜，微辛。

【炮制作用】桂枝味辛、甘，性温。归心、肺、膀胱经。具有发汗解肌，温通经脉，助阳化气，平冲降气的功能。

桂枝以生用为主。生品辛散温通作用较强，长于发汗解表，温经通阳。用于风寒感冒，脘腹冷痛，血寒经闭，关节痹痛，痰饮，水肿，心悸，奔豚。如治风寒表虚证的桂枝汤（《伤寒》）；治风寒湿痹，肩背肢节疼痛的桂枝附子汤（《金匮》）；治水湿停留，痰饮内生，心悸水肿的五苓散（《伤寒》）。

蜜桂枝辛通作用减弱，长于温中补虚，散寒止痛。如治疗产后虚赢不足的当归建中汤（《千金翼》）。

【炮制研究】

1. 炮制沿革研究　汉代有去皮（《金匮》）、刮去粗皮（《总病论》）的方法。清代有焙（《幼幼》）、甘草汁制（《得配》）、蜜炙（《害利》）等方法。《中国药典》2015 年版一部收载的饮片为桂枝。

2. 炮制品质量要求　桂枝饮片水分不得过 12.0%；总灰分不得过 3.0%；用稀乙醇作溶剂，热浸法醇浸出物不得少于 6.0%；含桂皮醛（C_9H_8O）不得少于 1.0%。

【贮存】贮干燥容器内，密闭，置阴凉干燥处。

甘 草

【处方用名】甘草、炙甘草、蜜甘草。

【来源】本品为豆科植物甘草 *Glycyrrhiza uralensis* Fisch.、胀果甘草 *Glycyrrhiza inflate* Bat. 或光果甘草 *Glycyrrhiza glabra* L. 的干燥根和根茎。春、秋二季采挖，除去须根，晒干。

【炮制方法】

1. 甘草　取原药材，除去杂质，洗净，润透，切厚片，干燥。

2. 炙甘草　取炼蜜用适量开水稀释后，加入净甘草片中拌匀，闷透，置炒制容器内，用文火加热，炒至黄色至深黄色，不粘手时取出，晾凉。

每 100 kg 甘草片，用炼蜜 25 kg。

【饮片性状】甘草呈类圆形或椭圆形厚片。外表皮红棕色或灰棕色，具纵皱纹。切面略显纤维性，中心黄白色，有明显放射状纹理及形成层环。质坚实，具粉性。气微，味甜而特殊。炙甘草呈类圆形或椭圆形切片。外表皮红棕色或灰棕色，微有光泽。切面黄色至深黄色，形成层环明显，射线放射状。略有黏性。具焦香气，味甜。

【炮制作用】甘草味甘，性平。归心、肺、脾、胃经。具有补脾益气，清热解毒，祛痰止咳，缓急止痛，调和诸药的功能。用于脾胃虚弱，倦怠乏力，心悸气短，咳嗽痰多，脘腹、四肢挛急疼痛，痈肿疮毒，缓解药物毒性、烈性。

生品性平偏凉，长于泻火解毒，化痰止咳。如治肺热咳嗽的甘草鼠黏汤（《沈氏尊生书》）；治咽喉肿痛的桔梗汤（《伤寒》）。

炙甘草性平偏温，功能补脾和胃、益气复脉。用于脾胃虚弱，倦怠乏力，心动悸，脉结代。如治脾胃虚弱的四君子汤（《局方》）；治心动悸，脉结代的炙甘草汤（《伤寒》）。

【炮制研究】

1. 炮制沿革研究　汉代有炙法（《玉函》）。自南北朝以后有微炒（《金匮》）、酒酥制（《雷公》）、蜜制（《千金翼》）、炒（《博济》）、醋制（《苏沈》），猪胆汁制、盐制、油制（《总录》），蜜炒（《局方》）、煨（《朱氏》）、酥制（《纲目》），姜汁炒、酒炒（《必读》）等法。现在主要的炮制方法为蜜炙。《中国药典》2015 年版一部收载的饮片为甘草、炙甘草。

2. 化学成分研究　不同加蜜量的炙甘草若扣除加蜜量，甘草酸含量无明显变化；不扣除加蜜量，甘草酸含量减少 20% 左右，而甘草苷的含量无变化。甘草酸的含量与炮制过程中温度有关，炮制温度越高，甘草酸含量下降越多。

3. 药理作用研究　甘草、炙甘草等饮片的提取物大多对脾虚小鼠有不同程度的改善作用，炙甘草作用最显著，甘草蜜炙后确能提高其补脾功效，生甘草单纯加热、加入炼蜜或两个因素单纯加合并不能等同于炙甘草。

甘草炮制后免疫功能改善作用强于生品，而镇咳及祛痰作用有所降低。此外，炙甘草止痛作用非常显著，在对抗氯化钡诱发大鼠心律失常方面优于生甘草。

4. 炮制工艺研究　甘草切片前软化，若在水中长时间浸泡，甘草酸及水溶性浸出物的损失可达 50% 或 50% 以上，若采用浸润法软化，则甘草酸及水溶性浸出物的损失很少，故软化应以润法为主。

5. 炮制品质量要求 甘草片饮片水分不得过 12.0%，炙甘草饮片不得过 10.0%；甘草片、炙甘草饮片总灰分均不得过 5.0%，甘草片饮片酸不溶性灰分不得过 2.0%；甘草片饮片铅不得过 5 mg/kg，镉不得过 0.3 mg/kg，砷不得过 2 mg/kg，汞不得过 0.2 mg/kg，铜不得过 20 mg/kg；甘草片饮片含甘草苷（$C_{21}H_{22}O_9$）不得少于 0.45%，炙甘草饮片不得少于 0.50%，甘草片饮片含甘草酸（$C_{42}H_{62}O_{16}$）不得少于 1.8%，炙甘草饮片不得少于 1.0%。

【贮存】贮干燥容器内，炙甘草密闭，置阴凉干燥处。防霉，防蛀。

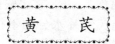

黄 芪

【处方用名】黄芪、炙黄芪、蜜黄芪。

【来源】本品为豆科植物蒙古黄芪 *Astragalus membranaceus*（Fisch.）Bge. *Var. mongholicus*（Bge.）Hsiao 或膜荚黄芪 *Astragalus membranaceus*（Fisch.）Bge. 的干燥根。春、秋二季采挖，除去须根及根头，晒干。

【炮制方法】

1. 黄芪 取原药材，除去杂质，大小分开，洗净，润透，切厚片，干燥。

2. 炙黄芪 取炼蜜用适量开水稀释后，加入净黄芪片中拌匀，闷透，置炒制容器内，用文火加热，炒至深黄色、不粘手时，取出晾凉。

每 100 kg 黄芪片，用炼蜜 25 kg。

【饮片性状】黄芪呈类圆形或椭圆形厚片，外表皮黄白色至淡棕褐色，可见纵皱纹或纵沟。切面皮部黄白色，木部淡黄色，有放射状纹理及裂隙，有的中心偶有枯朽状，黑褐色或呈空洞。气微，味微甜，嚼之有豆腥味。炙黄芪外表皮淡棕黄色或淡棕褐色，切面皮部黄白色，木部淡黄色，略有光泽，略带黏性，具蜜香气，味甜。

【炮制作用】黄芪味甘，性微温。归肺、脾经。

黄芪具有补气升阳，固表止汗，利尿消肿，生津养血，行滞通痹，托毒排脓，敛疮生肌的功能。用于气虚乏力，食少便溏，中气下陷，久泻脱肛，便血崩漏，表虚自汗，气虚水肿，内热消渴，血虚萎黄，半身不遂，痹痛麻木，痈疽难溃，久溃不敛。如治卫气不固的玉屏风散（《丹溪》）；治风水水肿的防己黄芪汤（《金匮》）；治痈疡肿痛的透脓散（《正宗》）；治消渴的黄芪汤（《千金》）。

蜜炙黄芪甘温而偏润，益气补中。用于气虚乏力，食少便溏。如治脾胃虚弱，中气下陷的补中益气丸（《中国药典》）。

【炮制研究】

1. 炮制沿革研究 汉代有去芦（《金匮》）的炮制方法。自南北朝以后有蒸（《雷公》）、蜜炙（《药证》）、盐焙制（《总录》）、酒煮（《传信》），蜜蒸、盐水润蒸（《背疽方》），盐炙（《痘疹方》）、盐蜜炙（《活幼》）、酒炒（《医学》）、姜汁炙（《仁术》）、米泔拌炒（《准绳》）、九制黄芪（《增广》）、人乳制（《拾遗》）等炮制方法。现在主要的炮制方法为蜜炙。《中国药典》2015年版一部收载的饮片为黄芪、炙黄芪。

2. 化学成分研究 黄芪炮制后黄芪甲苷含量均比生品低；清炒或蜜炙后，黄芪中大部分的小分子有机物被炮制时的高温破坏而含量下降，蜜炙能减轻炒制时高温对小分子有机物的破坏程度。

3. 药理作用研究　黄芪对动物血虚、气虚模型研究结果表明，蜜炙黄芪的补气作用强于生品；蜜黄芪对人体受损伤的红细胞变形能力的保护作用强于生品。蜜炙后黄芪补气作用的增强可能是由于皂苷成分的脱乙酰化和糖苷的水解所致。在提高小鼠巨噬细胞吞噬能力方面，蜜炙黄芪强于生黄芪，具有显著差异。

4. 炮制工艺研究　黄芪饮片的片型规格影响浸出效果，斜片与粉末浸出率较为接近，黄芪以斜片入汤剂较好。饮片切制以药材泡 5 min、常法软化、切 2～3 mm 厚为最佳工艺。

5. 炮制品质量要求　黄芪、炙黄芪饮片水分均不得过 10.0%；黄芪饮片总灰分不得过 5.0%，炙黄芪饮片不得过 4.0%；黄芪饮片铅不得过 5 mg/kg，镉不得过 0.3 mg/kg，砷不得过 2 mg/kg，汞不得过 0.2 mg/kg，铜不得过 20 mg/kg；黄芪饮片含总六六六（α–BHC、β–BHC、γ–BHC、δ–BHC 之和）不得过 0.2 mg/kg；总滴滴涕（pp'–DDE、pp'–DDD、op'–DDT，pp'–DDT 之和）不得过 0.2 mg/kg；五氯硝基苯不得过 0.1 mg/kg；黄芪饮片冷浸法水溶性浸出物不得少于 17.0%；黄芪饮片含黄芪甲苷（$C_{41}H_{68}O_{14}$）不得少于 0.040%，炙黄芪饮片不得少于 0.030%，黄芪、炙黄芪饮片含毛蕊异黄酮葡萄糖苷（$C_{22}H_{22}O_{10}$）均不得少于 0.020%。

【贮存】贮干燥容器内，蜜黄芪密闭，置通风干燥处。防潮，防蛀。

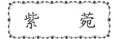

紫 菀

【处方用名】紫菀、炙紫菀、蜜紫菀。

【来源】本品为菊科植物紫菀 *Aster tataricus* L. f. 的干燥根和根茎。春、秋二季采挖，除去有节的根茎（习称"母根"）和泥沙，编成辫状晒干，或直接晒干。

【炮制方法】

1. 紫菀　取原药材，除去杂质，洗净，稍润，切厚片或段，干燥。

2. 蜜紫菀　取炼蜜用适量开水稀释后，加入净紫菀片或段中拌匀，闷透，置炒制容器内，用文火加热，炒至棕褐色，不粘手时，取出晾凉。

每 100 kg 紫菀片，用炼蜜 25 kg。

【饮片性状】紫菀呈不规则的厚片或段。根外表皮紫红色或灰红色，有纵皱纹。切面淡棕色，中心具棕黄色木心。气微香，味甜，微苦。蜜紫菀表面棕褐色或紫棕色。有蜜香气，味甜。

【炮制作用】紫菀味辛、苦，性温。归肺经。具有润肺下气、消痰止咳的功能。

生品以散寒、降气化痰力胜，能泻肺气之壅滞。多用于风寒咳嗽，痰饮喘咳。如治痰饮内阻咳嗽气喘的紫菀散（《圣惠方》）。

紫菀蜜炙后，转泻为润，以润肺止咳力胜，多用于肺虚久咳或肺虚咳血。如治肺虚久咳的紫菀汤（《集解》）。

【炮制研究】

1. 炮制沿革研究　南北朝刘宋时代有蜜焙法（《雷公》）。自唐代以后有炙（《外台》）、焙（《指迷》）、炒（《局方》）、醋炒（《医学》）、童便姜汁制（《仁术》）、酒洗（《回春》）、蜜炒（《必读》）、蜜蒸（《解要》）、蒸（《从新》）等炮制方法。现在主要的炮制方法为蜜炙。《中国药典》2015 年版一部收载的饮片为紫菀、蜜紫菀。

2. 化学成分研究　不同炮制方法紫菀饮片的紫菀酮含量均较生品低，但以纯紫菀而计，蜜炙后紫菀酮含量升高。

3. 药理作用研究　不同炮制方法的紫菀均有一定的祛痰作用，以蜜炙饮片为佳。

4. 炮制品质量要求　紫菀饮片水分不得过 15.0%，蜜紫菀饮片不得过 16.0%；紫菀饮片热浸法水溶性浸出物不得少于 45.0%；紫菀饮片含紫菀酮（$C_{30}H_{50}O$）不得少于 0.15%，蜜紫菀饮片不得少于 0.10%。

【贮存】贮干燥容器内，蜜紫菀密闭，置阴凉干燥处。防潮，防蛀。

百　　合

【处方用名】百合、炙百合、蜜百合。

【来源】本品为百合科植物卷丹 *Lilium lancifolium* Thund.、百合 *Lilium brownii* F.E.Brown var.*viridulum* Baker 或细叶百合 *Lilium pumilum* DC. 的干燥肉质鳞叶。秋季采挖，洗净，剥取鳞叶，置沸水中略烫，干燥。

【炮制方法】

1. 百合　取原药材，除去杂质。

2. 蜜百合　取净百合，置炒制容器内，用文火加热，炒至颜色加深时，加入适量开水稀释过的炼蜜，迅速翻炒均匀，并继续用文火炒至微黄色，不粘手时，取出晾凉。

每 100 kg 百合，用炼蜜 5 kg。

【饮片性状】百合呈长椭圆形鳞片，边缘薄，略向内弯曲。表面类白色、淡棕黄色或微带紫色。角质样，质硬而脆。气微，味微苦。蜜百合表面黄色，偶见黄焦斑，略带黏性，味甜。

【炮制作用】百合味甘，性寒。归心、肺经。具有养阴润肺，清心安神的功能。

生品以清心安神力胜，常用于热病后余热未清、虚烦惊悸、精神恍惚、失眠多梦。如治热病后余热未清的百合知母汤和百合地黄汤（《金匮》）。

蜜炙后润肺止咳作用增强，多用于肺虚久咳或肺痨咳血。如治肺阴亏损，虚火上炎的百合固金汤（《中药成药制剂手册》）。

【炮制研究】

1. 炮制沿革研究　汉代有炙法（《金匮》）。自唐代以后有熬（《千金》）、蜜蒸（《食疗》）、炒（《圣惠方》）、蒸（《济生》）、酒拌蒸（《大法》）等方法。现在主要的炮制方法为蜜炙。《中国药典》2015 年版一部收载的饮片为百合、蜜百合。

2. 药理作用研究　百合蜜炙前后均有止咳作用，蜜炙后止咳效果更好。

【贮存】贮干燥容器内，蜜百合密闭，置通风干燥处。防潮、防蛀。

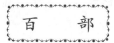

百　　部

【处方用名】百部、炙百部、蜜百部。

【来源】本品为百部科植物直立百部 *Stemona sessilifolia*（Miq.）Miq.、蔓生百部 *Stemona japonica*（Bl.）Miq. 或对叶百部 *Stemona tuberosa* Lour. 的干燥块根。春、秋二季采挖，除去须根，洗净，置沸水中略烫或蒸至无白心，取出，晒干。

【炮制方法】

1. 百部　取原药材，除去杂质，洗净，润透，切厚片，干燥。

2. 蜜百部　取炼蜜用适量开水稀释后，加入净百部片中拌匀，闷透，置炒制容器内，用文火加热，炒至不粘手时，取出晾凉。

每 100 kg 百部片，用炼蜜 12.5 kg。

【饮片性状】百部呈不规则厚片或不规则条形斜片；表面灰白色、棕黄色，有深纵皱纹；切面灰白色、淡黄棕色或黄白色，角质样；质韧软。气微，味甘、苦。蜜百部颜色加深，表面棕黄色或褐棕色，略带焦斑，稍有黏性，味甜。

【炮制作用】百部味甘、苦，性微温。归肺经。具有润肺下气止咳，杀虫灭虱的功能。用于新久咳嗽，肺痨咳嗽，顿咳；外用于头虱，体虱，蛲虫病，阴痒。百部生品有小毒，对胃有一定刺激性，内服用量不宜过大。

生品长于止咳化痰，灭虱杀虫。多用于外感咳嗽，疥癣，灭头虱或体虱，驱蛲虫。如治肺寒壅嗽的百部丸（《药证》）；治疥癣，虱病的百部酒（《中医皮肤病学简编》）；治小儿蛲虫的百部汤（《中医儿科临床浅解》）。

蜜百部润肺止咳，并可缓和对胃的刺激性。用于阴虚劳嗽。如治阴虚咳嗽、痰中带血或肺痨久咳的月华丸（《医学心悟》）。

【炮制研究】

1. 炮制沿革研究　南北朝刘宋时代有酒浸焙法（《雷公》）。自唐代以后有熬（《外台》）、炒（《药证》）、炙（《证类》）、焙（《总微》）、酒浸炒（《蒙筌》）、酒洗炒（《入门》）、蒸焙和蒸后炒（《增广》）等炮制方法。现在主要的炮制方法为蜜炙。《中国药典》2015 年版一部收载的饮片为百部、蜜百部。

2. 化学成分研究　百部的主要有效成分是生物碱，性质不稳定，蜜炙后生物碱含量下降。

【贮存】贮干燥容器内，蜜百部密闭，置通风干燥处。防潮。

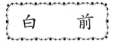

白　　　前

【处方用名】白前、炙白前、蜜白前。

【来源】本品为萝藦科植物柳叶白前 *Cynanchum stauntonii*（Decne.）Schltr. ex Lévl. 或芫花叶白前 *Cynanchum glaucescens*（Decne.）Hand.–Mazz. 的干燥根茎和根。秋季采挖，洗净，晒干。

【炮制方法】

1. 白前　取原药材，除去杂质，洗净，润透，切段，干燥。

2. 蜜白前　取炼蜜用适量开水稀释后，加入净白前段中拌匀，闷透，置炒制容器内，用文火加热，炒至不粘手时，取出晾凉。

每 100 kg 白前段，用炼蜜 25 kg。

【饮片性状】白前呈圆柱形小段。表面黄棕色、淡黄色或灰绿色。切面灰黄色或灰白色，中空。气微，味微甜。蜜白前表面深黄色，微有光泽，略带黏性，味甜。

【炮制作用】白前味辛、苦，性微温。归肺经。具有降气，消痰，止咳的功能。用于肺气壅实，咳嗽痰多，胸满喘急。

生品长于解表理肺，降气化痰。多用于外感咳嗽或痰湿咳喘。如治风寒咳嗽的止嗽散（《医学心悟》）；治久咳逆上气，通身浮肿的白前汤（《外台》）；同泻肺热药配伍，亦可用于肺热咳嗽。

蜜炙能缓和白前对胃的刺激性，偏于润肺降气，增强止咳作用。用于肺虚咳嗽或肺燥咳嗽。

【炮制研究】

炮制沿革研究　南北朝刘宋时代有甘草汁浸后焙干法（《雷公》）。自清代以后有饭上蒸后再炒（《增广》）等炮制方法。现在主要的炮制方法为蜜炙。《中国药典》2015年版一部收载的饮片为白前、蜜白前。

【贮存】贮干燥容器内，蜜白前密闭，置通风干燥处。

枇 杷 叶

【处方用名】枇杷叶、炙枇杷叶、蜜枇杷叶。

【来源】本品为蔷薇科植物枇杷 *Eriobotrya japonica*（Thunb.）Lindl. 的干燥叶。全年均可采收，晒至七八成干时，扎成小把，再晒干。

【炮制方法】

1. 枇杷叶　取原药材，除去绒毛，用水喷润，切丝，干燥。

2. 炙枇杷叶　取炼蜜用适量开水稀释后，加入净枇杷叶丝中拌匀，闷透，置炒制容器内，用文火加热，炒至不粘手时，取出晾凉。

每100 kg枇杷叶丝，用炼蜜20 kg。

【饮片性状】枇杷叶呈丝条状。表面灰绿色、黄棕色或红棕色，较光滑。下表面可见绒毛，主脉突出。革质而脆。气微，味微苦。蜜枇杷叶表面黄棕色或红棕色，微显光泽，略带黏性。具蜜香气，味微甜。

【炮制作用】枇杷叶味苦，性微寒。归肺、胃经。具有清肺止咳，降逆止呕的功能。

生品长于清肺止咳，降逆止呕。多用于肺热咳嗽，气逆喘急，胃热呕逆，烦热口渴。如治肺热久嗽、顿嗽的枇杷叶膏（《中国医学大辞典》）；治反胃呕哕不止的枇杷叶散（《圣惠方》）。

蜜炙能增强润肺止咳的作用，多用于肺燥或肺阴不足，咳嗽痰稠。如治肺燥伤阴或肺阴素亏，干咳无痰的清燥救肺汤（《法律》）；治咳嗽气短，痰多黏稠的儿童清肺丸（《中国药典》）；治阴虚火动咳血的滋阴保肺汤（《名医类编》）。

【炮制研究】

1. 炮制沿革研究　晋代有拭去毛炙法（《肘后》）。自南北朝以后有甘草汤洗后拭干酥制（《雷公》）、蜜炙（《外台》），枣汁炙、姜汁炙（《总录》）等炮制方法。并有"治胃痛以姜汁涂炙，治肺病以蜜水涂炙，乃良"（《纲目》）的记述。现在主要的炮制方法为蜜炙。《中国药典》2015年版一部收载的饮片为枇杷叶、蜜枇杷叶。

2. 化学成分研究　历代本草认为枇杷叶须去毛，否则令人咳。枇杷叶绒毛与叶的化学成分基本相同，绒毛中不含能致咳或产生其他副作用的特异化学成分，只是叶中皂苷的含量明显高于绒毛中的含量。枇杷叶不同炮制品中熊果酸的含量均高于生品。

3. 炮制品质量要求 枇杷叶、蜜枇杷叶饮片水分均不得过 10.0%；总灰分均不得过 7.0%；枇杷叶饮片以 75% 乙醇作溶剂，热浸法醇溶性浸出物不得少于 16.0%；枇杷叶、蜜枇杷叶饮片含齐墩果酸（$C_{30}H_{48}O_3$）和熊果酸（$C_{30}H_{48}O_3$）的总量均不得少于 0.70%。

【贮存】贮干燥容器内，蜜枇杷叶密闭，置通风干燥处。

款 冬 花

【处方用名】款冬花、炙款冬花、蜜款冬花。

【来源】本品为菊科植物款冬 *Tussilago farfara* L. 的干燥花蕾。12 月或地冻前当花尚未出土时采挖，除去花梗和泥沙，阴干。

【炮制方法】

1. 款冬花 取原药材，除去杂质及残梗。

2. 蜜款冬花 取炼蜜用适量开水稀释后，加入净款冬花中拌匀，闷透，置炒制容器内，用文火加热，炒至不粘手时，取出晾凉。

每 100 kg 款冬花，用炼蜜 25 kg。

【饮片性状】款冬花呈长圆棒状，外面被有多数鱼鳞状苞片。苞片外表面紫红色或淡红色，内表面密被白色絮状茸毛。气香，味微苦而辛。蜜款冬花表面棕黄色或棕褐色，稍带黏性。具蜜香气，味微甜。

【炮制作用】款冬花味辛、微苦，性温。归肺经。具有润肺下气，止咳化痰的功能。用于新久咳嗽，喘咳痰多，劳嗽咳血。

生品长于散寒止咳，多用于风寒咳喘或痰饮咳嗽。如治痰饮郁结的射干麻黄汤（《金匮》）；治寒咳的款冬花汤（《总录》）。

蜜炙后药性温润，能增强润肺止咳的功效。多用于肺虚久咳或阴虚燥咳。如治肺虚久咳的款冬花膏（《传信》）；治劳证久嗽或肺痿的太平丸（《十药》）；治肺阴不足之咳喘，痰中带血的百花膏〔《中国药物大全（中药卷）》〕。

【炮制研究】

1. 炮制沿革研究 南北朝刘宋时代有甘草水浸后款冬花叶制法（《雷公》）。自宋代以后有炒（《博济》）、焙（《洪氏》）、甘草水浸（《蒙筌》）和蜜水炒（《必读》）等方法。现在主要的炮制方法为蜜炙。《中国药典》2015 年版一部收载的饮片为款冬花、蜜款冬花。

2. 化学成分研究 款冬花蜜炙后款冬酮、总生物碱含量升高。款冬花镇咳成分极性较大，易溶于水和乙醇；祛痰成分极性较小，脂溶性较大。

3. 药理作用研究 款冬花生品升高血压，蜜炙后镇咳；生品醚提物升压作用最强，蜜炙后醚提取物升压作用减弱。

4. 炮制品质量要求 款冬花饮片用乙醇作溶剂，热浸法醇溶性浸出物不得少于 20.0%，蜜款冬花饮片不得少于 22.0%；款冬花、蜜款冬花饮片含款冬酮（$C_{23}H_{34}O_5$）均不得少于 0.070%。

【贮存】贮干燥容器内，蜜款冬花密闭，置通风干燥处。防潮，防蛀。

旋 覆 花

【处方用名】旋覆花、炙旋覆花、蜜旋覆花。

【来源】本品为菊科植物旋覆花 *Inula japonica* Thunb. 或欧亚旋覆花 *Inula britannica* L. 的干燥头状花序。夏、秋二季花开放时采收，除去杂质，阴干或晒干。

【炮制方法】

1. 旋覆花 取原药材，除去梗、叶及杂质。

2. 蜜旋覆花 取炼蜜用适量开水稀释后，加入净旋覆花中拌匀，闷透，置炒制容器内，用文火加热，炒至不粘手时，取出晾凉。

每 100 kg 旋覆花，用炼蜜 25 kg。

【饮片性状】旋覆花呈扁球形或类球形；舌状花黄色，管状花棕黄色；体轻，易散碎；气微，味微苦。蜜旋覆花深黄色，略带黏性，有蜜香气，味甜。

【炮制作用】旋覆花味苦、辛、咸，性微温。归肺、脾、胃、大肠经。具有降气，消痰，行水，止呕的功能。用于风寒咳嗽，痰饮蓄结，胸膈痞闷，喘咳痰多，呕吐噫气，心下痞硬。

生品苦辛之味较强，以降气化痰止呕力胜，止咳作用较弱。多用于痰饮内停的胸膈满闷及胃气上逆的呕吐。如治胸中痰结，痞塞不通的旋覆花汤（《圣惠方》）；治胃气虚弱，痰浊内阻的旋覆代赭汤（《伤寒》）。

蜜炙后苦辛降逆止呕作用弱于生品，其性偏润，长于润肺止咳，降气平喘，作用偏重于肺。多用于咳嗽痰喘而兼呕恶者，如鸡鸣丸（《处方集》）。

【炮制研究】

1. 炮制沿革研究 南北朝刘宋时代有蒸法（《雷公》）。自唐代以后有炒（《总录》）、焙法（《必读》）等炮制方法。现在主要的炮制方法为蜜炙。《中国药典》2015 年版一部收载的饮片为旋覆花、蜜旋覆花。

2. 炮制品质量要求 蜜旋覆花饮片用乙醇作溶剂，热浸法醇溶性浸出物不得少于 16.0%。

【贮存】贮干燥容器内，蜜旋覆花密闭，置通风干燥处。防潮。

桑 白 皮

【处方用名】桑白皮、桑根白皮、炙桑白皮、蜜桑白皮。

【来源】本品为桑科植物桑 *Morus alba* L. 的干燥根皮。秋末叶落时至次春发芽前采挖根部，刮去黄棕色粗皮，纵向剖开，剥取根皮，晒干。

【炮制方法】

1. 桑白皮 取原药材，洗净，稍润，切丝，干燥。

2. 蜜桑白皮 取炼蜜用适量开水稀释后，加入净桑白皮丝中拌匀，闷透，置炒制容器内，用文火加热，炒至深黄色，不粘手时，取出晾凉。

每 100 kg 桑白皮丝，用炼蜜 25 kg。

【饮片性状】桑白皮呈丝状。外表面白色或淡黄白色，内表面黄白色或灰黄色。体轻，质韧，纤维性强。气微，味微甜。蜜桑白皮深黄色或棕黄色，略有光泽，滋润，纤维性强，易纵向撕裂。气微，味甜。

【炮制作用】桑白皮味甘，性寒。归肺经。具有泻肺平喘，利水消肿的功能。

生品性寒，泻肺行水力强。多用于水肿尿少，肺热痰多的喘咳。如治肺气有余，痰火作喘的桑白皮汤（《本草汇言》）；治面目浮肿，胸满短气，小便不利的桑白皮饮（《总录》）；治肺热咳嗽的桑白皮散（《圣惠方》）。

蜜炙后寒泻之性缓和，偏于润肺止咳。多用于肺虚喘咳，并常与补气药或养阴药合用。如治肺气不足，逆满上气的补肺汤（《永类钤方》）；治咳嗽气促，痰多黏稠的儿童清肺丸（《中国药典》）。

【炮制研究】

1. 炮制沿革研究 汉代有烧灰存性（《金匮》）的炮制方法。自南北朝以后有焙（《雷公》）、炙（《千金翼》）、炒（《博济》）、豆制（《总录》）、蜜炒沘浸（《局方》）、蜜炙（《济生方》）、麸炒（《奇效》）、蜜蒸（《入门》）、酒炒（《粹言》）等炮制方法。并有"利水生用，咳嗽蜜蒸或炒"（《入门》）的记述。现在主要的炮制方法为蜜炙。《中国药典》2015年版一部收载的饮片为桑白皮、蜜桑白皮。

2. 化学成分研究 不去除粗皮的桑白皮中东莨菪内酯的含量比去除粗皮的含量高，说明粗皮中也含有有效成分。桑白皮蜜炙后东莨菪内酯质量分数均略有增加。

3. 药理作用研究 桑白皮去粗皮前后对利尿作用无明显影响。蜜炙后对组胺引起的豚鼠离体气管条收缩有明显的解痉作用，对组胺引起的气道痉挛也有明显的保护作用。桑白皮蜜炙后利尿作用减弱，镇咳作用增强。

【贮存】贮干燥容器内，蜜桑白皮密闭，置通风干燥处。防潮，防蛀。

金 樱 子

【处方用名】金樱子、金樱子肉、蜜金樱子。

【来源】本品为蔷薇科植物金樱子 *Rosa laevigata* Michx. 的干燥成熟果实。10—11月果实成熟变红时采收，干燥，除去毛刺。

【炮制方法】

1. 金樱子 取原药材，除去杂质，洗净，干燥。

2. 金樱子肉 取净金樱子，略浸，润透，纵切两瓣，除去毛、核，干燥。

3. 蜜金樱子 取炼蜜用适量开水稀释后，加入净金樱子肉中拌匀，闷透，置炒制容器内，用文火加热，炒至表面红棕色，不粘手时，取出晾凉。

每100 kg金樱子，用炼蜜20 kg。

【饮片性状】金樱子呈倒卵形。外表面红黄色或红棕色，有突起的棕色小点。顶端有盘状花萼残基。切开后，内有多数坚硬的小瘦果，内壁及瘦果均有淡黄色绒毛。气微，味甘、微涩。金樱子肉为倒卵形的纵剖瓣。外表面颜色及特征同金樱子，内壁淡黄色，无核、毛。质硬。味甘、微涩。蜜金樱子表面暗棕色，有焦香气，味甜。

【炮制作用】金樱子味酸、甘、涩，性平。归肾、膀胱、大肠经。具有固精缩尿，固崩止带，涩肠止泻的功能。金樱子肉酸涩，固涩止脱作用强，多用于遗精、滑精、遗尿、尿频、崩漏、带下。如治肾虚不摄，遗精白浊的水陆二仙丹（《洪氏》）；治梦遗滑精，尿频等证的金樱子膏（《名医指掌》）。

蜜炙品偏于甘涩，可以补中涩肠，避免腹痛的副作用。多用于脾虚久泻、久痢。如用本品配党参，治久虚泄泻、下痢（《泉州本草》）。

【炮制研究】

1. 炮制沿革研究　宋代有去子切焙法（《朱氏》）。自明代以后有酒浸（《普济方》）、酒洗（《原始》）、蒸（《景岳》）、炒（《保元》）等方法。《中国药典》2015 年版一部收载的饮片为金樱子肉。

2. 炮制品质量要求　金樱子肉饮片水分不得过 16.0%；含金樱子多糖以无水葡萄糖（$C_6H_{12}O_6$）计，不得少于 25.0%。

【贮存】贮干燥容器内，蜜金樱子密闭，置通风干燥处。防蛀。

马 兜 铃

【处方用名】马兜铃、炙马兜铃、蜜马兜铃。

【来源】本品为马兜铃科植物北马兜铃 *Aristolochia contorta* Bge. 或马兜铃 *Aristolochia debilis* Sieb.et Zucc. 的干燥成熟果实。秋季果实由绿变黄时采收，干燥。

【炮制方法】

1. 马兜铃　取原药材，除去杂质，筛去灰屑，搓碎。

2. 蜜马兜铃　取炼蜜用适量开水稀释后，加入净马兜铃碎片中拌匀，闷透，置炒制容器内，用文火加热，炒至不粘手时，取出晾凉。

每 100 kg 马兜铃，用炼蜜 25 kg。

【饮片性状】马兜铃为不规则的碎片。果皮黄绿色或棕褐色。种子扁平而薄，钝三角形或扇形。种仁乳白色，有油性。气特异，味苦。蜜马兜铃表面深黄色，略有光泽，带有黏性，味苦而微甜。

【炮制作用】马兜铃味苦，性微寒。归肺、大肠经。具有清肺降气，止咳平喘，清肠消痔的功能。

生品苦寒，长于清肺降气，清肠消痔。用于肺热喘咳，痔疮肿痛等。如治肺热咳嗽的马兜铃散（《圣惠方》）；治痰热壅肺的马兜铃汤（《总录》）；治大肠血热壅结，血痔肠瘘的痔疮肿痛方（《日华子本草》）。但生品味劣，易致恶心呕吐，故临床多用蜜炙品。

蜜炙后能缓和苦寒之性，增强润肺止咳的功效，并可矫味，减少恶心、呕吐的副作用。炙马兜铃多用于肺虚有热的咳嗽。如用于肺热偏盛，咳嗽气喘。为避免呕吐，临床用于肺热喘咳，也多以炙马兜铃与清热药配伍。

【炮制研究】

1. 炮制沿革研究　南北朝刘宋时代有去隔膜令净法（《雷公》）。自宋代以后有焙（《药证》），酥制、炙（《证类》），炮法（《法律》）等炮制方法。《中国药典》2015 年版一部收载的饮片为马兜铃、蜜马兜铃。

2. 化学成分研究 马兜铃含马兜铃酸，马兜铃酸具有肾毒性、消化道毒性、致癌、致突变和基因毒性。蜜炙品中马兜铃酸 A 的含量较生品下降了 51%～55%，醇总提取物的含量下降，毒副作用降低。

【贮存】贮干燥容器内，蜜马兜铃密闭，置通风干燥处。

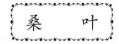

桑 叶

【处方用名】桑叶、蜜桑叶。

【来源】本品为桑科植物桑 *Morus alba* L. 的干燥叶。初霜后采收，除去杂质，晒干。

【炮制方法】

1. 桑叶 取原药材，除去杂质，搓碎，去柄，筛去灰屑。

2. 蜜桑叶 取炼蜜用适量开水稀释后，加入净桑叶碎片中拌匀，闷透，置炒制容器内，用文火加热，炒至不粘手时，取出晾凉。

每 100 kg 桑叶，用炼蜜 25 kg。

【饮片性状】桑叶呈碎片状。上表面黄绿色或浅黄棕色，下表面颜色稍浅，叶脉突出，小脉网状。质脆。气微，味淡、微苦涩。蜜桑叶表面暗黄色，微有光泽，略带黏性，味甜。

【炮制作用】桑叶味甘、苦，性寒。归肺、肝经。具有疏散风热，清肺润燥，清肝明目的功能。

生品长于疏散风热，清肝明目。用于风热感冒，肺热燥咳，头昏头痛，目赤昏花。如治外感风热的桑菊饮（《条辨》）；治肝阴不足，目昏眼花的桑麻丸（《集解》）。

蜜桑叶其性偏润，多用于肺燥咳嗽。如用于外感燥热和治疗温燥伤肺。

【炮制研究】

炮制沿革研究 唐代有烧灰淋汁法（《食疗》）。自唐代以后有微炒（《圣惠方》），烧存性、蒸（《纲目》），蜜炙、焙（《准绳》），酒拌蒸（《醒斋》）、蜜拌蒸（《逢原》）、芝麻研碎拌蒸（《得配》）等炮制方法。《中国药典》2015 年版一部收载的饮片为桑叶。

【贮存】贮干燥容器内，蜜桑叶密闭，置通风干燥处。

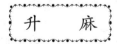

升 麻

【处方用名】升麻、蜜升麻。

【来源】本品为毛茛科植物大三叶升麻 *Cimicifuga heracleifolia* Kom.、兴安升麻 *Cimicifuga dahurica*（Turcz.）Maxim. 或升麻 *Cimicifuga foetida* L. 的干燥根茎。秋季采挖，除去泥沙，晒至须根干时，燎去或除去须根，晒干。

【炮制方法】

1. 升麻 取原药材，除去杂质，略泡，洗净，润透，切厚片，干燥。

2. 蜜升麻 取炼蜜用适量开水稀释后，加入净升麻片中拌匀，闷透，置炒制容器内，用文火加热，炒至不粘手时，取出晾凉。

每 100 kg 麻片，用炼蜜 25 kg。

【饮片性状】升麻为不规则的厚片。表面黄白色或淡棕黑色，有裂隙，纤维性，皮部很薄，中心有放射状网状条纹，髓部有空洞。质脆。味苦。蜜升麻表面黄棕色或棕褐色，味甜而微苦。

【炮制作用】升麻味辛、微甘，性微寒。归肺、脾、胃、大肠经。具有发表透疹，清热解毒，升举阳气的功能。

生品升散作用较强，以解表透疹，清热解毒之力胜。常用于外感风热头痛，麻疹初起，疹出不畅以及热毒发斑，头痛，牙龈肿痛，疮疡肿毒等病证。如治麻疹初起或发而不畅的升麻葛根汤（《阎氏小儿方论》）；治胃火牙痛的清胃散（《兰室秘藏》）；治大头瘟的普济消毒饮（《东垣试效方》）。

蜜升麻辛散作用减弱，以升阳见长，并减少了对胃的刺激性。常用于中气虚弱的短气乏力、倦怠，以及气虚下陷的久泻脱肛、子宫下垂，或气虚不能摄血的崩漏等病症。如治气虚下陷的举元煎（《景岳》）及治脾胃虚弱、中气下陷的补中益气汤（《脾胃论》），方中升麻用蜜炙者为好。

【炮制研究】

炮制沿革研究　晋代有炙、蜜煎法（《肘后》）。自南北朝刘宋时代以后有黄精汁制（《雷公》）、煅炭（《总录》），焙、炒（《普济方》），酒炒（《宋氏》）、盐水炒（《景岳》）、醋拌炒（《大法》）、蜜炒（《本草述》）、土炒（《金鉴》）、蒸制（《求真》）、姜汁拌炒（《治裁》）等炮制方法。《中国药典》2015年版一部收载的饮片为升麻。

【贮存】贮干燥容器内，蜜升麻密闭，置通风干燥处。

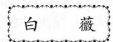

白 薇

【处方用名】白薇、炙白薇、蜜白薇。

【来源】本品为萝藦科植物白薇 Cynanchum atratum Bge. 或蔓生白薇 Cynanchum versicolor Bge. 的干燥根及根茎。春、秋二季采挖，洗净，干燥。

【炮制方法】

1. 白薇　取原药材，除去杂质，洗净，润透，切段，干燥。

2. 蜜白薇　取炼蜜用适量开水稀释后，加入净白薇段中拌匀，闷透，置炒制容器内，用文火加热，炒至不粘手时，取出晾凉。

每 100 kg 白薇段，用炼蜜 25 kg。

【饮片性状】白薇为不规则的小段。表面棕黄色。切断面皮部黄白色，木部黄色。质脆。气微，味微苦。蜜白薇表面深黄色，微有光泽，略带黏性，味微甜。

【炮制作用】白薇味苦、咸，性寒。归胃、肝、肾经。具有清热凉血，利尿通淋，解毒疗疮的功能。

生品长于凉血，通淋，解毒疗疮。用于温邪伤营发热，热淋，血淋，疮疡肿毒，咽喉肿痛。如治热入血室，夜多谵语的章氏青蒿鳖甲汤（《重订通俗伤寒论》）；白薇与白芍等量为末冲服，治胎前产后的热淋、血淋（《千金》）。

蜜炙品性偏润，以退虚热力胜，常用于阴虚内热，产后虚热。如用于产后血虚发热，肺肾阴虚所致的骨蒸潮热。

【炮制研究】

炮制沿革研究　南北朝刘宋时代有糯米泔浸蒸法（《雷公》）。自宋代以后有炒（《总录》）、焙（《宝产》）、酒洗糯米泔浸后蒸晒（《本草汇》）及酒洗（《说约》）等炮制方法。《中国药典》2015年版一部收载的饮片为白薇。

【贮存】贮干燥容器内，蜜白薇密闭，置通风干燥处。

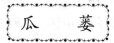

瓜 蒌 皮

【处方用名】瓜蒌皮、炙瓜蒌皮、蜜瓜蒌皮、炒瓜蒌皮。

【来源】本品为葫芦科植物栝楼 *Trichosanthes kirilowii* Maxim. 或双边栝楼 *Trichosanthes rosthornii* Harms 的干燥成熟果皮。秋季采摘成熟果实，剖开，除去果瓤及种子，阴干。

【炮制方法】

1. 瓜蒌皮　取原药材，除去杂质，洗净，切块或宽丝，干燥。

2. 蜜瓜蒌皮　取炼蜜用适量开水稀释后，加入净瓜蒌皮丝中拌匀，闷透，置炒制容器内，用文火加热，炒至黄棕色，不粘手时，取出晾凉。

每100 kg瓜蒌皮丝，用炼蜜25 kg。

3. 炒瓜蒌皮　取净瓜蒌皮丝，置炒制容器内，用文火加热，炒至棕黄色，略带焦斑时，取出晾凉。

【饮片性状】瓜蒌皮呈丝片状。外表面橙红色或橙黄色，内表面黄白色。质较脆。具焦糖气，味淡、微酸。蜜瓜蒌皮黄棕色，有光泽，味甜。炒瓜蒌皮棕黄色，略带焦斑。

【炮制作用】瓜蒌皮味甘，性寒。归肺、胃经。具有清化热痰，利气宽胸的功能。用于痰热咳嗽，胸闷胁痛。

生品清化热痰作用较强。如治小儿风寒外束，肺经痰热所致的面赤身热，咳嗽气短，痰多黏稠的儿童清肺片（《中国药典》）。

蜜瓜蒌皮润燥作用增强，常用于肺燥伤阴，久咳少痰或咯痰不爽。如用于咳嗽痰稠，涩而难出，咽喉干燥。

炒瓜蒌皮寒性减弱，略具焦香气，长于利气宽胸，常用于胸膈满闷或胁肋疼痛。如用本品配薤白或配丝瓜络、枳壳治疗胸痛或胁痛（《上海中草药手册》）。

【炮制研究】

炮制沿革研究　古方多以全瓜蒌入药，很少单独用瓜蒌皮。唐代至清代，一部分医药著作还把瓜蒌皮作为非药用部分，炮制时要求去皮。近代始将瓜蒌皮单独药用，并把瓜蒌皮、全瓜蒌、瓜蒌仁的功效作了区分。《中国药典》2015年版一部收载的饮片为瓜蒌皮。

【贮存】贮干燥容器内，蜜瓜蒌皮密闭，置阴凉干燥处。防霉，防蛀。

瓜 蒌

【处方用名】瓜蒌、全瓜蒌、蜜瓜蒌。

【来源】本品为葫芦科植物栝楼 *Trichosanthes kirilowii* Maxim. 或双边栝楼 *Trichosanthes rosthornii* Harms 的干燥成熟果实。秋季果实成熟时，连果梗剪下，置通风处阴干。

【炮制方法】

1. 瓜蒌　取原药材，压扁，切丝或切块。

2. 蜜瓜蒌　取炼蜜用适量开水稀释后，加入净瓜蒌丝或块中拌匀，闷透，置炒制容器内，用文火加热，炒至不粘手时，取出晾凉。

每 100 kg 瓜蒌丝或块，用炼蜜 15 kg。

【饮片性状】瓜蒌为不规则的丝或块状。外表面橙红色或橙黄色，内表面黄白色，有红黄色丝络，果瓤橙黄色，与多数种子黏结成团。具焦糖气，味微酸、甜。蜜瓜蒌呈棕黄色，微显光泽，略带黏性，味甜。

【炮制作用】瓜蒌味甘、微苦，性寒。归肺、胃、大肠经。具有清热涤痰，宽胸散结，润燥滑肠的功能。

瓜蒌多生用，清热涤痰，宽胸散结作用均较瓜蒌皮强，并有滑肠通便作用（通便作用弱于瓜蒌仁）。一般病情较轻而脾胃虚弱者可用瓜蒌皮，病情较重而兼便秘者多用全瓜蒌。多用于肺热咳嗽，痰浊黄稠，胸痹心痛，结胸痞满，乳痈，肺痈，肠痈，大便秘结。如治胸痹不得卧，心痛彻背的栝楼薤白半夏汤（《金匮》）；治痰热结胸，胸膈痞满的小陷胸汤（《伤寒》）；治痰热内结，胸膈痞满的清气化痰丸（《医方考》）；治乳痈初起的栝楼汤（《医学集成》）。

蜜瓜蒌润燥作用增强，其用途、用法与蜜瓜蒌皮相似，尤适于肺燥咳嗽而又大便干结者。如贝母瓜蒌散证兼便秘者，方中即可用蜜瓜蒌。

【炮制研究】

1. 炮制沿革研究　宋代有炒（《圣惠方》）、焙（《总病论》），烧存性、蛤粉炒、蒸法（《总录》）的炮制方法。自明代以后有用白面同作饼焙干捣末（《普济方》）、同蛤粉或明矾捣和干燥研制成霜（《蒙筌》）、加煅蛤蜊蚬壳捣和制饼（《粹言》）、纸包煨（《保元》）、煅炭（《握灵》）、明矾制（《得配》）等炮制方法。《中国药典》2015 年版一部收载的饮片为瓜蒌。

2. 炮制品质量要求　瓜蒌饮片水分不得过 16.0%；总灰分不得过 7.0%；热浸法水溶性浸出物不得少于 31.0%。

【贮存】贮干燥容器内，蜜瓜蒌密闭，置阴凉干燥处。防霉，防蛀。

第四节　姜　炙　法

将净制或切制后的饮片，加入定量姜汁拌炒的方法，称为姜炙法。

生姜辛温，能温中止呕，化痰止咳。故姜炙法多用于祛痰止咳、降逆止呕的药物。

姜炙目的：

（1）制其寒性，增强和胃止呕作用　如黄连姜炙可制其过于苦寒之性，免伤脾阳，并增强止呕作用。

（2）缓和副作用，增强疗效　如厚朴对咽喉有一定的刺激性，姜炙可缓和其刺激性，并增强温中化湿除胀的功效。

操作方法：

将药物与一定量的姜汁拌匀，放置闷润，使姜汁逐渐渗入药物内部，置炒制容器内，用文火炒至一定程度，取出晾凉。或者将药物与姜汁拌匀，闷润至姜汁被吸尽后，进行干燥。

【附】姜汤煮：将鲜姜切片煎汤，加入药物煮 2 h，待姜汁基本被吸尽，取出，进行切片，干燥。

生姜的用量一般为每 100 kg 药物，用生姜 10 kg。若无生姜，可用干姜煎汁，用量为每 100 kg 药物，用干姜 3 kg。

姜汁制备方法：

（1）榨汁 将生姜洗净切碎，置适宜容器内捣烂，加适量水，压榨取汁，残渣再加水共捣，压榨取汁，如此反复 2~3 次，合并姜汁，备用。

（2）煮汁 取净生姜片，置锅内，加适量水煮，过滤，残渣再加水煮，又过滤，合并两次滤液，适当浓缩，取出备用。如用干姜，捣碎后加水煎煮两次，合并煎液，滤过，取滤液备用。

注意事项：

（1）制备姜汁时，水的用量不宜过多，一般以最后所得姜汁与生姜的比例为 1:1 较适宜。

（2）药物与姜汁拌匀后，需充分闷润，待姜汁完全被吸尽后，再用文火炒干。

厚　朴

【处方用名】厚朴、姜厚朴。

【来源】本品为木兰科植物厚朴 *Magnolia officinalis* Rehd.et Wils. 或凹叶厚朴 *Magnolia officinalis* Rehd. et Wils. var. *biloba* Rehd. et Wils. 的干燥干皮、根皮及枝皮。4—6 月剥取，根皮和枝皮直接阴干；干皮置沸水中微煮后，堆置阴湿处，"发汗"至内表面变紫褐色或棕褐色时，蒸软，取出，卷成筒状，干燥。

【炮制方法】

1. 厚朴　取原药材，刮去粗皮，洗净，润透，切丝，干燥。

2. 姜厚朴　取净厚朴丝，加姜汁拌匀，闷润，待姜汁被吸尽后，置炒制容器内，用文火炒干，取出晾凉。

每 100 kg 厚朴，用生姜 10 kg。

【饮片性状】厚朴呈弯曲丝条状或单、双卷筒状。外表面灰褐色，内表面紫棕色或深紫褐色。切面颗粒性，有油性，有的可见小亮星。气香，味辛辣微苦。姜厚朴色泽加深，偶有焦斑，略具姜辣气。

【炮制作用】厚朴味苦、辛，性温。归脾、胃、肺、大肠经。具有燥湿消痰，下气除满的功能。用于湿滞伤中，脘痞吐泻，食积气滞，腹胀便秘，痰饮喘咳。生品辛味峻烈，对咽喉有刺激性，故一般内服不生用。

姜制后可消除对咽喉的刺激性，并增强宽中和胃的功效。用于湿阻气滞，脘腹胀满或呕吐泻痢，积滞便秘，痰饮喘咳，梅核气。如治湿滞脾胃的平胃散（《局方》）；治积滞便秘、腹中胀闷的厚朴三物汤（《金匮》）。

【炮制研究】

1. 炮制沿革研究 汉代有去皮炙法（《伤寒》）的炮制方法。自唐代以后有姜汁炙（《产宝》）、姜炒（《总病论》）、姜焙（《药证》）、姜煮（《总录》、姜罨（《洪氏》）、煮制（《普济方》）、酥炙（《入门》）、姜汁浸后炒干醇醋淬透再炒（《准绳》）、酒浸炒（《必读》）、醋炒（《集解》）等炮制方法。现在主要的炮制方法为姜炙。《中国药典》2015年版一部收载的饮片为厚朴、姜厚朴。

2. 化学成分研究 厚朴姜制后厚朴酚及和厚朴酚含量增加。姜炙后醇浸出物有所增加，增幅为5%～25%。

3. 药理作用研究 厚朴清炒品厚朴酚的含量最高，但没有抗胃溃疡作用，而生品、姜炙品均有抗胃溃疡作用，且姜炙厚朴作用较优。厚朴生品及其各炮制品均表现出促进胃肠运动的作用，经姜制后其药效作用有增强的趋势。净厚朴正丁醇部位胃排空优于姜厚朴，小肠推进作用与姜厚朴相当；抗溃疡作用姜厚朴强于净厚朴；厚朴正丁醇部位具镇咳作用，姜炙后对抗浓氨致咳作用增强。姜厚朴乙酸乙酯部位能明显增强胃动力，但无更明显的小肠推进作用；相对生品，其对抗胃溃疡作用显著；能增强宽中和胃作用；明显延长小鼠咳嗽潜伏期，提示其镇咳作用增强。厚朴没有毒性，但有刺激性，姜炙后可缓和其刺激性。

4. 炮制品质量要求 厚朴、姜厚朴饮片水分均不得过10.0%；总灰分均不得过5.0%；厚朴饮片酸不溶性灰分不得过3.0%；厚朴饮片含厚朴酚（$C_{18}H_{18}O_2$）与和厚朴酚（$C_{18}H_{18}O_2$）的总量不得少于2.0%，姜厚朴饮片不得少于1.6%。

【贮存】贮干燥容器内，密闭，置通风干燥处。

竹 茹

【处方用名】竹茹、淡竹茹、姜竹茹。

【来源】本品为禾本科植物青秆竹 *Bambusa tuldoides* Munro、大头典竹 *Sinocalamus beecheyanus*（Munro）McClure var.*pubescens* P. F. Li 或淡竹 *Phyllostachys nigra*（Lodd.）Munro var.*henonis*（Mitf.）Stapf ex Rendle 的茎秆的干燥中间层。全年均可采制，取新鲜茎，刮去外皮，将稍带绿色的中间层刮成细丝条，或削成薄片，捆扎成束，阴干。前者称"散竹茹"，后者称"齐竹茹"。

【炮制方法】

1. 竹茹 取原药材，除去杂质，切段或揉成小团。

2. 姜竹茹 取净竹茹段或团，加姜汁拌匀，稍润，待姜汁被吸尽后，置炒制容器内，用文火加热，炒至黄色，取出晾凉。

每100 kg竹茹，用生姜10 kg。

【饮片性状】竹茹为弯曲丝条状小段或小团，呈浅绿色或黄绿色。体轻松，质柔韧，有弹性。气微，味淡。姜竹茹颜色加深，表面黄色，微有姜香气。

【炮制作用】竹茹味甘，性微寒。归肺、胃、心、胆经。具有清热化痰，除烦，止呕的功能。用于痰热咳嗽，胆火挟痰，惊悸不宁，心烦失眠，中风痰迷，舌强不语，胃热呕吐，妊娠恶阻，胎动不安。

生品长于清热化痰，除烦。多用于痰热咳嗽或痰火内扰，心烦不安。如可用本品单味煎服，治肺热咳嗽，咳吐黄痰（《上海常用中药》）；也可与黄芩、瓜蒌等合用，以增加清热化痰作用。又如治胆虚，痰热内扰所致之虚烦不眠或惊悸不宁、癫痫等证的温胆汤（《三因》）；治产后虚烦头痛，心中闷乱不解的淡竹茹汤（《千金》）。

姜制后能增加降逆止呕的功效，多用于呕哕、呃逆。如治妊娠恶阻而偏热的芩连半夏竹茹汤（《中医妇科治疗学》）；治胃虚有热，呃逆的橘皮竹茹汤（《金匮》）。

【炮制研究】

1. 炮制沿革研究　宋代有炒焦（《圣惠方》）、微炒（《总录》）的炮制方法。自明代以后有醋浸（《金鉴》）、姜汁炒法（《害利》）等炮制方法。现在主要的炮制方法为姜炙。《中国药典》2015 年版一部收载的饮片为竹茹、姜竹茹。

2. 炮制品质量要求　竹茹、姜竹茹饮片水分均不得过 7.0%；热浸法水溶性浸出物均不得少于 4.0%。

【贮存】贮干燥容器内，姜竹茹密闭，置阴凉干燥处。防霉，防蛀。

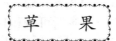

草　果

【处方用名】草果、草果仁、炒草果、姜草果。

【来源】本品为姜科植物草果 *Amomum tsao-ko* Crevost et Lemaire 的干燥成熟果实。秋季果实成熟时采收，除去杂质，晒干或低温干燥。

【炮制方法】

1. 草果仁　取原药材，置炒制容器内，用武火加热，炒至果皮焦黄色并微鼓起，去壳，取仁。用时捣碎。

2. 姜草果仁　取净草果仁，加姜汁拌匀，闷透，置炒制容器内，用文火加热，炒干，取出晾凉。用时捣碎。

每 100 kg 草果仁，用生姜 10 kg。

【饮片性状】草果仁呈圆锥状多面体；表面棕色至红棕色，有的可见灰白色膜质的假种皮；有特异香气，味辛、微苦。姜草果颗粒饱满，棕褐色，偶见焦斑，有特异香气，味辛辣、微苦。

【炮制作用】草果仁味辛，性温。归脾、胃经。具有燥湿温中，截疟除痰的功能。用于寒湿内阻，脘腹胀痛，痞满呕吐，疟疾寒热，瘟疫发热。

生品常用于疟疾、瘟疫初期。如治疟疾数发不止的截疟七宝饮（《伤寒保命集》）；治瘟疫初起的达原饮（《温疫论》）。

姜炙后燥烈之性有所缓和，温胃止呕之力增强。用于寒湿阻滞脾胃，脘腹胀满疼痛、呕吐。如治寒湿中阻的草果饮（《准绳》）；治胃脘痞胀，恶心呕吐，饮食不化的草果饮（《局方》）。

【炮制研究】

1. 炮制沿革研究　宋代有面裹煨（《局方》）、火炮（《总微》）、去壳炒法（《扁鹊》）的炮制方法。自明代以后有炒存性（《奇效》）、茴香制（《准绳》）、炒黄（《暑疫》）、醋煮（《尊生》）和姜制（《幼幼》）等炮制方法。现在主要的炮制方法为姜炙。《中国药典》2015 年版一部收载的饮片为草果仁、姜草果仁。

2. 化学成分研究 草果含挥发油1.40%，草果仁含1.67%，草果壳含0.30%。炮制品的挥发油含量也不同：草果仁＞姜炙草果仁＞清炒草果、草果＞姜炙草果。姜炙草果仁与清炒草果仁的浸出物较生品有明显提高。

3. 药理作用研究 生草果、炒草果、姜草果均可拮抗肾上腺素引起的兔回肠运动抑制和乙酰胆碱引起的回肠痉挛，姜草果作用较佳；亦可拮抗由醋酸腹腔注射引起的小鼠腹痛，姜草果效果最佳。

4. 炮制品质量要求 草果仁、姜草果仁饮片水分均不得过10.0%；总灰分均不得过6.0%；草果仁饮片含挥发油不得少于1.0%（ml/g），姜草果仁饮片不得少于0.7%（ml/g）。

【贮存】贮干燥容器内，密闭，置阴凉干燥处。

第五节 盐 炙 法

将净制或切制后的饮片，加入一定量食盐水溶液拌炒的方法称为盐炙法。

食盐味咸性寒，有清热凉血，软坚散结，润燥的作用。因此，盐炙法多用于补肾固精、疗疝、利尿和泻相火的药物。

盐炙目的：

（1）引药下行，专于入肾 如知母、黄柏，盐炙后可专于入肾，增强滋阴降火作用。

（2）增强疗效 治疗肾经疾患的药物盐炙后可增强疗效。如杜仲、巴戟天盐炙后可增强补肝肾的作用；小茴香、橘核、荔枝核，盐炙后可增强疗疝止痛的功效；车前子盐炙后泻热利尿的作用增强；益智仁、韭菜子，盐炙后则可增强固精缩小便作用。

（3）缓和药物辛燥之性 如补骨脂、益智仁辛温而燥，久服易伤阴，盐炙后可缓和辛燥之性，并能增强补肾固精的功效。

操作方法：

（1）先拌盐水后炒药 将食盐加适量清水溶解，与药物拌匀，放置闷润，待盐水被吸尽后，置炒制容器内，用文火炒至一定程度，取出晾凉。

（2）先炒药后加盐水 先将药物置炒制容器内，用文火炒至一定程度，再喷淋盐水，炒干，取出晾凉。

每100 kg药物，用食盐2 kg。

注意事项：

（1）溶解食盐时，注意加水量。水的用量视药物的吸水情况而定，一般以食盐的4~5倍量为宜。

（2）含黏液质多的药物遇水容易发黏，如车前子、知母等，不宜先拌盐水。宜先将药物加热炒去部分水分，使药物质地变疏松，再喷洒盐水，以利于盐水渗入。

（3）盐炙时火力宜小。否则，水分迅速蒸发，食盐迅速析出黏附在锅上，达不到盐炙的目的。

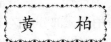

黄 柏

【处方用名】黄柏、川黄柏、盐黄柏、酒黄柏、黄柏炭。

【来源】本品为芸香科植物黄皮树 *Phellodendron chinense* Schneid. 的干燥树皮。习称"川黄柏"。剥取树皮后，除去粗皮，晒干。

【炮制方法】

1. 黄柏 取原药材，除去杂质，喷淋清水，润透，切丝，干燥，筛去碎屑。

2. 盐黄柏 取净黄柏丝，用盐水拌匀，闷润，待盐水被吸尽后，置炒制容器内，用文火加热，炒干，取出晾凉，筛去碎屑。

每 100 kg 黄柏丝，用食盐 2 kg。

3. 酒黄柏 取净黄柏丝，用黄酒拌匀，闷润，待酒被吸尽后，置炒制容器内，用文火加热，炒干，取出晾凉，筛去碎屑。

每 100 kg 黄柏丝，用黄酒 10 kg。

4. 黄柏炭 取净黄柏丝，置炒制容器内，用武火加热，炒至表面焦黑色，内部深褐色，喷淋少许清水灭尽火星，取出晾干，筛去碎屑。

【饮片性状】黄柏呈丝条状。外表面黄褐色或黄棕色。内表面暗黄色或淡棕色，具纵棱纹。切面纤维性，呈裂片状分层，深黄色，味极苦。盐黄柏表面深黄色，偶有焦斑。味极苦，微咸。酒黄柏深黄色，有少量焦斑，略具酒气，味苦。黄柏炭表面焦黑色，内部深褐色或棕黑色。体轻，质脆，易折断。味苦涩。

【炮制作用】黄柏味苦，性寒。归肾、膀胱经。具有清热燥湿，泻火除蒸，解毒疗疮的功能。用于湿热泻痢，黄疸尿赤，带下阴痒，热淋涩痛，脚气痿躄，骨蒸劳热，盗汗，遗精，疮疡肿毒，湿疹湿疮等。

黄柏生品苦燥，性寒而沉，泻火解毒和燥湿作用较强。多用于湿热痢疾，黄疸，热淋，足膝肿痛，疮疡肿毒，湿疹等。如治湿热痢疾的白头翁汤（《伤寒》）；治伤寒身黄，发热的栀子柏皮汤（《伤寒》）；治疮疡疔毒的黄连解毒汤（《外台》）；治烫伤火伤的黄柏散（《世医》）。

盐炙可引药入肾，缓和苦燥之性，增强滋肾阴、泻相火、退虚热的作用。多用于阴虚发热，骨蒸劳热，盗汗，遗精，足膝痿软，咳嗽咯血等。如治婴童肾经火盛，阴硬不软的泄肾丸（《婴童》）；治阴虚骨蒸、盗汗、遗精的大补阴丸（《中国药典》）。

酒炙可降低苦寒之性，免伤脾阳，并借酒升腾之力，引药上行，清上焦及血分湿热。用于热壅上焦诸证及热在血分。如治目赤，咽喉肿痛，口舌生疮的上清丸（《北京中成药选编》）；治不渴而小便闭，热在下焦血分的通关丸（《兰室秘藏》）。

黄柏炭清湿热之中兼具涩性，多用于便血、崩漏下血。如治月经过多或崩中漏下，治肠下血而兼有热象者，常配伍其他药共用。

【炮制研究】

1. 炮制沿革研究 南北朝刘宋时代有蜜炙法（《雷公》）。自唐代以后有炙制（《千金》）、醋制（《食疗》）、炒（《苏沈》），酒浸、炒炭（《妇人》），盐水浸炒（《扁鹊》），葱汁拌炒、胆汁制（《疮疡》），童便酒蜜盐同制（《纲目》），乳汁制、童便制（《准绳》），米泔制（《本草述》）、附子汁制（《逢原》）、煅炭（《切用》）、姜汁炒黑（《经纬》）等炮制方法。《中国药典》2015 年版一部收载的饮片为黄柏、盐黄柏、黄柏炭，部分地区还有酒炙等炮制品。

2. 化学成分研究 高温会使小檗碱破坏，水浸会使部分流失。黄柏经炮制后，小檗碱含量均有下降。小檗碱含量由高到低的顺序是：黄柏（只除去粗皮）＞黄柏丝（润透切丝）＞

盐黄柏>酒黄柏>黄柏炭。黄柏酮的含量变化为：生品>炒炭品>酒制品＝盐制品；黄柏内酯的含量变化为：炒炭品＝酒制品＝盐制品>生品。黄柏炮制后盐酸小檗碱转化为小檗红碱，温度在180℃时炮制40 min时，小檗红碱含量最高。

3. 药理作用研究　黄柏生物碱类具有广谱抗菌作用，以小檗碱作用较强。对黄柏不同炮制品的水煎液进行抑菌、抗炎、解热比较实验，结果表明，随炒制温度升高，急性炎症的抑制作用下降，当炒制温度在250℃时，抗炎作用已极弱；解热作用表明，单味生品与炮制品的解热作用较弱且缓慢。

黄柏生品、清炒品、盐炙品及酒炙品水提物和醇提物可清除次黄嘌呤－黄嘌呤氧化酶系统产生的超氧阴离子和Fenton反应生成的羟自由基，并能抑制羟自由基诱导的脂质过氧化作用。上述作用以酒黄柏醇提物最显著，而黄柏炭则无抗氧化作用。

4. 炮制工艺研究　以小檗碱含量和浸出物为指标，比较烘制与炒制工艺，结果表明，烘法和炒法炮制的盐黄柏、酒黄柏小檗碱含量基本上无差异；水浸出物含量烘制品略低于炒制品。黄柏炭小檗碱含量烘制品则仅为炒制品的1/2；但水浸出物两者无明显差异。

不同的软化方法，小檗碱的含量由高到低的顺序为：真空加温润药>常温蒸>高压蒸。采用水浸泡软化法，小檗碱的流失量与浸泡温度和时间成正比，尤以温度影响最为明显。采用日晒干燥法，小檗碱的含量下降明显，成品颜色较深；而采用烘干或阴干方法干燥，小檗碱含量变化不大，成品颜色较鲜艳。微波法炮制盐黄柏其所含的小檗碱含量比传统盐炒关黄有所增加，方法简单值得推广。

5. 炮制品质量要求　黄柏、盐黄柏饮片水分均不得过12.0%，总灰分均不得过8.0%，含小檗碱以盐酸小檗碱计（$C_{20}H_{17}NO_4 \cdot HCl$）均不得少于3.0%，含黄柏碱以盐酸黄柏碱计（$C_{20}H_{23}NO_4 \cdot HCl$）均不得少于0.34%。

【贮存】贮干燥容器内，盐炙品密闭，置通风干燥处。

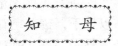

知　母

【处方用名】知母、肥知母、知母肉、炒知母、盐知母。

【来源】本品为百合科植物知母 *Anemarrhena asphodeloides* Bge. 的干燥根茎。春、秋二季采挖，除去须根及泥沙，晒干，习称"毛知母"。除去外皮，晒干，习称"光知母"。

【炮制方法】

1. 知母　取原药材，除去杂质，洗净，润透，切厚片，干燥，筛去毛屑。

2. 盐知母　取净知母片，置炒制容器内，用文火加热，炒至变色，喷淋盐水，炒干，取出晾凉。筛去碎屑。

每100 kg知母片，用食盐2 kg。

【饮片性状】知母呈不规则类圆形的厚片。外表皮黄棕色或棕色，可见少量残存的黄棕色叶基纤维和凹陷或突起的点状根痕。切面黄白色至黄色。气微，味微甜、略苦，嚼之带黏性。盐知母色黄或微带焦斑，味微咸。

【炮制作用】知母味苦、甘，性寒。归肺、胃、肾经。具有清热泻火、生津润燥的功能。

生品苦寒滑利，长于清热泻火、生津润燥，泻肺、胃之火尤宜生用。多用于外感热病，高热烦渴，肺热燥咳，内热消渴，肠燥便秘。如治温病邪传气分，壮热烦渴，汗出恶热，脉洪大的白虎汤（《伤寒》）；治肺家受燥，咳嗽气急的知母甘桔汤（《症因脉治》）；治阴虚消渴的玉液汤（《参西录》）。

盐炙可引药下行，专于入肾，增强滋阴降火的作用，善清虚热。常用于肝肾阴亏，虚火上炎，骨蒸潮热，盗汗遗精。如治阴虚火旺，潮热盗汗，咳嗽咯血，耳鸣遗精的大补阴丸（《中国药典》）；治梦泄滑精的斩梦丹（《普济方》）。

【炮制研究】

1. 炮制沿革研究　宋代有"煨令微黄"（《圣惠方》）、炒（《宝产》）、酒炒（《妇人》）、盐水炒《扁鹊》）和盐酒拌炒（《疮疡》）的炮制方法。自明代以后有蜜水拌炒（《入门》）、"人乳汁盐酒炒"（《回春》）、童便浸（《准绳》）和姜汤浸（《保元》）等炮制方法。《中国药典》2015年版一部收载的饮片为知母、盐知母。

2. 化学成分研究　知母不同药用部位的皂苷粗品（乙醇提取物）含量，以知母皮最高，毛知母次之，光知母最低。

知母清炒至微具焦斑后新芒果苷的含量下降，而芒果苷的含量上升。可能是新芒果苷上的糖苷基对热不稳定，断裂转化为芒果苷。清炒至微具焦斑时其他有紫外吸收的成分含量也有所下降。

不同炮制方法处理后知母中多糖含量高低次序为：盐制品＞清炒品＞酒制品＞麸炒品＞生品；芒果苷含量高低次序依次为：盐制品＞炒黄品＞酒制品＞麸炒品＞生品。

3. 药理作用研究　知母皮对大肠杆菌和金黄色葡萄球菌的抑制作用强于毛知母和光知母，可能与皂苷含量有关，故认为知母以不去皮为宜。

酒炙、清炒、盐炙品皆有抗炎作用，但抗炎作用均不及生品；酒炙、清炒知母镇静作用比生品明显增强，而盐炙品增强不明显。盐制知母滋阴降火作用强于生品。

4. 炮制工艺研究　对知母的盐炙工艺进行了溶剂浓度、闷润时间、炒制温度、炒药机转速四因素三水平的正交实验设计。以炒干，菝葜皂苷元的含量为指标，优选出最佳炮制工艺为：盐水浓度5%、焖润时间2 h、炒炙温度250℃、炒药机转速600 r/min。比较不同炮制品的芒果苷、新生芒果苷和知母皂苷的含量，三种成分的大小顺序为：知母片＞微波炮制品＞酒制知母＞盐制知母＞麸炒之母＞清炒知母，得出结论，知母微波炮制法可以作为新工艺，具体为：盐的用量2 kg，闷润40 min，微波热力60%，微波时间为2 min。

5. 炮制品质量要求　知母、盐知母饮片水分均不得过12.0%；总灰分均不得过9.0%，酸不溶性灰分均不得过2.0%；知母饮片含芒果苷（$C_{19}H_{18}O_{11}$）不得少于0.50%，盐知母饮片不得少于0.40%，知母饮片含知母皂苷 B Ⅱ（$C_{45}H_{76}O_{19}$）不得少于3.0%，盐知母饮片不得少于2.0%。

【贮存】置通风干燥处，防潮。

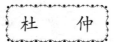

杜　仲

【处方用名】杜仲、川杜仲、炒杜仲、盐杜仲。

【来源】本品为杜仲科植物杜仲 *Eucommia ulmoides* Oliv. 的干燥树皮。4～6月剥取，刮去粗皮，堆置"发汗"至内皮呈紫褐色，晒干。

【炮制方法】

1. 杜仲　取原药材，刮去残留粗皮，洗净，润透，切丝或块，干燥，筛去碎屑。

2. 盐杜仲　取净杜仲丝或块，加盐水拌匀，闷润，待盐水被吸尽后，置炒制容器内，用中火炒至表面焦黑色，丝易断时，取出晾凉。筛去碎屑。

每 100 kg 杜仲块或丝，用食盐 2 kg。

【饮片性状】杜仲呈小方块或丝状。外表面淡棕色或灰褐色，有明显的皱纹。内表面暗紫色，光滑。断面有细密、银白色、富弹性的橡胶丝相连。气微，味稍苦。盐杜仲表面黑褐色，内表面褐色，折断时橡胶丝弹性较差，味微咸。

【炮制作用】杜仲味甘，性温。归肝、肾经。具有补肝肾，强筋骨，安胎的功能。生杜仲性温偏燥，能温补肝肾，强筋骨。适用于肾虚而兼夹风湿的腰痛和腰背伤痛。如用于痹症日久，肝肾两亏，气血不足所致之腰膝疼痛、肢节不利或麻木的独活寄生汤（《千金》）；治腰脊伤痛的杜仲汤（《伤科补要》）。

杜仲临床以制用为主，盐炙引药入肾，直达下焦，温而不燥，补肝肾、强筋骨、安胎的作用增强。常用于肾虚腰痛，筋骨无力，妊娠漏血，胎动不安和高血压症。如治疗肾虚腰痛，起坐不利，膝软乏力的青娥丸（《中国药典》）；治肝肾亏虚，胎动不安的杜仲丸（《准绳》）；治中风筋脉挛急，腰膝无力的杜仲饮（《总录》）。

【炮制研究】

1. 炮制沿革研究　南北朝刘宋时代有酥蜜炙（《雷公》）的炮制方法。自唐代以后有去皮炙（《千金》）、炙微黄（《圣惠方》）、涂酥炙（《史载》）、姜汁炙（《活人书》）、姜酒制、蜜炙（《总录》）、"炒令黑"（《普本》），姜炒断丝、麸炒黄（《局方》），盐酒拌炒断丝（《百问》）、盐水炒（《扁鹊》）、油制（《普济方》），小茴香、盐、醋汤浸炒（《保元》），醋炙（《必读》），童便制、"面炒去丝"（《本草述》）等炮制方法。《中国药典》2015 年版一部收载的饮片为杜仲、盐杜仲。部分地区还有炒炭、砂炒等炮制品。

2. 化学成分研究　杜仲含杜仲胶，约占 22.5%，为反式异戊二烯聚合物，属硬橡胶类，一般认为影响有效成分的煎出，影响粉碎等，需经加热炮制使橡胶丝断裂。

水溶性浸出物含量大小顺序为，盐炙杜仲 > 盐炙砂炒杜仲 > 生杜仲。杜仲块制品水溶性总成分的浸出率除 160℃烘制品外，其他制品均低于生品；但在 λ_{max} 282 nm 处有强吸收的活性成分浸出率，各块制品（食盐用量均为 2%）均高于生品，其高低顺序为 200℃烘品 > 砂炒品 > 160℃烘品 > 盐炙品 > 生品。其药理作用与活性成分溶出的多少成正比例，与水溶性总成分溶出的多少不相关。

砂烫盐杜仲的绿原酸含量高于盐炒杜仲。炮制后松脂酚二葡萄糖苷含量升高，清炒、盐炙、砂烫及烘制各炮制品之间含量无明显差异。另据报道，杜仲炮制后磷脂总量下降，磷脂组分的薄层扫描结果显示，溶血磷脂酰胆碱和磷脂酸的含量增高，而其他磷脂组分则有所降低。提示可能有一些磷脂酰胆碱氧化转变成溶血磷脂酰胆碱，部分其他磷脂分解生成磷脂酸。

杜仲盐炙后，有毒元素 Pb 的含量下降，Zn、Mn、Fe、Ca、P 5 种元素含量均升高，尤以前 4 种升高明显。

3. 药理作用研究　生品、盐杜仲炭和砂烫盐杜仲均能使兔、狗血压明显下降，两种炮制品作用强度基本一致，均强于生品；盐杜仲对猫的降压作用比生杜仲大一倍；杜仲煎剂比杜仲酊剂作用强；醇提后的残渣水煎剂仍有降压作用。

生品、炒炭、砂烫杜仲均可减缓大白鼠离体子宫的自发活动，对抗垂体后叶素对子宫的作用，两种炮制品的作用强度基本一致，均比生品强。比较生品和盐杜仲对中孕小鼠离体子宫的抑制作用，盐杜仲对离体子宫自主收缩的抑制作用增加；对乙酰胆碱引起子宫痉挛性收缩的拮抗作用增强；对垂体后叶素引起的子宫痉挛性收缩的拮抗作用减弱。对家兔离体子宫的抑制作用大小为，200℃烘品和砂炒品＞160℃烘品＞盐炙品＞生品。总之，杜仲能使多种动物离体子宫自主收缩减弱，并能拮抗子宫收缩剂的作用而解痉，盐制品又强于生品，这与中医用杜仲，特别是用盐杜仲治胎动不安是一致的。

生杜仲和盐杜仲煎剂灌服均能使氢化可的松造成的类阳虚小鼠红细胞超氧化物歧化酶（SOD）活力升高，肾上腺增重，两者强弱无明显差别。生杜仲及炮制品对家兔均表现出镇静作用，其强弱顺序为200℃烘品＞砂炒品＞160℃烘品＞盐炙品＞生品。对家兔的利尿作用大小为：呋塞米（速尿）＞200℃烘品≥砂炒品＞160℃烘品＞盐炙品＞生品。

灌服醇沉水煎剂能抑制2,4–二硝基氯苯所致的小鼠迟发型超敏反应，并能对抗大剂量氢化可的松所致的T细胞百分比降低，可使荷瘤（肉瘤S_{180}）小鼠外周血中T细胞百分比上升，腹腔巨噬细胞吞噬功能增强，对细胞免疫显示双向调节作用。杜仲皮、叶、枝、再生皮的作用相似。

4. 炮制工艺研究　杜仲块未去粗皮的煎出率比去粗皮者低约30%，粗皮占药材的20%以上，故杜仲须去粗皮入药。杜仲不同切制规格总成分的煎出率大小为：横丝＞纵丝＞丁＞条＞带粗皮块。

传统的炮制要求是断丝而不焦化。武火炒断丝表面须呈焦黑色，损耗率大；中火炒至表面深褐色即可断丝，损耗率小。故杜仲炒至断丝用中火比武火好。测定杜仲的煎出率为：烘杜仲＞炒杜仲＞砂炒杜仲，杜仲受热程度越大，越不利于总成分的溶出。三种制品达到断丝要求时其煎出率并不比生品高，炒杜仲和砂炒杜仲还低于生品。但从杜仲某些生物活性，如对动物离体子宫的抑制作用，小鼠翻正实验以及对人体血压的影响来看，其作用强度都优于生品。烘法工艺易于控制，可采用。加盐量与加盐方式对炮制品收率无明显影响，但对杜仲总成分的溶出量有明显的影响。加盐量为2%，加盐方式以先用盐水拌润再加热为好。

5. 炮制品质量要求　盐杜仲饮片水分不得过13.0%；总灰分不得过10.0%；杜仲饮片用75%乙醇作溶剂，热浸法醇溶性浸出物含量不得少于11.0%，盐杜仲饮片不得少于12.0%；杜仲、盐杜仲饮片含松脂醇二葡萄糖苷（$C_{32}H_{42}O_{16}$）均不得少于0.10%。

【贮存】贮干燥容器内，置通风干燥处。盐杜仲密闭，防霉。

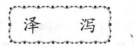

泽　泻

【处方用名】泽泻、淡泽泻、炒泽泻、盐泽泻。

【来源】本品为泽泻科植物泽泻 *Alisma orientalis*（Sam.）Juzep. 的干燥块茎。冬季茎叶开始枯萎时采挖，洗净，干燥，除去须根和粗皮。

【炮制方法】

1. 泽泻　取原药材，除去杂质，大小分档，稍浸，润透，切厚片，干燥。筛去碎屑。

2. 盐泽泻　取净泽泻片，用盐水拌匀，闷润，待盐水被吸尽后，置炒制容器内，用文火加热，炒至微黄色，取出晾凉。筛去碎屑。

每 100 kg 泽泻片，用食盐 2 kg。

3. 麸炒泽泻 将麸皮撒入热锅中，用中火加热，待冒浓烟时投入泽泻片，不断翻动，炒至药物呈黄色时取出，筛去麸皮，晾凉。

每 100 kg 泽泻片，用麦麸 10 kg。

【饮片性状】泽泻为类圆形厚片。外表皮淡黄色至淡黄棕色，可见细小突起的须根痕。断面黄白色至淡黄色，粉性，有多数细孔。气微，味微苦。盐泽泻表面淡黄棕色或黄褐色，偶见焦斑，味微咸。麸炒泽泻表面黄色，偶见焦斑，微有焦香气。

【炮制作用】泽泻味甘、淡，性寒。归肾、膀胱经。

具有利水渗湿，泄热，化浊降脂的功能。常用于小便不利，水肿胀满，泄泻尿少，痰饮眩晕，热淋涩痛。如治水肿、小便不利的五苓散（《伤寒》）；治疗湿热黄疸的茵陈五苓散（《金匮》）以及治疗湿热带下的止带方（《世补斋医书·不谢方》）。

盐炙后引药下行，并能增强泻热作用，利尿而不伤阴。常以小剂量用于补剂中，可泄肾降浊，并能防止补药之腻滞。可用于阴虚火旺；用于利水清热养阴，治疗水热互结，小便不利；治疗腰痛重着。

麸炒后寒性稍缓，长于渗湿和脾，降浊以升清。多用于脾虚泄泻，痰湿眩晕，如治疗脾运不健，水湿泄泻的四苓散（《丹溪》）等。

【炮制研究】

1. 炮制沿革研究 南北朝刘宋时代有酒浸法（《雷公》）。自宋代以后有酒浸焙（《局方》）、酒浸蒸焙（《传信》）、微炒（《洪氏》）、煨制（《景岳》）、米泔制（《大法》）等炮制方法。《中国药典》2015 年版一部收载的饮片为泽泻、盐泽泻。部分地区还有麸炒等炮制品。

2. 化学成分研究 泽泻经炮制后，其水溶性煎出物均有不同程度的增加，尤以盐制品最高。

在泽泻药材加工成生泽泻饮片的烘干（70℃）过程中，有少量 23-乙酰泽泻醇 B 转化为 24-乙酰泽泻醇 A 和泽泻醇 B；而在盐炙（190～200℃）及麸炒（160～170℃）过程中，23-乙酰泽泻醇 B 大量转化为 24-乙酰泽泻醇 A 和泽泻醇 B，二者又进一步转化成了泽泻醇 A。说明在加热炮制过程中，泽泻药材中三萜类主要成分 23-乙酰泽泻醇 B 出现两条转变途径，一条是氧环开裂并重排生成 24-乙酰泽泻醇 A，进一步脱乙酰基转化成泽泻醇 A；另一条是先脱乙酰基生成泽泻醇 B，继而氧环开裂转化成泽泻醇 A。见图 8-1。

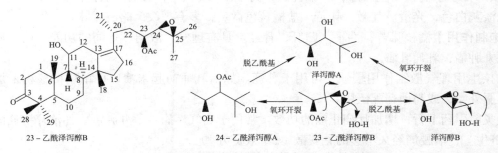

图 8-1 泽泻中三萜类成分在炮制中的可能转化途径

三萜类成分极性大小为：泽泻醇 A>24- 乙酰泽泻醇 A> 泽泻醇 B>23- 乙酰泽泻醇 B。可见加热使成分发生转化，使极性增加，水溶性增强，煎出率提高。

3. 药理作用研究 现代研究表明泽泻有抑制动脉硬化、降血脂、利尿、降血压、抗脂肪肝等作用。大白鼠利尿实验证明，泽泻不同产季和不同药用部位的利尿效果不同。冬季产的正品泽泻利尿力最大，春泽泻效力稍差，泽泻须和草根几无利尿作用。生泽泻、酒泽泻、麸炒泽泻均有一定的利尿作用，而盐泽泻几无利尿作用，但在五苓散方中，无论选用生泽泻或盐泽泻均有利尿作用。各炮制品的保肝实验中，盐泽泻作用最突出，且盐泽泻的水煎组就表现出很好的疗效。泽泻生品以利水渗湿为主，麸炒泽泻以渗湿和脾，降浊生清为主，盐炙泽泻引药下行，增强滋阴泻热及利尿作用。

4. 炮制工艺研究 用炮制温度、时间、溶解食盐用水量三因素正交法，以 23- 乙酰泽泻醇 B、乙醇浸出物、成品性状为指标，对泽泻盐炙的工艺进行优选。结果：炮制温度、时间对试验结果影响大，食盐加水量无明显影响，盐炙最佳工艺为：每 100 kg 泽泻，食盐 2 kg 加水 10 kg 溶解，100℃炒 10 min。

5. 炮制品质量要求 泽泻饮片水分不得过 12.0%，盐泽泻饮片不得过 13.0%；泽泻饮片总灰分不得过 5.0%，盐泽泻饮片不得过 6.0%；泽泻饮片用乙醇作溶剂，热浸法醇溶性浸出物含量不得少于 10.0%；泽泻饮片含 23- 乙酰泽泻醇 B（$C_{32}H_{50}O_5$）不得少于 0.050%，盐泽泻饮片不得少于 0.040%。

【贮存】贮干燥容器内，密闭，置通风干燥处。

橘 核

【处方用名】橘核、炒橘核、盐橘核。

【来源】本品为芸香科植物橘 *Citrus reticulata* Blanco 及其栽培变种的干燥成熟种子。果实成熟后收集，洗净，晒干。

【炮制方法】

1. 橘核 取原药材，除去杂质，洗净，干燥。用时捣碎。

2. 盐橘核 取净橘核，用盐水拌匀，闷润，待盐水被吸尽后，置炒制容器内，用文火加热，炒至微黄色并有香气逸出时，取出晾凉。用时捣碎。

每 100 kg 橘核，用食盐 2 kg。

【饮片性状】橘核略呈卵形，一端钝圆，另端渐尖成小柄状，一侧有种脊棱线。表面淡黄白色或淡灰白色，光滑。气微，味苦。盐橘核色微黄，多有裂纹，略有咸味。

【炮制作用】橘核味苦，性平。归肝、肾经。具有理气、散结、止痛的功能。用于疝气疼痛，睾丸肿痛，乳痈乳癖。

橘核生用理气散结作用较强，可用于乳痈。如治乳痈初起未溃，可单用橘核粉末加黄酒煎，内服外敷，或与他药配伍用。

盐炙能引药下行，增加疗疝止痛的功效。常用于疝气疼痛，睾丸肿痛。如治疗瘄疝的橘核丸（《济生》）；治腰痛经久不瘥的立安散（《奇效良方》）。

【炮制研究】

1. 炮制沿革研究　宋代有炒法（《证类》）。自明代以后有盐拌炒和酒焙（《治裁》）、盐酒炒（《笔花》）等炮制方法。《中国药典》2015年版一部收载的饮片为橘核、盐橘核。

2. 化学成分研究　在炮制过程中橘核受热，柠檬苦素和诺米林的结构发生变化转化为其他柠檬苦素类物质导致其量降低，由于盐炙、清炒是直接受热，故量降低最多，麸炒由于麦麸的隔热作用，降低较少。

3. 炮制工艺研究　采用多指标正交实验法以醇溶性浸出物和柠檬苦素、诺米林的量为评价指标，优选的炮制工艺为：取净橘核，加入食盐水（水与盐的比例为10：1）拌匀，闷润30 min，在100℃下炒制微黄色（2 kg盐100 kg橘核）。

【贮存】贮干燥容器内，盐橘核密闭，置通风干燥处。防霉，防蛀。

砂　仁

【处方用名】砂仁、缩砂仁、阳春砂、盐砂仁。

【来源】本品为姜科植物阳春砂 *Amomum villosum* Lour.、绿壳砂 *Amomum villosum* Lour.var. *xanthioides* T.L.Wu et Senjen 或海南砂 *Amomum longiligulare* T.L.Wu 的干燥成熟果实。夏、秋二季果实成熟时采收，晒干或低温干燥。

【炮制方法】

1. 砂仁　取原药材，除去杂质。用时捣碎。

2. 盐砂仁　取净砂仁，加盐水拌匀，闷润，待盐水被吸尽后，置炒制容器内，用文火加热炒干，取出晾凉。

每100 kg砂仁，用食盐2 kg。

【饮片性状】阳春砂和绿壳砂呈椭圆形或卵圆形，有不明显的三棱。表面棕褐色，密生刺状突起。果皮薄而软。种子团分3瓣，中间有白色隔膜。种子表面棕红色或暗褐色，质硬。气芳香而浓烈，味辛凉、微苦。海南砂呈长椭圆形或卵圆形，有明显的三棱，表面被片状、分枝的软刺。果皮厚而硬。种子团较小。气味稍淡。盐砂仁颜色加深，辛香气略减，味微咸。

【炮制作用】砂仁味辛，性温。归脾、胃、肾经。具有化湿开胃、温脾止泻、理气安胎的功能。

生品辛香，长于化湿行气，醒脾和胃。用于湿浊中阻，脘痞不饥，脾胃虚寒，呕吐泄泻。如治脾胃虚弱、湿滞中阻的香砂六君子汤（《集解》）；治疗脾胃虚弱的参苓白术散（《局方》）。

盐砂仁辛温之性略减，温而不燥，降气安胎作用增强，并能引药下行，温肾缩尿。可用于妊娠恶阻，胎动不安，或治小便频数，遗尿。

【炮制研究】

1. 炮制沿革研究　宋代有去皮法（《圣惠方》）、炒法（《普本》）、"火煅存性"和焙法（《朱氏》）的炮制方法。自明代以后有煨法（《婴童》）、酒炒（《醒斋》）、姜汁拌（《尊生》），盐水浸后炒、萝卜汁浸透后焙（《得配》）等炮制方法。《中国药典》2015年版一部收载的饮片为砂仁。部分地区还有盐炙等炮制品。

2. 化学成分研究　砂仁的主要有效成分为挥发油类，不同基原砂仁所含挥发油的成分种类及含量不同。对不同的加工炮制法制备的砂仁样品中挥发油含量进行了测定，其含量次序生品＞炒黄＞土炒＞麸炒＞炒焦＞炒炭品。阳春砂仁果壳中乙酸龙脑酯的含量高于种子中的含量。故砂仁在加工过程中，应以完整的果实保存为佳，一方面果皮含有较高的主要有效成分，另一方面果壳致密也可避免种子中挥发油的散失，临用时再捣碎。此外，果皮中还含有种子中所不含的成分，如顺式及反式氧化芳樟醇等。

3. 药理作用研究　通过水负荷小鼠尿多模型，观察到砂仁盐炙品低剂量（0.9 g/kg）有显著性的"缩尿"作用，优于砂仁生品和盐炙品的其他剂量组。

4. 炮制工艺研究　采用正交实验法，优选出的盐炙砂仁最佳炮制工艺为：食用盐用量为2%，闷润时间为2 h，炒制温度为140℃，炒制时间为15 min。

5. 炮制品质量要求　砂仁饮片水分不得过15.0%；阳春砂、绿壳砂种子团含挥发油不得少于3.0%（ml/g），海南砂种子团含挥发油不得少于1.0%（ml/g）；砂仁饮片按干燥品计算含乙酸龙脑酯（$C_{12}H_{20}O_2$）不得少于0.90%。

【贮存】贮干燥容器内，密闭，置阴凉干燥处。

益 智 仁

【处方用名】益智、益智仁、炒益智仁、盐益智仁。

【来源】本品为姜科植物益智 *Alpinia oxyphylla* Miq. 的干燥成熟果实。夏、秋间果实由绿变红时采收，晒干或低温干燥。

【炮制方法】

1. 益智　取原药材，除去杂质及外壳，用时捣碎。

2. 砂炒益智仁　取净药材投入热砂中，用武火加热，炒至外壳鼓起并焦黄时取出，筛去砂，趁热碾破外壳，筛取种仁。

3. 盐益智仁　取净益智仁，加盐水拌匀，稍闷，待盐水被吸尽后，置炒制容器内，用文火加热，炒干至颜色加深为度，取出晾凉。

每100 kg益智仁，用食盐2 kg。

【饮片性状】益智种子集结成种子团，呈椭圆形，中有隔膜将种子团分为三瓣。去完碾压后多散成不规则的碎块或单粒种子。种子呈不规则的扁圆形，质硬，表面灰褐色或灰黄色，胚乳白色。有特异香气，味辛、微苦。盐益智仁表面棕褐至黑褐色，质硬，胚乳白色。有特异香气。味辛、微咸。

【炮制作用】益智仁味辛，性温。归脾、肾经。具有温脾止泻、摄唾涎、暖肾、固精缩尿的功能。

生品辛温而燥，以温脾止泻、摄涎唾力胜，常用于腹痛吐泻，口涎自流。如治伤寒阴盛，呕吐泄痢的益智散（《局方》）；治脾胃虚寒、不能固摄的摄涎秽方（《中药临床应用》）。砂炒的目的主要是便于除去果皮。

盐炙后辛燥之性减弱，专行下焦，长于温肾，固精，缩尿。常用于肾气虚寒的遗精，遗尿、尿频、尿有余沥。如治小便频数，夜卧遗尿的缩泉丸（《中国药典》）；治梦泄的三仙丸（《世医》）；治寒凝疝痛连小腹挛搐的益智仁散（《济生》）。

【炮制研究】

1. 炮制沿革研究 唐代有"去壳炒"(《理伤》)的炮制方法。自宋代以后有炒(《普本》)、"取仁盐炒用"(《洪氏》),米泔制、姜汁炒(《普济方》),青盐酒煮(《奇效》)、蜜炙(《明医》)、酒炒(《景岳》)、"炒黑为末"(《济阴》)、煨法(《钩元》)等炮制方法。《中国药典》2015 年版一部收载的饮片为益智仁、盐益智仁。部分地区还有砂炒等炮制品。

2. 化学成分研究 益智、益智仁、益智壳和盐炙益智、盐炙益智仁、盐炙益智壳挥发油的颜色、化学组分基本无变化,折光率、比重略有不同。不同炮制品挥发油含量与生品相比均有明显降低。盐炙益智和盐炙益智仁浸出物的含量均比相对应的生品浸出物的含量高。

3. 药理作用研究 益智仁生品和盐炙品均呈剂量依赖性,对乙酰胆碱引起的膀胱逼尿肌兴奋具有显著的拮抗作用,可降低肌条收缩的平均张力,且盐炙品效果优于生品。

4. 炮制工艺研究 以挥发油、水溶性浸出物、诺卡酮含量为指标,优化益智仁盐炙工艺为:将 2 g 食盐加 40 ml 水溶解后,与 100 g 净益智仁拌匀,闷润 30 min,在 250℃下炒炙 8 min。

5. 炮制品质量要求 盐益智仁饮片总灰分不得过 8.5%,酸不溶性灰分不得过 1.5%;益智仁饮片含挥发油不得少于 1.0%(ml/g)。

【贮存】 贮干燥容器内,密闭,置阴凉干燥处。

巴 戟 天

【处方用名】 巴戟天、巴戟肉、巴戟、盐巴戟、制巴戟。

【来源】 本品为茜草科植物巴戟天 *Morinda officinalis* How 的干燥根。全年均可采挖,洗净,除去须根,晒至六七成干,轻轻捶扁,晒干。

【炮制方法】

1. 巴戟肉 取净巴戟天段,除去杂质,洗净,置蒸器内蒸透,趁热除去木心或用水润透后除去木心,切段,干燥。筛去碎屑。

2. 盐巴戟天 取净巴戟天段,用盐水拌匀,闷润,待盐水被吸尽后,置炒制容器内,用文火炒干。或取净巴戟,用盐水拌匀,蒸软,除去木心,切段,干燥。筛去碎屑。

每 100 kg 巴戟天,用食盐 2 kg。

3. 制巴戟天 取甘草,捣碎,加水煎汤,去渣,加入净巴戟天拌匀,置锅内,用文火煮透,汤尽,取出,趁热抽去木心,切段,干燥。筛去碎屑。

每 100 kg 巴戟天,用甘草 6 kg,煎汤约 50 kg。

【饮片性状】 巴戟天为扁圆柱形短段或不规则块。表面灰黄色或暗灰色。断面紫色或淡紫色;皮部厚。气微,味甘而微涩。盐巴戟表面灰黄色或暗灰色,具纵纹和横裂纹。切面皮部厚,紫色或淡紫色,中空。气微,味甘、咸而微涩。制巴戟天表面灰黄色或暗灰色,具纵纹和横裂纹。切面皮部厚,紫色或淡紫色,中空。气微,味甘而微涩。

【炮制作用】 巴戟天味甘、辛,性微温。归肾、肝经。具有补肾阳、强筋骨、祛风湿的功能。

生品味辛而温,以祛风除湿力胜,适用于肾虚而兼风湿之证。如治风冷腰痛,行步困难的巴戟天丸（《圣惠方》）；治腰膝风湿疼痛，脚气水肿，或肌肉萎缩无力的巴戟去痹汤（《中药临床应用》）。

盐炙后专于入肾，温而不燥，补肾助阳作用缓和，多服久服无伤阴之弊。常用于阳痿遗精，宫冷不孕，月经不调，少腹冷痛。如治肾脏久虚，夜多梦泄，耳内蝉鸣的巴戟天丸（《总录》）；治妇人子宫久冷，月经不调的巴戟丸（《局方》）；治妇女肾气不足的温肾丸（《玉尺》）。

甘草制后增强补益作用，偏于补肾助阳，强筋骨。用于肾气虚损，症见胸中短气、腰脚疼痛、身重无力；用于脾肾亏损的无比山药丸（《中药成药制剂手册》）。

【炮制研究】

1. 炮制沿革研究　晋代有去心（《肘后》）的炮制方法。自南北朝以后有枸杞、酒和菊花依次炮制（《雷公》），酒煮（《博济》）、糯米炒（《衍义》），酒浸焙、面炒、盐汤浸（《局方》），油制、火炮（《普济方》），盐水煮（《入门》），甘草汤浸、枸杞汤浸（《仁术》），甘草汤炒（《景岳》）、甘草汁煮（《醒斋》）等炮制方法。《中国药典》2015 年版一部收载的饮片为巴戟天、巴戟肉、盐巴戟天、制巴戟天。

2. 化学成分研究　巴戟天根皮中有毒元素铅较木心含量低；铁、锰、锌等微量元素含量较木心为多，特别是与中医所说的"肾"、心血管和造血机能密切的锌、锰、铁、铬等元素在根皮中含量较高。不同巴戟天炮制品的糖含量从高到低依次为：去木心巴戟天 > 炮制后的巴戟天肉 > 净巴戟天。寡糖类成分总质量分数顺序为盐巴戟天 > 巴戟天肉 > 制巴戟天 > 生巴戟天；水晶兰苷含量排序为盐巴戟天 > 生巴戟天 > 制巴戟天 > 巴戟天肉。所以巴戟天去木心是合理的。

3. 药理作用研究　巴戟天不同炮制品均可以改善肾阳虚小鼠的症状，其中盐巴戟天组治疗效果最佳，其次是制巴戟天、巴戟天肉、生巴戟天。

4. 炮制工艺研究　以游离蒽醌含量为指标，优选出甘草制巴戟天炮制工艺为：净巴戟天置等量甘草汁（相当 6% 甘草）中，浸润 10 min，拌炒 8～10 min，至甘草汁被吸尽，趁热抽去木心，切段，干燥。

5. 炮制品质量要求　巴戟天、巴戟肉、盐巴戟天、制巴戟天饮片水分均不得过 15.0%；冷浸法水溶性浸出物均不得少于 50.0%；含耐斯糖（$C_{24}H_{42}O_{21}$）均不得少于 2.0%；巴戟天、巴戟肉、制巴戟天饮片总灰分均不得过 6.0%。

【贮存】贮干燥容器内，炮制品密闭，置通风干燥处。防霉，防蛀。

小 茴 香

【处方用名】小茴香、小茴、茴香、盐茴香。

【来源】本品为伞形科植物茴香 *Foeniculum vulgare* Mill. 的干燥成熟果实。秋季果实初熟时采割植株，晒干，打下果实，除去杂质。

【炮制方法】

1. 小茴香　取原药材，除去杂质及残梗。筛去灰屑。

2. 盐茴香　取净小茴香，加盐水拌匀，闷润，待盐水被吸尽后，置炒制容器内，用文火炒至微黄色，有香气逸出时，取出晾凉。

每 100 kg 小茴香，用食盐 2 kg。

【饮片性状】小茴香分果呈长椭圆形，有的稍弯曲，背部有 5 条纵棱。表面黄绿色或淡黄色。有特异香气，味微甜、辛。盐茴香颜色加深，偶有焦斑，味微咸。

【炮制作用】小茴香味辛，性温。归肝、肾、脾、胃经。具有散寒止痛、理气和胃的功能。

生品辛散理气作用偏盛，常用于脘腹胀痛，食少吐泻，少腹冷痛。如治脾元冷滑，久泄腹痛的大圣散（《博济》）；用于少腹冷癖的茴香丸（《杂病源流犀烛》）。

盐炙后辛散作用稍缓，专行下焦，长于温肾祛寒，疗疝止痛。常用于寒疝腹痛，睾丸偏坠，痛经。如治睾丸肿胀偏坠的香橘散（《张氏医通》）；治下元虚冷，腰膝疼痛，消瘦无力的茴香子丸（《圣惠方》）。

【炮制研究】

1. 炮制沿革研究 宋代有酒炒、炒（《博济》），焙（《普本》），盐炒、青盐拌、黑牵牛制（《朱氏》）的炮制方法。自明代以后有炒炭（《暑疫》）、麸炒（《食物》）等炮制方法。《中国药典》2015 年版一部收载的饮片为小茴香、盐小茴香。

2. 化学成分研究 小茴香生碎品及各种炮制品的水浸出物含量均高于生品，其中生碎品、盐炙品及盐水浸品含量较高，各炮制品的挥发油含量均低于生品，以盐茴香减少较多。小茴香炮制前后，挥发油的比重、折光率、比旋度等物理常数均有变化。

3. 药理作用研究 小茴香及其挥发油有抗溃疡、利胆、雌激素样作用等。小茴香及其炮制品均能促进小鼠肠蠕动，炮制品比生品作用降低，但差别不显著；盐炙小茴香可使小鼠有细软便排出，而生品却无此便样。生品小茴香及其炮制品水煎液均有促进小鼠气管排泌酚红，增加分泌物的作用。

4. 炮制工艺研究 小茴香应以微炒或盐浸低温烘干之炮制品捣碎入药为宜。

5. 炮制品质量要求 小茴香饮片总灰分不得过 10.0%，盐小茴香饮片不得过 12.0%；小茴香、盐小茴香饮片含挥发油均不得少于 1.5%（ml/g），小茴香饮片含反式茴香脑（$C_{10}H_{12}O$）不得少于 1.4%，盐小茴香饮片不得少于 1.3%。

【贮存】贮干燥容器内，密闭，置阴凉干燥处。

荔 枝 核

【处方用名】荔枝核、盐荔枝核。

【来源】本品为无患子科植物荔枝 *Litchi chinensis* Sonn. 的干燥成熟种子。夏季采摘成熟果实，除去果皮和肉质假种皮，洗净，晒干。

【炮制方法】

1. 荔枝核 取原药材，除去杂质，洗净，干燥。用时捣碎。

2. 盐荔枝核 取净荔枝核，捣碎，加盐水拌匀，闷润，待盐水被吸尽后，置炒制容器内，用文火加热，炒干，取出晾凉。

每 100 kg 荔枝核，用食盐 2 kg。

【饮片性状】荔枝核为长圆形或卵圆形，略扁。表面棕红色或紫棕色，平滑，有光泽，略有凹陷及细波纹，一端有类圆形种脐。质硬。气微，味微甘、苦、涩。盐荔枝核为碎块状，无光泽，色泽略深，味微咸。

【炮制作用】荔枝核味甘、微苦，性温。归肝、肾经。具有行气散结、祛寒止痛的功能。用于气滞寒凝，胃脘疼痛，寒疝腹痛，睾丸肿痛。

生品偏于治肝气郁滞，胃脘疼痛，如用于心腹胃脘久痛，屡触屡发的荔香散（《景岳》）。

盐炙引药入肾，专于疗疝止痛。如治疝痛、睾丸肿痛的疝气内消丸（《中药成药制剂手册》）。

【炮制研究】

炮制沿革研究　宋代有"慢火烧存性"（《衍义》）、火炮（《妇人》）的炮制方法。自元代以后有炒法（《瑞竹》）、炒黄（《回春》）、煨焦（《景岳》）、焙法（《必用》）、煨熟（《正义》）、盐水浸炒（《增广》）等炮制方法。《中国药典》2015 年版一部收载的饮片为荔枝核、盐荔枝核。

【贮存】贮干燥容器内，盐荔枝核密闭，置通风干燥处。防蛀。

补 骨 脂

【处方用名】补骨脂、破故纸、盐补骨脂、盐骨脂。

【来源】本品为豆科植物补骨脂 *Psoralea corylifolia* L. 的干燥成熟果实。秋季果实成熟时采收果序，晒干，搓出果实，除去杂质。

【炮制方法】

1. 补骨脂　取原药材，除去杂质。

2. 盐补骨脂　取净补骨脂，加盐水拌匀，闷润，待盐水被吸尽后，置炒制容器内，用文火加热，炒至微鼓起、迸裂并有香气逸出时，取出晾凉。

每 100 kg 补骨脂，用盐 2 kg。

【饮片性状】本品呈肾形，略扁。表面黑色、黑褐色或灰褐色。质硬。果皮薄，与种子不易分离。种仁有油性。气香，味辛、微苦。盐补骨脂微鼓起，表面黑色或黑褐色，气微香，味微咸。

【炮制作用】补骨脂味辛、苦，性温。归肾、脾经。具有温肾助阳、纳气平喘、温脾止泻的功能。

生品长于补脾肾，止泻痢。多用于脾肾阳虚，泻痢；外用治银屑病，白癜风，扁平疣，斑秃等。

盐炙能缓和辛窜温燥之性，以免生用时间较长或剂量较大有伤阴之弊，容易出现口干、舌燥、喉痛等症状；并可引药入肾，增强补肾纳气的作用。用于阳痿遗精，遗尿尿频，腰膝冷痛，肾虚作喘，五更泄泻。如治肾虚封藏失职，精关不固之阳痿遗精的补骨脂散（《圣惠方》）；治肾气虚冷，小便无度的破故纸丸（《杨氏家藏方》）；治肾虚喘嗽的胡桃故纸汤（《中药临床应用》）；治肾阳不足，五更泄泻的四神丸（《中国药典》）。

【炮制研究】

1. 炮制沿革研究　南北朝刘宋时代有酒浸蒸（《雷公》）的炮制方法。自宋代以后有炒（《圣惠方》），盐炒、芝麻制（《局方》），酒浸炒（《洪氏》）、泽泻制（《普济方》），盐、酒、芝麻同制（《仁术》），麸炒、面炒（《本草述》），麻子仁炒（《钩元》）、"童便乳浸盐水炒"（《备要》）、"盐水浸三日胡桃油炒"（《必用》）等炮制方法。《中国药典》2015 年版一部收载的饮片为补骨脂、盐补骨脂。

2. 化学成分研究 补骨脂素和异补骨脂素被认为是补骨脂的有效活性成分。补骨脂酚对肾脏具有一定毒性，被认为是补骨脂的毒性成分。

不同方法炮制后补骨脂素、异补骨脂素的含量由高到低的顺序为：雷公法＞生品＞盐炙。雷公法炮制品中，补骨脂素、异补骨脂素含量均增加，微量元素 Mn、Ca、Mg、Fe、Zn 含量增加，Cu 含量变化不明显。雷公法为：按 "200 g 补骨脂 +300 ml 黄酒浸泡 3 天，再用清水浸泡 1 天，滤过，蒸 6 h，晾干" 即得。

3. 药理作用研究 除酒浸炒品外，其他炮制品能显著提高环磷酰胺引起白细胞的降低，作用强度为盐炙品＞盐蒸品＞雷公法品＞清炒品＞生品＞酒浸炒品。补骨脂燥性体现在引起正常和模型小鼠乳酸脱氢酶值升高，而毒性体现在对两种小鼠免疫器官胸腺和脾、肝的抑制，盐炙品较生品能改善上述指标。

4. 炮制工艺研究 采用正交实验法优选盐炙补骨脂工艺，确定的最佳工艺为每 100 g 补骨脂加 2 g 盐，闷润 2 h，于 150℃炒制 10 min。

5. 炮制品质量要求 补骨脂饮片水分不得过 9.0%，盐补骨脂饮片不得过 7.5%；补骨脂饮片总灰分不得过 8.0%，盐补骨脂饮片不得过 8.5%；补骨脂饮片酸不溶性灰分不得过 2.0%；补骨脂、盐补骨脂饮片含补骨脂素（$C_{11}H_6O_3$）和异补骨脂素（$C_{11}H_6O_3$）的总量均不得少于 0.70%。

【贮存】贮干燥容器内，盐补骨脂密闭，置通风干燥处。防霉。

车 前 子

【处方用名】车前子、车前仁、盐车前子、炒车前子。

【来源】本品为车前科植物车前 *Plantago asiatica* L. 或平车前 *Plantago depressa* Willd. 的干燥成熟种子。夏、秋二季种子成熟时采收果穗，晒干，搓出种子，除去杂质。

【炮制方法】

1. 车前子 取原药材，除去杂质，筛去灰屑。

2. 炒车前子 取净车前子，置炒制容器内，用文火加热，炒至略有爆裂声，并有香气逸出时，取出晾凉。

3. 盐车前子 取净车前子，置炒制容器内，用文火加热，炒至略有爆裂声时，喷淋盐水，炒干，取出晾凉。

每 100 kg 车前子，用食盐 2 kg。

【饮片性状】本品呈椭圆形、不规则长圆形或三角状长圆形，略扁。表面黄棕色至黑褐色。质硬。遇水有黏滑感。气微，味淡。炒车前子气微香，质略脆。盐车前子气微香，味微咸。

【炮制作用】车前子味甘，性寒。归肝、肾、肺、小肠经。具有清热利尿通淋、渗湿止泻、明目、祛痰的功能。

生品长于利水通淋，清肺化痰，清肝明目。常用于水肿胀满，热淋涩痛，暑湿泄泻，肝火目赤，痰热咳嗽。如治水臌，周身肿胀，按之如泥的决流汤（《石室秘录》）；治诸淋小便痛不可忍的车前子散（《直指方》）；治小儿伏暑吐泻的车前子散（《杨氏家藏方》）。

炒车前子寒性稍减，并能提高煎出效果，作用与生品相似，长于渗湿止泻。多用于湿浊泄泻。如四苓散（《名医指掌》）；异功散（《直诀》）。

盐车前子泻热利尿而不伤阴，并引药下行，增强在肾经的作用。用于肾虚脚肿，眼目昏暗，虚劳梦泄。如治肝肾俱虚，眼昏目暗的驻景丸（《圣惠方》）；治虚劳梦泄的立效鹿角散（《圣惠方》）。

【炮制研究】

1. 炮制沿革研究　宋代有酒浸（《总录》）、微炒（《局方》）、焙（《宝产》）、酒蒸（《济生方》）的炮制方法。自明代以后有米泔水浸蒸（《醒斋》）、青盐水炒法（《幼幼》）等炮制方法。《中国药典》2015 年版一部收载的饮片为车前子、盐车前子。

2. 化学成分研究　车前子苷是车前子中具有镇咳、祛痰作用的有效成分。车前子苷性质较稳定，炒、炙对其影响不大。

车前子经清炒或盐炙，其多糖含量较生品都有所降低。凝胶色谱显示，炮制品中多糖组分与生品不同，且分子量较生品低，可能与多糖的降解有关。

3. 药理作用研究　研究认为，车前子多糖在肠内不被吸收，可吸收大量水分而膨胀，使肠容积增加，对肠黏膜产生刺激，引起肠蠕动增强而达到缓泻的功能。车前子炒品，酒品和盐品对小鼠腹泻具有一定抑制作用，抑制作用强弱的顺序为炒品 > 酒品 > 盐品，而生品有进一步加重小鼠腹泻的趋势。

4. 炮制工艺研究　车前子与盐水拌匀，摊开，厚度为 1～2 cm，在 40～45℃烘干，再用文火炒至有爆裂声。每 100 kg 车前子用盐 2 kg，按盐：水为 1：3 制备盐水。

5. 炮制品质量要求　车前子饮片水分不得过 12.0%，盐车前子饮片不得过 10.0%；车前子饮片总灰分不得过 6.0%，盐车前子饮片不得过 9.0%；车前子饮片酸不溶性灰分不得过 2.0%，盐车前子饮片不得过 3.0%；车前子饮片膨胀度应不低于 4.0，盐车前子饮片应不低于 3.0；车前子饮片含京尼平苷酸（$C_{16}H_{22}O_{10}$）不得少于 0.50%，盐车前子饮片不得少于 0.40%，车前子饮片含毛蕊花糖苷（$C_{29}H_{36}O_{15}$）不得少于 0.40%，盐车前子饮片不得少于 0.30%。

【贮存】贮干燥容器内，盐车前子密闭，置通风干燥处。防潮。

菟 丝 子

【处方用名】菟丝子、炒菟丝子、盐菟丝子、酒菟丝饼。

【来源】本品为旋花科植物南方菟丝子 *Cuscuta australis* R.Br. 或菟丝子 *Cuscuta chinensis* Lam. 的干燥成熟种子。秋季果实成熟时采收植株，晒干，打下种子，除去杂质。

【炮制方法】

1. 菟丝子　取原药材，除去杂质，洗净，干燥。

2. 盐菟丝子　取净菟丝子，加盐水拌匀，闷润，待盐水被吸尽后，置炒制容器内，用文火炒至略鼓起，微有爆裂声，并有香气逸出时，取出晾凉。

每 100 kg 菟丝子，用食盐 2 kg。

3. 酒菟丝子饼　取净菟丝子，加水煮至开裂，不断搅拌，待水被吸尽，呈黏丝稠粥状时，加入黄酒和面粉拌匀，再压成饼，切成约 1 cm³ 小方块，干燥。

每 100 kg 菟丝子，用黄酒 15 kg，白面 15 kg。

4. 炒菟丝子 取净菟丝子，用文火炒至微黄色，有爆裂声，取出晾凉。

【饮片性状】本品呈类球形。表面灰棕色至棕褐色。质坚实。气微，味淡。盐菟丝子表面棕黄色，裂开，略有香气。酒菟丝饼为小方块状，表面灰棕色或黄棕色，微有酒气。炒菟丝子黄棕色，可见裂口，气微香，味淡。

【炮制作用】菟丝子味辛、甘，性平。归肝、肾、脾经。具有补益肝肾、固精缩尿、安胎、明目、止泻的功能。

生品以养肝明目力胜。如治疗肝肾两亏，阴虚火旺，内障目暗，视物昏花的石斛夜光丸（《中国药典》）。

菟丝子偏温，补阳胜于补阴。盐炙后不温不寒，平补阴阳，并能引药入肾，增强补肾固涩的作用。用于阳痿遗精，尿有余沥，遗尿尿频，带下，肾虚胎漏，胎动不安。如治肾虚精亏，阳痿不育，遗精早泄，尿后余沥的五子衍宗丸（《中国药典》）；治滑胎或白带，不孕症的补肾固冲丸（《妇产科学》）。

酒制可增强温补脾肾的作用，并可提高煎出效果，便于粉碎。多用于腰膝酸软，脾肾虚泄。如治肾气亏损的内补鹿茸丸（《宝鉴》）；治丈夫腰膝冷痛或顽麻无力的固阳丹（《经验后方》）。

炒菟丝子其功用与生品相似，但炒后可提高煎出效果，便于粉碎。

【炮制研究】

1. 炮制沿革研究 晋代有"酒渍服"（《肘后》）的炮制方法。自南北朝以后有苦酒、黄精汁浸（《雷公》），酒浸（《千金》）、盐炒（《总录》）、酒蒸（《局方》）、酒浸炒作饼（《洪氏》）、酒浸炒（《朱氏》）、酒煮（《普济方》）、炒法（《纲目》）、酒煨作饼（《保元》）、米泔淘洗（《大法》）等炮制方法。《中国药典》2015 年版一部收载的饮片为菟丝子、盐菟丝子。部分地区还有清炒、酒炒、制饼等炮制品。

2. 化学成分研究 菟丝子炮制品浸出物含量比生品均有不同程度的增加，而且易于粉碎，浸出物含量的高低顺序为：菟丝饼（不加面粉）＞酒炒品＞清炒品＞生品；但在冷浸法测定时，制饼与酒炒的浸出率相差不大。

比较高压法、清炒、生品浸出物含量。依次为高压法＞清炒法＞生品；但高压品煎出物较黏，清炒品煎出物较脆，生品煎出物黏性大，干后质坚硬。

比较研究菟丝子炮制前后脂肪油含量的变化，依次为盐制品＞酒制品＞生品＞清炒品＞水蒸品。

对黄酒拌润蒸后制饼、水浸煮至吐丝制饼、清炒品、盐炙品、粉碎浸煮制饼及生品的水煎出物、总黄酮和多糖等成分的含量测定表明，水煎出物含量除盐炙法外均较生品为高；水煎液中总黄酮含量、多糖含量均是生品低于其他炮制品，以粉碎浸煮制饼和水浸煮至吐丝组含量较高；还原糖和醚性浸出物各品差别不大。认为以水浸煮至吐丝制饼的方法为佳。

对生品、盐炙、烘制品（分别在 100℃、130℃、160℃、190℃下）中菟丝子总黄酮（80% 乙醇作溶剂）和多糖（水提取）进行含量测定，结果表明，以烘制品中二者含量最高，尤以 160℃烘品最高，盐炙品中总黄酮含量低于生品，盐炙品中多糖含量升高亦不明显，认为其盐炙的原理有待研究。

3. 炮制工艺研究　菟丝子质地坚硬，有效成分难于溶出，且难于粉碎。制饼的目的是利于煎出有效成分或入丸散剂时易于粉碎。制饼可采用：淘洗干净后的菟丝子用酒浸一夜（淹过药面为度），次日加入适量水，煮至开裂，不断搅拌，待水被吸干后，干燥。也可用少许水或酒浸后晾干制饼或者用适量水煮爆后，晾干制饼。用水煮时要控制水量。为防止酸败生霉，制饼以不加面粉为宜。

以总黄酮含量为指标，优选出酒制最佳工艺为：取 100 g 净菟丝子，用每 100 kg 加 20 kg 黄酒浸润 48 h 后，置炒制容器内，中火炒制 10 min，取出，80℃干燥。以金丝桃苷、槲皮素、水溶性浸出物为指标，优选出盐制最佳工艺为：采用浓度为 2% 的盐溶液，闷润 24 h，蒸制 5 h，并在 120℃下烘干。

4. 炮制品质量要求　菟丝子、盐菟丝子饮片水分均不得过 10.0%；总灰分均不得过 10.0%，酸不溶性灰分均不得过 4.0%；含金丝桃苷（$C_{21}H_{20}O_{12}$）均不得少于 0.10%。

【贮存】贮干燥容器内，炮制品密闭，置通风干燥处。

沙 苑 子

【处方用名】沙苑子、沙苑蒺藜、潼蒺藜、盐沙苑子。

【来源】本品为豆科植物扁茎黄芪 *Astragalus complanatus* R.Br. 的干燥成熟种子。秋末冬初果实成熟尚未开裂时采割植株，晒干，打下种子，除去杂质，晒干。

【炮制方法】

1. 沙苑子　取原药材，除去杂质，洗净，干燥。

2. 盐沙苑子　取净沙苑子，加盐水拌匀，闷润，待盐水被吸尽后，置炒制容器内，用文火炒干，取出晾凉。

每 100 kg 沙苑子，用食盐 2 kg。

【饮片性状】沙苑子略呈肾形而稍扁。表面光滑，褐绿色或灰褐色。质坚硬，不易破碎。味淡，嚼之有豆腥味。盐沙苑子表面鼓起，深褐绿色或深灰褐色，气微，味微咸，嚼之有豆腥味。

【炮制作用】沙苑子味甘，性温。归肝、肾经。具有补肾助阳、固精缩尿、养肝明目的功能。

生品以益肝明目力强，多用于肝虚眩晕目昏。如与茺蔚子、青葙子，共研末内服，治目暗不明（《吉林中草药》）；治翳障的补肾明目散（《中药临床应用》）。

盐沙苑子药性更为平和，能平补阴阳，并可引药入肾，增强补肾固精、缩尿的作用。多用于肾虚腰痛，遗精早泄，白浊带下，小便余沥。如治肾气虚衰，腰痛滑精的三肾丸（《中药成药制剂手册》）；治肾虚精关不固，遗精滑泄的金锁固精丸（《集解》）。

【炮制研究】

1. 炮制沿革研究　元代有炒法（《瑞竹》）的炮制方法。自明代以后有微焙（《滇南》）、马乳浸蒸焙干（《准绳》）、微炒（《保元》）、酒浆拌蒸（《大法》）、酥炙（《乘雅》）、酒蒸（《逢原》）、酒洗炒（《良朋》）、盐水炒（《增广》）、炒（《汇纂》）等炮制方法。《中国药典》2015 年版一部收载的饮片为沙苑子、盐沙苑子。

2. 炮制品质量要求　沙苑子饮片水分不得过 13.0%，盐沙苑子饮片不得过 10.0%；沙苑子饮片总灰分不得过 5.0%，盐沙苑子饮片不得过 6.0%；沙苑子饮片酸不溶性灰分不得过 2.0%；沙苑子饮片含沙苑子苷（$C_{28}H_{32}O_{16}$）不得少于 0.060%，盐沙苑子饮片不得少于 0.050%。

【贮存】贮干燥容器内，盐沙苑子密闭，置通风干燥处。

韭 菜 子

【处方用名】韭菜子、韭子、盐韭菜子、盐韭子。

【来源】本品为百合科植物韭菜 *Allium tuberosum* Rott1.ex Spreng. 的干燥成熟种子。秋季果实成熟时采收果序，晒干，搓出种子，除去杂质。

【炮制方法】

1. 韭菜子　取原药材，除去杂质。用时捣碎。

2. 盐韭菜子　取净韭菜子，加盐水闷润，待盐水被吸尽后，置炒制容器内，用文火炒至干，鼓起，有香气逸出，取出晾凉。

每 100 kg 韭菜子，用食盐 2 kg。

【饮片性状】韭菜子呈半圆形或半卵圆形，略扁。表面黑色。质硬。气特异，味微辛。盐韭菜子色泽加深，有香气，微鼓起，味咸、微辛。

【炮制作用】韭菜子味辛、甘，性温。归肝、肾经。具有温补肝肾、壮阳固精的功能。

生品辛温散寒，其性偏燥，适用于肾虚而兼寒湿的腰膝酸软冷痛、白带过多。可单用为末内服或与补肾阳药合用。对胃寒呕吐、呃逆也有效。

盐炙可引药入肾，增强补肾固精缩尿作用。用于阳痿遗精，遗尿尿频。如与补骨脂、益智仁等同用，治肾与膀胱虚冷，小便频数（《魏氏家藏方》）。

【炮制研究】

1. 炮制沿革研究　唐代有酒浸（《千金》）、熬法（《外台》）。自宋代以后有酒浸微炒（《圣惠方》）、炒（《证类》）、"醋煮炒香"（《总录》）、汤浸（《洪氏》）、酒浸焙（《普济方》）、酒煮（《良朋》）、蒸熟炒和醋炒酒下（《得配》）等炮制方法。《中国药典》2015 年版一部收载的饮片为韭菜子、盐韭菜子。

2. 药理作用研究　韭菜子生品、盐制品和酒制品的含水乙醇提取物，能提高氢化可的松肾阳虚小鼠的交配能力，其中，酒制品优于生品和盐制品。

【贮存】贮干燥容器内，密闭，置干燥处。

八 角 茴 香

【处方用名】八角茴香、大茴香、大八角、盐八角茴香。

【来源】本品为木兰科植物八角茴香 *Illicium verum* Hook.f. 的干燥成熟果实。秋、冬二季果实由绿变黄时采摘，置沸水中略烫后干燥或直接干燥。

【炮制方法】

1. 八角茴香　取原药材，除去过长的果柄及杂质，筛去灰屑。用时捣碎。

2. 盐八角茴香 取净八角茴香，加盐水拌匀，闷润，待盐水被吸尽后，置炒制容器内，用文火炒干，取出晾凉。用时捣碎。

每 100 kg 八角茴香，用食盐 2 kg。

【饮片性状】八角茴香为聚合果，多由 8 个蓇葖果组成，放射状排列于中轴上。外表面红棕色；内表面淡棕色，平滑，有光泽。质硬而脆。气芳香，味辛、甜。盐八角茴香颜色加深，略带咸味。

【炮制作用】八角茴香味辛，性温。归肝、肾、脾、胃经。具有温阳散寒、理气止痛的功能。

临床常用生品。生品长于温散寒邪、理气止痛。用于胃寒呕吐，脘腹冷痛。如治少腹冷癖的茴香丸（《杂病源流犀烛》）。

盐炙能引药下行，长于温暖肝肾、理气止痛。多用于肾虚腰痛，寒疝疼痛。如用本品为末，食前酒服，治腰重刺胀（《直指方》）；如治疗疝气疼痛的茴香丸（《疡医大全》）。

【炮制研究】

炮制沿革研究 宋代有炒（《博济》）、酒浸炒（《局方》）的炮制方法。自明代以后有炒黄、盐炒（《普济方》），盐酒炒（《蒙筌》）、盐汤浸炒（《回春》）等炮制方法。《中国药典》2015 年版一部收载的饮片为八角茴香。部分地区还有盐炙等炮制品。

【贮存】贮干燥容器内，密闭，置阴凉干燥处。

胡 芦 巴

【处方用名】胡芦巴、芦巴子、炒胡芦巴、盐胡芦巴。

【来源】本品为豆科植物胡芦巴 *Trigonella foenum-graecum* L. 的干燥成熟种子。夏季果实成熟时采割植株，晒干，打下种子，除去杂质。

【炮制方法】

1. 胡芦巴 取原药材，除去杂质。洗净，干燥。用时捣碎。

2. 炒胡芦巴 取净胡芦巴，置炒制容器内，用文火加热，炒至有爆裂声。逸出香气，表面黄棕色或色泽加深，取出，放凉。用时捣碎。

3. 盐胡芦巴 取净胡芦巴，加盐水拌匀，闷透，置炒制容器内，以文火加热，炒至鼓起、微有焦斑、有香气溢出时，取出，放凉。

胡芦巴每 100 kg，用食盐 2 kg。

【饮片性状】胡芦巴略呈斜方形或矩形。长 3 ~ 4 mm，宽 2 ~ 3 mm，厚约 2 mm。表面黄绿色或黄棕色，平滑。两侧各具一深斜沟，相交处有点状种脐。质坚硬，不易破碎。种皮薄。气香，味微苦。炒胡芦巴微鼓起，有裂纹。表面黄棕色，气香。盐胡芦巴微鼓起，表面黄棕色至棕色，偶见焦斑。略具香气，味微咸。

【炮制作用】胡芦巴味苦，性温。归肾经。具有温肾助阳，祛寒止痛的功能。

生品质地坚硬，不易捣碎。长于散寒逐湿，多用于寒湿脚气。如治寒湿脚气，腿膝疼痛的胡芦巴丸（《杨氏家藏方》）。

炒胡芦巴缓和苦燥之性，增强了温补肾阳作用。使质地酥脆，易于粉碎，利于有效成分煎出。如用于肾气虚损，阳气痿弱的胡芦巴丸（《圣济》）。

盐制可引药入肾，温补肾阳力专。用于寒疝疼痛，阳痿，肾虚腰痛。如用于阳痿遗精，腰腹冷痛的强阳保肾丸（《中国药典》2015 版）。

【炮制研究】

1. 炮制沿革研究　宋代有微炒（《圣惠方》）、海金沙制（《朱氏》）、酒浸炒（《妇人》）的炮制方法。自元代以后有盐炒黄、芝麻制（《瑞竹》）、酒浸蒸、酒浸焙（《纲目》）、海金沙巴豆制、山茱萸制（《普济方》）、酒洗（《说约》）、酒浸暴干炒用（《汇纂》）等炮制方法。《中国药典》2015 年版一部收载的饮片为胡芦巴、盐胡芦巴。部分地区还有炒胡芦巴等炮制品。

2. 化学成分研究　胡芦巴不同炮制品中都含有胡芦巴碱，随着干燥温度升高，胡芦巴碱含量呈下降趋势。胡芦巴生品、炒品、盐炙品中，薯蓣皂苷元的含量依次降低。测定三种炮制品水煎液中微量元素的含量，盐炙品水煎液中除 Fe 元素外均升高。

3. 炮制工艺研究　采用正交设计实验优选胡芦巴的较佳工艺为：1 kg 胡芦巴用 400 ml 食盐水（含食盐 20 g）闷润 2 h，在 200℃下炒炙 35 min，每分钟翻炒 30 次。

4. 炮制品质量要求　胡芦巴饮片水分不得过 15.0%，盐炙品不得过 11.0%；生品总灰分不得过 5.0%，盐炙品不得过 7.5%；生品酸不溶性灰分不得过 1.0%；生品和盐炙品饮片热浸法醇溶性浸出物均不得少于 18.0%；胡芦巴碱（$C_7H_7NO_2$）均不得少于 0.45%。

【贮存】贮干燥容器内，密闭，置通风干燥处。防蛀。

第六节　油　炙　法

将净制或切制后的饮片，与一定量的食用油脂共同加热处理的方法称为油炙法。油炙法又称酥炙法。

油炙法所用的辅料，常用的有芝麻油，羊脂油。此外，菜油、酥油亦可采用。

羊脂油性味甘、温，能补虚，润燥，驱风，解毒。羊脂油须经炼制。方法：将羊脂切碎，置锅内加热，熔化后去渣，放冷，即得。

油炙目的：

（1）增强疗效　如淫羊藿，用羊脂油炙后能增强温肾助阳的作用。

（2）利于粉碎和服用　如豹骨、三七、蛤蚧，经油炙后，能使其质地酥脆，易于粉碎，并可矫正不良气味。

操作方法：

（1）油炒　先将炼过的羊脂置锅内加热熔化，加入药物共同拌炒，文火炒至油被吸尽，药物表面呈油亮时取出，摊开晾凉。

（2）油炸　将植物油置锅内加热至沸腾时，投入药物，用文火炸至一定程度，取出，沥去油，粉碎。

（3）油脂涂酥烘烤　动物类药物切成块或锯成短节，放炉火上烤热，用油脂涂布，加热烘烤，待油脂渗入药内后，再涂再烤，反复操作，直至药物质地酥脆，晾凉或粉碎。

注意事项：

（1）油炙药物时要控制好温度和时间，避免药物焦化，使药效降低或者丧失药效。

（2）油脂涂酥药物时，需反复操作直至酥脆为度。

（3）油炙后的药材，要及时粉碎和使用，并注意贮存，以免质地反软或发霉、变味。

淫 羊 藿

【处方用名】淫羊藿、羊藿、仙灵脾、炙淫羊藿、炙羊藿。

【来源】本品为小檗科植物淫羊藿 *Epimedium brevicornum* Maxim.、箭叶淫羊藿 *Epimedium sagittatum*（Sieb.et Zucc.）Maxim.、柔毛淫羊藿 *Epimedium pubescens* Maxim.、或朝鲜淫羊藿 *Epimedium koreanum* Nakai 的干燥叶。夏、秋季茎叶茂盛时采收，晒干或阴干。

【炮制方法】

1. 淫羊藿　取原药材，除去杂质，喷淋清水，稍润，切丝，干燥。

2. 炙淫羊藿　取羊脂油加热熔化，加入淫羊藿丝，用文火炒至油脂被吸尽，均匀有光泽时，取出，放凉。

每 100 kg 淫羊藿，用羊脂油（炼油）20 kg。

【饮片性状】淫羊藿为丝片状。上表面绿色、黄绿色或浅黄色，下表面灰绿色，网脉明显，中脉及细脉凸出，边缘具黄色刺毛状细锯齿。近革质。气微，味微苦。炙淫羊藿表面浅黄色显油亮光泽。微有羊脂油气。

【炮制作用】淫羊藿味辛、甘，性温。归肝、肾经。具有补肾阳、强筋骨、祛风湿的功能。

生品以祛风湿、强筋骨力胜。用于筋骨痿软、风湿痹痛，麻木拘挛，更年期高血压等。如治疗风寒湿痹，走注疼痛的仙灵脾散（《圣惠方》）；治脚膝软缓、行步艰难的仙灵脾煎（《圣惠方》）；治妇女更年期高血压的二仙汤（《中医方剂临床手册》）。

羊脂油炙淫羊藿能增强温肾助阳作用，多用于阳痿遗精。如治肾气衰弱，阳痿不举的三肾丸（《处方集》）。

【炮制研究】

1. 炮制沿革研究　南北朝刘宋时代有羊脂炙法（《雷公》。自宋代以后有蒸、酒煮（《圣惠方》），酒浸（《苏沈》）、鹅脂炙（《总录》）、蜜水炙（《扁鹊》）、醋炒（《普济方》）、米泔水浸（《保元》）、酒润（《本草汇》）、酒焙（《拾遗》）、酒拌蒸（《治裁》）等炮制方法。《中国药典》2015 年版一部收载的饮片为淫羊藿、炙淫羊藿。

2. 化学成分研究　淫羊藿用羊脂油炒至微黄不焦时，化学成分在质的方面无显著变化，但淫羊藿苷含量明显下降，下降比率为：淫羊藿约 21%，箭叶淫羊藿约 18%，朝鲜淫羊藿约 60%，柔毛淫羊藿约 56%。此外，羊脂油炙可能利于酯溶性有效成分黄酮苷类等的溶出，并可杀酶保苷。

箭叶淫羊藿按《药典》法，炒至均匀有光亮时，淫羊藿苷的含量无明显降低，而水煎液中，炙淫羊藿的淫羊藿苷溶出量比生品明显提高。

对淫羊藿不同炮制品中总黄酮、淫羊藿苷及绿原酸的含量进行测定。结果：总黄酮的含量依次为：120℃油制品 > 生品 > 酒炙品 > 盐蒸品 > 盐炙品 > 羊脂炙品；淫羊藿苷的含量依次为：羊脂炙品 > 盐蒸品 > 盐炙品 > 酒炙品 > 生品；绿原酸的含量依次为：盐蒸品 > 酒炙品 > 盐炙品 > 生品 > 羊脂炙品。

3. 药理作用研究　总黄酮为淫羊藿的主要活性成分，有促进成骨细胞增殖分化成熟、调节免疫功能、保护心脑血管系统、抑菌、抗炎、抗病毒、抗氧化、抗衰老、抗肿瘤等多方面的药理活性。

动物实验表明，生品淫羊藿无促进性机能作用，且部分指标还显示有抑制性机能作用，如睾丸和肛提肌称重两项指标，生品组还低于空白组（$P < 0.01$）。此结果似与《神农本草经》记载的"性寒"和《本草纲目》记载的"丈夫久服令人无子"相一致。而炮制品与空白组比较，则有明显的促性机能作用，其作用强度与肌内注射睾酮组无显著差异，且无注射睾酮后引起的睾丸重量下降的现象，并能明显促进睾丸组织的增生与分泌。

另据研究报道，箭叶淫羊藿生品和炮制品的水提液和醇提液，对切除双侧睾丸及附睾的去势小鼠的附性器官萎缩均有明显抑制作用，生品和炮制品作用强度无显著差异，且无睾丸素样副作用，不使胸腺、肾上腺萎缩。

炒至发亮有光泽的炙淫羊藿其提取液能明显减少小鼠耳郭肿胀（$P < 0.05$），与生理盐水组有显著差异，而与吲哚美辛组无显著性差异，说明此炮制品提取液具有抗炎作用；该品有延长小鼠出血时间的作用，但对凝血时间无影响。而炒至吸尽油脂时的炙淫羊藿其提取液、炒至微焦时的提取液无抗炎作用；但二者有延长出血时间和凝血时间的作用，尤以炒至吸尽油脂时的炙淫羊藿作用最为明显，提示淫羊藿具有一定的抗凝作用，不同炮制方法对其抗凝作用有影响。

4. 炮制工艺研究　有实验认为，羊脂油加热融化后，与淫羊藿丝拌匀后烘干，总黄酮含量高于传统炒法，且工艺条件可以控制。炮制过程中工艺及温度亦会对药效产生影响，传统炮制在40℃铁锅内翻炒。现代炮制：放置于60℃恒温箱内翻炒，炮制后50℃烘干4 h，粉碎过筛，与传统工艺相比黄酮降低幅度减小。

5. 炮制品质量要求　炙淫羊藿饮片水分不得过8.0%；淫羊藿、炙淫羊藿饮片总灰分均不得过8.0%；淫羊藿饮片含淫羊藿苷（$C_{33}H_{40}O_{15}$）不得少于0.40%，炙淫羊藿饮片含淫羊藿苷（$C_{33}H_{40}O_{15}$）和宝藿苷Ⅰ（$C_{27}H_{30}O_{10}$）的总量不得少于0.60%。

【贮存】置通风干燥处。炙淫羊藿密闭，置阴凉干燥处。

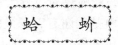

蛤 蚧

【处方用名】蛤蚧、酒蛤蚧、酥蛤蚧。

【来源】本品为壁虎科动物蛤蚧 *Gekko gecko* Linnaeus 的干燥体。全年均可捕捉，除去内脏，拭净，用竹片撑开，使全体扁平顺直，低温干燥。

【炮制方法】

1. 蛤蚧　取原药材，除去竹片，洗净，除去头（齐眼处切除）、足、鳞片，切成小块，干燥。

2. 酒蛤蚧　取净蛤蚧块，用黄酒拌匀，闷润，待酒被吸尽后，烘干或文火炒干。或置钢丝筛上，用文火烤热，喷适量黄酒，再置火上烤制，如此反复，至酥脆为度，放凉。

每 100 kg 蛤蚧块，用黄酒 20 kg。

3. 油酥蛤蚧　取净蛤蚧块，涂以麻油，用无烟火烘烤，反复进行，至稍黄质脆，除去头、足及鳞片，切成小块。

【饮片性状】 蛤蚧为不规则片状小块。表面灰黑色或银灰色，有棕黄色的斑点及鳞甲脱落的痕迹。切面黄白色或灰黄色。脊椎骨和肋骨突起。气腥，味微咸。酒蛤蚧色稍黄，微有酒香气，味微咸。油酥蛤蚧色稍黄，质较脆，具香酥气。

【炮制作用】 蛤蚧味咸，性平。归肺、肾经。具有补肺益肾，纳气定喘，助阳益精的功能。

蛤蚧生品和酥炙品功用相同，酥制后易粉碎，腥气减少。其功效以补肺益肾，纳气定喘见长，用于虚喘气促，劳嗽咳血。如治咳嗽虚喘、气短乏力的人参蛤蚧散（《宝鉴》）；治疗肺虚喘咳，面目及四肢浮肿的独圣饼（《总录》）。

酒炙蛤蚧质酥易碎，矫臭矫味，并可增强补肾壮阳作用，用于肾阳不足，精血亏损的阳痿遗精。如与人参、五味子、核桃肉共研末为丸，治肾虚阳痿，性机能减退，五更泄泻，小便频数（《中药临床应用》）。

【炮制研究】

1. 炮制沿革研究　南北朝刘宋时代有酒浸焙法（《雷公》）。自宋代以后有酥炙、醋炙（《圣惠方》），炙香（《博济》），蜜炙、酒浸、酥炙、酒蜜涂炙（《总录》），煅存性（《洪氏》），青盐酒炙、酒浸炒（《普济方》），酒洗（《本草汇》）、酒浸（《串雅外》）等炮制方法。《中国药典》2015 年版一部收载的饮片为蛤蚧、酒蛤蚧。部分地区还有油酥蛤蚧等炮制品。

2. 化学成分研究　蛤蚧各部位氨基酸总量由高至低的顺序为：尾部 > 体部 > 头部 > 爪部 > 眼部；各部位均未检出胱氨酸；眼部组氨酸、色氨酸的含量明显高于其他部位，谷氨酸的含量也略高于其他各部位均值，眼部其它十三种氨基酸的含量均不同程度的低于各部位均值。

蛤蚧含丰富的 Zn、Fe、Mg、Ca 等元素，均与中医"肾"的关系密切。蛤蚧尾 Zn、Fe 含量最高，特别是 Zn 含量高出体部 42 倍多。蛤蚧身 Mg 含量高，头部 Ca 含量高。

3. 药理作用研究

（1）蛤蚧头、足、身、尾各混悬液口服，均能明显对抗氢化可的松所致的免疫抑制作用，能明显提高脾重，并能提高小鼠对静脉注射炭粒廓清指数。

（2）蛤蚧具有双向性激素样作用，蛤蚧尾对雄性大鼠精囊和前列腺增重的作用较蛤蚧体强。蛤蚧乙醇提取液对大鼠小肠的自由基代谢有着积极的意义，使 SOD、谷胱甘肽过氧化物酶（glutathione peroxidase，GSH-Px）和过氧化氢酶（catalase，CAT）活性明显增强，GSH 水平增强，而过氧化脂质（lipid peroxide，LPO）含量明显下降，同时发现蛤蚧尾部的作用大于体部。

（3）古人有"毒在眼，效在尾"之说（《雷公》）。据报道，经用蛤蚧眼和头足做猴急性和亚急性毒性试验，结果均未见不良反应。

4. 炮制工艺研究　采用酒烘制法，将蛤蚧去头、足，用黄酒浸透，置于烘箱内，在 110 ~ 120℃温度下烘至外表略呈微黄色；或在 145℃温度下烘烤，中途喷淋白酒 3 ~ 4 次，酥炙至色黄松脆取出；大生产中可以采用 80℃烘烤 8 h 后，酒淬一次，再烘烤 8 h。另有用滑石粉烫制法炮制蛤蚧，总氨基酸可达约 495 mg/g，较《药典》法得到的 241 mg/g 明显升高，且易于粉碎。

5. 炮制品质量要求　蛤蚧、酒蛤蚧饮片用稀乙醇作溶剂，冷浸法醇溶性浸出物均不得少于 8.0%。

【贮存】用木箱严密封装，常用花椒拌存，置阴凉干燥处。防蛀。

三 七

【处方用名】三七、田七、三七粉、熟三七。

【来源】本品为五加科植物三七 *Panax notoginseng*（Burk.）F. H. Chen 的干燥根和根茎。秋季开花前采挖，洗净，分开主根、支根及根茎，干燥。支根习称"筋条"，根茎习称"剪口"。

【炮制方法】

1. 三七 取原药材，除去杂质。用时捣碎。

2. 三七粉 取三七，洗净，干燥，碾成细粉。

3. 熟三七 取净三七，打碎，分开大小块，用食油炸至表面棕黄色，取出，沥去油，研细粉。或取三七，洗净，蒸透，取出，及时切片，干燥。

【饮片性状】三七呈类圆锥形或圆柱形。表面灰黄色或灰褐色，有断续的纵皱纹和支根痕。顶端有茎痕，周围有瘤状突起。体重，质坚实。断面灰绿色、黄绿色或灰白色，类角质，具光泽，木部微呈放射状排列。气微，味苦回甜。三七粉为灰黄色粉末，气微，味苦回甜。油炸熟三七为浅黄色粉末，略有油气，味微苦。蒸制熟三七片为类圆形薄片，表面棕黄色，角质样，有光泽，质坚硬，易折断，气微，味苦回甜。

【炮制作用】三七味甘、微苦，性温。归肝、胃经。具有散瘀止血、消肿定痛的功能。

三七生品以止血化瘀、消肿定痛之力偏盛，止血而不留瘀，化瘀而不会导致出血。常用于各种出血证及跌打损伤，瘀滞肿痛。如治咳血、吐衄及二便出血的化血丹（《参西录》）；治疗各种出血证的军门止血方（《回生集》）；治疗跌打损伤、瘀滞肿痛的活血止痛汤（《大成》）。一般入汤剂可用生三七打碎与其他药物共煎。

三七粉与三七同，三七粉多吞服或外敷用于创伤出血。

熟三七止血化瘀作用较弱，以滋补力胜，可用于身体虚弱，气血不足。如治疗面色苍白，头昏眼花，四肢无力，食欲不振的参茸三七补血片。

【炮制研究】

1. 炮制沿革研究 明代始见为末（《纲目》《万氏》）的炮制方法。自清代以后有研（《求真》）、焙（《大成》）等炮制方法。《中国药典》2015 年版一部收载的饮片为三七粉。部分地区还有熟三七等炮制品。

2. 化学成分研究 三七经油炸后，总皂苷含量及水浸出物含量均较生品显著降低，总皂苷含量仅为生品的 60% ~ 70%，且随着油炸程度的加深，总皂苷含量急剧下降。生三七粉加工炮制成熟三七粉后，总皂苷含量平均降低约 14%，其中三七皂苷 R_1、人参皂苷 Rg_1、人参皂苷 Rb_1 的含量分别降低约 9%、12%、9%。另据报道，熟三七的双糖基皂苷含量较低，而单糖基苷得率较高。说明高温使部分双糖基皂苷发生了降解。据国外文献报道，蒸制后生成一些 Rg_3、Rh_1、Rg_6、F_4、Rh_4、Rk_3、Rk_1、Rg_5 等新皂苷。药理研究表明，这些蒸制后新生成的皂苷具有增强免疫功能、抑制肿瘤等多种生物活性。

3. 药理作用研究 三七素是一种特殊的氨基酸，即是毒性成分，又是止血的活性成分，加热处理会使其含量大为减低，三七粉高温后失去止血作用，故熟三七被作为滋补强壮药使用。

熟三七能使高脂饲料喂养的大白鼠血清胆固醇、甘油三酯及 β- 脂蛋白水平升高，α- 脂蛋白降低；而生三七则可在一定程度上减轻由高脂饲料所致的血清胆固醇升高，但降低程度有限。提示三七的药理作用可因"生""熟"而异。

熟三七皂苷对失血性贫血家兔有一定治疗作用，治疗后第 15 d，红细胞及血红蛋白开始上升，到 20 d 已接近正常值，而对照组则未见恢复。

生三七和熟三七总皂苷给小鼠灌胃对肝脏、肾脏和血清蛋白质的合成都有促进作用。皮下注射生三七总皂苷对肾脏放射活性显著抑制，而熟三七总皂苷则显著增强。

4. 炮制工艺研究　不同的粉碎度直接影响三七有效成分的溶出，溶出量大小顺序为：微粉（10 μm 以下不少于 90%）> 细粉 > 粗粉 > 颗粒。

用冷冻干燥法加工鲜三七，总皂苷含量比传统干燥方法高出 27%，与鲜三七比总皂苷含量下降仅 4%。冷冻法制得的三七外观好，易粉碎，有效成分易于溶出。

用高压蒸制法制备熟三七，可以有效缩短炮制时间。以人参皂苷 Rg_1 含量为指标，结果：高压蒸制法（蒸 45 min）优于清蒸法（蒸 6 h），又以洗净后直接高压蒸法（蒸 45 min）的人参皂苷 Rg_1 含量最高。

5. 炮制品质量要求　三七粉饮片水分不得过 14.0%；总灰分不得过 6.0%，酸不溶性灰分不得过 3.0%；用甲醇做溶剂，热浸法醇溶性浸出物不得少于 16.0%；含人参皂苷 Rg_1（$C_{42}H_{72}O_{14}$）、人参皂苷 Rb_1（$C_{54}H_{92}O_{23}$）及三七皂苷 R_1（$C_{47}H_{80}O_{18}$）的总量不得少于 5.0%。

【贮存】贮干燥容器内，密闭，置阴凉干燥处。防蛀，防潮。

网上更多……

　重点名词　　　图片　　　习题　　　电子教案

第九章

煅　法

　　将净制后的中药直接放入无烟炉火中或置适当的耐火容器内，经高温加热至规定程度的方法，称为煅法。根据煅制方式不同，分为明煅法、煅淬法及扣锅煅法。

　　煅法起源甚早，《五十二病方》中有用燔法处理矿物药、动物药和少量植物药的记载。《金匮玉函经》提出："有须烧炼炮炙，生熟有定。"古文献所采用的"燔""烧""炼"，均相当于现代不同程度的各种煅法。

　　中药经过高温煅烧，能够改变其物理状态和（或）化学成分，使其质地酥脆，利于粉碎和有效成分的溶出，减少或消除副作用，从而提高疗效或产生新的功效。

　　煅法操作时要求掌握中药粒度的大小与煅制温度、煅制时间的关系；注意中药受热要均匀；掌握煅至"存性"的质量要求，植物类药要特别注意防止灰化；矿物类及其他类药物均需煅至酥脆。

　　目前中药饮片工业生产中的煅药锅和煅药炉设备，可实现温度和时间的自动控制。

第一节　明　煅　法

　　将净制后的中药，置适宜的容器内，不隔绝空气，煅至规定程度的方法，称为明煅法，又称直火煅法。主要适用于矿物类、贝壳类和化石类药物。

　　明煅目的：

　　（1）使中药质地酥松，便于粉碎，利于调剂、制剂　如牡蛎、花蕊石等。

　　（2）除去结晶水，增强吸附收敛等作用　以更适合临床应用，如白矾、硼砂等。

　　（3）使药物发生化学变化，缓和药性，易于有效成分煎出　如寒水石、石决明等。

　　操作方法：

　　（1）敞锅煅　取净选后中药小块或碎粒，直接放入煅制容器内，用武火加热至规定程度，取出。适用于含结晶水的易熔矿物类药，如白矾等。

　　（2）炉膛煅　取净选后中药直接放于炉火上煅至红透，取出，放凉。煅后易碎或煅时爆裂的中药需装入耐火容器或适宜容器内煅透，放凉。适用于质地坚硬的矿物药。现代多使用不同规格的煅药炉设备。

　　注意事项：

　　（1）将药物大小分档，以免煅制时生熟不均。

（2）煅制操作宜一次煅透，中途不得停火，以免出现夹生现象。

（3）煅制温度、煅制时间应根据中药的性质而定。如主含云母类、石棉类、石英类矿物药，煅时温度应高，时间应长。此类矿物药来说，短时间煅烧即使达到"红透"，但理化性质很难改变。而对主含硫化物类、硫酸盐类矿物药，煅制时温度不宜太高，时间需稍长，使结晶水挥发彻底，达到理化性质应有的变化。

（4）对煅烧时会产生爆溅的中药，需在容器上加盖（但不密闭），以防爆溅。

白 矾

【处方用名】白矾、明矾、枯矾。

【来源】本品为硫酸盐类矿物明矾石经加工提炼制成。主含含水硫酸铝钾 [KAl(SO_4)_2 \cdot 12H_2O]。

【炮制方法】

1. 白矾　取原药材，除去杂质，捣碎或研细。

2. 枯矾　取净白矾碎块，置煅制容器内，用武火加热至熔化，继续煅至膨胀松泡，完全呈白色蜂窝状固体，无亮星，停火，放凉后取出，研成细粉。

煅制白矾时应一次性煅透，中途不得停火，不要搅拌。否则搅拌后堵塞了水分挥发的通路，易形成凉后的"僵块"。

【饮片性状】白矾为不规则的块状或粒状，无色或淡黄白色，透明或半透明。表面略平滑或凸凹不平，具细密纵棱，有玻璃样光泽。质硬而脆，气微，味酸、微甘而极涩。枯矾为不透明白色蜂窝状或海绵状固体块状物或细粉，无结晶样物质。体轻质松，手捻易碎，味酸涩。

【炮制作用】白矾味酸、涩，性寒。归肺、脾、肝、大肠经。外用解毒杀虫，燥湿止痒；内服止血止泻，祛除风痰。白矾长于解毒杀虫，清热消痰，燥湿止痒。用于湿疹，疥癣，癫痫，中风，喉痹。外用可解毒止痒，常制成散剂、洗剂、含漱剂使用，高浓度具有腐蚀性，用于胬肉，痔疮，脱肛。内服有清热消痰作用，如治风痰壅盛所致癫痫的白金丸（《普本》）；治中风的稀涎散（《集解》）。

枯矾酸寒之性降低，涌吐作用减弱，增强了收涩敛疮、止血化腐作用，用于湿疹湿疮、阴痒带下、久泻、便血、崩漏、鼻衄齿衄、鼻息肉。如治疮口不合的生肌散（《准绳》）。

【炮制研究】

1. 炮制沿革研究　汉以前有烧（《病方》）、炼法（《本经》）。晋代以后有熬法、蜂窠制（《雷公》），飞法（《理伤》）、烧令汁枯（《总录》）、煅法（《入门》）等炮制方法。《中国药典》2015 年版一部收载的白矾饮片为白矾和枯矾。

2. 化学成分研究　白矾为含水硫酸铝钾 [KAl(SO_4)_2 \cdot 12H_2O]。用铁锅煅制白矾时，因白矾是强酸弱碱盐，显微酸性，能与 Fe 反应，产生红色的 Fe_2O_3，所以紧贴锅底的白矾是红褐色，产品铁盐含量会超出检查限度，因此不宜用铁器煅制白矾，宜采用惰性耐火材料容器。

白矾含水量为 45.53%。由白矾制成枯矾，明煅法干燥失重约 45%。

用 X 射线分析法进行晶型结构鉴别，白矾为立方晶型，枯矾为六方晶型。

3. 药理作用研究　白矾内服至肠不吸收，适当抑制肠黏膜分泌而发挥止泻作用。枯矾内服后与黏膜蛋白络合，形成保护膜覆盖于溃疡面上，保护黏膜不再受腐蚀，有利于黏膜再生，并抑制黏膜分泌和吸附肠异物。白矾煅制为枯矾，增强止血止泻作用，外用能和蛋白质化合而成难溶于水的蛋白质而沉淀，减少疮面的渗出物而起生肌保护作用。

在180～260℃煅制的枯矾对家兔眼结膜的刺激作用减小，对变形杆菌、金黄色葡萄球菌、痢疾杆菌、铜绿假单胞菌的抑制作用与生品之间没有差异，300℃煅制品与生品之间有差异，500～900℃煅制品与生品之间有显著差异，比生品抑菌作用显著降低。

按常规煅制的枯矾药液，对铜绿假单胞菌、金黄色葡萄球菌、溶血性链球菌、肺炎双球菌、大肠杆菌、真菌等均呈现高度的敏感性。临床用于治疗外科创伤化脓性溃疡久未愈合的伤口，枯矾为比较理想的一种外用药。

4. 炮制工艺研究 白矾煅制时，50℃开始失重，120℃开始大量吸热，大约260℃脱水基本完成，300℃开始分解，但300～600℃之间分解缓慢，至750℃无水硫酸铝钾脱硫过程大量发生，成品水溶性差，出现混浊并有沉淀，故煅制温度应控制在180～260℃之间。

采用恒温烘烤法，200～220℃、1～2 h炮制的枯矾，外观质量与明煅法相同。

5. 炮制品质量要求 白矾饮片铵盐、铜盐与锌盐、铁盐检查应符合规定，重金属不得过20 mg/kg，含含水硫酸铝钾不得少于99.0%。

【贮存】贮干燥容器内，置干燥处。防潮，防尘。

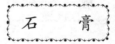

石　膏

【处方用名】生石膏、煅石膏。

【来源】本品为硫酸盐类矿物硬石膏族石膏，主含含水硫酸钙（$CaSO_4 \cdot 2H_2O$），采挖后，除去杂石及泥沙。

【炮制方法】

1. 生石膏 取原药材，洗净，晒干，打碎，除去夹石，粉碎成粗粉。

2. 煅石膏 取净石膏，置无烟炉火或耐火容器内，用武火加热，煅至红透，取出，凉后碾碎。

【饮片性状】生石膏为不规则块状或粉末，白色、灰色或淡黄色，纵断面呈纤维状或板状，并有绢丝样光泽，半透明。体重，质软，气微，味淡。煅石膏为白色粉末或酥松块状物，表面透出微红色的光泽，不透明。体较轻，质软，易碎，捏之成粉。气微，味淡。

【炮制作用】生石膏味甘、辛，性大寒。归肺、胃经。具有清热泻火，除烦止渴的功能。用于外感热病，高热烦渴，肺热喘咳，胃火亢盛，头痛、牙痛。如治高热烦渴的白虎汤（《伤寒》），治肺热咳喘的麻杏石甘汤（《伤寒》）。

煅石膏味甘、辛、涩，性寒。石膏煅后缓和寒性，免伤脾阳，增强收湿、生肌、敛疮、止血的功能。用于溃疡不敛，湿疹瘙痒，水火烫伤，外伤出血。如治疮疡溃后不敛的九一丹（《金鉴》）。

【炮制研究】

1. 炮制沿革研究 汉代有碎法（《玉函》）。自南北朝有甘草水飞法（《雷公》）、煅法（《心鉴》）、煅淬法（《局方》）等。《中国药典》2015年版一部收载的石膏饮片为生石膏、煅石膏。

2. 化学成分研究 生石膏为含水硫酸钙（$CaSO_4 \cdot 2H_2O$），加热至 80~90℃开始失水，至 225℃全部脱水成煅石膏。电镜观察生石膏的粉末晶形结构整齐而紧密，煅石膏的粉末晶形疏松而无规则。生、煅石膏粉中无机元素含量以煅石膏含量为高，溶出液中无机元素含量则以生石膏液为高，煅石膏样品液中为低，随结晶水含量减少，无机元素煎出量随之减少。

石膏表层的红棕色及灰黄色矿物质和质次硬石膏中含砷量较高，故应注意石膏的来源与质量，并将表层及内部夹石杂质去净。

3. 药理作用研究 生石膏对内毒素发热有明显的解热效果，并能减轻口渴状态。石膏内服经胃酸作用，一部分变为可溶性钙盐，至肠吸收入血能增加血清钙离子浓度，抑制神经应激能力和减轻血管渗透性，故能清热泻火、除烦止渴，清热作用与结晶水、钙离子和其他无机元素等有一定关系，纯硫酸钙无解热作用。

4. 炮制工艺研究 以酥脆程度、失水率及 $CaSO_4$ 含量为考察指标，优选出煅石膏最佳工艺为：将生石膏粒度控制在 100 目至直径 0.5 cm^2，650℃煅 1.5 h。

5. 炮制品质量要求 石膏饮片重金属不得过 10 mg/kg，砷盐不得过 2 mg/kg，含含水硫酸钙不得少于 95.0%。煅石膏饮片重金属不得过 10 mg/kg，含硫酸钙（$CaSO_4$）不得少于 92.0%。

【贮存】贮干燥容器内，置干燥处。

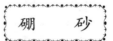

硼 砂

【处方用名】硼砂、月石、煅硼砂。

【来源】本品为天然产硼酸盐类矿物硼砂经精制而成的结晶，主含含水四硼酸钠（$Na_2B_4O_7 \cdot 10H_2O$）。

【炮制方法】

1. 硼砂 取原药材，除去杂质，捣碎或研成细粉。

2. 煅硼砂 取净硼砂，置煅制容器内武火加热，煅至鼓起小泡成雪白酥松块状，取出，放凉，碾碎。或置炒制容器内，用武火加热，炒至鼓起小泡或雪白酥松块状，取出，放凉，碾碎。

【饮片性状】硼砂为不规则块状，无色透明或白色半透明，有玻璃样光泽，质较重，易破碎，气无，味甜略带咸。久置失水成白色粉状。煅硼砂为白色粉末，体轻，不透明，无光泽。

【炮制作用】硼砂味甘、咸，性凉。归肺、胃经。多生用、外用。外用清热解毒，内服清肺化痰，多作含化剂使用，用于口舌生疮，目赤翳障，咽喉肿痛，痰热咳嗽。如治口舌生疮的硼砂丸（《奇效》）；治喉痹的硼砂丹（《张氏医通》）。

煅后具有燥湿收敛作用，易研成细粉和吸收局部渗出物，避免晶型微粒对黏膜的刺激性，喉科散剂多用。如治热毒蕴结的冰硼散（《中国药典》）。

【炮制研究】

1. 炮制沿革研究 宋代有"细研""汤化去石，熬干""用米醋三升，同芫花末熬成膏"（《圣惠方》）、火飞（《鸡峰》）的炮制方法。自明代以后有焙（《普济方》），烧干、竹沥与萝卜汁制（《一草亭》），清代增加甘草汤煮化、微火炒松（《逢原》），煅制（《良朋》）等炮制方法。现在的硼砂饮片为生硼砂和煅硼砂。

2. 药理作用研究　硼砂对许多细菌有弱的抑菌作用，对皮肤和黏膜有收敛和保护作用，煅硼砂对皮肤羊毛样小孢子癣菌有较强的抑制作用，可用作消毒防腐剂。

3. 炮制工艺研究　由于煅制工艺条件不同，煅硼砂 $Na_2B_4O_7$ 的含量从 52.88% ~ 91.57% 不等，80℃时失去 8 个结晶水，200℃时失去 9 个结晶水，340℃时失去全部结晶水，故硼砂煅制以 350℃为宜。用温控电炉煅制，$Na_2B_4O_7$ 含量为 80%。将硼砂置恒温干燥箱控温 140℃，4 h 可达到煅制要求。微波法炮制硼砂简便快捷，优选工艺为：30 g 硼砂，置于直径 60 mm 容器，100 W 功率、加热 40 min。煅硼砂饮片应尽快粉碎包装，避免吸潮。

红外吸收峰数目多少与煅硼砂饮片含水量高低相关，可用红外光谱法作为煅硼砂饮片的质量控制与评价方法。

【贮存】贮干燥容器内，置干燥处。防潮，防尘。

寒　水　石

【处方用名】寒水石、煅寒水石。

【来源】本品为单斜晶系硫酸盐类矿物红石膏或三方晶系碳酸盐类矿物方解石的矿石。石膏采出后选出粉红色、灰白色、块状或纤维状集合体即红石膏药用，称北寒水石；方解石采出后选无色、透明或白色解理状块体药用，称南寒水石。

【炮制方法】

1. 寒水石　取原药材，除去杂质，洗净，打碎成小块或研成细粉用。

2. 煅寒水石　取净寒水石置耐火容器内，用武火煅至红透，取出，放凉，研碎或研成细粉。若直接将药物置无烟炉火中煅制时，取出放凉后，应先刷去灰屑，方可再打碎。若药物为方解石时，不得直接置无烟炉火中煅烧，否则崩裂成碎块，无法收集。

【饮片性状】红石膏为不规则块状，纵断面呈纤维状纹理，表面粉红色，半透明，光泽明显，体重质松，易成小块，无臭无味。研碎后呈无定型粉红色粉末。煅红石膏呈大小不规则的块状，纹理破坏，光泽消失，黄白色，不透明。质地酥脆，手捻易碎。方解石为不规则块状结晶，表面光滑，有玻璃样光泽，无色或黄白色，透明或半透明。体重质松，易碎成方型或长方形小块。煅方解石白色或黄白色，不透明。体轻质松，易成粉。

【炮制作用】寒水石味辛、咸，性大寒。归肺、胃、肾经。具有清热泻火的功能，用于时行热病，热病烦渴，癫狂等证。如治伤寒发狂，弃衣奔走的鹊石散（《普本》）。

煅寒水石质地酥松，易于粉碎及有效成分煎出；缓和寒性；增强收敛固涩作用。用于风热火眼，水火烫伤，诸疮肿毒等。如拔毒散便是寒水石一味，烧赤为末，水调，搽涂治诸疮肿毒（《儒门》）。

【炮制研究】

1. 炮制沿革研究　南北朝刘宋时代有生姜汁煮研细粉（《雷公》），自宋代以后有烧法、煅法、淬法、水飞法（《圣惠方》）等炮制方法。现在的寒水石饮片为寒水石和煅寒水石。

2. 化学成分研究　寒水石为红石膏时，入汤剂其水溶出率为 4.8%，与石膏相同，其主要溶出成分，在水溶液及酸、碱溶液中，随黏土矿物含量的改变而有量的变化，总的规律是：Al 和 Si 与 Ca 负相关。煅寒水石时，若温度高于 800℃，饮片 Ca^{2+} 含量增加，微量元素变化无显著规律性。寒水石为方解石时，主要成分为 $CaCO_3$，在加热条件下分解，释放出 CO_2 气体，生成 CaO。因此，方解石煅后主要成分为 CaO，在临床上具有钙剂的全部活性。

【贮存】贮干燥容器内，置干燥处。防尘。

花 蕊 石

【处方用名】 花蕊石、煅花蕊石。

【来源】 本品为变质岩类岩石蛇纹大理岩。主含碳酸钙（$CaCO_3$）。采挖后，除去杂石和泥沙。

【炮制方法】

1. 花蕊石 取原药材，除去杂质，洗净，干燥，砸成碎块。

2. 煅花蕊石 取净花蕊石，置耐火容器内，用武火加热，煅至红透，取出放凉，碾碎。

【饮片性状】 花蕊石为不规则的碎块，具棱角，而不犀利。白色或浅灰白色，其中夹有点状或条状的蛇纹石，呈浅绿色或淡黄色，习称"彩晕"，对光观察有闪星状光泽。体重，质硬，气微，味淡。煅花蕊石为大小不一的颗粒状碎粒，粉白色间有黄白色，质地松脆，无光泽。

【炮制作用】 花蕊石味酸、涩，性平。归肝经。具有化瘀止血的功能。花蕊石质地坚硬很难粉碎。煅后质地疏松，易于粉碎，且缓和酸涩之性，消除伤脾伐胃的副作用，有利于内服，故一般多煅用。用于咯血、吐血、外伤出血，跌扑伤痛。如治咳血、吐血不止的花蕊石散（《十药》）。

【炮制研究】

1. 炮制沿革研究 宋代有火烧（《证类》）、煅法（《鸡峰》）。自元代以后有火煅存性研为末（《十药》）、醋煅法（《世医》）。明代出现童便煅七次（《正宗》）、"凡入丸散，以罐固济，顶火煅过出火毒，研细，水飞，晒干用"（《纲目》）、硫黄煅（《逢原》）等炮制方法。《中国药典》2015 年版一部收载的花蕊石饮片为花蕊石、煅花蕊石。

2. 化学成分研究 花蕊石多煅后制成散剂应用。以同粒度、同组分的样品对比试验表明，煅后散剂中 Ca、Mg、Si 等的溶出量大于生品或其他剂型。

3. 药理作用研究 生、煅花蕊石水煎剂均能缩短小鼠凝血时间和出血时间，减少出血量，煅制前后作用差异不明显。。

4. 炮制工艺研究 以煅花蕊石饮片的颜色、气味、口感及 CaO 的含量为指标，优选最佳工艺为 800℃煅制 0.5 h。

5. 炮制品质量要求 花蕊石饮片各饮片含碳酸钙（$CaCO_3$）不得少于 40.0%。

【贮存】贮干燥容器内，置干燥处。

钟 乳 石

【处方用名】钟乳、石钟乳、钟乳石、煅钟乳石。

【来源】本品为碳酸盐类矿物方解石族方解石，主含碳酸钙（$CaCO_3$）。采挖后，除去杂石。

【炮制方法】

1. 钟乳石 取原药材，除去杂质，洗净，砸成小块，干燥。

2. 煅钟乳石 取净钟乳石块，置耐火容器内，放入炉火中，煅至红透，取出，放凉，碾碎或研末。

【饮片性状】 钟乳石为不规则块状，外表白色、灰白色或棕黄色，粗糙，凹凸不平。体重，质硬，断面较平整，白色至浅灰白色，对光观察具闪星状的亮光，近中心常有一圆孔，圆孔周围有多数浅橙黄色同心环层。气微，味微咸。煅钟乳石呈灰白色不规则块状，质地酥脆，光泽消失。

【炮制作用】 钟乳石味甘，性温。归肺、肾、胃经。具有温肺，助阳，平喘，制酸，通乳的功能。用于寒痰喘咳，阳虚冷喘，腰膝冷痛，胃痛泛酸，乳汁不通。多生用。如治带下阴痒、不孕症的子宫锭（《部颁标准》）。

煅钟乳石易于粉碎和有效成分煎出，增强温肾补虚作用，也可消肿毒。如治咽喉肿痛、肺热咳嗽的喉痛丸（《部颁标准》）。

【炮制研究】

1. 炮制沿革研究 汉代有炼研成粉法（《金匮》）。南北朝出现用沉香等多种药汁制（《雷公》）、酒制（《新修》），淡竹叶、地榆制、甘草制（《总录》），醋制、蒸制（《证类》），煅研（《扁鹊》）、药汤煮炼（《蒙筌》）"焙研，水飞"、牡丹皮制（《新编》）等炮制方法。《中国药典》2015 年版一部收载的钟乳石饮片为钟乳石、煅钟乳石。

2. 化学成分研究 含钟乳石饮片汤剂中钙的溶出率生品比煅品高。煅后可除去钟乳石部分或大部分 As。热分析表明，煅钟乳石加热 700℃后失重，是 $CaCO_3$ 晶格破坏，CO_2 逸失所致，但 200～700℃质量不变，其余与生品相同。

3. 炮制品质量要求 钟乳石各饮片含碳酸钙（$CaCO_3$）均不得少于 95.0%。

【贮存】贮干燥容器内，置干燥处。

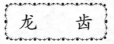

龙 齿

【处方用名】龙齿、生龙齿、青龙齿、煅龙齿。

【来源】本品为古代哺乳动物如三趾马、犀类、鹿类、牛类、象类、羚羊类等的牙齿化石。采挖后，除去泥沙和杂石。

【炮制方法】

1. 龙齿 取原药材，除去泥土及杂质，打碎。

2. 煅龙齿 取净龙齿块，置耐火容器内，用武火加热，煅至红透，取出，放凉，碾碎。

【饮片性状】龙齿为齿状或不规则的碎块，表面青灰色、暗棕色（青龙齿）或黄白色（白龙齿），有的可见具光泽的釉质层。质坚硬，断面粗糙，具吸舌性。煅龙齿呈灰白色或白色。质疏松，无光泽，吸舌性较强。

【炮制作用】龙齿味甘、涩，性凉。归心，肝经。具有镇惊安神的功能。用于惊痫癫狂，心悸怔忡，失眠多梦等证。如治小儿惊风的龙齿散（《总微》）。

煅后质地酥松，易于粉碎和有效成分煎出；缓和寒性，增强收敛固涩作用。

【炮制研究】

1. 炮制沿革研究　唐代有炙法（《外台》）、研法（《产宝》）。宋代有煅（《总录》）、水飞（《局方》）、远志苗醋煮（《三因》）、黑豆蒸（《朱氏》）、煅存性（《正宗》）、酥炙（《握灵》）及煅赤醋淬七次水飞法（《逢原》）等炮制方法。现在的龙齿饮片为龙齿和煅龙齿。

2. 化学成分研究　不同产地来源的煅龙齿水煎液中，Ca 的煎出率煅品高于生品，煅品中微量元素 Mn、Cu、Zn、V、Cr 的含量也有不同程度的增加。

【贮存】贮干燥容器内，置干燥处。

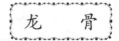

龙　骨

【处方用名】龙骨、生龙骨、煅龙骨。

【来源】本品为古代哺乳动物如三趾马、犀类、鹿类、牛类、象类等的骨骼化石或象类门齿的化石，前者习称"龙骨"，后者习称"五花龙骨"。采挖后，除去泥沙和杂石。

【炮制方法】

1. 龙骨　取原药材，除去杂质及灰霄，刷净泥土，打碎。

2. 煅龙骨　取净龙骨块，置耐火容器内，用武火加热，煅至红透，取出放凉，碾碎。

【饮片性状】龙骨为不规则的碎块，表面类白色、灰白色或浅黄色，有的具蓝灰色或红棕色纹或棕色、黄白色斑点。质硬脆，气微，吸舌力很强。煅龙骨为不规则的碎块或粉末状，灰白色或灰褐色。质轻，酥脆易碎，表面显粉性，吸舌力强。

【炮制作用】龙骨味甘、涩，性平。归心、肝、肾经。具有镇静安神，平肝潜阳，收敛固涩的功能。用于心神不宁，心悸失眠，惊痫癫狂；肝阳眩晕；滑脱诸证。如治惊痫的镇心定痫汤（《杂病证治新义》）。

煅后能增强收敛固涩、生肌敛疮的功效，用于盗汗、自汗、遗精、带下、崩漏、白带、久泻久痢等。如治虚劳失精的龙骨散（《圣惠方》）。外敷用于收湿敛疮，治疮疡湿疹和疮溃后久不收口。

【炮制研究】

1. 炮制沿革研究　晋代有捣碎法（《肘后》）。南北朝以后有香草、燕子制（《雷公》），"烧赤"（《圣惠方》），煅红、研（《总微》），酒煮、水飞（《局方》），醋煮（《三因》）、炒（《妇人》）、烧脆研细水飞法（《蒙筌》）、盐泥煅（《准绳》）、酒蒸（《济阴》）、火煅醋淬水飞（《普济方》）、栀柏汁等药汁制及火煅童便浸七次（《尊生》）等炮制方法。现在的龙骨饮片为龙骨和煅龙骨。

2. 化学成分研究　龙骨煅后使部分钙盐受热转化为钙的氧化物，火煅醋淬后，煎液中 Ca^{2+} 含量明显高于火煅不淬的龙骨，证明煅淬法能显著提高 Ca^{2+} 的煎出率，Mg、Zn、Fe、Mn、Cu 等微量元素的煎出率也明显高于生龙骨。

龙骨生品、煅品中微量元素 Zn、Cu、Mn、Fe、Cd、Na、K 的含量均低于牡蛎。但生龙牡煎液中 Mn、Fe 含量高于煅龙牡煎液，提示生龙牡合用平肝潜阳作用强与此有关；煅龙牡煎液中 Zn 的含量较高，因锌能加速创伤组织愈合，增加机体抗感染力，提示煅龙牡合用，收敛固涩作用强。

【贮存】贮干燥容器内，置干燥处。防潮。

石 燕

【处方用名】石燕、煅石燕、醋石燕。

【来源】本品为石燕科动物中华弓石燕 *Cyrtiospirifer sinensis*（Graban）或弓石燕 *Cyrtiospirifer* sp. 的化石。采挖后，除去泥沙及杂石。

【炮制方法】

1. 石燕 取原药材，除去杂质，洗净，干燥，碾碎或捣碎。

2. 煅石燕 取净石燕块，置耐火容器内，用武火加热，煅至红透，取出，放冷，研成细粉。

3. 醋石燕 取净石燕块，置耐火容器内，用武火加热，煅至红透，取出后立即投入醋中，捞出，干燥，研细。

每 100 kg 石燕，用醋 30 kg。

【饮片性状】石燕为不规则碎块，表面青灰色或土棕色，具银杏叶般的纹理。质较重而硬，气微，味淡。煅石燕呈青灰色或灰棕色细粉，质酥松。醋石燕为灰褐色细粉，质酥松，具醋气。

【炮制作用】石燕味咸，性凉。归肾、膀胱经。具有除湿热、利小便、退目翳的功能。用于淋病，小便不利，湿热带下，目翳内障。如治目翳的八宝丹（《中医方剂大辞典》）。

煅及煅淬使质地酥脆，便于粉碎，利于有效成分的煎出。如治不思乳食、消化不良的疳积散（《中国药典》）。

【炮制研究】

1. 炮制沿革研究 唐代有炒酒浸法（《食疗》）。宋代有"捣罗为末"（《证类》）、"火煅醋淬九遍，飞过研"（《总录》）、"烧红酒淬"（《扁鹊》）等炮制方法。现在的石燕饮片为石燕、煅石燕或醋石燕。

2. 化学成分研究 煅制醋淬使石燕质地酥脆，碳酸钙形成易溶于水的醋酸钙，Ca^{2+} 的煎出量是生品的 25 倍。

3. 炮制工艺研究 以 Ca^{2+} 的煎出率为指标，正交优选煅淬石燕工艺为：3 ~ 4 mm 的净石燕颗粒，700℃煅 30 min，入醋中淬之。

【贮存】贮干燥容器内，置干燥处。防尘。

鹅 管 石

【处方用名】鹅管石、煅鹅管石。

【来源】本品为树珊瑚科动物栎珊瑚 *Balanophyllia* sp. 或笛珊瑚 *Sysingora* sp. 的石灰质骨骼。采挖后，除去泥沙及杂石。

【炮制方法】

1. 鹅管石 取原药材，除去杂质，洗净，干燥，碾碎或捣碎。

2. 煅鹅管石　取净鹅管石块，置耐火容器内，用武火加热，煅至红透，取出，放冷，碾碎或捣碎。

【饮片性状】鹅管石为不规则的碎块，表面乳白色或白色，玻璃或瓷状光泽，具纵直细纹。质坚硬而脆，断面有多数中隔，无臭，味微咸。煅鹅管石为灰白色，质松脆。

【炮制作用】鹅管石味甘，性温。具有温肺、壮阳、通乳的功能。善于温肺化痰，通乳，用于肺虚咳喘，乳汁不下。

煅鹅管石易于粉碎，以温肾壮阳力强，用于肾虚气喘，阳痿不举。

【炮制研究】

1. 炮制沿革研究　宋代有"火煅酒淬"法（《朱氏》）。明代有"火煅细研"（《原始》）及"火煅、醋淬七次"（《保元》）等炮制方法。现在的鹅管石饮片为鹅管石和煅鹅管石。

2. 化学成分研究　煅鹅管石散剂在酸、碱中溶出率大于生品，但溶出成分仅微量元素的比例有变化。

【贮存】贮干燥容器内，置干燥处。

牡　蛎

【处方用名】牡蛎、生牡蛎、煅牡蛎。

【来源】本品为牡蛎科动物长牡蛎 *Ostrea gigas* Thunberg、大连湾牡蛎 *Ostrea talienwhanensis* Crosse 或近江牡蛎 *Ostrea rivularis* Gould 的贝壳。全年均可捕捞，去肉，洗净，晒干。

【炮制方法】

1. 牡蛎　取原药材，洗净，晒干，碾碎。

2. 煅牡蛎　取净牡蛎，置耐火容器内或无烟炉火上，用武火加热，煅至酥脆，取出，放凉，碾碎。

【饮片性状】牡蛎为不规则碎块。白色。质硬，断面层状。气微，味微咸。煅牡蛎为不规则碎块或粗粉。灰白色。质酥脆，断面层状。

【炮制作用】牡蛎味咸，性微寒。归肝、胆、肾经。具有重镇安神，潜阳补阴，软坚散结的功能。用于惊悸失眠，眩晕耳鸣，瘰疬痰核，癥瘕痞块。如治肝气犯胃所致胃痛的草香胃康颗粒（《中国药典》）。

煅后质地酥脆，具有收敛固涩，制酸止痛功能。用于自汗盗汗，遗精滑精，崩漏带下，胃痛吞酸。如治盗汗自汗的牡蛎散（《局方》）。

【炮制研究】

1. 炮制沿革研究　汉代有熬法（《玉函》）。南北朝有"烧令通赤"及"研为粉"（《雷公》）、"捣为粉"（《证类》）、"去黑鞭处"（《总录》）、"米泔水浸去土"（《三因》）、炒黄（《总病论》）、火煅通赤（《史载》）、韭菜汁和泥煅水飞（《朱氏》）、童便煅（《妇人》）、醋煅（《普本》）等炮制方法。炮制作用论述有"按补阴则生捣用，煅过则成灰，不能补阳"（《纲目》）；"咸寒入肾，能益阴潜阳，退虚热，软坚痰，煅之则燥而兼涩，又能固下焦，除湿浊，敛虚汗，则咸寒介类之功，有重镇摄下之意"（《便读》）等。《中国药典》2015年版一部收载的牡蛎饮片为牡蛎、煅牡蛎。

2. 化学成分研究 煅牡蛎 Fe、Mn、Zn 元素的煎出量较生品显著增加，尤其是 Zn 元素煎出量为生品的 7.6 倍。火煅醋淬牡蛎水煎液中 Ca^{2+} 含量高于煅品和生品，Zn、Mn 元素的煎出量明显增加。

3. 药理作用研究 煅醋淬牡蛎煎剂对兔正常血压有降低作用，去钙的煎剂具有明显的升压作用。900℃煅 1 h 的煅牡蛎对大鼠胃溃疡模型有预防作用，能明显提高抗实验性胃溃疡的活性。

4. 炮制工艺研究 以煎出液中 Ca^{2+} 含量为指标，优选的牡蛎煅淬工艺为：550℃煅 2.5 h，煅后醋淬。

5. 炮制品质量要求 牡蛎各饮片含碳酸钙（$CaCO_3$）均不得少于 94.0%。

【贮存】贮干燥容器内，置干燥处。

石 决 明

【处方用名】石决明、煅石决明。

【来源】本品为鲍科动物杂色鲍 Haliotis diversicolor Reeve、皱纹盘鲍 Haliotis discus hannai Ino、羊鲍 Haliotis ovina Gmelin、澳洲鲍 Haliotis ruber（Leach）、耳鲍 Haliotis asinina Linnaeus 或白鲍 Haliotis laevigata（Donovan）的贝壳。夏、秋二季捕捞，去肉，洗净，干燥。

【炮制方法】

1. 石决明 取原药材，除去杂质，洗净，干燥，碾碎。

2. 煅石决明 取净石决明，置耐火容器内或无烟炉火上，用武火加热，煅至酥脆，取出，放凉，碾碎。

【饮片性状】石决明为不规则的碎片或细粉，外表随来源不同而呈暗红色、灰棕色、砖红色或翠绿色、紫色及褐色等多种颜色形成的斑纹，表面亦随来源不同而显粗糙或光滑，内面光滑，有珍珠样彩色光泽。气微，味微咸。煅石决明为不规则的碎块或粗粉。灰白色，无光泽。质酥脆，断面呈层状。

【炮制作用】石决明味咸，性寒。归肝经。具有平肝潜阳，清肝明目的功能。用于头痛眩晕，惊痫抽搐，视物昏花，青盲雀目。如治风湿瘀阻所致颈椎病的颈复康颗粒（《中国药典》）。

石决明煅后质地酥脆，利于粉碎和煎出有效成分；降低咸寒之性，增强固涩收敛、明目作用。用于目赤翳障，视物昏花，青盲雀目。如治青盲内障的石决明散（《瑶函》）。

【炮制研究】

1. 炮制沿革研究 南北朝有盐、五花皮、地榆、阿胶制法（《雷公》）。唐代以后有面裹煨后磨去粗皮研细用（《海药本草》）、烧制（《苏沈》）、煨制（《证类》）、蜜炙（《总录》）、盐煮（《局方》）及煅（《急救》），盐炒、盐煅（《一草亭》），火煅童便淬（《粹言》）、醋煅（《瑶函》）及"煅童便淬，水飞用"（《得配》）、炭火煅赤、米醋淬三度（《食物》）等炮制方法。《中国药典》2015 年版一部收载的石决明饮片为石决明、煅石决明。

2. 化学成分研究 煅石决明水煎液中钙盐含量是生品的 4.5 倍。

3. 药理作用研究 煅醋淬品煎剂对兔正常血压有降低作用，煅品煎剂降压作用不稳定，除去钙的煎剂具有明显的升压作用。

4. 炮制工艺研究　以 Ca²⁺ 含量为指标，正交优选煅淬石决明工艺为：900℃煅 1 h，投入含酸量 11% 的醋中淬（每 100 g 石决明用醋 40 ml），取出，再煅淬，至醋吸尽。

5. 炮制品质量要求　石决明饮片含碳酸钙（$CaCO_3$）不得少于 93.0%。煅石决明饮片含碳酸钙（$CaCO_3$）不得少于 95.0%。

【贮存】贮干燥容器内，置干燥处。

瓦 楞 子

【处方用名】瓦楞子、煅瓦楞子。

【来源】本品为蚶科动物毛蚶 *Arca subcrenata* Lischke、泥蚶 *Arca granosa* Linnaeus 或魁蚶 *Arca inflata* Reeve 的贝壳。秋、冬至次年春捕捞，洗净，置沸水中略煮，去肉，干燥。

【炮制方法】

1. 瓦楞子　取原药材，洗净，干燥，碾碎。

2. 煅瓦楞子　取净瓦楞子，置耐火容器内，武火加热，煅至酥脆，取出放凉，碾碎或研粉。

【饮片性状】瓦楞子为不规则碎片或粒状，白色或灰白色，较大碎块仍显瓦楞线，有光泽。质坚硬。煅瓦楞子为不规则碎片或颗粒，灰白色，光泽消失。质地酥脆，研粉后为灰白色无定型粉末，无颗粒。

【炮制作用】瓦楞子味咸，性平。归肺、胃、肝经。具有消痰化瘀，软坚散结，制酸止痛的功能。用于顽痰胶结，黏稠难咯，瘿瘤，瘰疬，癥瘕痞块，胃痛泛酸。如治胃脘疼痛、消化道溃疡的溃疡胶囊（《部颁标准》）。

煅瓦楞子质地酥脆，便于粉碎入药；增强制酸止痛作用，用于胃痛泛酸。如治气滞血瘀的荜玲胃痛颗粒（《中国药典》）。

【炮制研究】

1. 炮制沿革研究　唐代有"烧壳，以米醋三度淬后，埋令怀"（《食疗》）及醋淬后出火毒（《日华子》）的炮制方法。宋代以后有"细研"（《圣惠》）、"炙"《总录》）、"煅，醋煮一昼夜"（《丹溪》）等炮制方法。《中国药典》2015 年版一部收载的瓦楞子饮片为瓦楞子、煅瓦楞子。

2. 化学成分研究　瓦楞子 3 种炮制品水煎液中 Zn、Pb、Mn、Fe、Ca、Cu 含量的顺序为：煅醋淬品 > 煅品 > 生品，煅品煎液中 Ca 含量较生品增加 50 多倍；随煅制时间越长，瓦楞子中有害元素砷除去越多，但为避免有效成分损失，以煅制 1 h 为宜。

【贮存】贮干燥容器内，置干燥处。防尘。

蛤 壳

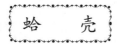

【外方用名】蛤壳、海蛤壳、煅蛤壳。

【来源】本品为帘蛤科动物文蛤 *Meretrix meretrix* Linnaeus. 或青蛤 *Cyclina sinensis* Gmelin 的贝壳。夏、秋季二季捕捞，去肉，洗净，晒干。

【炮制方法】

1. 蛤壳　取原药材，洗净，碾碎，干燥。

2. 煅蛤壳　取净蛤壳，置耐火容器内，煅至酥脆，取出，放凉，碾碎。

【饮片性状】蛤壳为不规则的碎片，碎片外面黄褐色或棕红色，可见同心生长纹。内面白色。质坚硬，断面有层纹。气微，味淡。煅蛤壳为不规则碎片或粗粉。灰白色，碎片外面有时可见同心生长纹。质酥脆，断面有层纹。

【炮制作用】蛤壳味苦、咸，性寒。归肺、肾、胃经。具有清热化痰，软坚散结，制酸止痛的功能。用于痰火咳嗽，胸胁疼痛，痰中带血，瘰疬瘿瘤，胃痛吞酸。如治瘿瘤的消瘿丸（《中国药典》）。

煅蛤壳易于粉碎，增强化痰制酸作用。用于痰火咳嗽，胸胁疼痛，痰中带血，胃痛吞酸。外治湿疹，烫伤。如治痰火咳嗽的青蛤丸（《卫生鸿宝》）。

【炮制研究】

1. 炮制沿革研究　汉代有"杵为散"法（《金匮》）。唐代以后有"研炼"（《千金翼》）、"烧通赤细研"（《总录》）、"煅"（《急救》）、"醋淬"等炮制方法。《中国药典》2015年版一部收载的蛤壳饮片为蛤壳、煅蛤壳。

2. 化学成分研究　煅蛤壳饮片水煎液中 $CaCO_3$ 含量增加，用于制酸止痛宜煅制。

3. 炮制品质量要求　煅蛤壳饮片含碳酸钙（$CaCO_3$）不得少于95.0%。

【贮存】贮干燥容器内，置干燥处。防尘。

珍　珠　母

【处方用名】珍珠母、珠母、明珠母、煅珍珠母。

【来源】本品为蚌科动物三角帆蚌 *Hyriopsis cumingii*（Lea）、褶纹冠蚌 *Cristaria plicata*（Leach）或珍珠贝科动物马氏珍珠贝 *Pteria martensii*（Dunker）的贝壳。去肉，洗净，干燥。

【炮制方法】

1. 珍珠母　取原药材，除去杂质及灰屑，打碎。

2. 煅珍珠母　取净珍珠母，置耐火容器内，用武火加热，煅至酥脆，取出，放凉，打碎或碾粉。

【饮片性状】珍珠母为不规则碎块状，黄玉白色或银灰白色，有光彩，习称"珠光"。质硬而重，气微腥，味淡。煅珍珠母呈不规则碎块或粉状，青灰色，"珠光"少见或消失。质松酥脆，易碎。

【炮制作用】珍珠母味咸，性寒。归肝、心经。具有平肝潜阳，安神定惊，明目退翳的功能。用于头痛眩晕，惊悸失眠，目赤翳障，视物昏花。如治肝火亢盛、心神不宁的泻肝安神丸（《中国药典》）。

煅后质地酥脆，易于粉碎，利于成分溶出。如治肝胃不和的胃药胶囊（《中国药典》）。

【炮制研究】

1. 炮制沿革研究　宋代有"以水磨控干"法（《博济》）、研如粉法（《百问》）。明代以后有"研细用，碾"（《医学》）等炮制方法。《中国药典》2015年版一部收载的珍珠母饮片为珍珠母、煅珍珠母。

2. 化学成分研究　珍珠母主含碳酸钙和贝壳硬蛋白。角壳蛋白水解后含氨基酸及 Mn、Sr、Li 等多种生命元素。煅后使部分氨基酸破坏，总氮含量明显下降，故临床上治疗虚阳上亢之疾，生用为宜。火煅后碳酸钙分解成氧化钙，Ca^{2+} 在水中的溶解度增大，增强定惊、止血作用。

【贮存】贮干燥容器内，置干燥处，防尘。

皂矾（绿矾）

【处方用名】皂矾（绿矾）、煅皂矾、醋皂矾、矾红。

【来源】本品为硫酸盐类矿物水绿矾的矿石。主含含水硫酸亚铁（$FeSO_4 \cdot 7H_2O$）。采挖后，除去杂石。

【炮制方法】

1. 皂矾　取原药材，除去杂质，打碎。

2. 煅皂矾　取净皂矾，置耐火容器内，武火煅至汁尽、红透，取出，放凉，研粉。

3. 醋皂矾　取净皂矾和醋，同置耐火容器内，盖好，武火加热，待皂矾溶解后搅拌均匀，继续煅至汁尽，全部呈绛色为度，取出，放凉，研粉。

每 100 kg 皂矾，用醋 20 kg。

【饮片性状】皂矾为不规则碎块，浅绿色或黄绿色，半透明，具玻璃样光泽。质硬脆。有铁锈气，味先涩后微甜。煅皂矾为无定型粉末，绛红色，不透明，光泽消失。无臭，味涩。醋皂矾为无定型粉末，绛红色或红棕色，不透明，无光泽，质酥松。无臭，味涩，有醋气。

【炮制作用】皂矾味酸，性凉。归肝、脾经。具有解毒燥湿、杀虫补血的功能。用于黄肿胀痛，疳积久痢，肠风便血，血虚萎黄，湿疮疥癣，喉痹口疮。如治再生障碍性贫血等的复方皂矾丸《中国药典》。生皂矾一般不内服，多作外用洗涂剂，偏于燥湿止痒杀虫。用于湿疹、疥癣、疮毒等。

煅皂矾失水变枯，增强燥湿止痒功能，降低致呕的副作用。如治赤白痢的绿白散（《总录》）。

醋皂矾降低致呕的副作用，增强入肝补血、解毒杀虫的功效。如治黄肿胀满、血虚萎黄的臌症丸（《部颁标准》）。

【炮制研究】

1. 炮制沿革研究　宋有火煅醋淬（《证类》）、"炼汁尽"（《总录》）、盐与硫黄制（《洪氏》）的炮制方法。明代以后有姜制（《保元》）、炒制（《仁术》）、米炒（《入门》）等炮制方法。清代有面裹煨（《串雅内》）、煅醋淬（《辑要》）等。《中国药典》2015 年版一部收载的皂矾饮片为皂矾、煅皂矾。

2. 化学成分研究　皂矾中 $FeSO_4$ 经加热煅制分解生成 Fe_2O_3，但煅品仍含硫酸盐。

3. 药理作用研究　皂矾醋煅后能减轻对舌喉部黏膜的刺激性，降低了致吐的副作用。

4. 炮制品质量要求　皂矾饮片含含水硫酸亚铁（$FeSO_4 \cdot 7H_2O$）不得少于 85.0%。

【贮存】贮干燥容器内，密闭，置干燥处，防潮，防尘。

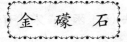

青 礞 石

【处方用名】青礞石、煅青礞石。

【来源】本品为变质岩类黑云母片岩或绿泥石化云母碳酸盐片岩。采挖后，除去杂石和泥沙。

【炮制方法】

1. 青礞石　取原药材，除去杂石，砸成小块。

2. 煅青礞石

（1）明煅　取净青礞石，置耐火容器内，武火煅至红透，取出，放凉，碾碎。

（2）硝煅　取净青礞石，加等量的火硝混匀，置耐火容器内，加盖，武火煅至烟尽，取出，放凉，水飞成细粉。

【饮片性状】青礞石为不规则的扁块状，大小不一，褐黑色或绿墨色（黑云母片岩）或灰色或灰绿色（绿泥石化云母），具玻璃样光泽。断面呈层片状，有星点样闪光。气微，味淡。煅青礞石呈粉末状，质地酥脆，光泽消失，青黄绿色。硝煅青礞石饮片呈金黄色，质地酥脆，稍有火硝味。

【炮制作用】青礞石味甘、咸，性平。归肺、心、肝经。具有坠痰下气，平肝镇惊的功能。用于顽痰胶结，咳逆喘急，癫痫发狂，烦躁胸闷，惊风抽搐。如治小儿痰热蕴肺的金振口服液《中国药典》。

煅后质地酥脆，易于有效成分煎出，利于制剂。如治痰热阻肺，气喘咳嗽的贝羚胶囊《中国药典》。

硝煅增强下气坠痰功效，能逐陈积伏匿之痰。如治急慢惊风，痰潮壅滞，塞于喉间，命在须臾的夺命散（《大成》）。

【炮制研究】

1. 炮制沿革研究　宋代有"研细为粉"（《圣惠方》）和"炭火烧一伏时"（《总微》）的炮制方法。元代以后有硝煅（《丹溪》）、生姜汁淬（《禁方》）、藜芦汁淬（《本草述》）（《问答》）等炮制方法。《中国药典》2015年版一部收载的青礞石饮片为青礞石、煅青礞石。

2. 化学成分研究　青礞石入汤剂，生品水溶出率为0.11%，煅品为2.35%。

【贮存】贮干燥容器内，置干燥处。

金 礞 石

【处方用名】金礞石、煅金礞石。

【来源】本品为变质岩类蛭石片岩或水黑云母片岩。采挖后，除去杂石和泥沙。

【炮制方法】

1. 金礞石　取原药材，除去杂石。

2. 煅金礞石

（1）明煅　取净金礞石，置耐火容器内，武火煅至红透，取出，放凉，碾碎。

（2）硝煅 取净金礞石，加等量的火硝混匀，置耐火容器内，加盖，武火煅至烟尽，取出，放凉，水飞成细粉。

【饮片性状】金礞石为不规则的块状或碎片，棕黄色或黄褐色，带有金黄色或银白色光泽，质脆，手捻即成为金黄色闪光小片，具滑腻感。气微，味淡。煅金礞石饮片粉末状，质地酥脆，光泽消失，淡黄棕色。硝煅金礞石为粉末状，金黄色，质地酥脆，火硝味淡。

【炮制作用】金礞石味甘、咸，性平。归肺、心、肝经。具有坠痰下气，平安镇惊的功能。用于顽痰胶结，咳逆喘急，癫痫发狂，烦躁胸闷，惊风抽搐。

煅后质地酥脆，易于煎出有效成分，利于制剂。如治痰火扰心的礞石滚痰丸《中国药典》。

【贮存】贮干燥容器内，置干燥处。

赤 石 脂

【处方用名】赤石脂、煅赤石脂、醋赤石脂。

【来源】本品为硅酸盐类矿物多水高岭石族多水高岭石，主含四水硅酸铝 $[Al(Si_4O_{10})(OH)_8 \cdot 4H_2O]$。采挖后，除去杂石。

【炮制方法】

1. 赤石脂 取原药材，除去杂质，打碎或研细粉。

2. 煅赤石脂 取赤石脂细粉，用醋调匀，搓条，切段，干燥，置耐火容器内，用武火加热，煅至红透，取出，晾凉，用时捣碎。

每 100 kg 赤石脂，用醋 40 kg。

【饮片性状】赤石脂为不规则块状或粉末，粉红色、红色至紫红色，或有红白相间的花纹，质软，断面有的具蜡样光泽。吸水性强，具黏土气。味淡，嚼之无沙粒感。煅赤石脂为圆柱形段状，深红色或红褐色细粉，吸水性强，有醋气。

【炮制作用】赤石脂味甘、酸、涩，性温。归大肠、胃经。具有涩肠、止血、生肌敛疮的功能。用于久泻久痢、大便出血、崩漏带下；外治疮疡不敛、湿疮脓水浸淫。如治久泻不止的赤石脂丸（《活人书》）。

赤石脂煅后，质地酥松，便于粉碎，易于煎出有效成分，醋制增强收敛祛瘀、止血止痢作用。如治气机阻滞、脘腹胀痛的气痛丸《中国药典》。

【炮制研究】

1. 炮制沿革研究 汉代提出碎法（《玉函》）；宋代有烧（《圣惠方》）、煅（《三因》）、煅赤水飞法（《局方》）。明代有火煅红（《普济方》）、火煅水飞法（《纲目》）、煨法（《奇效》）。《中国药典》2015 年版一部收载的赤石脂饮片为赤石脂、煅赤石脂。

2. 化学成分研究 赤石脂煅后水溶性浸出物含量增高，止血作用增强。

【贮存】贮干燥容器内，置干燥处，防潮。

第二节　煅　淬　法

将中药在高温有氧条件下煅烧至红透后，立即投入规定的液体辅料或水中骤然冷却至酥（若不酥，可反复煅淬至酥），取出，干燥，打碎或研粉的方法称为煅淬法。将煅红透的中药趁热投入到液体辅料或水中的操作称为淬，所用的液体辅料称为淬液。常用的淬液有醋、酒、药汁及水等，按中药性质和临床需要而选用。煅淬法适用于质地坚硬，经过高温仍不能酥脆的矿物类药和临床上因特殊需要而必须煅淬的中药。

煅淬目的：

（1）使中药质地酥脆，利于粉碎和煎出　如赭石、磁石等经煅淬后，使中药中各种不同成分的胀缩比例发生较大变化，产生裂隙，使质地变得酥脆。

（2）改变中药的理化性质，增强疗效　如自然铜、炉甘石等矿物药经煅淬后，化学成分发生变化，自然铜中的二硫化铁转化为硫化铁；炉甘石中的碳酸锌大部分转变为氧化锌，增强疗效。

（3）洁净中药　如炉甘石，煅淬后可除去夹杂的泥土等杂质。

注意事项：

（1）煅淬要反复进行几次，使液体辅料吸尽、中药全部酥脆为度。

（2）所用的淬液种类和用量由各中药的性质和临床需要而定。

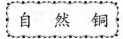

【处方用名】自然铜、煅自然铜。

【来源】本品为硫化物类矿物黄铁矿族黄铁矿，主含二硫化铁（FeS_2）。采挖后，除去杂石。

【炮制方法】

1. 自然铜　取原药材，除去杂质，洗净，干燥，砸碎。

2. 煅自然铜　取净自然铜，置耐火容器内，用武火加热，煅至红透，取出，立即投入醋液中淬制，待冷后取出，继续煅烧醋淬至光泽消失，质地酥松，呈黑褐色时取出，摊晾，干燥后碾碎。

每 100 kg 自然铜，用醋 30 kg。

【饮片性状】自然铜的晶形多为立方体，大小不一，表面亮淡黄色，有金属光泽；有的黄棕色或棕褐色，无金属光泽。具条纹，条痕绿黑色或棕红色。体重，质坚硬或稍脆。煅自然铜为不规则的碎粒，呈黑褐色或黑色，无金属光泽。质地酥脆，有醋气，碾碎后呈无定型黑色粉末。

【炮制作用】自然铜味辛，性平。归肝经。具有散瘀，接骨，止痛的功能。本品多煅淬后用，经煅淬，可增强散瘀止痛作用。多用于跌打肿痛，筋骨折伤。如自然铜散（《张氏医通》）。并使质地酥脆，便于粉碎加工，利于煎出有效成分。

【炮制研究】

1. 炮制沿革研究　南北朝刘宋时代有甘草、醋处理后煅（《雷公》）的炮制方法。自唐代以后有煅法、火煅醋淬法（《理伤》），以酒磨服（《证类》）、醋炒干研（《传信》），煅淬、水飞（《普济方》）等炮制方法。《中国药典》2015 年版收载的自然铜饮片为自然铜、煅自然铜。

2. 化学成分研究　自然铜主含二硫化铁及 Cu、Ni、As、Sb 等成分。自然铜经火煅后二硫化铁分解成硫化铁，经醋淬后表面部分生成醋酸铁，且能使其质地酥脆易碎，Fe^{3+} 溶出增加，易于在体内吸收，促使体内造血系统功能增强。

3. 炮制工艺研究　近年对自然铜炮制工艺的研究较多，因研究的方法不同，研究的指标不同，得到的结果也不同。如有以 Fe^{3+} 含量为指标的；有以 Fe^{2+} 含量、含 Fe 量和有害元素 As、Pb 含量为指标的；也有以 Fe、Zn、Cu 为指标，综合考虑有害元素的溶出量，模拟自然铜制备散剂的溶解条件为指标的。结果煅制温度和煅制时间分别为 400℃煅制 4 h，850℃以上煅 1.5 h，450℃煅 1～3 h 为好。

【贮存】贮干燥容器内，置干燥处。

磁 石

【处方用名】磁石、灵磁石、煅磁石。

【来源】本品为氧化物类矿物尖晶石族磁铁矿，主含四氧化三铁（Fe_3O_4）。采挖后，除去杂石。

【炮制方法】

1. 磁石　取原药材，除去杂质，碾碎。

2. 煅磁石　取净磁石，砸成小块，置耐火容器内，用武火煅至红透，趁热倒入醋液内淬制，冷却后取出，反复煅淬至酥脆，取出干燥，碾碎。

每 100 kg 磁石，用醋 30 kg。

【饮片性状】磁石为不规则的碎块，多具棱角。表面灰黑色或褐色，条痕黑色，具金属光泽。体重，质坚硬，断面不整齐。具磁性。有土腥气，味淡。煅磁石不为规则的碎块或颗粒。表面黑色。质硬而酥。无磁性。有醋香气。

【炮制作用】磁石味咸，性寒。归肝、心、肾经。具有镇惊安神，平肝潜阳，聪耳明目，纳气平喘的功能。

生磁石偏于镇惊安神，平肝潜阳。用于惊悸失眠，头晕目眩。如治阴虚阳亢所致心悸失眠的磁朱丸（《千金》）。

磁石煅后质地酥脆，易于粉碎，利于有效成分煎出，缓和了重镇安神功效，聪耳明目、补肾纳气力强。用于耳鸣耳聋，视物昏花，白内障，肾虚气喘，遗精等。如治肾虚作喘的玄石紫粉丹（《圣惠方》）和治遗精的磁石丸（《三因》）。

【炮制研究】

1. 炮制沿革研究　南北朝刘宋时代有用"五花皮、地榆、故绵、东流水煮三日夜，捶细，水飞"（《雷公》）的炮制方法。自唐代以后有"研，以水浮去浊汁"（《心鉴》）、火煅醋淬后水飞（《圣惠方》）、火煅酒淬（《圣惠方》）等炮制方法。《中国药典》2015 年版收载的磁石饮片为磁石、煅磁石。

2. 化学成分研究　磁石主要含四氧化三铁，并含有 Si、Pb、Ti、Mg、As 等成分。

对磁石炮制前后含 As 量进行比较,发现磁石经火煅醋淬后,As 含量显著降低。粉碎程度大时,其表面积增大,更易除去 As。另有报道,采用原子发射光谱分析炮制前后微量元素的变化,发现磁石中含有的有害元素 Ti、Mn、Al、Cr、Ba、Sr 等,煅制后均有变化,尤其 Sr 煅制后未检出,说明煅制对消除磁石中含有的有害元素具有一定意义。磁石中其他元素经醋淬后也发生了变化。

3. 药理作用研究 对抑制醋酸诱发小鼠扭体反应,与戊巴比妥钠的协同作用,煅磁石优于生磁石。拮抗戊四氮致小鼠惊厥作用,降低角叉菜胶引发小鼠足肿胀度及止凝血作用,生磁石优于煅磁石。

4. 炮制工艺研究 对磁石的煅制工艺研究多是以 Fe^{2+} 溶出量为指标,如有以 650℃ 煅烧,恒温 30 min,米醋淬 1 次,粉碎成细粉,过 60 目筛的方法。以正交法优选工艺的结果是:煅温 900℃(样品红透),煅 2 h,粒径为 2.5 cm ± 0.2 cm 为最佳。亦有人用正交设计法实验,结果为 500℃,恒温煅每次 30 min,煅烧 3 次,醋淬 1 次。

5. 炮制品质量要求 磁石饮片含铁(Fe)不得少于 50.0%,煅磁石含铁(Fe)不得少于 45.0%。

【贮存】贮干燥容器内,置干燥处。防尘。

紫 石 英

【处方用名】紫石英、煅紫石英。

【来源】本品为氟化物类矿物萤石族萤石,主含氟化钙(CaF_2)。采挖后,除去杂石。

【炮制方法】

1. 紫石英 取原药材,除去杂质,洗净,干燥,碾碎或捣碎。

2. 煅紫石英 取净紫石英块,置耐火容器内,用武火加热,煅至红透,立即倒入醋中淬酥,取出,再煅淬一次,干燥,捣碎。

每 100 kg 紫石英,用醋 30 kg。

【饮片性状】紫石英为不规则碎块,具棱角。外表紫色或绿色,深浅不匀,中间夹有白色脉,半透明至透明。有玻璃样光泽,手触有油滑感。体重、质坚脆,易击碎,气微,味淡。煅紫石英呈不规则碎块或粉末。表面黄白色、棕色或紫色,无光泽,局部崩裂,表面粗糙,质地酥脆,有醋香气,味淡。

【炮制作用】紫石英味甘,性温。归肾、心、肺经。具有温肾暖宫,镇心安神,温肺平喘的功能。

生紫石英偏于镇心安神。多用于心悸易惊,失眠多梦。如治风热惊痫的风引汤(《金匮》)。

煅紫石英质地酥脆,便于粉碎加工,易于有效成分煎出,以温肺降逆、散寒暖宫力强。多用于肺虚寒咳,宫冷不孕等。

【炮制研究】

1. 炮制沿革研究 唐代有研(《千金翼》)、醋淬(《日华子本草》)的炮制方法。自宋代以后有火煅醋淬后水飞(《局方》)的炮制方法。《中国药典》2015 年版收载的紫石英饮片为紫石英、煅紫石英。

2. 化学成分研究　紫石英主要含氟化钙（CaF_2），并含有氧化铁（Fe_2O_3）和稀土元素等。紫石英煅制前后化学成分无明显变化。

3. 炮制工艺研究　有报道用正交法优选煅淬紫石英最佳炮制工艺为：600℃煅 30 min，以米醋淬 1 次，每 100 kg 紫石英加醋 30 kg。

4. 炮制品质量要求　紫石英含氟化钙（CaF_2）不得少于 85.0%，煅紫石英含氟化钙（CaF_2）不得少于 80.0%。

【贮存】贮干燥容器内，置干燥处。

禹 余 粮

【外方用名】禹余粮、煅禹余粮、醋禹余粮。

【来源】本品为氢氧化物类矿物褐铁矿，主含碱式氧化铁 [FeO（OH）]。采挖后，除去杂石。

【炮制方法】

1. 禹余粮　取原药材，除去杂石，洗净泥土，干燥，打碎。

2. 煅禹余粮　取净禹余粮，砸成碎块，置耐火容器内，用武火加热，煅至红透，取出，立即投入醋中淬酥，取出，干燥，碾粉。

每 100 kg 禹余粮，用醋 30 kg。

【饮片性状】禹余粮为块状集合体，呈不规则的斜方块状。表面红棕色、灰棕色或浅棕色，多凹凸不平或附有黄色粉末。断面多显深棕色与淡棕色或浅黄色相间的层纹，各层硬度不同，质松部分指甲可划动。体重，质硬。气微，味淡，嚼之无砂粒感。煅禹余粮呈细粉状，黄褐色或褐色，具醋气。

【炮制作用】禹余粮味甘、涩，性微寒。归胃、大肠经。具有涩肠止泻，收敛止血的功能。

生禹余粮多用于久泻痢，崩漏，白带等。

煅淬后质地酥脆，便于粉碎入药，易于煎出有效成分，并能增强收敛作用。多用于久泻不止，赤白带下。如治冷劳、大肠转泄的神效太乙丹（《圣惠方》）；又如《胜金方》治疗妇人带下不止，用醋煅淬禹余粮止血益血。

【炮制研究】炮制历史沿革　汉代有炼（《本经》）、烧（《金匮》）的炮制方法。自南北朝刘宋时代以后有用黑豆、黄精煮制（《雷公》），细研（《本草图经》）、火煅醋淬（《圣惠方》）等炮制方法。《中国药典》2015 年版收载的禹余粮饮片为禹余粮、煅禹余粮。

【贮存】贮干燥容器内，置干燥处。防尘。

阳 起 石

【处方用名】阳起石、煅阳起石、酒阳起石。

【来源】本品为单斜晶系硅酸盐类矿物透闪石或阳起石。主含含水硅酸钙镁。采挖后，除去杂石。

【炮制方法】

1. 阳起石　取原药材，除去杂质，洗净，干燥，砸成小块。

2. 煅阳起石　取净阳起石小块，置耐火容器内，用武火加热，煅至红透，取出，放冷，研碎。

3. 酒阳起石　取净阳起石小块，置耐火容器内，用武火加热，煅至红透后，倒入黄酒中浸淬，如此反复煅淬至药物酥脆，酒尽为度，取出晾干，研碎。

每 100 kg 阳起石，用黄酒 20 kg。

【饮片性状】阳起石为不规则碎块状，乳白色，具纤维状构造，有丝样光泽。体重，味淡。煅碎研细后呈青褐色粉末，无光泽。

【炮制作用】阳起石味咸，性温。归肾经。有温肾助阳的作用。一般临床均煅用，煅后质地酥脆，易于粉碎，便于有效成分煎出。酒淬可进一步使其质地酥脆，利于加工成细粉，并可加强壮阳作用。用于下焦虚寒，腰膝酸软，遗精，阳痿，宫冷不孕，崩漏。如治肾阳衰弱、肾不纳气的黑锡丹（《局方》）。

【炮制研究】

炮制沿革研究　唐代有酒渍（《千金翼》）的炮制方法。自宋代以后有火煅研为粉（《总录》）、火煅酒淬和酒煮（《局方》）、火煅醋淬（《百问》）、"火煅醋淬七次，细研水飞用"（《入门》）等炮制方法。现在主要的炮制方法为火煅或火煅酒淬。

【贮存】贮干燥容器内，置干燥处。

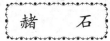

赭　　石

【处方用名】代赭石、赭石、生赭石、煅赭石。

【来源】本品为氧化物类矿物刚玉族赤铁矿，主含三氧化二铁（Fe_2O_3）。采挖后，除去杂石。

【炮制方法】

1. 赭石　取原药材，除去杂质，洗净晒干，打碎。

2. 煅赭石　取净赭石，置耐火容器内用武火加热，煅至红透，立即倒入醋液中淬制，如此反复煅淬至质地酥脆，醋液吸尽为度。

每 100 kg 赭石，用醋 30 kg。

【饮片性状】赭石为鲕状、豆状、肾状集合体，多呈不规则扁平块状，大小不一，暗棕红色或灰黑色，条痕樱红色或红棕色，有的有金属光泽。一面多有圆形乳头状突起，习称"钉头"；另一面与突起相对应处有同样大小的凹窝。体重，质硬，砸碎后断面显层叠状。气微，味淡。煅赭石为无定型粉末或成团粉末，暗褐色或紫褐色，光泽消失。质地酥脆，略带醋气。

【炮制作用】赭石味苦，性寒。归肝、心、肺、胃经。赭石具有平肝潜阳，重镇降逆，凉血止血的功能。用于眩晕耳鸣，呕吐，噫气，呃逆，喘息，以及血热所致的吐血，衄血。如治呃逆呕吐的旋覆代赭汤（《伤寒》）。

煅赭石降低了苦寒之性，增强平肝止血作用。用于吐血，衄血及崩漏等证。煅后并使质地酥脆，易于粉碎和有效成分煎出。

【炮制研究】

1. 炮制沿革研究　汉代有"碎"法（《金匮》）。自南北朝刘宋时代以后有水飞后煮（《雷公》）、火煅醋淬水飞（《局方》）等炮制方法。《中国药典》2015 年版收载的赭石饮片为赭石、煅赭石。

2. 化学成分研究　对赭石生、煅品水溶性成分进行的光谱分析结果表明，煅赭石比赭石 Mn、Fe、Ca、Mg、Si 等成分溶出量都有较大的增加，证明煅后药物质地酥脆，有效成分易于溶出，尤其是 Ca 的溶出量增加 30 倍之多，而对人体有害成分 As 的溶出量大大减少。

3. 炮制工艺研究　以含 As 量为指标，对不同炮制品的含 As 量进行测定，得出含 As 量由高到低的顺序为：生品干研 > 煅干研 > 煅醋淬干研 > 生品水飞 > 煅水飞 > 煅醋淬水飞。其中煅、醋淬、水飞是最好的除 As 方法。另有报道：赭石经煅淬后（650℃）比生品亚铁含量增高，且与煅淬次数成正比，合理增加煅淬次数可提高 Fe^{2+} 含量，同时降低 As 的含量。还有研究结果认为：以 Fe^{2+} 为指标，在 650℃条件下煅 40 min 为佳。

4. 炮制品质量要求　赭石饮片含铁（Fe）不得少于 45.0%。

【贮存】贮干燥容器内，置干燥处。防尘。

炉 甘 石

【处方用名】炉甘石、煅炉甘石、制炉甘石。

【来源】本品为碳酸盐类矿物方解石族菱锌矿，主含碳酸锌（$ZnCO_3$）。采挖后，洗净，晒干，除去杂石。

【炮制方法】

1. 炉甘石　取原药材，除去杂质，打碎。

2. 煅炉甘石　取净炉甘石，置耐火容器内，用武火加热，煅至红透，取出，立即倒入水中浸淬，搅拌，倾取上层水中混悬液，残渣继续煅淬 3~4 次，至不能混悬为度，合并混悬液，静置，待澄清后倾去上层清水，干燥。

3. 制炉甘石

（1）黄连汤制炉甘石　取黄连加水煎汤 2~3 次，滤去药渣，合并药汁浓缩，加入煅炉甘石细粉中拌匀，吸尽后，干燥。

每 100 kg 煅炉甘石细粉，用黄连 12.5 kg。

（2）三黄汤制炉甘石　取黄连、黄柏、黄芩加水煮汤 2~3 次，至苦味淡薄，滤去药渣，滤液加入煅炉甘石细粉中拌匀，吸尽后，干燥。

每 100 kg 煅炉甘石细粉，用黄连、黄柏、黄芩各 12.5 kg。

本品多作眼科外用药，临床要求极细药粉，大多煅淬后还需水飞制取，制炉甘石应选用水飞后的细粉，且水飞时只取上部混悬液，沉而不浮者应弃去。

【饮片性状】炉甘石为块状集合体，呈不规则的块状。灰白色或淡红色，表面粉性，无光泽，凹凸不平，多孔，似蜂窝状。体轻，易碎。气微，味微涩。煅炉甘石呈白色、淡黄色或粉红色的粉末；体轻，质松软而细腻光滑。气微，味微涩。

【炮制作用】炉甘石味甘，性平。归肝、脾经。具有解毒明目退翳，收湿止痒敛疮的功能。

炉甘石一般不生用，也不作内服，多作外敷剂使用。经煅淬水飞后，质地纯洁细腻，消除了由于颗粒较粗而造成的对敏感部位的刺激性，适宜于眼科及外敷用。采用黄连及三黄汤煅淬或拌制，可增强清热明目，敛疮收湿的功效。用于目赤肿痛，眼缘赤烂，翳膜胬肉，溃疡不敛，脓水淋漓，湿疮，皮肤瘙痒。如治风眼目障的炉甘石散（《准绳》）。

【炮制研究】

1. 炮制沿革研究　唐代有"火煅，黄连水淬"（《银海精微》）的炮制方法。自宋代以后有"研极细末"（《博济》）、火煅童子便淬和水飞（《急救》）、三黄汤制（《粹言》）、龙胆制（《尊生》）等炮制方法。《中国药典》2015 年版收载的炉甘石饮片为炉甘石、煅炉甘石。部分地区还有黄连汤及三黄汤制炉甘石等。

2. 化学成分研究　炉甘石主要成分为碳酸锌（$ZnCO_3$），并含少量的 Al、Fe、Mg、Mn 及 Pb 等。生炉甘石溶出物中 Pb 含量 >3%，而煅、水飞后只占 0.4%，故煅、水飞可减少炉甘石的毒副作用成分。

X 射线衍射分析结果表明，生炉甘石由菱锌矿、水锌矿、方解石及白云石等矿物组成；煅后菱锌矿转化为氧化锌。炉甘石中主要组成矿物菱锌矿、水锌矿都易溶于酸。

3. 炮制工艺研究　正交试验得出，煅炉甘石最佳工艺条件是：40 目炉甘石于 700℃煅烧1 h，10 倍量水淬 1 次，加水水飞至完全。煅后氧化锌的含量增加 40% 左右。另有报道，炉甘石煅制后氧化锌的含量约提高 36%，三黄汤拌品及三黄汤淬后水飞品约提高 18%。三黄汤拌品的小檗碱含量高于三黄汤淬后水飞品 4 倍，但三黄汤淬后水飞品抑菌作用优于拌制品。也有报道煅炉甘石时煅制温度在 400℃以下，ZnO 的含量最高。

4. 炮制品质量要求　炉甘石饮片含氧化锌（ZnO）不得少于 40.0%，煅炉甘石含氧化锌（ZnO）不得少于 56.0%。

【贮存】贮干燥容器内，置干燥处。防尘。

第三节　扣锅煅法

中药在高温缺氧条件下煅烧成炭的方法称扣锅煅法，又称密闭煅、闷煅、暗煅、子母锅煅。适用于煅制质地疏松、炒炭易灰化及某些复方制剂在制备过程需要综合制炭的中药。

煅炭目的：

（1）改变中药性能，产生新的疗效，增强止血作用　如血余炭、棕榈炭、荷叶炭等。

（2）降低毒性和刺激性　如干漆等。

操作方法：

将中药置于锅中，上扣一较小的锅，两锅结合处用盐泥封严，扣锅上压一重物，防止锅内气体膨胀而冲开扣锅。扣锅底部贴一白纸条或放几粒大米，用武火加热，煅至白纸或大米呈深黄色，中药全部炭化为度。亦有在两锅盐泥封闭处留一小孔，用筷子塞住，时时观察小孔处的烟雾，当烟雾由白烟变黄烟转呈青烟减少时，降低火力，煅至基本无烟时，离火，待完全冷却后，取出。

注意事项：

（1）煅烧过程中，由于中药受热炭化，有大量气体及浓烟从锅缝中喷出，应随时用盐泥堵封，以防空气进入，使药物灰化。

（2）中药煅透后应放置冷却后再开锅，以免药物遇空气后燃烧灰化。

（3）煅锅内药料不宜放得过多、过紧，以免煅制不透，影响质量。

血 余 炭

【处方用名】血余炭。

【来源】本品为人发制成的炭化物。

【炮制方法】取头发，除去杂质，碱水洗去油垢，清水漂净，晒干，置于锅内，上扣一个口径较小的锅，两锅结合处用盐泥或黄泥封固，上压重物，扣锅底部贴一白纸条或放几粒大米，用武火加热，煅至白纸或大米呈深黄色为度，离火，待凉后取出，剁成小块。

【饮片性状】血余炭为不规则的块状，大小不一，乌黑光亮，呈蜂窝状，有多数细孔。研之清脆有声，体轻，质脆。用为烧之有焦发气，味苦。

【炮制作用】血余炭味苦，性平。归肝、胃经。具有收敛止血，化瘀，利尿的功能。本品不生用，入药必须煅制成炭，煅后方具有止血作用。用于吐血、咯血、衄血、血淋，尿血、便血，崩漏下血、外伤出血，小便不利等。如治出血的化血丹（《参西录》）。

【炮制研究】

1. 炮制沿革研究 汉代以前有"燔发"（《病方》）、汉代有"烧灰"（《金匮》）的炮制方法。自唐代以后有"炙之"（《千金翼》）、"存性烧灰"（《总录》）、密闭煅（《入门》）、（《醒斋》）等炮制方法。《中国药典》2015 年版收载为血余炭。

2. 药理作用研究 血余炭可显著缩短实验动物的出、凝血时间，血余炭的水和乙醇煎出液能显著缩短小鼠和大鼠的出血时间，醇煎出液还能缩短大鼠的凝血时间，而人发的水和乙醇煎出液则无效。从血余炭中提得的粗结晶止血作用更强。进一步研究证实，血余炭的粗结晶具有促内源性系统血凝功能，其止血原理与血浆中 cAMP 含量降低有关。

除去血余炭中的 Ca^{2+}、Fe^{3+} 后，凝血时间延长，说明其止血作用可能与所含 Ca^{2+}、Fe^{3+} 有关。

3. 炮制工艺研究 温度为 350℃制得的血余炭，口服止血作用最强；300℃以下制得的血余炭，煎剂注射给药，则表现为中枢兴奋作用。亦有研究认为血余炭最佳炮制工艺为 300℃，煅制 20 min，其浸出物、Ca 元素含量高，具有明显的止血作用。

4. 炮制品质量要求 血余炭酸不溶性灰分不得过 10.0%。

【贮存】贮干燥容器内，置干燥处。

棕 榈

【处方用名】棕板、棕榈炭、陈棕炭、棕板炭。

【来源】本品为棕榈科植物棕榈 *Trachycarpus fortunei*（Hook.f.）H.Wendl. 的干燥叶柄。采棕时割取旧叶柄下延部分和鞘片，除去纤维状的棕毛，晒干。

【炮制方法】

1. 棕榈 取原药材，除去杂质，洗净，切段，干燥，筛去灰屑。

2. 棕榈炭

（1）煅炭 取净棕榈段或棕板块，置锅内，上扣一较小锅，两锅结合处用盐泥封固，上压重物，并贴一白纸条或放数粒大米，用文武火加热，煅至白纸或大米呈深黄色时，停火，待锅凉后，取出。

（2）炒炭 取净棕板，切成小块，用武火炒至黑棕色，喷淋少量清水，取出干燥。

【饮片性状】棕榈为长条板状，一端较窄而厚，另端较宽而稍薄，大小不等。表面红棕色，粗糙，有纵直皱纹；一面有明显的凸出纤维，纤维的两侧着生多数棕色茸毛。质硬而韧，不易折断，断面纤维性。气微，味淡。煅棕榈炭为不规则块状，大小不一。表面黑褐色至黑色，有光泽，有纵直条纹；质酥脆，触之有黑色炭粉。内部焦黄色，纤维性。略具焦香气，味苦涩。炒棕榈炭表面黑棕色，微发亮，内部棕褐色，质较脆。

【炮制作用】棕榈炭味苦、涩，性平。归肺、肝、大肠经。具有收敛止血的功能。生棕榈不入药，经煅后方具有止血作用。用于吐血，衄血，尿血，便血，崩漏下血。如治血崩不止的乌金散和治诸窍出血的黑散子（《奇效》）。

【炮制研究】

1. 炮制沿革研究 唐代有"烧灰"（《外台》）的炮制方法。自宋代以后有煅炭（《总录》）、炒炭（《纲目》）、（《准绳》）等炮制方法。《中国药典》2015年版收载棕榈饮片为棕榈、棕榈炭。

2. 化学成分研究 棕榈经制炭后，所含化学成分的组成和含量发生复杂的变化，总鞣质含量有所下降。高效液相色谱法初步分析，棕榈中检出19种成分，棕榈炭中则可检出26种成分，而且对羟基苯甲酸的含量成倍增长，其他对照品没食子酸、原儿茶酸、原儿茶醛等在相应的位置上也可检出。

3. 药理作用研究 动物实验表明，棕榈炭能缩短出血时间和凝血时间。由凝血试验结果可知，不论新棕皮炭或新棕板炭均无作用，陈棕炭、陈棕皮则有明显作用，尤其是取自多年的破旧陈棕则作用更为明显。说明古人"年久败棕入药尤妙"的经验是有道理的，用药以陈久者为宜。

4. 炮制工艺研究 以止血作用为指标，优选棕榈炭的最佳炮制工艺为320℃扣锅煅制20 min。

【贮存】贮干燥容器内，密闭，置干燥处。

灯 心 草

【处方用名】灯心、灯心草、灯心炭、灯心草炭。

【来源】本品为灯心草科植物灯心草 *Juncus effusus* L. 的干燥茎髓。夏末至秋季割取茎，晒干，取出茎髓，理直，扎成小把。

【炮制方法】

1. 灯心草 取原药材，除去杂质，剪成段。

2. 灯心炭 取净灯心草，扎成小把，置煅锅内，上扣一口径较小的锅，合缝处用盐泥封固，在扣锅上压以重物，并贴一白纸或放数粒大米，用武火加热，煅至纸条或大米呈深黄色时停火，放冷后，取出。

【饮片性状】灯心草为细圆柱形，一般长 4~6 cm，直径 0.1~0.3 cm，表面白色或淡黄白色，有细纵纹。体轻、质软，略有弹性，易拉断，断面白色。气微，味淡。灯心炭呈细圆柱形的段，表面黑色，体轻，有光泽。质松脆，易碎。气微，味微涩。

【炮制作用】灯心草味甘、淡，性微寒。归心、肺、小肠经。具有清心火，利小便的功能。

灯心草生品长于利水通淋。用于心烦失眠，尿少涩痛，口舌生疮。如灯心草一两，麦门冬、甘草各五钱，浓煎饮，治五淋癃闭（《方脉正宗》）。

灯心炭凉血止血，清热敛疮。外用治咽痹，乳蛾，阴疳。

【炮制研究】

1. 炮制沿革研究　宋代有烧炭（《证类》）的炮制方法。自明代以后有煅炭（《本草述》）、朱砂染（《经纬》）等炮制方法。《中国药典》2015 年版收载的灯心草饮片为灯心草、灯心炭。

2. 化学成分研究　灯心草茎髓含多种菲类衍生物，全草含挥发油、氨基酸、糖类等成分。

3. 药理作用研究　灯心炭能缩短实验动物的出血时间和凝血时间。

4. 炮制品质量要求　采用热浸法测定，以稀乙醇作溶剂，灯心草醇溶性浸出物不得少于 5.0%；水分不得过 11.0%；总灰分不得过 5.0%。

【贮存】贮干燥容器内，密闭，置干燥处。

丝 瓜 络

【处方用名】丝瓜络、炒丝瓜络、丝瓜络炭。

【来源】本品为葫芦科植物丝瓜 *Luffa cylindrica*（L.）Roem. 的干燥成熟果实的维管束。夏、秋二季果实成熟，果皮变黄，内部干枯时采摘，除去外皮及果肉，洗净，晒干，除去种子。

【炮制方法】

1. 丝瓜络　取原药材，除去杂质、残留种子及外皮，击扁，切段。筛去碎屑。

2. 炒丝瓜络　取净丝瓜络段，置炒制容器内，用文火加热，炒至表面深黄色，取出放凉。

3. 丝瓜络炭

（1）炒炭　取丝瓜络段，置炒制容器内，用武火加热，炒至表面焦黑色，内部焦褐色时，喷淋清水，取出，晾干。

（2）煅炭　取净丝瓜络段，置耐火容器内，加盖，接口处用盐泥封固，用中火煅透，停火。冷却后取出。

【饮片性状】丝瓜络为筋络（丝状维管束）交织而成的网状段。表面黄白色。体轻，质韧，有弹性，不能折断。气微，味淡。炒丝瓜络表面褐黄色，微焦。炒丝瓜络炭表面焦黑色，内部焦褐色。煅丝瓜络炭呈炭黑色，有光泽。

【炮制作用】丝瓜络味甘，性平。归肺、胃、肝经。具有祛风，通络，活血，下乳的功能。

生品多用于痹痛拘挛，胸胁胀痛，乳汁不通，乳痈肿痛等。

丝瓜络古代多煅炭用。老者烧存性服，用于祛风痰，凉血、解毒、发痘疮。如治妇女血脉壅滞，乳汁不通，以之烧存性研末酒服（《简便单方》）；治痰多咳嗽，以之烧存性为末，枣肉为丸（《摄生众妙方》）；治痈疽疮肿多用鲜品捣汁外涂。

【炮制研究】

1. 炮制沿革研究 宋代有"煅"(《疮疡》)的炮制方法。自明代以后有烧灰、焙(《大成》)、烧酒洗(《霍乱》)等炮制方法。现在主要的炮制方法有炒黄、炒炭、扣锅煅等。《中国药典》2015 年版收载为丝瓜络。

2. 炮制品质量要求 丝瓜络水分不得过 9.5%，总灰分不得过 2.5%。

【贮存】贮干燥容器内，密闭，置干燥处。

荷 叶

【处方用名】荷叶、荷叶炭。

【来源】本品为睡莲科植物莲 *Nelumbo nucifera* Gaertn. 的干燥叶。夏、秋二季采收，晒至七八成干时，除去叶柄，折成半圆形或折扇形，干燥。

【炮制方法】

1. 荷叶 取原药材，除去杂质及叶柄、抢水洗净，稍润，切丝，干燥。

2. 荷叶炭 取净荷叶折叠后平放锅内，留有空隙，上扣一个口径较小的锅，两锅合缝处用盐泥封固，上压重物，并贴一白纸条或放大米数粒，用文武火加热，煅至白纸条或大米呈深黄色时，停火，待锅凉后，取出。

【饮片性状】荷叶为不规则的丝状。上表面深绿色或黄绿色，较粗糙；下表面淡灰棕色，较光滑，叶脉明显突起。质脆，易破碎。稍有清香气，味微苦。荷叶炭呈不规则的片状，表面棕黑色或黑褐色。气焦香，味涩。

【炮制作用】荷叶味苦，性平。归肝、脾、胃经。具有清热化湿，升发清阳，凉血止血的功能。

生品多用于暑热烦渴，暑湿泄泻，脾虚泄泻，血热吐衄，便血崩漏。如治暑温的清络饮(《温病条辨》)和治吐血衄血的四生丸(《妇人》)。

荷叶炭收涩化瘀止血力强，用于多种出血症及产后血晕。如治多种出血症的十灰散(《十药》)。

【炮制研究】

1. 炮制沿革研究 唐代有炙(《外台》)、"炒令黄"(《产宝》)的炮制方法。自宋代以后有烧(《圣惠方》)、熬(《救急方》)、煴(《局方》)，炒、煅(《得配》)等炮制方法。《中国药典》2015 年版收载的荷叶饮片为荷叶、荷叶炭。

2. 化学成分研究 荷叶主要含有生物碱类、黄酮类、挥发油类等成分。从荷叶分离得到的生物碱类成分有 21 种，黄酮类化合物 16 种，挥发油类成分 87 种。

3. 药理作用研究 以促凝血时间为药理指标，结果表明，荷叶生品有较好的止血作用，制炭后止血效果增强。

4. 炮制品质量要求 荷叶饮片水分不得过 15.0%，总灰分不得过 12.0%，醇溶性浸出物按热浸法测定，用 70% 乙醇作溶剂，不得少 10.0%；含荷叶碱($C_{19}H_{21}NO_2$)不得少于 0.070%。

【贮藏】贮干燥容器内，密闭，置通风干燥处，防蛀。

蜂　房

【处方用名】蜂房、露蜂房、煅蜂房。

【来源】本品为胡蜂科昆虫果马蜂 *Polistes olivaceous*（DeGeer）、日本长脚胡蜂 *Polistes japonicus* Saussure 或异腹胡蜂 *Parapolybia varia* Fabricius 的巢。秋、冬二季采收，晒干，或略蒸，除去死蜂死蛹，晒干。

【炮制方法】

1. 蜂房　取原药材，刷尽泥灰，除去杂质，剪块。筛去灰屑。

2. 煅蜂房　取净蜂房块置于耐火容器内，加盖，接口用盐泥封固，用中火煅烧至透，停火。冷却后取出，用时掰碎或研细入药。

【饮片性状】蜂房为圆盘状或不规则的扁块状，表面灰白色或灰褐色，腹面有多数六角形房孔，孔径 3~4 mm 或 6~8 mm；背面有 1 个或数个黑色短柄。体轻，质韧，略有弹性。气微，味辛淡。质酥脆或坚硬者不可供药用。煅蜂房呈不规则的块状，大小不一，黑褐色。质轻，无臭，味涩。

【炮制作用】蜂房味甘，性平，有小毒。归胃经。具有攻毒杀虫，祛风止痛的功能。蜂房可内服，亦可外用。一般临床多用其炮制品。煅后可增强疗效，降低毒性，并利于制剂。用于疮痈肿毒，乳痈，瘰疬，皮肤顽癣，鹅掌风，牙痛，风湿痹痛等。如治瘰疬生头，脓水不干的蜂房膏（《圣惠方》）。

【炮制研究】

1. 炮制沿革研究　汉代有火熬（《本经》）、炙（《金匮》）的炮制方法。自南北朝刘宋时代以后有蒸制（《雷公》），"烧灰细研"、微炒、蜜制、煅（《疮疡》），焙（《奥旨》）等炮制方法。《中国药典》2015 年版收载为蜂房。部分地区还有煅蜂房。

2. 化学成分研究　蜂房含蜂蜡及树脂，并含蜂房油（挥发油），后者为一种有毒成分。炮制后，能使部分有毒成分散失，而降低毒性。

3. 药理作用研究　药理实验表明，蜂房的醇、醚及丙酮浸出物，皆有促进血液凝固的作用，能增强心脏运动，使血压一时性下降，并有利尿作用。

4. 炮制品质量要求　蜂房水分不得过 12.0%。总灰分不得过 10.0%，酸不溶性灰分不得过 5.0%。

【贮存】贮干燥容器内，密闭，置通风干燥处。防压、防蛀。

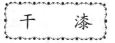

干　漆

【处方用名】干漆、煅干漆、干漆炭。

【来源】本品为漆树科植物漆树 *Toxicodendron vernicifluum*（Stokes）F.A.Barkl. 的树脂经加工后的干燥品。一般收集盛漆器具底留下的漆渣，干燥。

【炮制方法】

1. 煅干漆　取净干漆块置锅内，上盖一个口径较小的锅，两锅合缝处用盐泥封闭，上压重物，扣锅底部贴一白纸条或放几粒大米，用文武火加热，煅至白纸或大米呈老黄色为度。离火，待凉后取出，剁成小块或碾碎。

2. 炒干漆　取净干漆砸成小块，置锅中炒至焦枯，黑烟尽，取出，放凉。

【饮片性状】煅干漆呈黑色或棕褐色，为大小不一的块状或粒状，有光泽。质松脆，断面多孔隙，气微，味淡，嚼之有砂粒感。炒干漆呈大小不一的颗粒状，焦黑色，质坚硬，具孔隙，有特殊臭气、味淡。

【炮制作用】干漆味辛，性温；有毒。归肝、脾经。具有破瘀通经，消积杀虫的功能。

生干漆辛温有毒，伤营血，损脾胃，不宜生用。

煅后降低其毒性和刺激性。用于妇女经闭，瘀血癥瘕，虫积腹痛。如治胞衣不出，恶血不行的干漆散（《总录》）。

【炮制研究】

1. 炮制沿革研究　晋代有"熬烟绝"（《肘后》）的炮制方法。自唐代以后有烧灰（《颅囟》）、捣碎炒熟（《日华子本草》）、煮（《苏沈》），酒炒、醋炒（《总录》）等炮制方法。认为"用新瓦上下合定，火煅黑烟尽方可用，以其性大悍，服之大伤气血，若去烟而用之，只破瘀血而不伤元血"（《粹言》）。《中国药典》2015年版收载的干漆饮片为煅干漆、炒干漆。

2. 化学成分研究　干漆含漆酚50%～60%，最高达80%，还含有漆敏内酯。有研究报道，干漆煅炭或炒炭加热后可使漆酚、漆敏内酯升华、散失。

3. 药理作用研究　漆酚和漆敏内酯具有强烈的毒性和刺激性，可导致过敏性皮炎。干漆误服出现强烈刺激症状，如口腔炎、溃疡、呕吐、腹泻；严重者可发生中毒性肾病。经煅炭或炒炭后，可免除毒性、刺激性，并能缩短出血和凝血时间。

4. 炮制品质量要求　干漆水分不得过7.0%，总灰分不得过8.0%，酸不溶性灰分不得过5.0%，醇溶性浸出物按热浸法测定，用乙醇作溶剂，不得少于1.2%。

【贮存】贮干燥容器内，密闭，防火。

网上更多……
重点名词　　图片　　习题　　电子教案

蒸 煮 燀 法

蒸、煮、燀法属于"水火共制"法，在炮制过程中，既要用水，又要加热。这里的"水"可以是清水，也可以是酒、醋或药汁（如甘草汁、黑豆汁、吴茱萸汁）等液体辅料。某些药物虽用固体辅料，如藤黄、硫黄炮制时用豆腐，但操作仍需用水来进行蒸或煮。

第一节 蒸 法

蒸法是将净选或切制后的药物加辅料或不加辅料，置适宜的蒸制容器内，用蒸汽加热或隔水加热至规定程度的一种炮制方法。一般分为不加辅料的清蒸和加辅料蒸，根据所加辅料的不同，又分为酒蒸、醋蒸、黑豆汁蒸、豆腐蒸等。直接利用流通蒸汽加热者称为"直接蒸法"，在密闭条件下隔蒸汽或隔水加热者称为"间接蒸法"或"炖法"。

蒸制目的：

（1）改变药物性能，扩大用药范围 如生地黄性寒，具有清热凉血的作用，经蒸制后药性由寒转温，功能由清变补；何首乌经黑豆汁拌蒸后，其味转甘厚而性转温，功能也由清变补。

（2）增强疗效 如肉苁蓉经酒蒸后补肾助阳之力增强；女贞子经酒蒸后增强了补益肝肾的作用；山茱萸清蒸后增强了补肾涩精、固精缩尿的作用，酒蒸后滋补作用增强。

（3）减少副作用 如大黄生用气味重浊，走而不守，直达下焦，泻下作用峻烈，易伤胃气，酒蒸后泻下作用缓和，能减轻腹痛等副作用；黄精生品刺激咽喉，蒸后可消除其副作用。

（4）保存药效，利于贮存 如桑螵蛸经蒸制后杀死虫卵，便于贮存；黄芩蒸后破坏酶类，保存苷类有效成分。

（5）便于软化切片 如木瓜、天麻等药物或质地坚硬，或含糖类较多，若用水浸润则水分不易渗入，久泡则损失有效成分。采用蒸后切片的方法软化效果好，效率较高，饮片外表美观，容易干燥。

操作方法：

将待蒸的药物洗净，大小分档，加清水或液体辅料拌匀，润透后，置笼屉或罐等蒸制容器内，通蒸汽或隔水加热至规定程度取出。蒸制时间一般视药物性质而有所不同，短者 1 ~ 2 h，长者达数十小时，有的还需要反复蒸制，如九蒸九晒法。大生产可用蒸药箱或蒸煮锅等设备。

注意事项：

（1）需用液体辅料拌蒸的药物应待辅料被吸尽后再蒸制。

（2）蒸制时一般先用武火，待"圆气"后改为文火，保持蒸制容器内有足够的蒸气即可。但在非密闭容器中酒蒸时，要先用文火，防止酒很快挥发，达不到酒蒸的目的。

（3）蒸制时要注意火候（即蒸制时间），时间太短则达不到蒸制目的；时间过长，则影响药效，有的药物还可能"上水"，难以干燥。

（4）需长时间蒸制的药物宜不断添加开水，以免蒸汽中断，切勿蒸干，影响药物质量。需日夜连续蒸制者应有专人值班，以保安全。

（5）辅料蒸制完毕后，若容器内有剩余的液体辅料（蒸液），应拌回药物后再进行干燥。

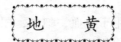

地 黄

【处方用名】鲜地黄、生地黄、熟地黄、生地炭、熟地炭。

【来源】本品为玄参科植物地黄 *Rehmannia glutinosa* Libosch. 的新鲜或干燥块根。秋季采挖，除去芦头、须根及泥沙，鲜用；或将地黄缓缓烘焙至约八成干。前者习称"鲜地黄"，后者习称"生地黄"。

【炮制方法】

1. 鲜地黄　取鲜地黄，除去杂质，洗净泥土，用时切厚片。

2. 生地黄　取干地黄，除去杂质，大小分档，用水稍泡，洗净，闷润，切厚片，干燥，筛去碎屑。

3. 熟地黄

（1）取净生地黄，加入黄酒拌匀，炖至酒被吸尽，显乌黑色光泽，味转甜，取出，晾晒至外皮黏液稍干时，切厚片或块，干燥。

每 100 kg 生地黄，用黄酒 30～50 kg。

（2）取净生地黄，蒸至黑润，取出，晒至约八成干时，切厚片或块，干燥。

4. 生地炭　取净生地黄片，大小分档，置炒制容器内，用武火炒至焦黑色，发泡鼓起时，取出，晾干。或用闷煅法煅炭。

5. 熟地炭　取净熟地黄片，大小分档，置炒制容器内，用武火炒至外皮焦褐色为度，取出，晾干。或用闷煅法煅炭。

【饮片性状】鲜地黄呈纺锤形或条状，外皮薄，表面浅红黄色，具弯曲的皱纹、芽痕、横长皮孔样突起及不规则疤痕。肉质，切面淡黄白色，可见橘红色油点，木部黄白色，导管呈放射状纹理。气微，味微甜、微苦。生地黄呈类圆形或不规则的厚片，外表皮棕黑色或棕灰色，极皱缩，具不规则的横曲纹。切面棕黑色或乌黑色，有光泽，具黏性。气微，味微甜。熟地黄为不规则块片、碎块，大小、厚薄不一，表面乌黑色，有光泽，黏性大，质柔软而带韧性，不易折断，断面乌黑色，有光泽。气微，味甜。生地炭表面焦黑色，质轻松膨胀，外皮焦脆，中心部呈棕黑色并有蜂窝状裂隙，有焦苦味。熟地炭表面焦黑色，有光泽，较生地炭色深。

【炮制作用】鲜地黄味甘、苦，性寒。归心、肝、肾经。具有清热生津，凉血，止血的功能。用于热邪伤阴，舌绛烦渴，温毒发斑，吐血，吐衄，咽喉肿痛等症。如治热入心包，血虚生烦的五汁一枝煎（《重订通俗伤寒论》）。

生地黄味甘，性寒。归心、肝、肾经。具有清热凉血、养阴生津的功能。用于热入营血，温毒发斑，吐血衄血，热病伤阴，舌绛烦渴，津伤便秘，阴虚发热，骨蒸劳热，内热消渴。如治血热出血的四生丸及阴虚发热的地黄煎（《妇人》）。

蒸制成熟地黄后，药性由寒转温，味由苦转甜，功能由清转补。清蒸后质厚味浓，滋腻碍脾，酒蒸后性转温，主补阴血，且可借酒力行散，起到行药势、通血脉的作用，使之补而不腻。熟地黄归肝、肾经。具有补血滋阴、益精填髓的功能。用于血虚萎黄，心悸怔忡，月经不调，崩漏下血，肝肾阴虚，腰膝酸软，骨蒸潮热，盗汗遗精，内热消渴，眩晕，耳鸣，须发早白。如治肾虚梦遗，腰膝痿弱的六味地黄丸（《药证》）；治阴虚消渴的地黄饮子（《宣明论方》）。

生地黄炒炭后入血分凉血止血。用于吐血，衄血，尿血，崩漏。如治阴虚火旺之吐血、衄血、痰中带血的八宝治红丹（《处方集》）。

熟地黄炒炭后以补血止血为主。用于崩漏或虚损性出血。

【炮制研究】

1. 炮制沿革研究　南北朝刘宋时代以后有酒拌蒸法（《雷公》）。自唐代以后有酒浸焙、酒蒸焙、酒炒、酒蒸炒（《银海精微》），反复蒸制（《千金翼》，炒炭（《圣惠方》），生地黄生姜同炒（《传言》），盐水炒、酒煮（《世医》），盐煨浸炒（《普济方》），砂仁、酒拌蒸（《纲目》），青盐制、童便制（《得配》），人乳、粉山药拌蒸（《治裁》）等炮制方法。在酒制熟地黄的质量上提出了"光黑如漆，味甘如饴糖"（《证类》）的要求。并有"鲜用则寒，干用则凉，上升酒炒，痰隔姜汁炒，入肾青盐水炒，阴火咳嗽童便拌炒"（《得配》）的论述。《中国药典》2015年版收载的地黄饮片为鲜地黄、生地黄与熟地黄。

2. 化学成分研究　地黄主含环烯醚萜类与苷类化合物，代表性成分为梓醇和毛蕊花糖苷。地黄经蒸或干燥后，梓醇的含量明显降低。地黄炮制后梓醇含量降低率为40%～80%。熟地黄酒制品与清蒸品之间，生地炭和熟地炭之间梓醇含量无明显差异。生地黄经长时间加热蒸熟后，毛蕊花糖苷含量降低，异毛蕊花糖苷含量随炮制时间逐渐增加；同时，部分多糖和寡糖可水解转化为单糖，单糖含量熟地黄比生地黄高2倍以上，5-羟甲基糠醛（5-HMF）含量增加20倍左右。

3. 药理作用研究　熟地黄酒制品与清蒸品均有利尿、镇静、降压、降低胆固醇、改善脑血流量的功效，并对心肌劳损的冠状动脉供血不足有一定的改善作用，二者之间无明显差异。比较生地黄、生地炭、熟地黄、熟地炭的止血作用，结果表明，地黄炒炭前后均有止血作用，4种饮片的止血效果无显著性差异。地黄中所含梓醇，具有降血糖、利尿、缓和泻下、抗衰老等作用；所含毛蕊花糖苷能够抑制脂多糖诱导小鼠巨噬细胞的增殖作用。

4. 炮制工艺研究　利用高压和高温热穿透作用强的特点，常压蒸制24 h或加压蒸制4 h，地黄药材既被蒸透，既不违背传统的炮制原理，又使药材符合传统"黑如漆，甜如饴"的质量要求。

5. 炮制品质量要求　生、熟地黄饮片水分均不得过15.0%；总灰分均不得过8.0%；酸不溶性灰分均不得过3.0%；冷浸法所得水溶性浸出物均不得少于65.0%；含毛蕊花糖苷（$C_{29}H_{36}O_{15}$）均不得少于0.020%。生地黄饮片含梓醇（$C_{15}H_{22}O_{10}$）不得少于0.20%。

【贮存】鲜地黄埋在沙土中，防冻。其他制品贮干燥容器内，密闭，置通风干燥处。防霉、防蛀。

何 首 乌

【处方用名】何首乌、首乌、生首乌、制何首乌、制首乌。

【来源】本品为蓼科植物何首乌 *Polygonum multiflorum* Thunb. 的干燥根。秋、冬二季叶枯萎时采挖，削去两端，洗净，个大的切成块，干燥。

【炮制方法】

1. 何首乌　取原药材，除去杂质，洗净，稍浸，润透，切厚片或块，干燥。

2. 制首乌　取净何首乌片或块，用黑豆汁拌匀、润湿后，置非铁质的适宜容器内，蒸或炖至汁液被吸尽，或用清水蒸，至药物内外均呈棕褐色，取出，干燥。

每 100 kg 何首乌片或块，用黑豆 10 kg。

黑豆汁制法：取黑豆 10 kg，加水适量，煮约 4 h，熬汁约 15 kg，豆渣再加水煮约 3 h，熬汁约 10 kg，合并得黑豆汁约 25 kg。

【饮片性状】何首乌呈不规则的厚片或块。外表皮红棕色或红褐色，皱缩不平，有浅沟，并有横长皮孔样突起及细根痕，切面浅黄棕色或浅红棕色，显粉性；横切面有的皮部可见云锦状花纹，中心木部较大，有的呈木心。气微，味微苦而甘涩。制首乌呈不规则皱缩状的块片，厚约 1 cm。表面黑褐色或棕褐色，凹凸不平。质坚硬，断面角质样，棕褐色或黑色。气微，味微甘而苦涩。

【炮制作用】何首乌味苦、甘、涩，性微温。归肝、心、肾经。生何首乌苦泄性平兼发散，具有解毒，消痈，截疟，润肠通便的功能。用于疮痈，瘰疬，风疹瘙痒，久疟体虚，肠燥便秘。如治颈生瘰疬，咽喉不利的何首乌丸（《圣惠方》）；治久疟不止的何人饮（《景岳》）。

经黑豆汁蒸后，味转甘厚而性转温，具有补肝肾、益精血、乌须发、强筋骨、化浊降脂的作用，用于血虚萎黄，眩晕耳鸣，须发早白，腰膝酸软，肢体麻木，崩漏带下，高脂血证。如益肾固精乌发的七宝美髯丹（《纲目》）。同时消除了何首乌生品滑肠致泻的副作用，使慢性患者长期服用而不造成腹泻。

【炮制研究】

1. 炮制沿革研究　唐代有黑豆蒸、黑豆酒煮、醋煮（《理伤》）的炮制方法，并提出"用竹切，米泔浸一宿，暴干，忌铁"（《本草图经》）。自宋代以后有清蒸、酒浸（《证类》），炒制、麸炒制（《总录》），米泔水浸后九蒸九曝（《圣惠方》）、生姜甘草制（《朱氏》）、米泔黑豆与枣同制（《儒门》）、黑豆煮制（《良方》）、黑豆人乳制（《回春》）、黑豆牛膝人乳制（《醒斋》）、乌羊肉制（《良朋》）、牛乳制（《切用》）、乳伴蒸（《景岳》）等炮制方法。现在主要的炮制方法为黑豆蒸。《中国药典》2015 年版收载的何首乌饮片为何首乌、制何首乌。

2. 化学成分研究　何首乌中的化学成分主要有蒽醌类、二苯乙烯苷类、卵磷脂、脂肪酸、黄酮、聚合原花青素、酰胺、吲哚以及一些微量元素等。何首乌经蒸制后，总蒽醌、结合蒽醌含量随着蒸制时间延长而减少，游离蒽醌开始增加，制首乌中游离蒽醌的含量略高于生何首乌；而生何首乌中结合蒽醌的含量则明显高于制首乌。也有研究表明，总游离蒽醌含量先上升后下降，总蒽醌含量和结合蒽醌逐渐下降。二苯乙烯苷含量随蒸制时间延长而降低，生何首乌中二苯乙烯苷的含量略高于制首乌。鞣质含量随炮制时间的延长逐渐下降；5-HMF 含量随炮制时间的延长逐渐升高。炮制工艺对制首乌饮片磷脂和总糖含量影响较大。总糖含量的影响程度为：蒸制温度＞蒸制时间＞粒度＞吸水量。清蒸品的总糖含量高于黑豆汁拌蒸品，黑豆汁拌蒸品的磷脂含量高于清蒸品。随蒸制时间、蒸制温度的增加，制首乌的总糖增加，磷脂减少。厚片生何首乌炮制后其磷脂含量高于薄片。

3. 药理作用研究　何首乌所含有的磷脂酰胆碱具有抗衰老，升血糖，减轻动脉硬化等作用。游离型蒽醌衍生物具有补益作用，水溶性二苯乙烯苷具有降胆固醇和保肝作用。何首乌经蒸制后，总蒽醌、结合蒽醌减少和游离蒽醌增加，使致泻作用减弱；游离蒽醌、磷脂类成分和糖的含量增加，使补益作用更加突出。

现代药理研究进一步证实，制首乌具有增强免疫、改善记忆障碍及抗衰老等作用；而生何首乌则有一定的毒性，长时间服用可引起动物消瘦、倦怠、动作迟缓和死亡。

4. 炮制工艺研究　对沿用至今的何首乌与黑豆汁拌蒸法，实验表明蒸 32 h 制品的颜色乌黑发亮，外观质量最好。但制品中的大黄素、大黄素甲醚随着炮制时间的延长而降低，结合药理作用提示，炮制时间以常压下蒸制 32 h 为好。

比较何首乌高压炮制品与传统炮制品各指标含量、高效液相指纹图谱、不同相对分子质量糖百分含量比的差异。结果表明，影响何首乌高压炮制的因素大小依次为蒸制温度＞蒸制时间＞干燥温度；高压炮制法和传统炮制法热动力过程不同，所炮制的何首乌无论是醇溶性成分变化还是多糖相对分子质量变化都存在差异，高压法制品中低相对分子质量糖含量明显低于传统炮制品。

以二苯乙烯苷含量为指标，采用正交实验法优选何首乌的最佳炮制工艺为：蒸制时间 48 h。

5. 炮制品质量要求　何首乌饮片水分不得过 10.0%；总灰分不得过 5.0%；含 2,3,5,4′- 四羟基二苯乙烯 2-O-β-D- 葡萄糖苷（$C_{20}H_{22}O_9$）不得少于 1.0%；含结合蒽醌以大黄素（$C_{20}H_{10}O_5$）和大黄素甲醚（$C_{16}H_{12}O_5$）的总量计，不少于 0.05%。制何首乌饮片水分不得过 12.0%，总灰分不得过 9.0%；热浸法所得醇溶性浸出物不得少于 5.0%；含 2,3,5,4′- 四羟基二苯乙烯 2-O-β-D- 葡萄糖苷（$C_{20}H_{22}O_9$）不得少于 0.70%；含游离蒽醌以大黄素（$C_{20}H_{10}O_5$）和大黄素甲醚（$C_{16}H_{12}O_5$）的总量计，不少于 0.10%。

【贮存】贮干燥容器内，密闭，置通风干燥处。防霉、防蛀。

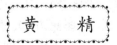

黄 精

【处方用名】黄精、酒黄精、蒸黄精。

【来源】本品为百合科植物滇黄精 *Polygonatum kingianum* Coll.et Hemsl.、黄精 *Polygonatum sibiricum* Red. 或多花黄精 *Polygonatum cyrtonema* Hua 的干燥根茎。按形状不同，习称"大黄精""鸡头黄精""姜形黄精"。春、秋二季采挖，除去须根，洗净，置沸水中略烫或蒸至透心，干燥。

【炮制方法】

1. 黄精　取原药材，除去杂质，洗净，略润，切厚片，干燥。

2. 酒黄精　取净黄精，加黄酒拌匀、闷润后，用隔水蒸透或炖透，色泽黑润，口尝无麻味时，取出，稍晾，切厚片，干燥。

每 100 kg 黄精，用黄酒 20 kg。

3. 蒸黄精　取净黄精，反复蒸至内外均呈滋润黑色，口尝无麻味时取出，切厚片，干燥。

【饮片性状】黄精呈不规则的厚片，外表皮淡黄色至黄棕色。切面略呈角质样，淡黄色至黄棕色，可见多数淡黄色筋脉小点，质稍硬而韧。气微，味甜，嚼之有黏性。酒黄精形如黄精，表面棕褐色至黑色，有光泽，中心棕色至浅褐色，可见筋脉小点，质较柔软。味甜，微有酒香气。蒸黄精形如黄精，表面棕黑色，有光泽，质柔软。味甜。

【炮制作用】黄精味甘，性平。归脾、肺、肾经。具有补气养阴，健脾，润肺，益肾的功能。用于脾胃气虚，体倦乏力，胃阴不足，口干食少，肺虚燥咳，劳嗽咳血，精血不足，腰膝酸软，须发早白，内热消渴。

生黄精具麻味，刺人咽喉，临床多蒸用。蒸后补脾润肺益肾的功能增强，并可除去麻味，以免刺激咽喉。用于肺虚燥咳，脾胃虚弱，肾虚精亏。如治肾虚精亏、头晕足软的枸杞丸（《奇效》）。

酒制能助其药势，使之滋而不腻，更好地发挥补益作用。如用于治疗气血两亏的九转黄精丹及用于肾虚阳痿，梦遗滑精的海马保肾丸（《北京市中药成方选集》）。

【炮制研究】

1. 炮制沿革研究　南北朝刘宋时代有蒸法（《雷公》）。自唐代以后有九蒸九曝法（《千金翼》），云"若生则刺人咽喉"（《食疗》），生黄精取汁加黄酒熬法、蔓荆子水蒸（《圣惠方》），焙制（《总录》），黑豆煮制、忌铁器（《禁方》），酒蒸（《保元》），九蒸九晒（《从新》）等炮制方法。《中国药典》2015 年版收载的黄精饮片为黄精、酒黄精。

2. 化学成分研究　黄精中主要含有黄精多糖、皂苷类、蒽醌类、生物碱类和氨基酸类等活性成分。黄精炮制后其总糖含量稍有减少，而还原糖增加 80% 以上，黏多糖大量水解成寡糖、单糖，5-HMF 和游离氨基酸增加，水溶性和醇溶性浸出物均大量增加。

3. 药理作用研究　黄精炮制后，刺激性消失。将生黄精及清蒸品、酒蒸品的水提醇沉液按照 450 g/kg（相当于原生药）的剂量给小鼠灌服。结果，生品组小鼠全部死亡，而炮制组小鼠均无死亡，且活动正常。

黄精炮制前后黄精多糖具有相同的药理作用，均有延长小鼠游泳时间和常压耐缺氧存活时间，提高血红蛋白水平和白细胞计数，增加胸腺、脾脏的质量和未成年雄性小鼠睾丸和前列腺贮精囊的质量，提高血清中免疫球蛋白 IgA、IgM、IgG 含量的作用。

4. 炮制工艺研究　采用改良重蒸法炮制黄精，以颜色、品味的变化为指标，炮制后其色泽乌黑发亮，质地柔软，有黏性，薄片者光亮透明，无刺激性及副作用，糖性浓烈，口感好，利于服用。现也有采用加压蒸汽法蒸制黄精，温度为 120℃，时间为 6 h。

5. 炮制品质量要求　黄精与酒黄精饮片水分均不得过 15.0%；总灰分均不得过 4.0%；用稀乙醇作溶剂，热浸法所得醇溶性浸出物不得少于 45.0%。黄精饮片含黄精多糖以无水葡萄糖（$C_6H_{12}O_6$）计，不得少于 7.0%，酒黄精饮片含黄精多糖以无水葡萄糖（$C_6H_{12}O_6$）计，不得少于 4.0%。

【贮存】贮干燥容器内，酒黄精密闭，置通风干燥处。防霉、防蛀。

人 参

【处方用名】人参、人参片、红参、红参片。

【来源】本品为五加科植物人参 *Panax ginseng* C. A. Mey. 的干燥根和根茎。多于秋季采挖，洗净经晒干或烘干。栽培的俗称"园参"；播种在山林野生状态下自然生长的称"林下山参"，习称"籽海"。园参经蒸制干燥后为"红参"。

【炮制方法】

1. 人参片 取原药材，除去杂质，洗净，润透，切薄片，干燥。或用时粉碎、捣碎。

2. 红参片 取净红参，润透，切薄片，干燥，用时粉碎或捣碎。

【饮片性状】人参片呈圆形或类圆形薄片。外表皮灰黄色。切面淡黄白色或类白色，菊花纹，显粉性，形成层环纹棕黄色，皮部有黄棕色的点状树脂道及放射性裂隙。体轻，质脆。香气特异，味微苦、甘。红参片为圆形或椭圆形薄片。外表皮红棕色，半透明。切面平坦，角质样。质硬而脆。气微香而特异，味甘、微苦。

【炮制作用】人参片味甘、微苦，性微温。归脾、肺、心、肾经。具有大补元气，复脉固脱，补脾益肺，生津养血，安神益智的功能。多用于体虚欲脱，肢冷脉微，脾虚食少，肺虚喘咳，津伤口渴，内热消渴，气血亏虚，久病虚羸，惊悸失眠，阳痿宫冷等证。如治气阴两伤的生脉饮（《内外伤辨惑论》）。

经蒸制成红参片后，性由微温转为温。具有大补元气，复脉固脱，益气摄血的功能。多用于体虚欲脱，肢冷脉微，气不摄血，崩漏下血等证。如治气虚欲脱，汗出肢冷的参附汤（《妇人》）。

【炮制研究】

1. 炮制沿革研究 南北朝刘宋时代有去芦头（《雷公》）的炮制方法。自唐代以后有剉入药中、焙干（《外台》），微炒（《总微》），去芦、上蒸（《疮疡》），蜜炙（《世医》）、湿纸裹煨（《普济方》）、药汁制（《新编》）、盐炒（《普济方》）、酒浸（《保元》）、人乳制（《醒斋》）等炮制方法。《中国药典》2015年版收载的人参饮片为人参片、红参片。

2. 化学成分研究 人参中含有人参皂苷、糖类、氨基酸、低分子肽类和微量元素等成分。其中，人参皂苷类成分是人参的主要有效成分，经加工炮制成红参后，人参皂苷的种类增加，人参皂苷 Rb_1、Rb_2、Rb_3、Rc、Rd、Re、Rg_1 等含量降低，而人参皂苷 Rh_1、Rh_2、Rg_2、Rg_3 等含量有所增加。人参炮制后多糖含量降低，但低聚糖和还原糖则有不同程度的增加，并生成红参中特有成分 – 麦芽酚及其葡萄糖苷。

3. 药理作用研究 研究表明，红参比人参有更强的抗肝毒活性，而在降压、抗疲劳和促进小鼠体重增长方面生晒参强于红参。红参清除自由基作用强于人参，红参特有成分之一的麦芽酚，有显著的抗氧化作用，能起到抗衰老的效果；人参皂苷 Rg3 和 Rh2 是重要的抗肿瘤活性成分，而人参皂苷 Rh4 和 Rk3 对顺铂所致的肾毒性具有保护作用，推测人参炮制成红参后，其所含人参皂苷转化成极性适中的少糖基皂苷，可提高肠吸收性，增强生物利用度，即上述成分含量的增加可能是人参蒸制后药效改变的物质基础之一。

人参传统炮制要求去芦，认为参芦有涌吐作用。研究表明，人参根和人参芦有效成分相近，但在人参皂苷、挥发油、无机元素的含量方面人参芦比人参高。目前的实验研究和临床实践均证明人参芦无催吐作用。但参芦总皂苷有较强的溶血作用，不能供静脉注射使用，故供制剂使用时，宜去芦。

4. 炮制工艺研究 对人参炮制前后人参皂苷 Rg_1、Re 的含量进行分析比较，结果表明，加压蒸制与常压蒸制含量相近，而加压蒸制耗时少，效果较好，可作为人参加工的新方法。

采用微波干燥技术，从干燥参片的外形看明显好于自然晾干参片和烘箱烘干参片。

5. 炮制品质量要求 人参片水分不得过 12.0%；总灰分不得过 5.0%；农药残留量：含总六六六（α-BHC、β-BHC、γ-BHC、δ-BHC 之和）不得过 0.2 mg/kg、总滴滴涕（pp'-DDE、pp'-DDD、op'-DDT、pp'-DDT 之和）不得过 0.2 mg/kg、五氯硝基苯不得过 0.1 mg/kg、六氯苯不得过 0.1 mg/kg、七氯（七氯、环氧七氯之和）不得过 0.05 mg/kg、艾氏剂不得过 0.05 mg/kg%、氯丹（顺式氯丹、反式氯丹、氧化氯丹之和）不得过 0.1 mg/kg。人参片按干燥品计算，含人参皂苷 Rg_1（$C_{42}H_{72}O_{14}$）和人参皂苷 Re（$C_{48}H_{82}O_{18}$）的总量不得少于 0.27%；人参皂苷 Rb_1（$C_{54}H_{92}O_{23}$）不得少于 0.18%。红参片水分不得过 12.0%。红参片按干燥品计算，含人参皂苷 Rg_1（$C_{42}H_{72}O_{14}$）和人参皂苷 Re（$C_{48}H_{82}O_{18}$）的总量不得少于 0.22%；人参皂苷 Rb_1（$C_{54}H_{92}O_{23}$）不得少于 0.18%。

【注意】人参片与红参片均不宜与藜芦、五灵脂同用。

【贮存】贮干燥容器内，密闭，置阴凉干燥处。防霉、防蛀。

天 麻

【处方用名】天麻。

【来源】本品为兰科植物天麻 *Gastrodia elata* Bl. 的干燥块茎。立冬后至次年清明前采挖，立即洗净，蒸透，敞开低温干燥。

【炮制方法】取原药材，除去杂质及黑色泛油者，洗净，润透或蒸软，切薄片，干燥。

【饮片性状】天麻呈不规则的薄片。外表皮淡黄色至黄棕色，有时可见点状排列的横环纹。切面黄白色至淡棕色。角质样，半透明。气微，味甘。

【炮制作用】天麻味甘，性平。归肝经。具有息风止痉，平抑肝阳，祛风通络的功能。用于小儿惊风，癫痫抽搐，破伤风，头痛眩晕，手足不遂，肢体麻木等症。如治偏正头疼的天麻丸（《总录》）。

天麻清蒸主要是便于软化切片，同时可破坏酶，保存苷类成分。

【炮制研究】

1. 炮制沿革研究 南北朝刘宋时代有药汁制（《雷公》）的炮制方法。自唐代以后有炒存性（《银海精微》）、酒浸（《颅囟》）、微炒（《圣惠方》）、炙制（《博济》），酒浸炙、浆水煮切片（《总录》），麸炒（《普济方》）、火煨（《保元》）、火煅（《回春》）、焙（《婴童》）、酒煮（《准绳》）、蒸制（《辨义》）、姜制（《幼幼》）、蒺藜子制（《得配》）等炮制方法。《中国药典》2015年版收载的天麻饮片为天麻。

2. 化学成分研究 天麻的主要成分为天麻素与对羟基苯甲醇等。实验证明，蒸制后天麻素含量明显增加而苷元的含量减少，推测天麻中的天麻素（天麻苷）在一定条件下会酶解，加热可灭活分解天麻素的酶，保护天麻素不被分解。天麻素及其苷元虽有相同的药理作用，但因苷元易氧化损失，因此天麻加工时加热处理，对保证药材质量有较大意义。

3. 炮制工艺研究　比较蒸切、润切、烘切天麻饮片中天麻素的含量，结果以蒸切片含量最高。水、醇浸出物亦以蒸切片为最高。以天麻中 5 个指标性成分天麻素及巴利森苷 A、B、C、E 质量分数的综合评分作为考察指标，利用响应面法优选得到天麻产地加工 – 饮片炮制最佳一体化工艺为蒸制 30 min 后切薄片，再 60℃干燥 12 h。

4. 炮制品质量要求　天麻饮片水分不得过 12.0%；总灰分不得过 4.5%；二氧化硫残留量不得过 400 mg/kg；用稀乙醇作溶剂，热浸法所得醇溶性浸出物不少于 15.0%；含天麻素（$C_{13}H_{18}O_7$）和对羟基苯甲醇（$C_7H_8O_2$）的总量不得少于 0.25%。

【贮存】贮干燥容器内，密闭，置通风干燥处，防霉、防蛀。

女 贞 子

【处方用名】女贞子、酒女贞子。

【来源】本品为木樨科植物女贞 *Ligustrum lucidum* Ait. 的干燥成熟果实。冬季果实成熟时采收，除去枝叶，稍蒸或置沸水中略烫后，干燥；或直接干燥。

【炮制方法】

1. 女贞子　取原药材，除去梗叶杂质，洗净，干燥。

2. 酒女贞子　取净女贞子，用适量黄酒拌匀、闷润后，炖至酒被吸尽或蒸透，色泽黑润时，取出，干燥。

每 100 kg 女贞子，用黄酒 20 kg。

【饮片性状】女贞子呈卵形、椭圆形或肾形，长 6 ~ 8.5 mm，直径 3.5 ~ 5.5 mm。表面黑紫色或灰黑色，皱缩不平，基部有果梗痕或具宿萼及短梗。体轻。外果皮薄，中果皮较松软，易剥离，内果皮木质，黄棕色，具纵棱，破开后种子通常为 1 粒，肾形，紫黑色，油性。气微，味甘、微苦涩。酒女贞子形如女贞子，表面黑褐色或灰黑色，常附有白色粉霜，微有酒香气。

【炮制作用】女贞子味甘、苦，性凉。归肝、肾经。具有滋补肝肾、明目乌发的功能。生用以清肝明目、滋阴润燥为主，用于肝热目眩、阴虚肠燥便秘。如与菊花、桑叶同用，治肝热目赤；与生首乌或火麻仁同用，治肠燥便秘。

酒制后补肝肾作用增强，同时缓和了寒凉之性。用于眩晕耳鸣，腰膝酸软，须发早白，目暗不明。如治肝肾阴虚，眩晕耳鸣，须发早白的二至丸（原名女贞丹，《扶寿精方》）。

【炮制研究】

1. 炮制沿革研究　宋代载有蒸法（《疮疡》）。自明代以后有用复合辅料酒、墨旱莲及地黄制（《蒙筌》），酒浸蒸晒（《通玄》）、酒拌黑豆蒸九次（《大法》）、酒拌蒸（《醒斋》）、酒蜜拌蒸（《瑶函》）、酒蒸（《本草汇》）、酒浸（《说约》）、蜜酒拌蒸（《集解》）、盐水拌炒（《得配》）、白芥子车前水浸（《拾遗》）等炮制方法，并提出了"浸酒祛风补血"的理论（《本草图经》）。《中国药典》2015 年版收载的女贞子饮片为女贞子、酒女贞子。

2. 化学成分研究　萜类和苯乙醇苷类是女贞子中含量较高且药效活性研究较为集中的成分，其中萜类成分主要包括齐墩果酸、熊果酸、特女贞苷、女贞苷等，苯乙醇苷类成分包括红景天苷、3,4- 二羟基苯乙醇 -β-D- 葡萄糖苷等。女贞子炮制后，部分微量元素、水解氨基酸总量有不同程度增加。

以水溶性浸出物、醇溶性浸出物、多糖、红景天苷、酪醇、齐墩果酸和熊果酸为指标，对女贞子生品及不同工艺炮制品（清蒸、酒蒸、酒炖）进行的比较表明，女贞子经不同方法炮制后，醇溶性浸出物、红景天苷、5-HMF 和酪醇的含量均有不同程度的升高，尤以红景天苷含量增加显著；水溶性浸出物的含量，清蒸品和直接置笼屉上的酒蒸品均低于生品，而置容器内酒蒸和酒炖品均高于生品；随着炮制时间的延长，炮制品中多糖、特女贞苷含量逐渐降低，而齐墩果酸和熊果酸含量变化不大。

3. 药理作用研究 传统经验认为，女贞子酒蒸后可增加补肝肾，强腰膝之功。通过对女贞子不同炮制品的比较，表明：女贞子酒蒸品水提物，在增加胸腺和脾质量、促进植物血凝素（phytohemagglutinin，PHA）诱导的淋巴细胞转化率、提高血清溶血素含量、抑制网状内皮系统活性等方面均较生品显著增加。小剂量即可达到或超过生品大剂量的作用强度。清蒸品具有与酒蒸品相似的增强和调节免疫功能作用，作用强弱顺序为：酒蒸品 > 清蒸品 > 生品。同时，以酒蒸品提高小鼠常压耐缺氧能力、降低谷丙转氨酶、提升环磷酰胺所致白细胞下降及抗炎、抑菌作用最显著。故建议在作为补益药应用时，女贞子应以酒蒸品为主。

女贞子中所含的齐墩果酸有强心利尿和升高白细胞作用，并对 I，III，IV 型变态反应具有明显抑制作用；可以对抗可的松所致小鼠胸腺、脾脏萎缩，升高抗体免疫球蛋白 G（IgG）的含量。齐墩果酸、熊果酸和苯乙醇苷类成分红景天苷均具有保肝功效，熊果酸在体内和体外试验结果均显示抑制人肝癌细胞生长，并对血管内皮生长因子（VEGF），肿瘤坏死因子 -α（TNF-α）表达有明显的抑制作用；红景天苷可显著降低肝损伤所致血清丙氨酸转氨酶（ALT）、氧化亚氮（NO）的升高，降低损伤肝组织 MDA（丙二醛）、TG（甘油三酯）的含量，其对肝脏的保护作用可能是通过清除氧自由基和抗肝纤维化实现的。结合酒蒸前后女贞子中上述成分含量的变化，推测酒蒸女贞子药效作用的改变与上述成分相关。

4. 炮制工艺研究 采用正交设计优选酒蒸最佳工艺参数为：黄酒酒量为 20%、110℃蒸制 4 h。

5. 炮制品质量要求 女贞子饮片、酒女贞子饮片水分不得过 8.0%；总灰分不得过 5.5%；用 30% 乙醇作溶剂，热浸法所得醇溶性浸出物不少于 15.0%；含特女贞苷（$C_{31}H_{42}O_{17}$）不得少于 0.70%。

【贮存】贮干燥容器内，酒女贞子密闭，置通风干燥处。防霉、防潮。

五 味 子

【处方用名】五味子、醋五味子、酒五味子、蜜五味子。

【来源】五味子为木兰科植物五味子 *Schisandra chinensis*（Turcz.）Baill. 的干燥成熟果实。习称"北五味子"。秋季果实成熟时采摘，晒干或蒸后晒干，除去果梗及杂质。

【炮制方法】

1. 五味子 取原药材，除去杂质。用时捣碎。
2. 醋五味子 取净五味子，加醋拌匀，稍闷，蒸至醋被吸尽，表面黑色，取出，干燥。

用时捣碎。

每 100 kg 净五味子，用醋 15 kg。

3. 酒五味 取净五味子，加酒拌匀，稍闷，蒸至酒尽转黑色，取出，干燥。用时捣碎。

每 100 kg 净五味子，用黄酒 20 kg.

4. 蜜五味子 取净五味子，加入用适量开水稀释后的炼蜜，拌匀、闷润，置炒制容器内，用文火加热，炒至不黏手时，取出，晾凉。用时捣碎。

每 100 kg 净五味子，用炼蜜 10 kg。

【饮片性状】五味子呈不规则的球形或扁球形，直径 5～8 mm。表面红色、紫红色或暗红色，皱缩，显油润；有的表面呈黑红色或出现"白霜"。果肉柔软，种子 1～2，肾形，表面棕黄色，有光泽，种皮薄而脆。果肉气微，味酸；种子破碎后，有香气，味辛、微苦。

【炮制作用】五味子味酸、甘，性温。归肺、心、肾经。具有收敛固涩、益气生津、补肾宁心的功能。

五味子生品以敛肺止咳止汗为主。用于咳喘、自汗、盗汗、口干作渴。如治肺经感寒，咳嗽不已的五味细辛汤（《鸡峰》）；治气阴两伤，自汗口渴的生脉散（《内外伤辨惑论》）。

醋蒸后酸涩收敛之性增强，涩精止泻作用更强。用于遗精，泄泻。如治脾肾虚寒，五更泄泻的四神丸（《中国药典》）。

酒蒸后益肾固精作用增强，用于肾虚遗精。如治肾虚骨软，遗精尿频的麦味地黄丸（《保元》）。

蜜炙后补益肺肾作用增强，用于久咳虚喘。

【炮制研究】

1. 炮制沿革研究 南北朝刘宋时代有蜜浸蒸（《雷公》）的炮制方法。自宋以后有炒（《指迷》）、酒浸（《总录》）、火炮（《丹溪》），糯米炒（《普济方》），蜜拌蒸（《仁术》）、焙（《理例》）、麸炒（《济阴》）、蒸（《汇纂》）、蜜酒拌蒸（《四要》）、酒拌蒸（《握灵》）、蜜浸蒸（《备要》）等炮制方法。同时有"入补药熟用，入嗽药生用"之说（《纲目》）。《中国药典》2015 年版收载的五味子饮片为五味子、醋五味子。

2. 化学成分研究 木脂素类是五味子降酶保肝的主要成分，五味子中的挥发油具有镇咳作用，有机酸有祛痰作用。实验表明，五味子炮制后，有机酸、木脂素类成分煎出量较生品提高。比较生品、清炒、醋蒸、酒蒸、酒浸、蜜炒和蜜蒸 6 种不同炮制方法所得五味子饮片，蒸法处理的样品中五味子甲素、五味子乙素和五味子醇甲的含量均比非蒸法的含量高，其中，以酒蒸法炮制的样品中总木脂素含量最高；随着炮制温度的升高，5-HMF 含量逐渐增加。

3. 药理作用研究 实验表明，生五味子，醋五味子，酒五味子不同的炮制品中，以醋制品的抗脂质过氧化、保肝护肝、提高免疫、镇静催眠作用最为明显；生品止咳化痰作用强于炮制品。

4. 炮制工艺研究 以五味子醇甲为指标，采用正交设计法优选醋五味子的炮制最佳工艺为：加入 20% 的醋，闷润 1 h，蒸 3 h。也有研究报道，五味子最佳醋蒸工艺为取五味子 100 kg，加入 20% 的醋，拌匀闷润 1.5 h，蒸制 5 h，干燥即得。

另外，还有密闭钢制罐高压蒸汽炮制五味子，时间短，且保留酒味，可以达到炮制品"酒炙升提散寒"的质量要求。

5. 炮制品质量要求　五味子饮片、醋五味子饮片水分不得过 16.0%；总灰分不得过 7.0%；含五味子醇甲（$C_{24}H_{32}O_7$）不得少于 0.40%。醋五味子饮片用乙醇作溶剂，热浸法所得醇溶性浸出物不少于 28.0%。

【贮存】贮干燥容器内，制品密闭，置通风干燥处。防霉，防蛀。

注：《中国药典》2015 年版单列"南五味子"，为木兰科植物华中五味子 Schisandra sphenanthera Rehd.et Wils. 的干燥成熟果实。功能同"五味子"

山 茱 萸

【处方用名】山茱萸、山萸肉、酒山萸肉。

【来源】本品为山茱萸科植物山茱萸 Cornus officinalis Sieb. et Zucc. 的干燥成熟果肉。秋末冬初果皮变红时采收果实，用文火烘或置沸水中略烫后，及时除去果核，干燥。

【炮制方法】

1. 山萸肉　取原药材，洗净，除去杂质及残留果核。

2. 酒萸肉　取净山萸肉，用适量黄酒拌匀，闷润，炖或蒸至酒被吸尽，色变黑润，取出，干燥。

每 100 kg 山萸肉，用黄酒 20 kg。

3. 蒸山茱萸　取净山萸肉，置笼屉或适宜的蒸器内，先用武火，待"圆气"后改用文火蒸至外皮呈紫黑色，熄火后闷过夜，取出，干燥。

【饮片性状】山萸肉呈不规则的片状或囊状，长 1 ~ 1.5 cm，宽 0.5 ~ 1 cm。表面紫红色至紫黑色，皱缩，有光泽。顶端有的有圆形宿萼痕，基部有果梗痕。质柔软。气微，味酸、涩、微苦。酒萸肉形如山萸肉，表面显紫黑色或黑色，质滋润柔软，微有酒气。蒸山茱萸形如山萸肉，表面紫黑色，质滋润柔软。

【炮制作用】山茱萸味酸、涩，性微温。归肝、肾经。具有补益肝肾，收涩固脱的功能。

山茱萸生品敛阴止汗力强，多用于自汗、盗汗、遗精、遗尿。如治肾虚尿多失禁的山茱萸散（《圣惠方》）。

清蒸后补肾涩精、固精缩尿力胜，酒蒸后借酒力温通，助药势，降低其酸性，滋补作用强于清蒸品。用于头目眩晕，腰部冷痛，阳痿早泄，尿频遗尿。如治肾虚遗精的六味地黄丸（《药证》）；治肝阳上亢，头目眩晕的草还丹（《扶寿精方》）。

【炮制研究】

1. 炮制沿革研究　南北朝刘宋时代有酒润去核（《雷公》）的炮制方法。自宋代以后有麸炒、酒浸取肉（《总录》），微炒（《苏沈》）、焙制（《局方》）、微烧（《世医》）、酒蒸（《幼幼》）、蒸制（《准绳》）、酒制（《瑶函》）、慢火炒（《一草厅》）、酒洗（《说药》）、羊油炙、盐炒（《本草述》）等炮制方法。《中国药典》2015 年版收载的山茱萸饮片为山萸肉、酒萸肉。

2. 化学成分研究　山茱萸炮制后没食子酸、总有机酸、5–HMF 含量增高，熊果酸与齐墩果酸含量稍增，总黄酮、总皂苷、总鞣质、总多糖、莫诺苷、马钱苷、山茱萸新苷含量含量降低。

3. 药理作用研究　山茱萸酒制后，明显增加肾阴虚模型小鼠的小鼠负重游泳时间、耐缺氧时间，增强超氧化物歧化酶（SOD）活力、降低丙二醛（MDA）含量，即增强滋阴补肾、抗衰老作用。其中，多糖成分药效作用显著。

4. 炮制工艺研究　以多糖得率为指标，采用正交设计法优选酒萸肉的最佳炮制工艺为：加入 25% 的酒，闷润 2 h，蒸 4 h。

以马钱苷含量为指标，优选酒萸肉的最佳炮制工艺为：取净山茱萸肉，加入 20% 的黄酒，闷润 1 h，隔水加热炖 6 h。

另有采用加压蒸法炮制山茱萸，具体操作方法为：取净山茱萸拌黄酒，待酒汁被吸尽，置卧式消毒锅内升温升压，待压力与温度达到要求程度（温度 110℃，压力 0.5 kg/cm^3），持续 1.5 h，关闭蒸汽，取出摊晾。

5. 炮制品质量要求　山萸肉、酒萸肉饮片水分不得过 16.0%，总灰分不得过 6.0%。山萸肉饮片含莫诺苷（$C_{17}H_{26}O_{11}$）和马钱苷（$C_{17}H_{26}O_{10}$）的总量不得少于 1.2%。酒萸肉饮片冷浸法得水溶性浸出物不得少于 50.0%，含莫诺苷（$C_{17}H_{26}O_{11}$）和马钱苷（$C_{17}H_{26}O_{10}$）的总量不得少于 0.70%。

【贮存】贮干燥容器内，酒萸肉，密闭，置通风干燥处。防霉、防蛀。

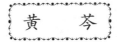

黄　芩

【处方用名】黄芩、酒黄芩、黄芩炭。

【来源】本品为唇形科植物黄芩 Scutellaria baicalensis Georgi 的干燥根。春、秋二季采挖，除去须根和泥沙，晒后撞去粗皮，晒干。

【炮制方法】

1. 黄芩片　取原药材，除去杂质，洗净。大小分档，置蒸制容器内隔水加热，蒸至"圆气"后 0.5 h，质地软化，取出，趁热切薄片，干燥；或净黄芩沸水中煮 10 min 取出，闷透（8～12 h，至内外湿度一致），切薄片，干燥。

2. 酒黄芩　取净黄芩片，加适量黄酒拌匀，稍闷，待酒被吸尽后，用文火炒至药物表面微干，深黄色，嗅到药物与辅料的固有香气，取出，晾凉。

每 100 kg 黄芩片，用黄酒 10 kg。

3. 黄芩炭　取净黄芩片，置炒制容器内，用武火加热，炒至药物表面黑褐色，内部深黄色，取出，晾凉。

【饮片性状】黄芩片为类圆形或不规则薄片，外表皮黄棕色或棕褐色，切面黄棕色或黄绿色，边缘粗糙，中间显浅黄色筋脉，具放射状车轮纹理，中心部分多呈枯朽状的棕色圆心，周边棕黄色或深黄色，质硬而脆。气微，味苦。酒黄芩形如黄芩片，略带焦斑，微有酒气。黄芩炭形如黄芩片，表面黑褐色，体轻，有焦炭气。

【炮制作用】黄芩片味苦，性寒。归肺、胆、脾、大肠、小肠经。具有清热燥湿、泻火解毒、止血、安胎的功能。

黄芩片蒸或沸水煮的目的是使酶灭活，保存药效，又能使药物软化，便于切片。生品清热泻火解毒力强，用于热病，湿温，黄疸，泻痢，乳痈发背。如治三焦热盛，壮热烦躁的黄连解毒汤（《外台》）；治湿热阻于肝胆，全身黄疸的必效散（《直指方》）。

酒制后入血分，并可借酒升腾之力，用于上焦肺热及四肢肌表之湿热；同时，因酒性大热，可缓和黄芩片的苦寒之性，以免伤害脾阳，导致腹泻。如治肺热咳嗽的黄芩泻肺汤（《张氏医通》）。

黄芩片炒炭后以清热止血为主，用于崩漏下血，吐血衄血。如治血热妄行之吐血衄血，崩中漏下及血痢的荷叶丸（《经验方》）。

【炮制研究】

1. 炮制沿革研究　唐代有切片制法（《外台》）。自宋代以后有酒浸炒黄、炒焦（《妇人》），酒煮（《疮疡》）、煅炭存性（《洪氏》）、酒浸焙制（《宝鉴》）、童便炒（《入门》），炒紫黑、醋炒、猪胆汁炒（《保元》），米泔浸（《济阴》），皂角子仁、侧柏制（《大成》）及茱萸制（《本草述》），水炒（《钩元》），柴胡制、芍药制、桑白皮制、白术制（《指南》），米醋浸（《瑞竹》）、酒蒸（《必读》）、炒黑（《济明》）、酒炒半焦（《医案》）等炮制方法。《中国药典》2015年版收载的黄芩饮片为黄芩片、酒黄芩。

2. 化学成分研究　黄芩含有黄芩苷、汉黄芩苷、黄芩素、汉黄芩素、β-谷甾醇、苯甲酸、黄芩酶、千层纸素A等成分。实验表明，黄芩在软化过程中，如用冷水处理，易变绿色。其原因为黄芩中所含的酶在一定温度和湿度下，可酶解黄芩中的黄芩苷和汉黄芩苷，产生葡萄糖醛酸和黄芩素与汉黄芩素。其中黄芩苷元是一种邻位三羟基黄酮，不稳定易被氧化为醌类物质而变绿，使疗效降低（图10-1）。黄芩苷的水解与酶的活性有关，以冷水浸，酶的活性最大。而蒸或煮可破坏酶使其活性消失，有利于黄芩苷的保存。实验表明，黄芩经过蒸制或沸水煮既可杀酶保苷，保证饮片质量和原有的色泽，又可使药物软化，便于切片。黄芩中黄酮苷类成分在炮制过程中，受热逐渐分解成相应的黄酮苷元类成分，从而导致苷类成分所占的百分比逐渐下降，相应苷元类成分逐渐升高。对黄芩苷进行的密闭高热稳定性考察表明，黄芩苷于225℃受热30 min后，黄芩苷含量接近零，而黄芩素含量达到98.7%，此转化几乎是定量进行。比较黄芩6种常用的炮制品与生品，结果表明黄芩苷的含量大小顺序为：生黄芩 > 清蒸黄芩 > 冷浸黄芩 > 煮黄芩 > 炒黄芩 > 酒炒黄芩 > 黄芩炭，黄芩炭中黄芩苷仅为生品黄芩的21.08%，但黄芩苷并没有被完全破坏，这也从一个侧面证明了中药炮制学上的"炒炭存性"的原理。

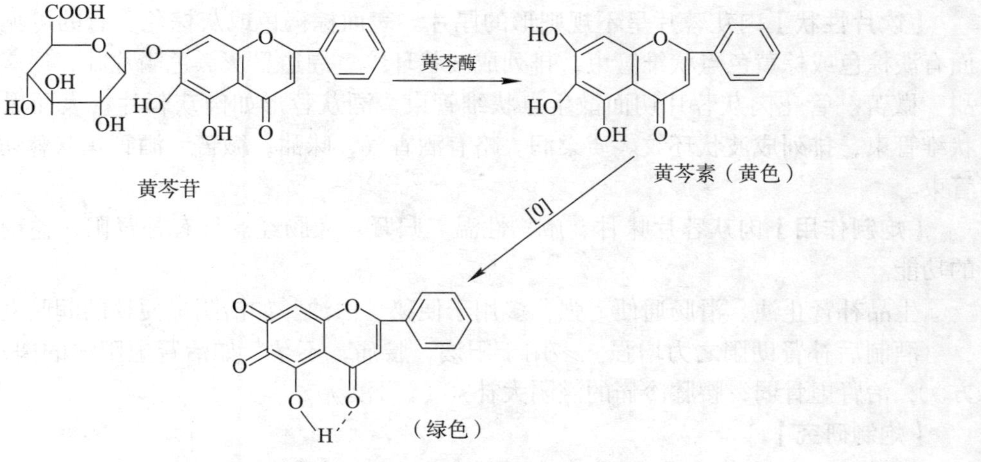

图 10-1　黄芩苷水解反应

3. 药理作用研究　黄芩中的黄芩苷与汉黄芩苷均有解热、利胆、利尿、降压、镇痛、抗菌作用。生黄芩抗炎作用明显强于制品，而酒炙黄芩则能增强免疫吞噬能力。比较柴芩口服液中柴胡和黄芩的炮制对药效的影响，结果表明，炮制品口服液的抗菌和解热作用优于生品，而抗炎效果二者间无显著性差异。

4. 炮制工艺研究　以黄芩苷和黄芩苷元为指标，考察酒的类别及浓度对黄芩炮制品质量的影响，结果表明：酒炙黄芩的黄芩苷和黄芩苷元的含量仅与酒的类别有关，用白酒炙者含量明显高于用黄酒炙者（P < 0.05）。

采用正交法优选酒炙黄芩的炮制工艺，即黄芩饮片 100 kg，用黄酒 10 kg，拌匀，闷润 30 min，以 130℃烘干。

以黄芩苷含量为指标，优选微波法酒炙黄芩的最佳工艺为：加入 20% 的水，以 40% 的微波热力微波 2.5 min。

5. 炮制品质量要求　黄芩片、酒黄芩饮片含黄芩苷（$C_{21}H_{18}O_{11}$）均不得少于 8.0%。

【贮存】贮干燥容器内，酒黄芩密闭，置通风干燥处。防潮。

肉 苁 蓉

【处方用名】肉苁蓉、酒苁蓉、管花肉苁蓉、酒管花苁蓉。

【来源】本品为列当科植物肉苁蓉 *Cistanche deserticola* Y. C. Ma 或管花肉苁蓉 *Cistanche tubulosa*（schenk）Wight 的干燥带鳞叶的肉质茎。春季苗刚出土时或秋季冻土之前采挖，除去茎尖。切段，晒干。

【炮制方法】

1. 肉苁蓉片　取原药材，除去杂质，洗净，浸泡，润透后切厚片，干燥。有盐质者，先将盐水漂净后再切厚片，干燥。

2. 酒苁蓉　取净肉苁蓉片，加适量黄酒拌匀，闷润后，炖或蒸至酒被吸尽，表面显黑色或灰黄色，取出，干燥。

每 100 kg 肉苁蓉片，用黄酒 30 kg。

【饮片性状】肉苁蓉片呈不规则形的厚片。表面棕褐色或灰棕色。有的可见肉质鳞叶。切面有淡棕色或棕黄色点状维管束，排列成波状环纹。周边呈灰黑色鳞片壮，质坚脆。气微，味甜、微苦。管花肉苁蓉片切面散生点状维管束。酒苁蓉形如肉苁蓉片。表面黑棕色，切面点状维管束，排列成波状环纹。质柔润。略有酒香气，味甜，微苦。酒管花苁蓉切面散生点状维管束。

【炮制作用】肉苁蓉片味甘、咸，性温。归肾、大肠经。具有补肾阳、益精血、润肠通便的功能。

生品补肾止浊、滑肠通便力强，多用于便秘、白浊。如治阴虚便秘的润肠丸（《世医》）。

酒制后补肾助阳之力增强。多用于阳痿，腰痛，不孕。如治肾虚阳痿的肉苁蓉丸（《圣惠方》）；治肾虚骨弱，腰膝冷痛的滋阴大补丸（《丹溪》）。

【炮制研究】

1. 炮制沿革研究　南北刘宋时代有酒蒸法（《雷公》）。自宋代以后有酒浸（《圣惠方》）、酒洗、水煮（《证类》），酒煮（《局方》）、面煨（《儒门》）、酒炒（《普济方》）、"泡淡"（《条辨》）等炮制方法。在用酒蒸制时强调，以甑蒸之"并忌铁器"（《本草述》）。《中国药典》2015年版收载的肉苁蓉饮片为肉苁蓉片，管花肉苁蓉片，酒苁蓉，酒管花苁蓉。

2. 化学成分研究　肉苁蓉的主要成分为苯乙醇苷类如毛蕊花糖苷、异毛蕊花糖苷、2'-乙酰基毛蕊花糖苷和肉苁蓉苷 A、B、C、D、E、G、H；生物碱类如甜菜碱、松果菊苷；环烯醚萜苷类如京尼平苷等。苯乙醇苷类化合物分子结构中因有酚羟基及苷键，易发生氧化及水解而被破坏，炮制后含量降低。实验表明，随炮制时间的延长，肉苁蓉苷 A 的量先升高后降低，松果菊苷、毛蕊花糖苷、异毛蕊花糖苷、肉苁蓉苷 C、2'-乙酰基毛蕊花糖苷等 5 种成分的量逐渐降低。以管花肉苁蓉中松果菊苷和麦角皂苷为指标，比较清蒸、酒浸、酒蒸对其苯乙醇苷类成分的影响，结果表明，酒浸法测得新疆管花肉苁蓉中两种苯乙醇苷类成分总含量较高，而酒蒸和清蒸总含量基本一致，较酒浸法总含量相对低。

3. 药理作用研究　肉苁蓉甜菜碱具有降低外周血管阻力，扩张外周血管，降压，抗脂肪肝和抗肿瘤等多种药理活性。动物实验证明，肉苁蓉和盐肉苁蓉均有壮阳、通便作用，均对大鼠胃底和豚鼠回肠有收缩作用，认为盐肉苁蓉、生肉苁蓉可作为肉苁蓉使用或两者混用。通便作用肉苁蓉最强，沙肉苁蓉最弱，药材炮制后通便作用减弱。

生品和炮制品均可显著提高小鼠的非特异性免疫功能，在促进幼龄小鼠、大鼠的睾丸生长发育、增加精囊前列腺的重量等促激素样作用方面无明显差异。

4. 炮制工艺研究　以甜菜碱、甘露醇、麦角甾苷、氨基酸为指标，优选酒苁蓉的最佳炮制工艺为：加入 30% 的黄酒和 25% 的水，拌匀闷润 3 h，置密闭罐内隔水炖 12 h。

此外，尚有采用高压蒸制法炮制肉苁蓉，蒸后烘干成品内外均呈棕褐色。

5. 炮制品质量要求　肉苁蓉片、管花肉苁蓉片、酒苁蓉饮片、酒管花苁蓉饮片水分均不得过 10.0%，总灰分均不得过 8.0%。用稀乙醇作溶剂，冷浸法得肉苁蓉片、酒苁蓉醇溶性浸出物均不得少于 35.0%，管花肉苁蓉片、酒管花苁蓉醇溶性浸出物均不得少于 25.0%。含松果菊苷（$C_{35}H_{46}O_{20}$）和毛蕊花糖苷（$C_{29}H_{36}O_{15}$）的总量肉苁蓉片、酒苁蓉均不得少于 0.30%。含松果菊苷（$C_{35}H_{46}O_{20}$）和毛蕊花糖苷（$C_{29}H_{36}O_{15}$）的总量管花肉苁蓉片、酒管花苁蓉均不得少于 1.5%。

【贮存】贮于干燥容器内，酒苁蓉密闭，置于通风干燥处。防受潮后起霜，防霉、防蛀。

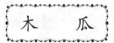

木　瓜

【处方用名】木瓜。

【来源】本品为蔷薇科植物贴梗海棠 *Chaenomeles speciosa*（Sweet）Nakai 的干燥近成熟果实。夏、秋二季果实绿黄色时采收，置沸水中烫至外皮灰白色，对半纵剖，晒干。

【炮制方法】取原药材，除去杂质，洗净，润透或蒸透后切薄片，晒干，筛去碎屑。

【饮片性状】木瓜呈类月牙形薄片。外表紫红色或棕红色，有不规则的深皱纹。切面棕红色。气微清香，味酸。

【炮制作用】木瓜味酸，性温。归肝、脾经。具有舒筋活络、和胃化湿的功能，用于湿痹拘挛，腰膝关节酸重疼痛，暑湿吐泻，转筋挛痛，脚气水肿。如治吐泻转筋的木瓜汤

（《三因方》）。

木瓜外果皮坚硬，水分不易渗入，软化时久泡则损失有效成分。经蒸制软化后较易切片，其片形美观，容易干燥。

【炮制研究】

1. 炮制沿革研究　南北朝刘宋时代有黄牛乳蒸（《雷公》）的炮制方法。自宋代以后有蒸制、硫磺青盐制（《圣惠方》），去皮穰切作片（《总录》）、酒浸焙干（《朱氏》）、木刀切两半（《妇人》）、酒洗（《回春》）、炒（《启玄》）、酒炒（《医醇》）、姜汁炒（《治裁》）等炮制方法。并有"忌铁器，以铜刀削去硬皮并子切片晒干入药，以陈久者良"《害利》。《中国药典》2015年版收载的木瓜饮片为木瓜。

2. 化学成分研究　木瓜主要含有萜类、黄酮类、有机酸类、鞣质、多糖、果胶等成分。蒸制后，木瓜中萜类、有机酸类和黄酮类成分含量均有升高，说明加热处理对木瓜有效成分的含量有一定影响。

3. 炮制工艺研究　木瓜的炮制，目前全国均以蒸为主，蒸的程度也与古代不同，古代要求蒸至"如膏煎，蒸烂，蒸熟"或者与辅料共蒸烂，现代则要求，蒸软，便于切片，扩大接触面，利于有效成分的煎出。以熊果酸和齐墩果酸为指标，采用响应面法，优选木瓜的最佳炮制工艺为：蒸制 4 min，切薄片（2 mm），60℃干燥 5 h。

4. 炮制品质量要求　木瓜饮片水分不得过 15.0%，总灰分不得过 5.0%，酸度的 pH 应为 3.0 ~ 4.0，用乙醇作溶剂，热浸法得木瓜醇溶性浸出物不得少于 15.0%，含齐墩果酸（$C_{30}H_{48}O_3$）和熊果酸（$C_{30}H_{48}O_3$）的总量不得少于 0.50%。

【贮存】贮干燥容器内，密闭，置阴凉干燥处。防霉、防蛀。

桑　螵　蛸

【处方用名】桑螵蛸、盐桑螵蛸。

【来源】本品为螳螂科昆虫大刀螳 *Tenodera sinensis* Saussure、小刀螳 *Statilia maculata*（Thunberg）或巨斧螳螂 *Hierodula patellifera*（Serville）的干燥卵鞘。以上三种分别匀称"团螵蛸""长螵蛸"及"黑螵蛸"。深秋至次春收集，除去杂质，蒸至虫卵死后，干燥。

【炮制方法】

1. 桑螵蛸　取原药材，除去杂质，洗净，置蒸制容器内，用武火蒸约 1 h，至"圆气"，容器壁有水蒸气凝结成的水珠滴下为度。取出，晒干或烘干。用时剪碎。

2. 盐桑螵蛸　取净桑螵蛸，加入盐水拌匀，闷润后置炒制容器内，用文火加热，炒至有香气逸出时，取出放凉。

每 100 kg 净桑螵蛸，用食盐 2.5 kg。

【饮片性状】桑螵蛸呈卵圆形、长条形或类平行四边形。表面棕黄色，背面有一带状隆起，腹面平坦或有凹沟。体轻，气微腥，味淡。蒸桑螵蛸形如桑螵蛸，色泽较深。盐桑螵蛸形如桑螵蛸，色泽加深，略带焦斑，味微咸。

【炮制作用】桑螵蛸味甘、咸，性平。归肝、肾经。具有固精缩尿、补肾助阳的功能。

桑螵蛸生品令人泄泻，清蒸后可消除致泻的副作用，同时经过蒸制，又可杀死虫卵，有利于保存药效。用于肾虚阳痿，遗精滑精，尿频遗尿，小便白浊。如治白浊、带下的首乌枸杞汤（《简明中医妇科学》）；治梦遗滑精的桑螵蛸丸（《杨氏家藏方》）；治尿频、遗尿的桑螵蛸散（《衍义》）。

桑螵蛸经盐炙后可引药下行入肾，增强益肾固精、缩尿止遗的作用。

【炮制研究】

1. 炮制沿革研究　汉代有蒸（《本经》）的炮制方法。自南北朝刘宋时代以后有"去核子，用沸浆水浸淘七次，锅中熬干"（《雷公》）、炙（《千金翼》）、炒（《外台》）、麸炒（《总录》）、酒浸炒（《局方》）、米泔水煮（《总微》）、火炮（《证类》）、炒令黄（《圣惠方》），蜜炙、盐水炒（《普济方》），烧存性（《增广》），醋煮（《备要》）等炮制方法。《中国药典》2015 年版收载的桑螵蛸饮片为桑螵蛸。

2. 化学成分研究　桑螵蛸含蛋白质、磷脂类、脂肪等。桑螵蛸磷脂含量丰富，有磷脂酰胆碱、磷脂酰乙醇胺、磷脂酸、磷脂酰肌醇及溶血磷脂酰胆碱等。

3. 药理作用研究　桑螵蛸盐炙品与生品相比，具有显著的抗利尿药效作用。

4. 炮制工艺研究　采用高压蒸制取代传统的蒸法炮制桑螵蛸。经过蒸制后，饮片可达到药典标准，效率提高 5~10 倍。

【贮存】贮干燥容器内，盐桑螵蛸密闭，置通风干燥处。防霉、防蛀。

第二节　煮　法

将净选的药物加辅料或不加辅料放入适宜容器内（固体辅料需先捣碎或切制），再加适量清水共同加热的方法称为煮法。

煮制目的：

（1）消除或降低中药的毒副作用　如川乌生品有毒，经煮制后毒性显著降低。

（2）改变药性，增强疗效　如远志用甘草水煮后能缓和其燥性，增强安神益智的功效。

操作方法：

煮制的操作方法因中药的性质、辅料来源及炮制要求不同而异，分为以下 3 种方法。

（1）清水煮　将中药浸泡至内无干心，置适宜容器内，加水没过药面，武火煮沸后，改用文火煮至内无白心，取出，切片，如乌头。或加水武火煮沸，投入净药材，煮至一定程度，取出，闷润至内外湿度一致，切片，如黄芩。

（2）药汁煮　净药材加药汁拌匀，加水没过药面，武火煮沸后，改用文火煮至药透汁尽，取出，切片，干燥，如甘草水煮远志。

（3）豆腐煮　将中药置豆腐中，放置于适宜容器，加水没过豆腐，煮至规定程度，取出放凉，除去豆腐，如豆腐制藤黄。

注意事项：

（1）大小分档，分别炮制。

（2）适当掌握加水量。加水量的多少根据要求而定。如煮的时间长用水宜多，短者可少加；若需煮熟、煮透或弃汁、留汁的加水宜多，要求煮干者，则加水要少。如毒剧药清水煮时加水量宜大，要求药透汁不尽，煮后将药捞出，去除母液。加液体辅料煮制时，加水量应控制适宜，要求药透汁尽，加水过多，药透而汁未吸尽，有损药效；加水过少，则药煮不透，影响质量。煮制中途需加水时，应加开水。

（3）注意掌握火力。先用武火煮至沸腾，再改用文火，保持微沸，否则水迅速蒸发，不易向中药组织内部渗透。

（4）煮制温度及时间。一般要求在100℃条件下较长时间加热，使辅料易于渗入药材中。煮制时间的长短，应根据中药的性质而定，一般煮至无白心，刚透心为度。

（5）煮制后及时处理。煮好后出锅，及时晒干或烘干；如需切制成饮片，则可先闷润至内外湿度一致，再切片，干燥，如黄芩；或适当晾晒，再切片、干燥，如乌头。

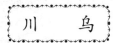

川 乌

【处方用名】生川乌、制川乌。

【来源】本品为毛茛科植物乌头 *Aconitum carmichaelii* Debx. 的干燥母根。6月下旬至8月上旬采挖，除去子根、须根及泥沙，晒干。

【炮制方法】

1. 生川乌　取原药材，除去杂质，洗净，干燥。用时捣碎。

2. 制川乌　取净川乌，大小个分开，用水浸泡至内无干心，取出，加水煮沸4~6 h（或蒸6~8 h）至取个大及实心者切开内无白心，口尝微有麻舌感时，取出，晾至六成干，切片，干燥。

【饮片性状】生川乌呈不规则的圆锥形，稍弯曲，表面棕褐色或灰棕色，皱缩，有小瘤状侧根及子根脱落后的痕迹。质坚实，断面类白色或浅灰黄色，形成层环纹呈多角形。气微，味辛辣、麻舌。

制川乌为不规则或长三角形的片，表面黑褐色或黄褐色，有灰棕色形成层环纹。体轻，质脆，断面有光泽，气微，微有麻舌感。

【炮制作用】川乌味辛、苦，性热；有大毒。归心、肝、脾、肾经。具有祛风除湿、温经止痛的功能。

生川乌，有大毒，多作外用。用于风冷牙痛、疥癣、痈肿。如用醋渍后洗患处治痈肿（《外台》）。

制川乌毒性降低，可供内服。用于风寒湿痹，肢体疼痛，麻木不仁，心腹冷痛，寒疝腹痛，阴疽肿痛。如治寒疝腹痛的乌头煎（《金匮》）；治寒湿历节、痛痹及脚气疼痛的乌头汤（《金匮》）。

【炮制研究】

1. 炮制沿革研究　汉代有糖灰火炮炙、蜜煎法（《金匮》）的炮制方法。自南北朝以后有苦酒渍（《鬼遗》）、熬（《千金》）、烧作灰（《产宝》），火煨、米炒、醋煮（《理伤》），微炒、黑豆煮、酒浸、酒拌炒、童便制（《圣惠方》），盐炒（《博济》）、酒煮（《苏沈》），黑豆同炒、盐煮炒（《总录》），蚌粉炒制、乌豆蒸（《局方》），煅存性（《总微》），牡蛎粉炒制、米泔浸后麸炒制（《三因》），麻油煎令黄（《朱氏》），姜汁浸、童便浸后姜炒（《扁鹊》），土制（《丹溪》），酒和童便制、盐姜制、面炒制、蛤粉炒制、米泔浸（《普济方》），童便甘草制（《必读》）、盐酒浸（《医学》）、酒醋制（《纲目》）、草果蒸（《串雅外》），蒸、煮法（1985版《中国药典》）等炮制方法。《中国药典》2015版收载的饮片为生川乌、制川乌。

2. 化学成分研究 川乌的主要成分为生物碱。川乌炮制的主要目的是降低毒性。炮制后毒性降低的程度，主要取决于毒性强的双酯型生物碱的水解程度。炮制减毒原理（图10-2）：双酯型生物碱遇水、加热容易被水解，使极毒的双酯型乌头碱第8位碳原子上的乙酰基水解，生成苯甲酰单酯型生物碱：苯甲酰乌头胺（乌头次碱 Benzoylaconine）、苯甲酰中乌头胺（Benzoylmesaconine）、苯甲酰次乌头胺（Benzoylhypaconine）。其毒性为双酯型乌头碱的1/500～1/50。再进一步水解，使第14位碳原子上的苯甲酰基水解，生成氨基醇型乌头原碱类：乌头胺（乌头原碱 Aconine）、中乌头胺（Mesaconine）、次乌头胺（Hypaconine）。其毒性仅为双酯型乌头碱的1/4 000～1/2 000。另一原因可能是炮制过程中脂肪酰基取代了第8位碳原子上的乙酰基，生成脂碱，从而降低了毒性。采用煮法或蒸法炮制乌头都能促进水解反应，从而达到降低毒性的目的。因此，《中国药典》将繁杂的川乌传统炮制工艺统一为水浸后煮或蒸的湿热处理方法。

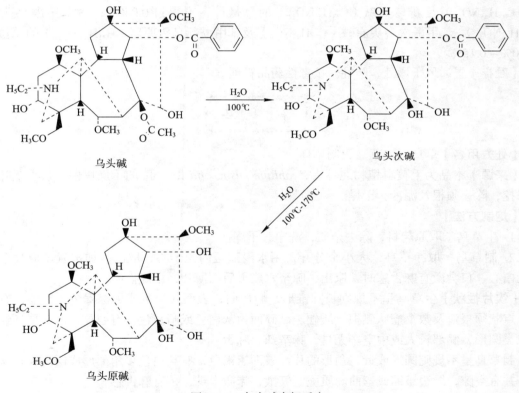

图10-2 乌头碱水解反应

另有研究报道：川乌与甘草配伍后，乌头碱类生物碱的含量降低28.68%；随着甘草用量的增加，乌头生物碱含量减少，且对3种生物碱的影响有明显的一致性。加之对甘草中黄酮类成分的药理研究发现：甘草次酸、甘草总黄酮和异甘草素均可对抗乌头碱引起的心律失常。因此，对川乌加辅料炮制的一些传统方法应重新审视，并深入研究。

3. **药理作用研究** 去甲乌药碱和去甲猪毛菜碱为川乌水溶性强心有效成分。乌头中双酯型生物碱乌头碱（Aconitine）、中乌头碱（Mesaconitine）、次乌头碱（Hypaconitine）是川乌的主要毒性成分，也是镇痛、抗炎的有效成分。炮制后由于双酯型乌头碱类成分的水解破坏而使其毒性降低，但其镇痛、抗炎作用仍很明显；但若炮制太过，水解完全，则药效降低。乌头毒性的降低只决定于毒性强的双酯型生物碱的水解程度，与其总生物碱含量无关。乌头药效的强弱亦与双酯型生物碱的水解程度有关。

4. **炮制工艺研究** 根据水解去毒的原理，川乌的炮制工艺可采用加压蒸制。以 110～115℃，压力蒸 40 min 即可。其炮制品没有乌头碱特有的苦味，也无麻辣感，毒性降为原生药的 1/200。

另有研究表明，将乌头整个经清水润湿后，120℃，加压蒸制 90 min 为好。

5. **炮制品质量要求** 生川乌饮片水分不得过 12.0%；总灰分不得过 2.0%；含乌头碱（$C_{34}H_{47}NO_{11}$）、次乌头碱（$C_{33}H_{45}NO_{10}$）及新乌头碱（$C_{33}H_{45}NO_{11}$）的总量应为 0.050%～0.17%。

制川乌饮片水分不得过 11.0%；含双酯型生物碱以乌头碱（$C_{34}H_{47}NO_{11}$）、次乌头碱（$C_{33}H_{45}NO_{10}$）及新乌头碱（$C_{33}H_{45}NO_{11}$）的总量计，不得过 0.040%；含苯甲酰乌头原碱（$C_{32}H_{45}NO_{10}$），苯甲酰次乌头原碱（$C_{31}H_{43}NO_9$）及苯甲酰新乌头原碱（$C_{31}H_{43}NO_{10}$）的总量应为 0.070%～0.15%。

【贮存】置通风干燥处，防蛀。按毒性药品管理。

草 乌

【处方用名】草乌、生草乌、制草乌。

【来源】本品为毛茛科植物北乌头 *Aconitum kusnezoffii* Reichb. 的干燥块根。秋季茎叶枯萎时采挖，除去须根及泥沙，干燥。

【炮制方法】

1. **生草乌** 取原药材，除去杂质，洗净，干燥。

2. **制草乌** 取净草乌，大小个分开，用水浸泡至内无干心，取出，加水煮至取大个切开内无白心、口尝微有麻舌感时，取出，晾至六成干后切薄片，干燥。

【饮片性状】生草乌呈不规则长圆锥形，略弯曲，表面灰褐色或黑棕褐色，皱缩，有纵皱纹、点状须根痕及数个瘤状侧根。质硬。破碎面为灰白色或暗灰色，有裂隙，形成层环纹多角形或类圆形，髓部较大或中空。无臭，味辛辣、麻舌。

制草乌呈不规则圆形或近三角形的片，表面黑褐色，有灰白色多角形形成层环和点状维管束，并有空隙，周边皱缩或弯曲。质脆。气微，味微辛辣，稍有麻舌感。

【炮制作用】草乌味辛、苦，性热；有大毒。归心、肝、脾、肾经。具有祛风除湿、温经止痛的功能。

生草乌有大毒，多作外用。用于喉痹、痈疽、疔疮、瘰疬。如治痈疽肿毒的消肿止痛汤（《疡医大全》）。

制草乌毒性降低，可供内服。用于风寒湿痹，关节疼痛，心腹冷痛，跌扑疼痛。如治寒湿痹痛的小活络丹（《处方集》）。

【炮制研究】

1. 炮制沿革研究 唐代有姜汁煮、醋煮、山矾灰汁浸（《理伤》）的炮制方法。自宋代以后有炒焦（《总病论》），炒黑存性、盐水浸、盐水浸后麸炒、童便浸、麸和巴豆同炒黑色（《总录》），盐炒（《普济方》）、火炮（《局方》）、薄荷生姜汁浸（《总微》）、水煮（《卫济》），米泔浸、黑豆同煮（《三因》），酒浸（《传信》）、盐油炒（《朱氏》）、豆腐煮（《急救》）、麻油浸炒（《疮疡》）、煨制（《丹溪》），姜汁浸、醋炒、醋淬、醋浸、醋炙后麸炒、粟米炒（《普济方》），姜汁炒（《入门》）、酒淬（《准绳》）、米泔浸后炒焦（《保元》）、酒煮（《醒斋》）、绿豆同煮（《全生集》）、面炒（《串雅外》）、面裹煨（《增广》）等炮制方法。《中国药典》2015版收载的饮片为生草乌、制草乌。

2. 化学成分研究 草乌的主要成分和炮制解毒机理与川乌类似，可参看川乌项。采用双波长薄层扫描法分别测定生草乌、高压蒸法及煮沸4 h的制草乌饮片中的乌头碱、中乌头碱、次乌头碱三种毒性生物碱的含量，结果煮沸4 h毒性生物碱含量降低最为明显。在蒸制工艺中，随着压力与温度的增高，总生物碱含量无显著变化，而毒性生物碱的含量呈显著下降。

3. 炮制工艺研究 以草乌炮制前后总生物碱和酯型碱含量变化为指标，研究草乌炮制工艺。优选出草乌的最佳炮制工艺为：水浸透，切厚片，加压（127℃，0.15 MPa）蒸3 h。

4. 炮制品质量要求 生草乌饮片杂质不得过5%；水分不得过12.0%；总灰分不得过6.0%；含乌头碱（$C_{34}H_{47}NO_{11}$）、次乌头碱（$C_{33}H_{45}NO_{10}$）和新乌头碱（$C_{33}H_{45}NO_{11}$）的总量应为0.10% ~ 0.50%。

制草乌饮片水分不得过12.0%；含双酯型生物碱以乌头碱（$C_{34}H_{47}NO_{11}$）、次乌头碱（$C_{33}H_{45}NO_{10}$）和新乌头碱（$C_{33}H_{45}NO_{11}$）的总量计，不得过0.040%；含苯甲酰乌头原碱（$C_{32}H_{45}NO_{10}$）、苯甲酰次乌头原碱（$C_{31}H_{43}NO_9$）及苯甲酰新乌头原碱（$C_{31}H_{43}NO_{10}$）的总量应为0.020% ~ 0.070%。

【贮存】置通风干燥处，防蛀。按毒性药品管理。

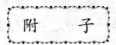

附　子

【处方用名】白附片、炮附片、淡附片。

【来源】本品为毛茛科植物乌头 Aconitum carmichaeli Debx. 的子根的加工品。6月下旬至8月上旬采挖，除去母根、须根及泥沙，习称"泥附子"。泥附子经不同工艺加工成盐附子、黑顺片、白附片等药材品种。

【炮制方法】

1. 附片 取黑顺片、白附片，除去杂质，直接入药。

2. 淡附片 取盐附子，用清水浸漂，每日换水2 ~ 3次，至咸味漂尽、取出，与甘草、黑豆加水共煮透心，至切开后口尝无麻舌感时，取出，除去甘草、黑豆，切薄片，干燥，筛去碎屑。

每100 kg盐附子，用甘草5 kg，黑豆10 kg。

3. 炮附片 取砂置炒制容器内，用武火炒热，加入净附片，拌炒至鼓起并微变色，取出，筛去砂，放凉。

【饮片性状】附片、黑顺片为纵切片，上宽下窄，外皮黑褐色，切面暗黄色，油润具光泽，半透明状，并有纵向导管束。质硬而脆，断面角质样。气微，味淡。白附片无外皮，黄白色，半透明，厚约 3 mm。

淡附片呈纵切片，上宽下窄。外皮褐色。切面褐色，半透明，有纵向导管束。质硬，断面角质样，气微，味淡，口尝无麻舌感。

炮附片形同黑顺或白附片，面鼓起黄色，质松脆。气微，味淡。

【炮制作用】附子味辛、甘，性大热；有毒。归心、肾、脾经。具有回阳救逆、补火助阳、散寒止痛的功能。用于亡阳虚脱，肢冷脉微，阳痿宫冷，心腹冷痛，虚寒吐泻，阴寒水肿，阳虚外感，寒湿痹痛。生附子有毒，加工炮制后毒性降低，便于内服。

淡附片长于回阳救逆，散寒止痛。用于亡阳虚脱，肢冷脉微，阴寒水肿，阳虚外感，寒湿痹痛。如治厥逆亡阳的四逆汤（《中国药典》）；治寒湿痹痛的甘草附子汤（《伤寒》）；治阳虚水肿的八味肾气丸（《金匮》）。

炮附片以温肾暖脾为主，用于心腹冷痛，虚寒吐泻。如治虚寒泄泻的附子理中丸（《局方》）；治冷痢腹痛的温脾汤（《千金》）。

【炮制研究】

1. 炮制沿革研究　汉代有火炮（《玉函》）的炮制方法。自晋代以后有烧制（《肘后》）、东流水并黑豆浸（《雷公》）、蜜涂炙（《千金》）、纸裹煨（《理伤》）、水浸（《圣惠方》）、生姜煮（《博济》）、醋浸、生姜汁淬（《证类》），醋炙、黄连炒、姜汁煮（《总录》），盐水浸后炮（《三因》），煮制、盐水浸、蜜水煮、巴豆煮、防风、盐、黑豆同炒、地黄制（《普济方》），盐水炒（《医学》）、甘草汤炒（《景岳》）、童便浸（《禁方》），甘草、防风、童便同制（《说约》），蒸制（《握灵》），漂制、砂炒、甘草和黑豆制（《中国药典》1985 版）等炮制方法。《中国药典》2015 版收载的饮片为附片（黑顺片、白附片）、淡附片、炮附片。

2. 化学成分研究　附子的毒性成分为乌头碱等二萜双酯类生物碱。炮制后毒性降低，减毒机理也与川乌相似。附子具有明显的强心作用，其中所含有的一种微量成分消旋去甲乌药碱，证明具有显著的强心作用，稀释至十亿分之一仍有活性。其他强心成分还有棍掌碱（氯化甲基多巴胺）、去甲猪毛菜碱等。

各种炮制方法和工艺均能使附子中生物碱含量下降。但附子中总生物碱含量的多少不能准确反映其毒性大小，而双酯型生物碱的含量是决定其毒性大小的主要因素。

3. 药理作用研究　日本学者研究表明，炮制后的附子仍具有局麻、强心、抗炎等作用。另有研究则认为，炮制附子中的乌头碱类生物碱含量已减至呈现药理活性的阈值之下，故炮制附子与生附子响应的剂量，除对大鼠有升压作用外，生附子中其他所有的药理活性都减弱。

4. 炮制工艺研究

（1）高压蒸煮法　将附子洗净，浸入食盐胆巴水中数日，经漂洗切片后，在 110 ℃、68.65 kPa 条件下蒸煮 30 min，干燥即可。可以有效减小附子毒性，既节省时间，提高了效率，也简化了工艺。

（2）微波法　将附子去皮后，入 50% 老水中浸泡 10～15 h，再换清水浸泡 20～24 h，反复 2～4 次后，蒸 10～20 min，取出晾干或烘干后，选用 2 450 MHz 或 915 MHz 的微波进行辐射干燥。此法炮制的附子药效好，毒性低。

5. 炮制品质量要求　附片、淡附片与炮附片水分均不得过15.0%；附片、炮附片含双酯型生物碱以乌头碱（$C_{34}H_{47}NO_{11}$）、次乌头碱（$C_{33}H_{45}NO_{10}$）及新乌头碱（$C_{33}H_{45}NO_{11}$）的总量计，均不得过0.020%，淡附片不得过0.010%；附片、淡附片含苯甲酰新乌头原碱（$C_{31}H_{43}NO_{10}$）、苯甲酰乌头原碱（$C_{32}H_{45}NO_{10}$）和苯甲酰次乌头原碱（$C_{31}H_{43}NO_9$）的总量，均不得少于0.010%。

【贮存】盐附子密闭，置阴凉干燥处；黑顺片及白附片置干燥处，防潮。按毒性药品管理。

【注意事项】

（1）孕妇慎服。

（2）不宜与贝母、半夏、白及、白蔹、天花粉、瓜蒌同用。

（3）生附子配方时按《毒性中药管理规定》执行。

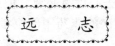

远　志

【处方用名】远志、炙远志、远志肉。

【来源】本品为远志科植物远志 *Polygala tenuifolia* Willd. 或卵叶远志 *Polygala sibirica* L. 的干燥根。春、秋二季采挖，除去须根及泥沙，晒干。

【炮制方法】

1. 远志　取原药材，除去杂质，略洗，润透，切段，干燥。

2. 制远志　取甘草，加适量水煎汤，去渣，加入净远志，用文火煮至汤被吸尽，取出，干燥。

每100kg远志段，用甘草6kg。

3. 蜜远志　取炼蜜，加入少许开水稀释后，淋于远志段中，稍闷，用文火炒至蜜被吸尽，药色深黄，略带焦斑，疏散不粘手为度，取出，放凉。

每100kg远志段，用炼蜜20kg。

【饮片性状】远志为圆柱形节状小段，外表皮灰黄色至灰棕色，有横皱纹。切面棕黄色，中空，气微，味苦、微辛，嚼之有刺喉感。

制远志形如远志段，表面黄棕色。味微甜。

蜜远志显棕红色，稍带焦斑，略有黏性，味甜。

【炮制作用】远志味苦、辛，性温。归心、肾、肺经。具有安神益智，交通心肾，祛痰，消肿的功能。

远志生品"戟人咽喉"，多外用涂敷，用于痈疽肿毒，乳房肿痛。如治疮疡肿毒的远志酒（《三因》）。

甘草水制，既能缓和燥性，又能消除麻味，防止刺喉，且以安神益智为主。用于心神不安，惊悸，失眠健忘。如治失眠健忘的远志丸（《局方》）。

蜜炙后能增强化痰止咳的作用，多用于咳嗽，痰多难咯出者。

【炮制研究】

1. 炮制沿革研究　汉代有去心法（《中藏》）的炮制方法。自南北朝刘宋时代以后有甘草汤浸法（《雷公》），炒黄、甘草煮、生姜汁炒（《普本》），酒蒸（《鸡峰》），甘草、黑豆水煮去骨后姜汁炒（《入门》），米泔浸（《普济方》）、米泔煮（《准绳》）、灯心煮（《奇效》）、猪胆汁煮后姜汁制（《回春》）、泔煮（《准绳》）、蜜蒸（《解要》）、炙（《金鉴》），甘草汁炒、炒炭（《治裁》）等炮制方法。《中国药典》2015 版收载的远志饮片为远志、制远志。

2. 化学成分研究　研究表明，远志皮和远志木心的化学成分种类相同，远志皮皂苷含量为 12.1%，远志心皂苷含量 0.482%，相差达 25 倍。

3. 药理作用研究　全远志、远志皮、远志心在相同剂量下均可以增强催眠作用；抗惊厥作用以全远志最强，远志皮次之，远志心无效；以小鼠酚红法测得全远志、远志皮的祛痰最小有效量均为 1.25 g/kg，远志心在用至 50 g/kg 时仍无效；溶血作用和急性毒性试验以远志皮最强，全远志次之，远志心最弱。

鉴于带心远志的毒性和溶血作用均小于远志皮，而且镇静作用强，祛痰作用亦不减弱，且抽取木心较为费工费时，所以，远志去心没有必要。但远志木心约占全远志质量 1/4，且有效成分含量低，若以整体疗效和除去质次的非药用部位考虑，传统"去心"的方法值得进一步探讨。

4. 炮制品质量要求　远志饮片与制远志饮片水分均不得过 12.0%；总灰分均不得过 6.0%；每 1 000 g 含黄曲霉毒素 B_1 均不得过 5 μg，黄曲霉毒素 G_2、黄曲霉毒素 G_1、黄曲霉毒素 B_2、黄曲霉毒素 B_1 总量均不得过 10 μg；制远志饮片酸不溶性灰分不得过 3.0%；远志饮片含远志酮Ⅲ（$C_{25}H_{28}O_{15}$）不得少于 0.15%，含 3,6′- 二芥子酰基蔗糖（$C_{36}H_{46}O_{17}$）不得少于 0.50%，含细叶远志皂苷（$C_{36}H_{56}O_{12}$）不得少于 2.0%；制远志饮片含远志酮Ⅲ（$C_{25}H_{28}O_{15}$）不得少于 0.10%，含 3,6′- 二芥子酰基蔗糖（$C_{36}H_{46}O_{17}$）不得少于 0.30%，含细叶远志皂苷（$C_{36}H_{56}O_{12}$）不得少于 2.0%。

【贮存】贮干燥容器内，密闭，置通风干燥处。

吴 茱 萸

【处方用名】吴茱萸、制吴茱萸。

【来源】本品为芸香科植物吴茱萸 Euodia rutaecarpa（Juss.）Benth.、石虎 Euodia rutaecarpa（Juss.）Benth.var.officinalis（Dode）Huang 或疏毛吴茱萸 Euodia rutaecarpa（Juss.）Benth.var.bodinieri（Dode）Huang 的干燥近成熟果实。8—11 月果实尚未开裂时，剪下果枝，晒干或低温干燥，除去枝、叶、果梗等杂质。

【炮制方法】

1. 吴茱萸　取原药材，除去杂质，洗净，干燥。

2. 制吴茱萸　取甘草捣碎，加适量水，煎汤，去渣，加入净吴茱萸，闷润吸尽后，炒至微干，取出，干燥。

每 100 kg 净吴茱萸，用甘草 6 kg。

3. 盐吴茱萸　取净吴茱萸，置于适宜容器内，加入盐水拌匀，置炒制容器内用文火加热，炒至裂开、稍鼓起时，取出放凉；或用盐水泡至裂开或煮沸至透，汤液被吸尽，再用文火炒至微干，取出，晒干。

每 100 kg 净吴茱萸，用食盐 3 kg。

【饮片性状】 吴茱萸呈球形或略呈五角状扁球形。表面暗黄绿色至褐色，粗糙，有多数点状突起或凹下的油点。顶端有五角星状的裂隙，基部残留被有黄色弯毛的果梗。质硬而脆，横切面可见子房 5 室，每室有淡黄色种子 1 粒。气芳香浓郁，味辛辣而苦。甘草制吴茱萸形如吴茱萸，表面褐色至暗褐色。盐制吴茱萸表面色泽加深，香气浓郁，味辛辣而微咸。

【炮制作用】 吴茱萸味辛、苦，性热；有小毒。归肝、脾、胃、肾经。具有散寒止痛、降逆止呕、助阳止泻的功能。

生品有小毒，多外用。以散寒定痛力强，用于口腔溃疡，牙痛，湿疹。如用吴茱萸煎汤加酒含漱，治风冷牙痛（《食疗》）。

经炮制后，能降低毒性，缓和燥性，用于厥阴头痛，寒疝腹痛，寒湿脚气，经行腹痛，脘腹胀满，呕吐吞酸，五更泄泻。如治厥阴头痛的吴茱萸汤（《伤寒》）；治胁肋胀痛，吞酸呕吐，脘痞嗳气的左金丸（《中药成药制剂手册》）。盐制吴茱萸宜用于疝气疼痛。

【炮制研究】

1. 炮制沿革研究　汉代有洗法（《玉函》）、炒法（《金匮》）的炮制方法。自南北朝刘宋时代以后有盐水炒、醋煮（《雷公》），酒煮、姜汁制（《食疗》），炒令焦、炒令熟、醋制、焙制（《圣惠方》），煨制、醋炒（《博济方》），汤浸（《衍义》），酒浸炒、黑豆汤浸炒（《总录》），童便浸法（《局方》）、盐制（《总微》）、汤煮（《妇人》）、汤洗焙干（《脾胃论》）、酒洗焙（《宝鉴》）、盐炒（《丹溪》），盐水炒、黄连水炒（《入门》），水浸、黄连炒、牵牛子炒（《奇效》），盐汤洗、焙干（《本草汇》），糯米、萝卜煮法（《本草述》），甘草水制（《中国药典》1985 版）等炮制方法。《中国药典》2015 版收载的吴茱萸饮片为吴茱萸、制吴茱萸。

2. 化学成分研究　吴茱萸主要含吴茱萸碱、吴茱萸次碱、羟基吴茱萸碱等生物碱类成分，吴茱萸内酯、吴茱萸烯、吴茱萸内酯醇等挥发油成分。另含有机酸类、柠檬苦素类、黄酮类等成分。研究结果表明，吴茱萸及其炮制品均含生物碱（吴茱萸碱、吴茱萸次碱）和辛弗林。炒品总生物碱含量明显高于烘品及晒品。对吴茱萸生品、甘草制品、醋制品的挥发油进行了气相色谱分析，挥发油总量依次按生品及醋、甘草制品下降。同时，GC-MS 分析结果表明：生品和甘草制品挥发油组分有明显区别，甘草制品挥发油中有 13 个化合物在生品中未被检出，生品挥发油中有 3 个化合物在甘草制品中未被检出。另外，经甘草炮制后，挥发油组分含量也发生了明显改变，其中 β- 水芹烯，β- 罗勒烯及月桂烯等主要成分的含量也有较大变化。

3. 药理作用研究　毒性试验显示，吴茱萸毒性很小，炮制前后亦无显著差异。药理实验结果表明，吴茱萸不同制品均有较好的镇痛、抗炎、止泻作用，而以甘草制吴茱萸作用最强。

4. 炮制工艺研究　采用正交设计法，以生物碱含量为指标，筛选出吴茱萸炮制的最佳工艺：每 100 kg 吴茱萸，用甘草 6 kg，浸润 6 h，于 230℃条件下炒制 10 min。以水浸出物、挥发油、总生物碱含量为指标，对该工艺的稳定性作了考察，结果表明，该工艺制得的产品质量稳定。

5. 炮制品质量要求　吴茱萸饮片和制吴茱萸饮片水分均不得过 15.0%；灰分均不得过 10.0%；以稀乙醇为溶剂，热浸法醇溶性浸出物均不得少于 30.0%；含吴茱萸碱（$C_{19}H_{17}N_3O$）、吴茱萸次碱（$C_{18}H_{13}N_3O$）的总量均不得少于 0.15%，柠檬苦素（$C_{26}H_{30}O_8$）均不得少于 0.20%。

【贮存】贮干燥容器内，密闭，置通风干燥处。

藤　黄

【处方用名】生藤黄、制藤黄。

【来源】本品为藤黄科植物藤黄 *Garcinia hanburyi* Hook.f. 所分泌的胶质树脂。在开花之前，于离地约 3 m 处将茎干的皮部作螺旋状割伤，伤口内插一竹管，盛受流出的树脂，加热蒸干，用刀刮下，即得。

【炮制方法】

1. 生藤黄　将原药材除去杂质，轧成粗粒或打成小块。

2. 制藤黄

（1）豆腐制　大块豆腐，中间挖一长方形槽，将药置槽中，再用豆腐盖严，置锅内加水煮，俟藤黄熔化后，取出放凉，待藤黄凝固，除去豆腐即得。或将定量豆腐块中间挖槽，把净藤黄粗末放入槽中，上用豆腐覆盖，放入盘中用蒸笼加热蒸 3~4 h，俟藤黄全部熔化，取出，放凉，除去豆腐，干燥。

每 100 kg 净藤黄，用豆腐 300 kg。

（2）荷叶制　取荷叶加 10 倍量水煎 1 h，捞去荷叶，加入净藤黄煮至烊化，并继续浓缩成稠膏状，取出，凉透，使其凝固，打碎。

每 100 kg 净藤黄，用荷叶 50 kg。

（3）山羊血制　取净藤黄与鲜山羊血同煮 5~6 h，取出，拣出山羊血，晾干。

每 100 kg 净藤黄，用山羊血 50 kg。

【饮片性状】生藤黄为不规则碎块状、片状或细粉状，表面棕黄色、红黄色或橙棕色，质脆易碎，有光泽，无臭，味辛。制藤黄为黄褐色，表面粗糙，断面显蜡样光泽。

【炮制作用】藤黄味酸、涩，性寒；有大毒。归胃、大肠经。

生品有大毒，不能内服。具有消肿排脓、散瘀解毒、杀虫止痒的功能。外用治疗痈疽肿毒，顽癣。如治一切肿毒的一笔消（《祝穆试效方》）。

制后毒性降低，可供内服，并可保证药材的净度。用于跌打损伤，金疮肿毒，肿瘤。如治金疮肿毒的黎峒丸（《全生集》）。

【炮制研究】

1. 炮制沿革研究　自明代以后有荷叶泡、山羊血制（《金鉴》）、水蒸烊法（《拾遗》）。现行有豆腐制、荷叶制等炮制方法。

2. 化学成分研究　藤黄中含有藤黄酸及新藤黄酸。对生藤黄、豆腐制藤黄、荷叶制藤黄、水煮藤黄、山羊血制藤黄和高压蒸藤黄进行分析比较，结果表明，藤黄炮制前后化学成分未发生明显变化；不同炮制品中的主要成分含量略有降低，但无显著性差异。其中高压蒸法与生品相似。

3. 药理作用研究　藤黄酸及新藤黄酸为抗肿瘤的活性成分。实验结果表明，藤黄经炮制后其毒性均有不同程度的下降，毒性大小顺序为：山羊血制品 < 豆腐制品 < 清水制品 < 荷叶制

品＜生品，LD$_{50}$（mg/kg）值依次为 3 909.08、1 230.00、1 150.60、738.60、688.99；并且具有较强的抗炎作用，尤其是荷叶制品和高压蒸制品。以小鼠骨髓细胞中嗜多染红细胞微核和姐妹染色单体互换为指标，观察不同炮制方法对藤黄致突变作用的影响。结果表明，藤黄经炮制后可降低其致突变作用，各炮制品之间无显著性差异。

4. 炮制工艺研究　以抗炎、杀菌、抗肿瘤和藤黄酸含量为指标，采用正交实验法，综合优选了藤黄高压蒸制工艺。结果表明，以 126℃蒸制 0.5 h 为最佳工艺。

【贮存】贮干燥容器内，密闭，置通风干燥处。按毒性药品管理。

第三节　燀　　法

将药材置沸水中浸煮短暂时间，取出，分离种皮的方法称为燀法。

燀制目的：

（1）在保存有效成分的前提下，除去非药用部分　如苦杏仁、桃仁通过"燀"分离非药用部位种皮，并可破坏所含的酶而保存苦杏仁苷。

（2）分离不同药用部位　如白扁豆通过"燀"分离不同的药用部位扁豆仁和扁豆衣。

操作方法：

先将多量清水加热至沸，再把中药连同具孔盛器（如笊篱、漏勺等），一起投入沸水中，稍微翻烫片刻，为 5～10 min，加热烫至种皮由皱缩到膨胀，种皮易于挤脱时，立即取出，浸漂于冷水中，捞起，搓开种皮、种仁，晒干，簸去或筛取种皮。

注意事项：

（1）水量要多，以保证水温。一般为药材量的 10 倍以上。若水量少，投入杏仁后，水温迅速降低，酶不能很快被灭活，反而使苷被酶解，影响药效，亦影响扁豆的去毒效果。

（2）待水沸后投药，加热时间 5～10 min 为宜。以免水烫时间过长，成分损失。

（3）燀去皮后，宜当天晒干或低温烘干。否则易泛油，色变黄，影响成品质量。

苦 杏 仁

【处方用名】苦杏仁、杏仁、燀杏仁、炒杏仁。

【来源】本品为蔷薇科植物山杏 *Prunus armeniaca* L. var. ansu Maxim.、西伯利亚杏 *Prunus sibirica* L.、东北杏 *Prunus mandshurica*（Maxim.）Koehne 或杏 *Prunus armeniaca* L. 的干燥成熟种子。夏季采收成熟果实，除去果肉及核壳，取出种子，晒干。

【炮制方法】

1. 苦杏仁　取原药材，筛去皮屑杂质，拣净残留的核壳及泛油的褐色种子。用时捣碎。

2. 燀杏仁　取净苦杏仁置 10 倍量沸水中略煮，加热约 5 min，至种皮微膨起即捞起，用凉水浸泡，取出，搓开种皮与种仁，干燥，筛去种皮。用时捣碎。

3. 炒杏仁　取燀苦杏仁，置炒制容器内，用文火炒至微黄色，略带焦斑，有香气，取出放凉。用时捣碎。

【饮片性状】

苦杏仁　呈扁心形,表面黄棕色或深棕色,一端尖,另端钝圆,肥厚,左右不对称,尖端一侧有短线形种脐,圆端合点处向上具多数深棕色的脉纹。种皮薄,子叶2,乳白色,富油性。气微,味苦。燀苦杏仁　呈扁心形,表面乳白色或黄白色,一端尖,另端钝圆,肥厚,左右不对称,富油性。有特殊的香气,味苦。炒苦杏仁　形如燀苦杏仁,表面黄色至棕黄色,微带焦斑,有香气,味苦。

【炮制作用】苦杏仁味苦,性微温;有小毒。归肺、大肠经。具有降气止咳平喘,润肠通便的功能。多用于新病咳喘(常为外感咳喘),肠燥便秘。生用有小毒。剂量过大或使用不当易中毒。

制后可降低毒性,使用药安全。燀苦杏仁可除去非药用部位,便于有效成分煎出,提高药效;还可杀酶保苷。作用与生苦杏仁相同。如治肺热咳嗽的麻杏石甘汤(《伤寒》);治老人肠液枯燥或产后血少便秘的润肠丸(《沈氏尊生书》)。

炒苦杏仁性温,长于温肺散寒,作用与生苦杏仁和燀苦杏仁相同,多用于肺寒咳喘,久患肺喘。如补肺平喘的杏仁煎(《杨氏家藏方》)。

【炮制研究】

1. 炮制沿革研究　汉代有去皮尖炒(《金匮》)、熬黑(《伤寒》)、捣令如膏(《玉函》)的炮制方法。自晋代以后有熬令黄(《肘后》)、药汁制(《雷公》)、麸炒法(《外台》)、面炒(《脚气》)、制霜法(《总录》),蜜拌炒、蛤粉炒(《普济方》),童便浸(《禁方》),酒浸、盐水浸(《通玄》),去皮尖,蒸熟捣碎法(《增广》),燀制等炮制方法。《中国药典》2015版收载的饮片为苦杏仁、燀苦杏仁、炒苦杏仁。

2. 化学成分研究　苦杏仁主含苦杏仁苷(约3%)、脂肪油(约50%)。由于苦杏仁生品在入汤剂煎煮过程中,开始一段时间的温度适合苦杏仁中的苦杏仁酶发挥作用,在这一适宜的温度和湿度条件下,苦杏仁苷易被共存的苦杏仁酶和野樱酶水解,产生氢氰酸而逸散。燀苦杏仁中的苦杏仁酶在燀制过程中因沸水煮烫被破坏,故燀苦杏仁煎剂中苦杏仁苷的含量高于生品。所以苦杏仁炮制可以"杀酶保苷",有利于保存药效,降低毒性,保证用药安全有效。

水解过程如图10-3:

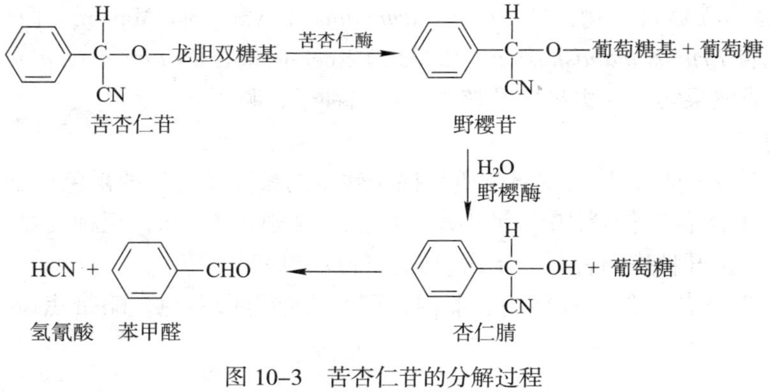

图10-3　苦杏仁苷的分解过程

3. 药理作用研究　苦苦仁苷是止咳平喘的有效成分，脂肪油具有润肠通便作用。苦杏仁经加热炮制后，可以杀酶保苷，使苦杏仁苷在体内胃酸作用下，缓缓分解，产生适量的氢氰酸，只起镇咳平喘作用而不致引起中毒。小剂量的氢氰酸对呼吸中枢有镇静作用；大剂量则会发生中毒，甚至使呼吸麻痹而死亡。故苦杏仁内服不宜过量。

4. 炮制工艺研究

（1）苦杏仁用沸水炮制后其苦杏仁苷含量能否保持相对稳定与沸水用量有相关性。研究表明，苦杏仁焯法最佳工艺为：使用沸水，加水量为苦杏仁量的 10 倍，煮烫时间 10 min。

（2）微波法炮制苦杏仁工艺　温度 80℃，加热 45 min，苦杏仁酶完全灭活，苦杏仁苷不受损失。

（3）烘法炮制苦杏仁工艺　温度 150℃，烘烤 30 min，苦杏仁苷含量高，达到破坏苦杏仁酶的目的，且易于控制，制品质量均一，适宜工业化推广应用。

（4）蒸法　使用流通蒸气将苦杏仁蒸至上汽再维持 30 min 的方法炮制，能有效地稳定苦杏仁中苦杏仁苷的含量。

（5）蒸汽热压法　蒸汽压力控制在 0.03 kPa/cm²，温度 103℃，热压蒸煮 30 min，取出，立即放入冷水浸泡，除去种皮，晒干，灭酶率可达 97.5%。

（6）干热法即使达到 110℃也不能破坏苦杏仁酶，湿热法能破坏酶。湿热法中流通蒸汽法、水煮法和高压蒸汽法均能达到既破坏酶又基本保留苦杏仁苷的目的，但水煮时间长则会导致有效成分流失。同时，也有实验表明，以流通蒸气蒸至上气再维持 45 min 的方法炮制生苦杏仁，既能减少苦杏仁苷在炮制过程中的损失又能使苦杏仁苷含量在贮存期内保持稳定，从而使苦杏仁炮制品疗效保持稳定。

5. 炮制品质量要求　苦杏仁、焯苦杏仁、炒苦杏仁过氧化值均不得过 0.11；含苦杏仁苷（$C_{20}H_{27}NO_{11}$）分别不得少于 3.0%、2.4%、2.1%。可采用下法判断杀酶效果：取样品 10～20 粒，打碎后放玻璃杯中，加水湿润，加盖，如有苦杏仁香气，说明酶还存在，正在释放苯甲醛。或将苦味酸试纸先用碳酸氢钠碱性液浸潮，悬空挂在上述杯中，如试纸由黄变红，说明有酶存在。

【贮存】贮干燥容器内，置阴凉干燥处。防蛀。

桃　仁

【处方用名】桃仁、山桃仁、焯桃仁、焯山桃仁、炒桃仁、炒山桃仁。

【来源】本品为蔷薇科植物桃 *Prunus persica*（L.）Batsch 或山桃 *Prunus davidiana*（Carr.）Franch. 的干燥成熟种子。果实成熟后采收，除去果肉及核壳，取出种子，晒干。

【炮制方法】

1. 桃仁、山桃仁　取原药材筛去灰屑杂质，拣净残留的壳及泛油的黑褐色种子。用时捣碎。

2. 焯桃仁、焯山桃仁　取净桃仁或山桃仁置沸水中，加热烫至种皮微膨起即捞出，在凉水中稍泡，捞起，搓开种皮和种仁，干燥，筛去种皮。用时捣碎。

3. 炒桃仁、炒山桃仁　取焯桃仁或焯山桃仁，置锅内用文火炒至黄色，略带焦斑，取出放凉。用时捣碎。

【饮片性状】

桃仁呈扁长卵形，表面黄棕色至红棕色，密布颗粒状突起，顶端尖，中部膨大，底部略小，钝圆稍偏斜，边缘较薄，尖端一侧有短线形种脐，圆端有颜色略深不甚明显的合点，自合点处散出多数纵向维管束。种皮薄，子叶2，类白色，富油性。气微，味苦。山桃仁呈类卵圆形，较小而肥厚。燀桃仁呈扁长卵形，表面浅黄白色，一端尖，中部膨大，另端钝圆稍偏斜，边缘较薄。子叶2，富油性。气微香，味微苦而肥厚。燀山桃仁呈类卵圆形，较小而肥厚。炒桃仁呈扁长卵形，表面黄色至棕黄色，可见焦斑。一端尖，中部膨大，另端钝圆稍偏斜，边缘较薄。子叶2，富油性。气微香，味微苦。炒山桃仁2枚子叶多分离，完整者呈类卵圆形，较小而肥厚。

【炮制作用】 桃仁味苦、甘、性平。归心、肝、大肠经。具有活血祛瘀，润肠通便的功能。

生用行血祛瘀力强，多用于血瘀经闭，产后瘀滞腹痛，跌打损伤。如治妇女经闭不通，产后瘀血的核桃承气汤（《伤寒》）；治跌打损伤，腹中瘀血刺痛的桃红四物汤（《金鉴》）。

燀制后易去皮，可除去非药用部位，使有效成分易于煎出，提高药效。

炒后偏于润燥和血，多用于肠燥便秘，心腹胀满等。如治疗年老体衰，或久病血虚津亏，或产后失血过多而致肠燥便秘的润燥丸（《张氏医通》）。

【炮制研究】

1. 炮制沿革研究 汉代有去皮尖和熬法（《玉函》）的炮制方法。自南北朝刘宋时代以后有白术乌豆制、酒蒸（《雷公》），"去皮尖，炒熟研如膏"（《产宝》）、酒煮（《食疗》）、麸炒、炒焦（《圣惠方》），面炒（《博济》）、黑豆汤浸炒（《总录》）、童便浸（《局方》）、盐炒（《朱氏》）、焙法（《世医》），吴茱萸炒、蛤壳粉炒、酒制、炒微黄、炙令微黑（《普济方》），水洗去毒（《奇效》）、烧存性（《纲目》），盐水炒、黄连水炒（《入门》）等炮制方法。《中国药典》2015年版收载的饮片为桃仁、山桃仁、燀桃仁、燀山桃仁、炒桃仁、炒山桃仁。

2. 化学成分研究 桃仁主含苦杏仁苷、挥发油、脂肪油、蛋白质，此外还含有黄酮及其糖苷，甾醇及其糖苷和微量元素等。桃仁不粉碎，直接入煎，水溶性浸出物的含量依次为：燀桃仁＞炒桃仁＞带皮桃仁＞生桃仁，表明燀制去皮可显著提高其水溶性成分的溶出。

3. 药理作用研究 桃仁的水溶性成分中两种蛋白质具有显著的抗炎活性。醇溶性成分具抗凝、溶血、收缩子宫、抗过氧化、抗肝纤维化、抗肿瘤等作用。实验比较了桃仁5种炮制品（生、炒、蒸、皮、仁）对小鼠的抗凝血、抗血栓、抗炎、润肠通便作用，结果生桃仁作用最强，桃仁皮也有很好的活血抗炎功效。经炒、蒸后作用趋向缓和。认为活血抗炎以生品为好。

4. 炮制品质量要求 桃仁、燀桃仁（燀山桃仁）、炒桃仁（炒山桃仁）酸值均不得过10.0、羰基值均不得过11.0（酸败度检查法）；每1 000 g含黄曲霉毒素 B_1 均不得过5 μg，黄曲霉毒素 G_2、黄曲霉毒素 G_1、黄曲霉毒素 B_2、黄曲霉毒素 B_1 总量均不得过10 μg；含苦杏仁苷（$C_{20}H_{27}NO_{11}$）分别不得少于2.0%、1.50%、1.60%。

【贮存】 贮干燥容器内，置阴凉干燥处。防蛀。

白 扁 豆

【处方用名】白扁豆、扁豆、炒扁豆、扁豆衣。

【来源】本品为豆科植物扁豆 *Dolichos* lablab L. 的干燥成熟种子。秋、冬二季采收成熟果实，晒干，取出种子，再晒干。

【炮制方法】

1. 白扁豆　取原药材，除去杂质，用时捣碎。

2. 扁豆衣　取净白扁豆置沸水中，稍煮至皮软后，取出放凉水中稍泡，取出，搓开种皮与种仁，干燥，筛取种皮（其仁亦药用）。

3. 炒扁豆　取净白扁豆或仁，置炒制容器内，用文火炒至表面微黄，略有焦斑时，取出放凉。用时捣碎。

【饮片性状】

白扁豆为扁椭圆形或扁卵圆形，表面淡黄白色或淡黄色，平滑，略有泽。一侧边缘有隆起的眉状种阜。质坚硬。种薄而脆，子叶2，肥厚，黄色。气微，味淡，嚼之有豆腥气。扁豆衣呈不规则的卷缩状，乳白色，质脆易碎。炒白扁豆表面微黄，略具焦斑，有香气。

【炮制作用】

白扁豆味甘，性微温。归脾、胃经。具有健脾化湿、和中消暑的功能。

白扁豆生用清暑、化湿力强。用于暑湿和消渴。如治夏季伤于暑湿，腹痛吐泻的香薷散（《局方》）；治阴津受损或脾胃积热，津液耗伤，口渴引饮的金豆丸（《仁存堂经验方》）。

燀制是为了分离不同的药用部位，增加药用品种。扁豆衣气味俱弱，健脾作用较弱，偏于祛暑化湿。可用于暑热所致的身热，头目眩晕，如清络饮（《条辨》）；又可用于暑日酒食所伤，伏热，烦渴，如缩脾饮（《局方》）。

炒白扁豆性微温，偏于健脾止泻。用于脾虚泄泻，白带过多。如治脾胃虚弱，运化失常，大便泄泻，饮食不佳，神疲体倦的参苓白术散（《局方》）。

【炮制研究】

1. 炮制沿革研究　宋代有炒（《博济》）、焙（《苏沈》）、蒸（《普本》）、炮（《总微》）、姜汁炒法（《局方》）的炮制方法。自元代以后有煮，去皮（《世医》）、连皮炒熟，水浸去皮（《纲目》）、炒黑（《逢原》），同陈皮炒、醋制（《得配》），燀法（《中国药典》1963年版）等炮制方法。《中国药典》2015年版收载的饮片为白扁豆、炒白扁豆。

2. 化学成分研究　白扁豆主含蛋白质、脂肪、多糖类成分，此外还含有甾体及苷类和微量的钙、磷、铁及多种维生素等。白扁豆磷脂组分主要是磷脂酰胆碱，含量在70%以上；其次为磷脂酰乙醇胺，约占总磷脂的20%。

白扁豆经炒制后，总磷脂含量减少6.5%～9.4%；磷脂酰胆碱的摩尔百分比较生品减少18%～25%，而其他组分的相对摩尔百分比略有增高。

3. 药理作用研究　白扁豆中所含血细胞凝集素A不溶于水，无抗胰蛋白酶活性作用，如与饲料相混喂食大鼠，则可抑制其生长，甚至引起肝脏的区域性坏死，一般认为凝集素A是生白扁豆的毒性成分加热后发生变性，使毒性大大降低。凝集素B可溶于水，有抗胰蛋白酶活性作用，加压蒸汽消毒或煮沸 1 h 后，活力损失 86%~94%。因此，加热处理能降毒。

【贮存】贮于干燥容器内，置阴凉干燥处。防蛀。

网上更多……

👤≡ 重点名词　　👥 图片　　📝 习题　　📶 电子教案

第十一章

复 制 法

将净选后的药物加入一种或几种辅料，按规定操作程序反复炮制的方法，称为复制法。

本法的特点是用多种辅料或多种工序共同处理药物。现在的复制法与传统方法比较，其辅料种类、用量及工艺程序均有所改变。

复制法主要用于半夏、天南星、白附子等有毒中药的炮制。

复制目的：

（1）降低或消除药物毒性　如半夏用白矾、生姜等制后均可降低毒性。

（2）改变药性　如天南星用胆汁制后，其性味由辛温变为苦凉，其作用也发生改变。

（3）增强疗效　如白附子用生姜、白矾制后，增强了祛风逐痰的功效。

（4）矫臭矫味　如紫河车用酒制后，除去了腥臭气味，便于服用。

操作方法：

复制的具体方法和辅料的选择应视药物而定。一般将净选后的药物置一定容器内，加入一种或几种辅料，按工艺程序，或浸、泡、漂，或蒸、煮，或数法同用，反复炮制达到规定的质量要求为度。

注意事项：

（1）时间可选择在春、秋季，以避免因气温高而发酵腐烂。浸泡时如有必要，加白矾防腐。

（2）药物应大小分档处理，以免炮制程度不一，影响效果。

（3）加热处理时，火力要均匀，水量要多，加至控制标准要求。

半　夏

【处方用名】生半夏、清半夏、姜半夏、法半夏。

【来源】本品为天南星科植物半夏 *Pinellia ternata*（Thunb.）Breit. 的干燥块茎。夏、秋二季采挖，洗净，除去外皮和须根，晒干。

【炮制方法】

1. 生半夏　取原药材，除去杂质，洗净，干燥。用时捣碎。

2. 清半夏　取净半夏，大小分档，用8%白矾溶液浸泡至内无干心，口尝微有麻舌感，取出，洗净，切厚片，干燥。

每 100 kg 净半夏，用白矾 20 kg。

3. 姜半夏 取净半夏，大小分档，用水浸泡至内无干心，取出；另取生姜切片煎汤，加白矾与半夏共煮至透心，取出，晾干，或晾至半干，干燥；或切薄片，干燥。

每 100 kg 净半夏，用生姜 25 kg，白矾 12.5 kg。

4. 法半夏 取净半夏，大小分档，用水浸泡至内无干心，取出；另取甘草适量，加水煎煮两次，合并煎液，倒入适量的石灰液中，搅匀，加入上述已浸透的半夏，浸泡，每日搅拌 1～2 次，保持浸液 pH12 以上，至切面黄色均匀，口尝微有麻舌感时，取出，洗净，阴干或烘干，即得。

每 100 kg 净半夏，用甘草 15 kg，生石灰 10 kg。

【饮片性状】生半夏呈类球形、有的稍偏斜，直径 1～1.5 cm。表面白色或浅黄色，顶端有凹陷的茎痕，周围密布麻点状根痕；下面钝圆，较光滑。质坚实，断面洁白，富粉性。气微，味辛辣、麻舌而刺喉。清半夏呈椭圆形、类圆形或不规则的片。切面淡灰色至灰白色，可见灰白色点状或短线状维管束迹，有的残留栓皮处下方显淡紫红色斑纹。质脆，易折断，断面略呈角质样。气微，味微涩、微有麻舌感。姜半夏呈片状、不规则颗粒状或类球形。表面棕色至棕褐色。质硬脆，断面淡黄棕色，常具角质样光泽。气微香，味淡，微有麻舌感，嚼之略粘牙。法半夏呈类球形或破碎成不规则颗粒状。表面淡黄白色、黄色或棕黄色。质较松脆或硬脆，断面黄色或淡黄色，颗粒者质稍硬脆。气微，味淡略甘，微有麻舌感。

【炮制作用】半夏味辛，性温；有毒。归脾、胃、肺经。具有燥湿化痰，降逆止呕，消痞散结的功能。

生半夏有毒，使人呕吐，咽喉肿痛，失音，一般不作内服，多作外用。用于痈肿痰核。如治一切阴疽，流注的桂麝散（《药奁启秘》）。

半夏经炮制后，能降低毒性，缓和药性，消除副作用。

清半夏长于化痰，以燥湿化痰为主。用于湿痰咳嗽，胃脘痞满，痰涎凝聚，咯吐不出。如治寒痰咳嗽的二陈汤（《局方》）。

姜半夏增强了降逆止呕作用，以温中化痰，降逆止呕为主。用于痰饮呕吐，胃脘痞满。如治痰饮呕吐的小半夏汤（《金匮》）；治胃脘痞满的半夏泻心汤（《伤寒》）。

法半夏偏于祛寒痰，同时具有调和脾胃的作用。用于痰多咳喘，痰饮眩悸，风痰眩晕，痰厥头痛。亦多用于中药成方制剂中。如治胃脘满闷疼痛的香砂养胃丸（《中国药典》）。

【炮制研究】

1. 炮制沿革研究 汉代有治半夏（《内经》）的炮制方法。自唐代以后有汤洗（《玉函》）、姜制（《肘后》）、水煮（《集注》）、麸炒（《圣惠方》），姜汁浸炒、制曲（《药证》），吴茱萸制（《普济方》）、姜与竹沥制（《纲目》），甘草制、制炭（《准绳》）、姜与桑叶及盐制（《新编》）、皂荚白矾煮制（《逢原》）、姜汁青盐制（《便读》）等炮制方法。《中国药典》2015 年版收载的半夏饮片为生半夏、清半夏、姜半夏和法半夏。

2. 化学成分研究 半夏炮制后，总有机酸含量不同程度的增高，不同炮制品总有机酸含量高低顺序依次为法半夏＞清半夏＞姜半夏＞生半夏，可能是由于炮制过程中白矾溶液使某些成盐的有机酸游离使得总有机酸含量增加。半夏的刺激性毒性的物质基础是主要由草酸钙、蛋白形成的具有特殊晶体结构的毒针晶，而乙醇浸润或采用长时间加热的方法均可降低毒针晶的刺激性，且对半夏中核苷等水溶性成分无显著影响。草酸钙针晶不溶于水和各种有机溶剂，但能够溶于酸、碱性溶液，而在炮制辅料方面，白矾和石灰水分别呈一定的酸、碱性，因此有可能通过白矾和石灰水炮制后，半夏中所含的草酸钙针晶被不同程度地破坏，而使其刺激性作用降低或消失，同时可缩短浸泡时间，以免有效成分损失。

3. 药理作用研究　半夏及其炮制品中的总有机酸均具有较好的止咳作用，法半夏在炮制过程中加入了辅料甘草，甘草具有显著的止咳作用，增强了法半夏的止咳作用，起到了增效的作用。

制半夏对阿扑吗啡、洋地黄、硫酸铜引起的呕吐都有镇吐作用。前列腺素 E_2（prostaglandin E_2，PEG_2）的含量下降易导致胃黏膜损伤，生半夏能明显抑制胃液中 PEG_2 的含量，姜矾半夏、姜煮半夏均无明显影响。同时灌胃给药可以减缓胃肠运动，表明姜制半夏不仅可以消除生半夏对胃肠黏膜的刺激，保护胃黏膜正常功能，同时又能拮抗生半夏加速胃肠运动导致的呕吐而起到和胃降逆止呕的功效。半夏炮制品具有破坏肿瘤细胞的作用，使细胞结构模糊、萎缩、崩解、形成碎片，这种破坏作用以姜浸半夏、矾半夏、姜矾半夏作用比较明显，其中姜浸半夏作用最强。

半夏各炮制品均能消除其刺激咽喉而致失音的副作用，家兔眼结膜及小鼠腹腔刺激性实验均表明，生半夏刺激性最强，炮制后可不同程度地降低。生半夏对妊娠母鼠和胚胎都有非常显著毒性，矾制半夏 80 g/kg 对小鼠未见任何毒性反应。

4. 炮制工艺研究　将半夏浸透后，经 115℃、10 min 蒸制后，口服无刺激感。生半夏在 120℃焙 2 h，可去除催吐作用而不损害其镇吐作用。清半夏用 6%～8% 的碱水浸泡 2～3 天，至无干心即可消除麻辣味。采用响应面法优化蒸制姜半夏的炮制工艺条件为：白矾姜水浓度 6.8%，浸泡时间 68 h，蒸制时间 140 min。法半夏将半夏以清水浸泡 1 d 至透，加入石灰、甘草混悬液浸渍，每日腌拌 1～2 次，浸 2～3 d，至口尝微有麻辣感，切面呈黄色均匀为度，再用清水洗净石灰，干燥即可。

5. 炮制品质量要求　生半夏水分不得过 14.0%，清半夏、姜半夏与法半夏均不得过 13.0%；生半夏与清半夏总灰分不得过 4.0%，姜半夏不得过 7.5%，法半夏不得过 9.0%；姜半夏白矾限量为按干燥品计算，含白矾以含水硫铝钾 [KAl（SO_4）$_2$·12H_2O] 计，不得过 8.5%，清半夏不得过 10.0%；生半夏热浸法水溶性浸出物不得少于 9.0%，清半夏不得少于 7.0%，姜半夏不得少于 10.0%，法半夏不得少于 5.0%；生半夏饮片含总酸以琥珀酸（$C_4H_6O_4$）计，不得少于 0.25%，清半夏不得少于 0.30%。

【贮存】贮干燥容器中，密闭，置于通风干燥处。防蛀。

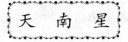

天 南 星

【处方用名】生天南星、生南星、制天南星、制南星、胆南星。

【来源】本品为天南星科植物天南星 *Arisaema erubescens*（Wall.）Schott、异叶天南星 *Arisaema heterophyllum* Bl. 或东北天南星 *Arisaema amurense* Maxim. 的干燥块茎。秋、冬二季茎叶枯萎时采挖，除去须根及外皮，干燥。

【炮制方法】

1. 生天南星　取原药材，除去杂质，洗净，干燥。

2. 制天南星　取净天南星，按大小分别用清水浸泡，每日换水 2~3 次，如水面起白沫，换水后加白矾（每 100 kg 天南星，加白矾 2 kg），泡 1 d 后，再换水漂至切开口尝微有麻舌感时取出。另取生姜片、白矾置锅内加适量水煮沸后，倒入天南星共煮至无干心时取出，除去姜片，晾至四至六成干，切薄片，干燥。

每 100 kg 天南星，用生姜、白矾各 12.5 kg。

3. 胆南星　取制天南星细粉，加入胆汁（或胆膏粉及适量清水）拌匀，蒸 60 min 至透，取出放凉，制成小块，干燥。或取生天南星细粉，加入净胆汁（或胆膏粉及适量清水）拌匀，放温暖处，发酵 5~7 天后，再连续蒸或隔水炖 9 昼夜，每隔 2 h 搅拌一次，除去腥臭气，至呈黑色浸膏状，口尝无麻味为度，取出，晾干。再蒸软，趁热制成小块。

每 100 kg 制天南星细粉，用牛（或羊、猪）胆汁 400 kg（胆膏粉 400 kg）。

【饮片性状】生天南星呈扁球形，高 1~2 cm，直径 1.5~6.5 cm。表面类白色或淡棕色，较光滑，顶端有凹陷的茎痕，周围有麻点状根痕，有的块茎周边有小扁球状侧芽。质坚硬，不易破碎，断面不平坦，白色，粉性。气微辛，味麻辣。制天南星为类圆形或不规则形的薄片。黄色或淡棕色，质脆易碎，断面角质状。气微，味涩，微麻。胆南星呈方块状或圆柱状。棕黄色、灰棕色或棕黑色。质硬。气微腥，味苦。

【炮制作用】天南星味苦、辛，性温；有毒。归肺、肝、脾经。

生天南星性辛温燥烈，有毒，多外用。亦可内服，以祛风止痉为主。多用于破伤风，如玉真散（《正宗》）；也用于癫痫，如南星散（《幼科指南》）。外用治痈肿疮疖，蛇虫咬伤。

制天南星毒性降低，燥湿化痰作用增强。多用于顽痰咳嗽，如治湿痰咳嗽的姜桂丸（《家珍丸》）。

胆南星毒性降低，其燥烈之性缓和，药性由温转凉，味由辛转苦，功能由温化寒痰转为清热化痰。以清热化痰、息风定惊力强。多用于痰热咳嗽，咯痰黄稠，中风痰迷，癫狂惊痫。如治痰热咳嗽的清气化痰丸（《医方考》），治小儿急惊风的牛黄抱龙丸（《入门》），治癫痫突发的天南星散（《准绳》）等。

【炮制研究】

1. 炮制沿革研究　唐代有石灰炒黄、面裹煨、姜汁浸（《理伤》）的炮制方法。自宋代以后有酒炒、生姜拌炒、牛乳拌炒（《圣惠方》），牛胆汁制（《药证》），酒煮、姜酒制（《总录》），浆水姜汁煮、羊胆汁煮（《普本》），白皂荚同煮（《疮疡》）、九蒸九晒（《宝鉴》）、皂角水浸（《丹溪》），蜜制、酒制、生姜制、白矾制（《普济方》）、胆南星制（《幼幼》），南星曲制法（《得配》）等炮制方法。《中国药典》2015 版收载的天南星饮片有生天南星、制天南星、胆南星。

2. 化学成分研究　长时间的水处理对天南星麻味的消除影响不大，但能显著降低天南星水溶出物及醇溶出物中醋酸铅沉淀物的量。也有认为长期水漂虽然能漂去麻辣味，但有效成分也随之流失。掌叶半夏碱乙具有抗凝作用，天南星不同炮制品中掌叶半夏碱乙的含量也有差异，不论改进工艺制品还是老法制品，均较生品含量下降。炮制对天南星中 β- 谷甾醇含量、水溶性浸出物含量均有影响。

3. 药理作用研究 天南星能对抗士的宁、戊四氮、咖啡因所致的惊厥，也能提高家兔对电惊厥阈值。生品煎剂具有明显的镇静作用，并能延长巴比妥钠催眠作用时间，可用于癫痫的发作。天南星所含的皂苷，能刺激胃黏膜反射性引起气管分泌物增加，有祛痰作用。天南星经过炮制后毒性明显降低，白矾溶液中的 Al^{3+} 能够结合毒针晶中的 $C_2O_4^{2-}$，使得毒针晶草酸钙分解破坏，同时白矾溶液呈酸性，在酸性水溶液中毒针晶蛋白溶解或水解，从而彻底破坏了毒针晶的结构和晶型和成分组成，导致刺激性毒性下降或解除。

4. 炮制工艺研究 用清水浸泡，当起白沫时加白矾处理，至口尝时微有麻辣感时取出，凉干，切片所得炮制品，β-谷甾醇的含量提高 1 倍左右，醇浸出物的含量提高 20% ~ 50%，而毒性及副作用可有效解除。天南星生品经 8% 白矾溶液加热加压 1 h，即可使麻醉性消失，而且水浸出物含量大大提高。天南星用水经浸润切片后，放入 5% 明矾水中浸泡 5 d，取出干燥。该新工艺制品中 β-谷甾醇含量高于药典法 1 倍以上，而总氨基酸含量与药典法相当。胆南星采用直接拌合法、用浓缩胆汁与白酒等拌制或蒸后烘干的方法，缩短了时间，并可保证胆汁中胆酸的含量。

5. 炮制品质量要求 生天南星水分不得过 15.0%；总灰分不得过 5.0%；以稀乙醇为溶剂，热浸法醇溶性浸出物不得少于 9.0%；含总黄酮以芹菜素（$C_{15}H_{10}O_5$）计，不得少于 0.050%。制天南星水分不得过 12.0%；总灰分不得过 4.0%；白矾限量为按干燥品计算，含白矾以含水硫酸铝钾（$KAl(SO_4)_2 \cdot 12H_2O$）计，不得过 12.0%；含总黄酮以芹菜素（$C_{15}H_{10}O_5$）计，不得少于 0.050%。

【贮存】贮于干燥容器内，置通风干燥处。防霉，防蛀。

白 附 子

【处方用名】生白附子、禹白附、制白附子。

【来源】本品为天南星科植物独角莲 *Typhonium giganteum* Engl. 的干燥块茎。秋季采挖，除去须根及外皮，晒干。

【炮制方法】

1. 生白附子 取原药材，除去杂质。

2. 制白附子 取净白附子，大小分开，用清水浸泡，每日换水 2 ~ 3 次，数日后如起泡沫，换水后加白矾（每 100 kg 白附子，用白矾 2 kg）泡 1 d 后再进行换水，至口尝微有麻舌感为度，取出。另取生姜片及白矾加适量水，煮沸后，倒入白附子共煮至无干心为度，捞出，除去生姜片，晾至六七成干，切厚片，干燥。

每 100 kg 白附子，用生姜、白矾各 12.5 kg。

【饮片性状】生白附子呈椭圆形或卵圆形，长 2 ~ 5 cm，直径 1 ~ 3 cm。表面白色至黄白色，略粗糙，有环纹及须根痕，顶端有茎痕或芽痕。质坚硬，断面白色，粉性。气微，味淡、麻辣刺舌。制白附子为类圆形或椭圆形厚片，外表皮淡棕色，切面黄色，角质。味淡，微有麻舌感。

【炮制作用】白附子味辛，性温；有毒。归胃、肝经。具有祛风痰，定惊搐，解毒散结，止痛的功能。

生白附子一般外用，用于中风痰壅，口眼㖞斜，语言謇涩，惊风癫痫，破伤风，痰厥头痛，偏正头痛，瘰疬痰核，毒蛇咬伤。如治口眼㖞斜的牵正散（《杨氏家藏方》）。

制白附子可降低毒性，消除麻辣味，增强祛风痰作用。多用于偏头痛，痰湿头痛，咳嗽痰多。如治偏头痛的白附子散（《本事方》）；治痰湿咳嗽的白附丸（《准绳》）。

【炮制研究】

1. 炮制沿革研究　宋代有热灰中炮裂、生姜汁拌炒（《圣惠方》），米泔浸焙、酒浸炒、酒煮炒、醋拌炒（《总录》），炮裂捣碎炙微黄（《普本》）、姜汁泡后甘草浸焙（《朱氏》）、面包煨（《扁鹊》）的炮制方法。自明代以后有水浸后炒黄、湿纸裹煨（《普济方》），面裹或湿纸包火煨炮（《品汇》）、煨裂（《医学》）、童便酒炒（《金鉴》）、姜汁蒸（《增广》）等炮制方法。《中国药典》2015 版收载的白附子饮片有生白附子、制白附子。

2. 化学成分研究　白附子炮制后其化学成分有一定程度的变化，且不同的炮制方法对化学成分量的变化影响亦不同，炮制对白附子水溶性成分有一定的影响，而对脂溶性成分影响不明显。炮制后水溶性游离氨基酸的损失最大，总氨基酸的含量下降约为 30%。生白附子 Al 含量很低，而制白附子的 Al 含量是生白附子的数百倍以上，说明制白附子饮片中的 Al 基本上是由白矾炮制带来。

3. 药理作用研究　白附子生品有明显的镇静、抗惊厥及镇痛作用，制品作用更强。白附子生、制品均能明显推迟因戊四氮及士的宁所致的小鼠惊厥出现的时间和死亡时间。生白附子及其制品均对大鼠蛋清性、酵母性、甲醛性关节肿痛有明显的抑制作用，对棉球肉芽增生有明显的抑制作用。白附子经过炮制后，药效与生品一致，但毒性降低。

4. 炮制工艺研究　采用正交法优选白附子趁鲜炮制工艺，每 100 kg 鲜白附子，加白矾 6 kg、生姜 6 kg，加热至沸腾 30 min 后继续泡润 48 h，再以 120℃加压蒸煮 30 h，切片后干燥。优选的白附子趁鲜加工炮制方法和工艺在降低刺激性和毒性成分含量、保留有效成分的同时，减少了加工与炮制工艺的重复。白附子超微粉碎药材能够明显减轻白附子刺激性且原成分基本保存不变。

5. 炮制品质量要求　生白附子水分不得过 15.0%；总灰分不得过 4.0%；以 70% 乙醇为溶剂，热浸法醇溶性浸出物不得少于 7.0%。制白附子水分不得过 13.0%，总灰分不得过 4.0%；以稀乙醇为溶剂，热浸法醇溶性浸出物不得少于 15.0%。

【贮存】贮干燥容器内，置通风干燥处。防潮，防霉，防蛀。

网上更多……

👤 重点名词　　👥 图片　　✍ 习题　　🖥 电子教案

第十二章

发酵、发芽法

中药的发酵与发芽均系借助于酶和微生物的作用，使药物通过发酵与发芽过程，改变其原有性能，增强或产生新的功效，扩大用药品种，以适应临床用药的需要。发酵法和发芽法都必须具有一定的环境条件，如温度、湿度、空气、水分等。

第一节 发 酵 法

经净制或处理后的药物，在一定的温度和湿度条件下，由于真菌和酶的催化分解作用，使药物发泡、生衣的方法称为发酵法。

发酵目的：

（1）改变原有性能，产生新的治疗作用，扩大用药品种。如六神曲、建神曲、淡豆豉等。

（2）增强疗效。如半夏曲。

操作方法：

根据不同品种，采用不同的方法进行加工处理后，再置温度、湿度适宜的环境中进行发酵。常用的方法有药料与面粉混合发酵，和直接用药料进行发酵。用前法炮制的如六神曲、建神曲、半夏曲、沉香曲等，后者如淡豆豉、百药煎等。发酵过程主要是微生物新陈代谢的过程，因此，此过程要保证其生长繁殖的条件。主要条件如下。

（1）菌种 主要是利用空气中微生物自然发酵，但有时会因菌种不纯，影响发酵的质量。人工接种纯的单一菌种或混合菌种培养发酵，更有利于控制发酵品质量。

（2）培养基 主要为水、含氮物质、含碳物质、无机盐类等。如六神曲中面粉为菌种提供了碳源，赤小豆为菌种提供了氮源。

（3）温度 微生物对温度敏感，发酵的最佳温度为 30～37℃。温度太高则菌种老化、死亡，不能发酵；温度过低，虽能保存菌种，但繁殖太慢，不利于发酵，甚至不能发酵。

（4）湿度 水是微生物代谢过程中的必要条件，一般发酵的相对湿度应控制在 70%～80%。湿度太大，则药料发黏，且易生虫霉烂，造成药物发暗；过分干燥，难于发酵，则药物易散不能成形。经验以"握之成团，指间可见水迹，放下轻击则碎"为宜。

（5）其他方面 pH 是影响发酵的重要条件。不同菌种的适宜 pH 不同，一般在 4.0～7.6 之间，且需要在有充足的氧或二氧化碳条件下进行。

发酵品质量要求：

发酵制品以曲块表面霉衣黄白色，内部有斑点为佳，同时应有酵香气味。不应出现黑色、霉味及酸败味。

注意事项：

（1）原料在发酵前应进行杀菌、杀虫处理，以免杂菌感染，影响发酵质量。

（2）发酵过程须一次完成，不中断，不停顿。

（3）温度和湿度对发酵的速度影响很大。湿度过低或过分干燥，发酵速度慢甚至不能发酵，而温度过高则能杀死真菌，不能发酵。

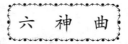

六　神　曲

【处方用名】神曲、六神曲、六曲、焦神曲、炒六曲、煨神曲、麸炒六曲、焦六曲、酒神曲。

【来源】本品为苦杏仁、赤小豆、鲜青蒿、鲜苍耳草、鲜辣蓼等药加入面粉（或麦麸）混合后经发酵而成的曲剂。

【炮制方法】

1. 神曲

（1）原料：每 100 kg 面粉，用杏仁、赤小豆各 4 kg，鲜青蒿、鲜辣蓼、鲜苍耳草各 7 kg。药汁为鲜草汁和其药渣煎出液。

（2）制法：①药料的粉碎和拌匀：将杏仁、赤小豆研成粉末，与面粉及麦麸拌匀；或将杏仁碾成泥状，赤小豆煮烂，与面粉及麦麸混匀。②拌曲：将上述混合粉置一定容器内，陆续加入鲜青蒿、鲜苍耳草、鲜辣蓼压榨出的鲜汁，残渣加水煎汁，合并药液（占原药量的 25%～30%）拌匀，搓揉成粗颗粒状，以手握成团，掷之即散为准。③成形：将上述拌匀的药料（粗颗粒状），置木制模型中压成扁平方块（长 33 cm，宽 20 cm，厚 6.66 cm，干后重 1 kg），再用粗纸（或鲜荷麻叶）包严，切方块。④堆曲：将包好的曲块，放入木箱或竹席上，各曲块相靠，排成"品"字形。各曲块与曲块之间要有一定距离、一定高度，太低往往温度不够；整个要堆松、堆齐、堆直，以增加空隙，有利于发散热量及真菌的生长繁殖。地面要铺一层一定厚度的蒲包或草垫，否则底部湿气太大，容易散曲。⑤发酵：利用空气中的微生物作菌种，进行自然发酵，发酵过程中要注意湿度和温度。在曲面要覆盖鲜青蒿或稻草或湿麻袋等以保温。品温应控制逐步上升而后下降，第 1～2 d 约 30℃，第 3～4 d 约 40℃，第 5～6 d 约 45℃，以后温度要下降。当品温 >45℃时要除去覆盖物，打开门窗，降低温度，以免烂曲或黑心。一般在农历 5—6 月炮制神曲较好，此时气候条件适宜，而且青辣蓼之鲜株易采集。但如发酵室人工发酵药材每 100 kg 加 38 g 发酵粉，则可不受季节限制。发酵完成后，成品切 2.5 cm³ 块，干燥即可。

（3）品质量要求：①无味：具有芳香气，无霉烂发臭的气味为佳。②外观：表面满布黄白色菌丝及少数黑孢子，曲块边缘呈鲜黄色。用放大镜观察，可见黄色分生孢子柄的膨胀部，其间亦有已生黑色孢子的。如果曲的表面干燥，分生孢子甚至全部不发育，即为不良曲。③内部：良曲的块坚实，成品可整块取出而不碎。如果曲不成块，或成块不结实，都是菌丝发育不好的缘故。曲的内部用放大镜观察，亦多有菌丝及未成熟的孢子。

2. 炒神曲　取净六神曲，置热锅内，文火加热炒至表面微黄色，有香气外逸，取出放凉。

3. 麸炒神曲　取麦麸皮均匀撒于热锅内，待烟起，将神曲倒入，快速翻炒至神曲表面呈棕黄色，取出，筛去麸皮，放凉。

每 100 kg 神曲，用麦麸 10 kg。

4. 焦神曲　取净六神曲块投入热锅内，用文火加热，不断翻炒至表面呈焦黄色，有焦香气时，取出，摊开放凉。

5. 六神曲炭　取净六神曲，投入热锅内，中火加热，不断翻炒至表面焦黑色，内部棕褐色，取出，摊开晾凉。

【饮片性状】六神曲为立方形小块，表面灰黄色，粗糙，质脆易断，微有香气。炒神曲形如六神曲，表面黄色，偶有焦斑，质坚脆，有香气。麸炒神曲表面深黄色，偶有焦斑，质坚脆，有麸香气。焦神曲表面焦黄色，内为微黄色，有焦香气。六神曲炭外表面棕黑色，断面棕褐色，质坚。

【炮制作用】六神曲味甘、辛，性温。入脾、胃经。具有健脾和胃，消食调中功能。

六神曲生用健脾开胃，并有发散作用。常用于感冒食滞，如治食滞中焦的宽中降逆汤（《温病刍言》）；与山楂、紫苏、藿香等同用，可治感冒食滞。

神曲炒制，能减缓其发散之性，增强健脾和胃之力。炒六神曲偏于消导，善补中焦脾脏，健脾和胃。《炮炙大法》曰："凡用，须火炒黄，以助土气。"《便读》云："消导炒用，发表生用。"

麸炒六神曲具有甘香气，以醒脾和胃为主。用于食积不化，脘腹胀满，不思饮食，肠鸣泄泻。如健脾思食方（《局方》）。

焦六神曲消食化积力强，以治食积泄泻为主。如治时暑暴泻及饮食所伤、胸膈痞闷的曲术丸（《局方》）。

神曲炭消食化滞。适用于食积泄泻不止。

【炮制研究】

1. 炮制沿革研究　汉代有制曲（《金匮》）的炮制方法。晋代有熬令黄法（《肘后》）。南北朝刘宋时代有焙制法（《雷公》）。唐代有微炒制（《千金》）、炒黄（《食疗》）。宋代有火炮（《圣惠方》）、半夏共炒制（《朱氏》）。元代有煨法（《活幼心书》）。明代有枣肉制（《普济方》）、酒制（《纲目》）。清代有煮制（《金鉴》）、制炭（《医案》）、炒焦（《医案》）等炮制方法。

2. 化学成分研究　六神曲为酵母制剂，含酵母菌，其他化学成分有淀粉酶，蛋白酶，脂肪油，维生素 B，挥发油，苷类及锌、锰、铜、铁等人体必需的微量元素等。现代研究表明，六神曲中的消化淀粉效价，经炒黄后一般保存了生品的 60%，而炒焦后基本消失。不同产地六神曲消化酶活力没有显著性差异，六神曲生品蛋白酶、淀粉酶活力均显著高于炮制品。焦神曲所含微量元素较生神曲高。六神曲外观质量不同，其酶活力及 pH 亦不同。

3. 药理作用研究　六神曲麸炒品和炒焦品均能较好地促进胃的分泌功能，增强胃肠的推动功能。六神曲炒制后淀粉酶活力明显下降，蛋白酶活力增强。神曲具有对脾虚小鼠肠组织和细胞异常改变的恢复作用，对脾虚状态有改善的作用。神曲及其复方制剂还具有改善肠道菌群失调的能力以及减少自由基对机体损害的能力。用炒神曲的水煎液治疗小儿单纯性消化不良，疗效优于乳酸片、酵母片、胃蛋白酶合剂、磺胺嘧啶或磺胺胍、合霉素等对照物。

4. 炮制工艺研究 研究表明，用鲜品或干品制得的六神曲样品酶活力、薄层层析图谱均无显著性差别。以鲜品榨汁煎汤，工艺繁琐，且受季节限制。以干品为原料可使生产不受季节限制，更适合现代生产要求，故认为将干品粉碎直接拌曲的方法为佳。

神曲组方中无论加入生苦杏仁或是制苦杏仁，从发酵第 1 天起，就检测不到苦杏仁苷的峰。推测在发酵的过程中湿度和温度等条件适合苦杏仁酶发挥作用，苦杏仁苷被酶解，因此组方中沿用生苦杏仁即可。

对六神曲发酵工艺的研究认为，采用单一菌种定向发酵，以麦麸代替面粉为发酵营养源制备的六神曲，发酵的周期短，效果好，成本低，消化酶含量高，并且质量稳定，发酵过程中可避免杂菌污染。经临床验证，具有与天然发酵品同等的疗效。

以六神曲的淀粉酶活力为评价指标，对六神曲的制备工艺进行优化研究，实验研究结果表明发酵 7 天的样品，其酶活力均较高，与发酵 5 天样品相比有显著性差异；与发酵 9 天的样品相比无显著性差异。因此，神曲的最佳发酵周期约为 7 天。神曲发酵过程中起主要作用的是真菌，最适宜真菌的生长温度为 25～28℃。

由于神曲呈扁平的方块状，且体积较大，于锅内翻炒极不滑利，炒制程度不易控制，常造成外部太过内部不及的现象，影响饮片质量，降低临床疗效。近年来有将神曲粉碎为细粉（80目），制成直径约 5 mm 的水丸（神曲丸）。神曲丸形状由方块状变为球形，有利于翻炒；药物受热均匀，炒制程度内外一致，无太过与不及现象；扩大了药物的表面积，缩短了炒制时间；便于处方调配，便于服用。

【贮存】贮干燥容器内，置通风干燥处。防蛀、防潮。

【备注】制作神曲，古时用带麸白面，现多用 40% 面粉、60% 麦麸或全麦粉代替。青蒿、苍耳、辣蓼亦可用干品，用量为鲜品的 1/3 量。

半 夏 曲

【处方用名】半夏曲、炒半夏曲、麸炒半夏曲、夏曲、曲半夏。

【来源】本品为法半夏、赤小豆、苦杏仁和鲜青蒿、鲜辣蓼、鲜苍耳草与面粉经加工发酵炮制而成的曲剂。

【炮制方法】

1. 半夏曲 取法半夏、赤小豆、苦杏仁共碾细粉，与面粉混合均匀。再取去根洗净的鲜青蒿、鲜辣蓼、鲜苍耳草，加水适量，共煮至味尽，去渣，放冷，与上述混合之面粉搅拌均匀，堆置使发酵，压成片状，切成小块，晒干。

每 100 kg 法半夏，用赤小豆 30 kg，苦杏仁 30 kg，面粉 400 kg，鲜青蒿、鲜辣蓼、鲜苍耳草各 30 kg。

2. 麸炒半夏曲 锅预热，均匀撒入定量麦麸，用中火加热，待烟起投入半夏曲，迅速翻炒至深黄色，取出，筛去麸皮，晾凉。

每 100 kg 半夏曲，用麦麸 10 kg。

3. 炒半夏 将锅预热，取净半夏曲，置于锅内，用中火加热，不断翻炒至显火色，取出，晾凉。

【饮片性状】半夏曲为小立方块，表面浅黄色，质疏松，有细蜂窝眼。

麸炒半夏曲形如半夏曲，表面成米黄色，具焦香气。

炒半夏曲形如半夏曲，表面颜色稍加深。

【炮制作用】半夏曲经发酵后味辛、甘，性温。归脾、胃、肺经。具有健脾温胃、燥湿化痰的功能。临床以化痰止咳、消食积为主，可用于咳嗽痰多，胸脘痞满，饮食不消，苔腻呕恶。如用于产后痰迷神昏，谵语如狂，恶露仍通，甚至半身不遂，口眼歪斜的蠲饮六神汤（《女科撮要》）。用于脾胃虚有热，面赤，呕吐痰涎的藿香散（《小儿药证直诀》）。

麸炒后，产生焦香气，能增强健胃消食作用。

炒半夏曲，气味焦香，增强了健脾和中化湿作用。例：敌痰丸（《奇效良方》）治反胃呕噎。除湿汤（《证治要诀类方》引《是斋百一选方》）治湿痹，身重腹痛，小便不利，或呕吐泄泻，腰疼脚肿。

【炮制研究】

1. 炮制沿革研究　宋代有半夏汤浸七次，切，焙干，用生姜三钱，同捣成曲，焙干（《药证》），用生姜和半夏末作曲（《总录》），炒（《济生》），炙法（《普本》）。明代有炒黄（《奇效》）；用半夏细末一斤，白矾半斤，生姜汁合成块，楮叶包，伏日制阴干（《仁术》）；半夏研末，以姜汁、白矾汤和作饼，楮叶包置篮中，待生黄衣，日干用（《纲目》）；姜汁、竹沥制法（《醒斋》）。清代有焙（《幼幼》），猪胆汁炒（《治裁》），姜炒法（《笔花》）。现行有发酵、麸炒、清炒等。

2. 炮制工艺研究　近代制半夏曲的处方不同地区差别较大。如北京的处方由法半夏、沉香末、龙涎香、青果膏、竹沥水、橘红组成。广东的处方由半夏、薄荷、川贝母、甘草、干姜、枳壳、陈皮组成；河南的处方由清半夏、白面、生姜、白矾、六曲组成。制备方法有发酵法和不发酵法，发酵时间亦有区别，使用时应注意。

【贮存】贮干燥容器内，置通风干燥处。防蛀、防潮。

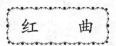

红　曲

【处方用名】红曲、制红曲、炒红曲、红曲炭。

【来源】本品为曲霉科真菌紫色红曲霉 *Monascus parpureus* Went 的菌丝及孢子，经人工培养，使菌丝在粳米内部生长，将整个米粒变为红色的制品。

【炮制方法】

1. 红曲　自然发酵法：选择红色土壤地，挖一深坑，在坑上下周围铺以篾席，将粳米倒入其中，上压以重石，使其自然发酵 3～4 天后，米粒外皮紫红色，内心亦变为红色取出，筛去灰屑，捡净杂质，晒干。

人工发酵法：将粳米洗净，湿透，置蒸笼中略蒸，稍熟，然后倒进竹席上，晾凉，撒上紫色红曲真菌种，放置于 30℃ 的室温中发酵，促使紫色红曲真菌繁殖，10 天后待米粒内外均长满菌丝，变为红色时取出，晒干或烘干。

2. 红曲炭　将净红曲置热锅内，用武火微炒，使外部呈黑色，内部呈老黄色为度，喷淋清水，冷却，取出晾干。

【饮片性状】红曲呈不规则形颗粒，状如碎米，表面紫红色或棕红色，质脆，断面粉红色，手碾之易粉碎，染指。微有酵酸气，味淡。

红曲炭，型似红曲，外皮呈黑色，内部呈老黄色，有焦香味。

【炮制作用】红曲味甘，性温。归肝、脾、大肠经。具有健脾消食，活血化瘀的功能。用于饮食积滞，脘腹胀满，赤白下痢，产后恶露不尽，跌打损伤。炒炭后增强消积泄痢功能。用于饮食积滞，湿热泄痢。如治湿热泄痢的清六丸（《丹溪心法》）。

【炮制研究】

1. 炮制沿革研究　宋代始见红曲，有瓦上焙法（《朱氏》）。自元代以后有炒（《活幼》），明代有造曲法（《纲目》），陈久者吹净、炒研法（《大法》），簸净法（《醒斋》）。《本草经疏》言："红曲，消食健脾胃与神曲相同，而活血和伤，惟红曲为能，故治血痢尤为要药。"《本草纲目》所载更为详细，并收录"制法"。云："白粳米一石五斗，水淘浸一宿，作饭，分作十五处，入曲母三斤，搓揉令匀，并作一处，以帛密覆；热即去帛摊开，觉温急堆起，又密覆；次日日中又作三堆，过一时分作五堆，再一时合作一堆，又过一时分作十五堆，稍温又作一堆，如此数次；第三日，用大桶盛新汲水，以竹箩盛曲作五六份，蘸湿完又作一堆，如前法作一次；第四日，如前又蘸；若曲半沉半浮，再依前法作一次，又蘸；若尽浮则成矣，取出日干收之。"

2. 化学成分研究　红曲霉中含有降血脂成分、酶及色素类成分等，如强效降血脂成分 Monacolin k（即 Lovastatin，洛伐他汀）及 Monacolin J, Monacolin L, Monacolin X, Monacolin M, Dihydrome vinolin, Dihydromonacolin L 等；糊精化酶、α – 淀粉酶、淀粉 1–4 葡萄糖苷酶、麦芽糖酶、蛋白酶、羧肽酶等酶类成分；潘红（rubropunctatin）、梦那玉红（mona-scorubrin）梦那红 172、安卡黄素潘红胺、梦那天红胺等色素成分；此外还含有麦角甾醇、乙醇、硬脂酸、柠檬酸、琥珀酸、乳酸、草酸、醋酸、核苷酵素，微量的乙醛、蚁酸、3– 羟基丁酮等成分。

3. 药理作用研究

（1）降血脂作用　红曲中的莫纳可林（Monacolin）类化合物能降低细胞内胆固醇含量，因而代偿性地使细胞膜内 LDL 受体的数量增加、活性增强，从而降低 LDL 和 TG（甘油三酯）的水平，表现出显著降低血清总胆固醇（TC）和降低血脂的作用。红曲具有很好的耐受性，对他汀不耐症的高血脂患者降脂作用明显。

（2）降血压作用　动物实验表明，红曲能够明显的降低自发性高血压大鼠的血压，食用添加 0.2% ~ 0.3% 的红曲霉培养物的饲料，可使患先天性高血压老鼠的血压由超过 26.6 kPa（200 mmHg）降至 24.0 kPa（180 mmHg）以下。

（3）降血糖作用　家兔服用红曲菌培养物后，0.5 h 内血糖降低 23% ~ 33%，而在 1 h 后血糖仍比对照组下降 19% ~ 29%。

（4）其它药理作用　红曲还具有抗疲劳、预防骨质疏松、增强免疫力等广泛的药理作用。对心肌细胞、内皮细胞（FC）具有保护作用，有抗炎、抑制肿瘤、降血氨、预防老年卒中和痴呆作用，对肾脏有免疫调节作用、对呼吸道和胞体病毒有抑制作用等。

4. 炮制工艺研究　千余年来，红曲一直靠自然发酵和曲母法生产，工艺落后，成品率低，生产周期长，使其产量、质量得不到保证。近年来，红曲的生产转入了人工控制发酵，发酵场地由土坑转入了发酵室，生产周期明显缩短，提高了生产效率，降低了成本，保证了质量。将白粳米投入水池，放水淹没粳米，浸泡 12~24 h，使其充分吸收水分，然后取出上笼蒸 20 min；将冷至 40℃的无菌水配成 5% 的醋酸溶液，加入菌种瓶中，于 32℃活化 6 h。待蒸米温度降至 40℃时，加入上述菌液，充分搅拌，使米变得通红。将拌好的曲料装入布袋，放入发酵室中发酵。室温应保持在 26~30℃，湿度维持在 38%~40%，经常抖动布袋，使其发酵均匀。待粳米全部变为紫红色时，掰开米粒，内荏呈鲜红色时，可摊开晒干或 60℃烘干，即成。每千克蒸米加菌液 100 ml。

【贮存】置阴凉干燥处。防潮、防蛀。

【备注】除粳米外，亦有以小米、糯米、糙米、薏米等为原料的红曲制备方法。

建　神　曲

【处方用名】建神曲、建曲、炒建神曲、焦建神曲。

【来源】本品为藿香、青蒿等药物细粉与面粉、麸皮混合发酵而成的加工品。主产福建等地。

【炮制方法】

1. 建神曲　取藿香 6 kg，青蒿 6.5 kg，辣蓼草 6.5 kg，苍耳草 6.5 kg，苦杏仁 4 kg，赤小豆 4 kg，炒麦芽 9 kg，炒谷芽 9 kg，炒山楂 9 kg，陈皮 6 kg，紫苏 6 kg，香附 6 kg，苍术 6 kg，炒枳壳 3 kg，槟榔 3 kg，薄荷 3 kg，厚朴 3 kg，木香 3 kg，白芷 3 kg，官桂 1.5 kg，甘草 1.5 kg，面粉 10.5 kg，生麸皮 21 kg。各药共研细粉，与生麸皮混匀，再将面粉制成稀糊，趁热与上述各药混合，揉和制成软材，压成块状，发酵，取出，干燥。

2. 炒建神曲　取建神曲置预热锅内，文火加热，炒至表面深黄色，取出放凉，打成碎块。

3. 焦建神曲　取建神曲置预热锅内，武火加热，炒至表面深黄色有焦斑，焦香气逸出时，取出放凉，打成碎块。

【饮片性状】建神曲为不规则碎块，土黄色，表面有霉衣，具清香气，味淡微苦。炒建神曲形如建神曲，深黄色，具香气。焦建神曲形如建神曲，焦黄色，具焦香气。

【炮制作用】建神曲味辛、甘，性温。归脾、胃经。具有发散风寒，健脾消食理气化湿之功能。用于感冒头痛，宿食积滞，胸腹胀满，脾虚泄泻。方中辣蓼温中化湿；苍耳草祛风解表；青蒿清解暑热；紫苏解表散寒，行气宽中，和胃止呕；薄荷疏散风热；广藿香解暑化湿止呕；赤小豆、苍术、陈皮、厚朴、槟榔、枳壳等理气调中燥湿；炒山楂、麦芽、谷芽、麦麸、面粉等消食和中；苦杏仁行气润肠通便；香附疏肝理气，白芷、官桂散风寒止头痛；甘草补脾益气，调和药性。诸药相合，共奏解表和中之功。炒黄、炒焦，可增强其消食化积，健脾和胃之功能。消食化积功效同神曲，并能理气化湿，健脾和中，还善治暑湿泄泻，呕吐不食。

【炮制研究】

1. 炮制沿革研究　建曲见于清代《本草纲目拾遗》。载有："……药共九十六味，配合君臣佐使，另加十二味青蒿、紫苏、薄荷等物，捣烂煎汤，合一百零八味。制为小方块，每块一两……"药性考曰："白酒药曲，松江得名，良姜四两，草乌半斤，吴萸白芷，黄柏桂心，干姜香附，辣蓼苦参，秦椒九味，一两等分，菊花薄荷，二两齐秤，丁皮益智，五钱杏仁，共为细末。滑石五斤，米粉斗八，河水搅匀。造丸干用，酿酒芬馨，炒焦拌食，滞积消灵。现行的炮制方法主要有炒黄、炒焦，除此之外还有炒炭（《天津》），麸炒（《福建》），蒸制（《成都》）等。

2. 化学成分研究　建曲为多种药物与麦麸、面粉的发酵制品。现代研究表明，建曲中含有维生素 B、酶类、麦角醇、蛋白质、脂肪等成分。建神曲原料主要有效成分有挥发油、脂肪油、黄酮类、生物碱类、糖类、酵母菌等。发酵后的建神曲保留部分原料药的成分。

3. 药理作用研究　药理实验表明，建神曲原料药多具有抗菌、助消化和抑制肠蠕动的作用。

4. 炮制工艺研究　近代建神曲的炮制方法分为发酵法和不发酵法两种，主要方法为发酵法，上海等地的制备方法不需要发酵。建曲的处方用药也不尽相同，药味从十几种到几十种不等，因此药性亦有差异，使用时应注意，但都在六神曲的基础上增加了紫苏、荆芥、防风等发散解表药，山楂、麦芽等消食导滞药，苍术，厚朴等燥湿行气除满的药。

【贮藏】贮干燥容器内，密闭，置通风干燥处。防潮、防蛀。

淡 豆 豉

【处方用名】淡豆豉、豆豉。

【来源】本品为豆科植物大豆 *Glycine max*（L.）Merr. 的黑色成熟种子的发酵加工品。

【炮制方法】取桑叶、青蒿各 70～100 g，加水煎煮，滤过，煎液拌入净大豆 1 000 g 中，待汤液全部被吸尽后，置蒸制容器内蒸透，取出，稍晾，再置容器内，用煎过的桑叶、青蒿药渣覆盖，在温度 25～28℃，相对湿度 80% 的条件下，闷至发酵，长满黄衣时，取出，除去药渣，洗净，再置 50～60℃温度环境中，闷 15～20 d，至充分发酵，有香气逸出时取出，略蒸，干燥，即得淡豆豉。

每 100 kg 黑大豆，用桑叶、青蒿各 7～10 kg。

【饮片性状】本品呈椭圆形，略扁，长 0.6～1 cm，直径 0.5～0.7 cm。表面黑色，皱缩不平。质柔软，断面棕黑色。气香，味微甘。

【炮制作用】淡豆豉味辛、甘、微苦，性寒。归肺、胃经。功能解表，除烦，宣发郁热。用于感冒，寒热头痛，烦躁胸闷，虚烦不眠。淡豆豉性质轻浮，能生能散，但药性缓和，单用力弱，所以常与其他药物相伍，且多用于外感初起，风寒、风热咸宜。如治感冒发热、胸脘不舒的葱豉桔梗汤（《通俗伤寒论》）；治热病虚烦，胸中懊侬，虚烦不眠的栀子豉汤（《伤寒》）。

【炮制研究】

1. 炮制沿革研究　晋代有熬令黄香（《肘后》）的炮制方法。自唐代以后有九蒸九曝（《心鉴》）、酒制（《食疗》）、醋制（《外台》）、造豉汁法（《食疗》）、盐醋拌蒸法（《普济方》）、酒浸渍法（《本草述》）等炮制方法，并有"炒令烟出，微焦"（《圣惠方》）、"黑豆性平，做豉则温，即经蒸（罨），故能升能散"（《大法》）等炮制方法。

2. 化学成分研究　淡豆豉作为大豆的发酵产物，含有异黄酮，大豆蛋白，脂类，豆豉多糖，皂苷类，维生素 B_1、B_2，烟酸等多种有效生物活性成分。研究表明，异黄酮类成分（大豆苷、黄豆黄苷、染料木苷、大豆苷元、黄豆黄素、染料木素等）是淡豆豉中主要生理活性物质，有明显的药用价值。且淡豆豉炮制后异黄酮和多糖的含量都远多于在黑大豆中的含量。

3. 药理作用研究　淡豆豉有轻微的发汗作用，能健胃、助消化。还有降血糖、降血脂、抗氧化、抗癌及雌激素样等生理功能，在心血管疾病、糖尿病、骨质疏松、乳腺癌及女性更年期综合征等疾病的预防和控制中有较好的作用。此外，淡豆豉还有抗凝血酶作用。

4. 炮制工艺研究　以异黄酮成分含量为指标，得出淡豆豉最佳炮制工艺为桑叶 90 g、青蒿 100 g，加入约生药量 18 倍水煎煮 3 次，每次 1 h，药液相对密度为 1.10～1.12 g/cm³，拌入 1 kg 大豆中，蒸煮 1.5 h，发酵温度为（30±2）℃，发酵 6～8 d。淡豆豉炮制后苷类成分含量降低，苷元类成分含量升高并在 6～8 d 达到最高，所以得出 6～8 d 为淡豆豉的最佳发酵时间。再闷过程会影响淡豆豉的质量，黑大豆发酵 6～8 d，洗去黄衣后进入再闷过程：置于温度为（30±2）℃的培养箱内再闷 12～15 d。再闷期间每 3 d 倒出，翻动，稍晾干，反复 4～5 次，最后略蒸，干燥。最终得出经过再闷的淡豆豉其品质较未经再闷过程的淡豆豉具有明显优势，其成品具有芳香气味，色泽光亮，质地柔软，断面为棕黑色，表皮皱缩。且总异黄酮及大豆苷元和染料木素质量分数也达到最高值。

【贮存】贮于干燥容器内，密闭，置阴凉干燥处。防潮。

【备注】淡豆豉制作自明代就用黑豆与桑叶、青蒿发酵，并沿用至今。但另有黑豆与麻黄、苏叶发酵制作者，该品的性味辛、微温，与上物不同，使用时应注意。

第二节　发　芽　法

将净选后的新鲜成熟的果实或种子，在一定的温度或湿度条件下，促使萌发幼芽的方法称为发芽法。古代称为"蘖法"。

发芽的目的：

通过发芽，淀粉被分解为糊精、葡萄糖及果糖，蛋白质分解成氨基酸，脂肪被分解成甘油和脂肪酸，并产生各种消化酶、维生素，使其具有新的功效，扩大用药品种。

发芽的操作方法：

（1）选种　选择新鲜、粒大、饱满、无病虫害、色泽鲜艳的种子或果实，因含营养物质丰富，利于胚的发育，长出新芽。

（2）浸泡　净选后的种子或果实，用适量清水浸泡适当时间。

（3）发芽　将用清水浸泡后的种子或果实捞出，置于能透气漏水的容器中，或已垫好竹席的地面上，用湿物盖严，每日喷淋清水 2～3 次，保持湿润，经 2～3 天即可萌发幼芽，待幼芽长出 0.2～1 cm 时，取出干燥。

注意事项：

（1）选用新鲜成熟的种子或果实，在发芽前应先测定发芽率，要求发芽率在 85% 以上。

（2）种子的浸泡时间应依气候、环境而定，一般春、秋季宜浸泡 4～6 h，冬季 8 h，夏季 4 h。

（3）发芽温度一般以 18～25℃ 为宜，浸渍后含水量控制在 42%～45% 为宜。

（4）适当避光并选择有充足氧气、通风良好的场地或容器进行发芽。

（5）发芽时先长须根而后生芽，不能把须根误认为是芽。以芽长至 0.2～1 cm 为标准，发芽过长则影响药效。

（6）在发芽过程中，要勤加检查、淋水，以保持所需湿度，并防止发热霉烂。

【处方用名】麦芽、大麦芽、炒麦芽、焦麦芽。

【来源】本品为禾本科植物大麦 *Hordeum vulgare* L. 的成熟果实经发芽干燥的炮制加工品。

【炮制方法】

1. 麦芽

（1）取新鲜成熟饱满的净大麦，用清水浸泡六七成透，捞出，置能排水容器内，盖好，每日淋水 2～3 次，保持适宜温、湿度。待叶芽长至 0.5 cm 时，取出干燥即得。

（2）地板堆垅法，适合工业生产。

1）浸渍：①浸渍时间：与麦粒厚度及水温有关，而与大麦原来含水量多少关系不大。浸渍至含水量为 42%～45%。浸渍不足的大麦头几天发芽尚好，但几天后慢慢不如正常的好；浸渍过度，则会产生一系列严重的无法挽救的缺点，甚至能完全失去发芽能力。因此，宁可浸渍不足（不足可随时喷水），不可过头。②浸渍度的检查：大拇指和食指压紧麦尖不再感到刺手，麦粒切面在胚乳内部只有中心一点还呈现白色，其余都被水浸透而变微黄色，或测定水分在 42%～45%。③浸渍水：井水最好，冬暖夏凉。用 8 倍稀释的石灰饱和液浸 4～6 h，可大大提高发芽率，并能起到去污垢和臭气，达到一定的消毒作用，且能和二氧化碳结合。水中 Fe^{3+} 的质量浓度超过 10 mg/L 时，便会引起不良的现象，如用这种水浸渍而制成的麦芽蒙有一层灰色。

2）发芽（地板式）：①堆垅：为了保持一定的温度（一般以 18～25℃最宜），垅越高温度越高，但不得超过 45℃；②翻垅：为除去二氧化碳，以免闷死，故应翻垅，降温冷却，给以充足的空气；③洒水：给一定的水湿，避免干燥，同时控制温度，待叶芽长至 0.5 cm 时，取出干燥即得。

2. 炒麦芽 取净麦芽，置炒制容器内，用文火加热，不断翻动，炒至表面棕黄色，鼓起并有香气时，取出晾凉，筛去灰屑。

3. 焦麦芽 取净麦芽，置炒制容器内，用中火加热，不断翻炒，炒至有爆裂声。表面呈焦褐色，鼓起并有焦香气时，取出晾凉，筛去灰屑。

【饮片性状】麦芽呈梭形，长 8～12 mm，直径 3～4 mm。表面淡黄色，背面为外稃包围，具 5 脉；腹面为内稃包围。除去内外稃后，腹面有 1 条纵沟；基部胚根处生出幼芽和须根，幼芽长披针状条形，长约 0.5 mm。须根数条，纤细而弯曲。质硬，断面白色，粉性，气微，味微甘。炒麦芽形如麦芽，表面棕黄色，偶见焦斑。有香气，味微苦。焦麦芽形如麦芽，表面焦褐色，有焦斑。有焦香气，味微苦。

【炮制作用】麦芽味甘，性平。归脾、胃经。具有行气消食、健脾开胃、回乳消胀的功能。

生麦芽用于脾虚食少，乳汁郁积。可与谷芽、山楂、白术、陈皮等同用，治一般消化不良，对米、面积滞或果积有化积开胃作用，如小儿消食方（《中药临床应用》）。对食积化热者尤宜生用。

炒麦芽性偏温而气香，具有行气、消食、回乳之功。如用于饮食停滞，可与山楂、神曲等同用；治中虚食少，脾胃虚弱，食少难消，脘腹胀闷，可与人参、白术、茯苓、神曲、砂仁等配伍，如健脾丸（《准绳》）；用于妇女产后无儿食乳、乳房肿胀、坚硬疼痛难忍的回乳四物汤（《疡医大全》）。

焦麦芽性偏温而味甘微涩，增强了消食化滞、止泻的作用。如用于治食积泄泻的三仙散（《经验方》）；治脾虚泄泻，常与白术、党参、炮姜、乌梅炭等同用；另外，还可用于治疗脾胃虚寒，运化无权，大便溏泄。

【炮制研究】

1. 炮制沿革研究　晋代有熬制法（《肘后》）。自唐代以后有微炒（《千金》）、炒黄（《外台》）、微炒黄（《圣惠方》）、焙法（《活幼》）、巴豆炒（《普济方》）、发芽（《品汇》）、炒熟（《宋氏》）、煨（《景岳》）、炒焦（《害利》）、炒黑（《得配》）等炮制方法。《中国药典》2015 年版收载的麦芽饮片为麦芽，炒麦芽，焦麦芽。

2. 化学成分研究　目前有学者从生麦芽中分离得到 N-benzoyl-phenylala-nine-2-benzoylamino-3-phenyl propyl ester、麦黄酮、A- 单棕榈酸甘油酯、壬二酸、腺苷、5- 羟甲基糠醛、天师酸、（E, E）-9-oxooctadeca-10,12-dienoic acid、烟酸、豆甾 -5- 烯 -3β- 醇 -7- 酮、β- 谷甾醇、胡萝卜苷，此外，麦芽中还含有多糖，黄酮，脂肪，矿质元素 K、Ca、Fe、Zn、Mg，亮氨酸，苯丙氨酸等成分。

大麦经发芽过程，酶活性因发芽程度不同而有显著差异。经测定长出芽叶者酶的活性大于无芽叶者，乳酸含量前者为 0.8% ~ 1.0%，后者为 0.5% ~ 0.75%，亦有差异。且随炒制程度增高，乳酸含量亦相应增加。

3. 药理作用研究　现代研究表明，NO_3^- 和 Cl^- 是动物 α- 淀粉酶（包括唾液淀粉酶和胰淀粉酶）的激活剂。而近期实验表明，炒麦芽提取物中有大量 Ca（NO_3）$_2$ 和少量 NaCl，提取物对胰淀粉酶和唾液淀粉酶均有激活作用。麦芽经炒制和水煎处理后，此激活剂仍保留，从而激活消化道中 α- 淀粉酶，而起促进淀粉类食物消化的作用。临床研究认为，麦芽的回乳作用，关键不在于生炒与否，而在于用量的差别。小剂量（10 ~ 15 g）则消食开胃而催乳，大剂量（60 g 以上）则耗散气血而回乳。

4. 炮制工艺研究　麦芽的助消化作用与其所含淀粉酶有密切关系。以淀粉酶为指标，对麦芽发芽工艺及质量标准进行研究，结果表明，不同长度麦芽的淀粉酶活性也各不相同。研究认为，最佳发芽长度应为麦粒本身长度的 0.7 ~ 0.85 倍，发芽要求均匀，发芽率在 95% 以上，长度 0.5 ~ 1 cm 者应占 80% 以上，露头芽在 5% 以下，淀粉酶在 300 个糖化力单位以上。

另有研究表明，焦麦芽是利用焦香和本身淀粉促进胃液分泌，因此不能轻易断定淀粉酶为主要消食物质，并以此否定焦麦芽和煎剂的消食作用。乳酸是麦芽消导作用成分之一，随着炒制程度增高，其乳酸相应增加。

5. 炮制品质量要求　麦芽水分不得过 13.0%，总灰分不得过 5.0%；出芽率不得少于 85%；本品每 1 000 g 含黄曲霉毒素 B_1 不得过 5 μg，黄曲霉毒素 G_2、黄曲霉毒素 G_1、黄曲霉毒素 B_2 和黄曲霉毒素 B_1 总量不得过 10 μg。炒麦芽水分不得过 12.0%，总灰分不得过 4.0%。焦麦芽水分不得过 10.0%，总灰分不得过 4.0%。

【贮存】置通风干燥处。防蛀。

稻 芽

【处方用名】稻芽、炒稻芽、焦稻芽、谷芽。

【来源】本品为禾本科植物稻 *Oryza sativa* L. 的成熟果实经发芽干燥的炮制加工品。

【炮制方法】

1. 稻芽 取成熟而饱满的稻，用清水浸泡至六七成透，捞出，置能排水的容器内，覆盖，每日淋水 1~2 次，保持湿润，待须根长至 1 cm 时，取出晒干，除去杂质。

2. 炒稻芽 取净稻芽置炒制容器内，用文火加热，炒至表面深黄色，大部分爆裂，并有香气逸出时，取出晾凉，筛去灰屑。

3. 焦稻芽 取净稻芽置炒制容器内，用中火加热，炒至表面焦黄色，大部分爆裂，并有焦香气逸出时，取出晾凉，筛去灰屑。

【饮片性状】稻芽呈扁长椭圆形，两端略尖，长 7~9 mm，直径约 3 mm。外稃黄色，有白色细茸毛，具 5 脉。一端有 2 枚对称的白色条形浆片，长 2~3 mm，于一个浆片内侧伸出弯曲的须根 1~3 条，长 0.5~1.2 cm。质硬，断面白色，粉性。气微，味淡。炒稻芽表面深黄色，有焦斑，具香气。焦稻芽表面焦黄色，有焦香气。

【炮制作用】稻芽味甘，性温。归脾、胃经。具有消食和中、健脾开胃的功能。

生稻芽长于养胃消食。如用于启脾开胃，增进食欲的稻神丸（《澹寮方》）；治脾胃虚弱泄泻的健脾止泻汤（《麻疹集成》）；亦可单用稻芽蒸露，代茶饮，如养胃进食的稻芽露（《中国医学大辞典》）。

炒稻芽性转温，以健脾消食力胜，多用于不饥食少。

焦稻芽性温微涩，长于消食止泻，用于食积不化或饮食停滞，腹满便溏。

【炮制研究】

1. 炮制沿革研究 宋代有微炒（《总录》）、"炒令焦黑"（《圣惠方》）的炮制方法。自元代以后有焙法（《幼幼》）。炮制作用："候生芽曝干去须，取其中米，炒研面用，其功皆主消导"（《纲目》）。《中国药典》2015 年版收载的稻芽饮片为稻芽、炒稻芽、焦稻芽。

2. 化学成分研究 稻芽含淀粉酶，另有学者研究表明，稻谷在发芽过程中，所含淀粉会转化为葡萄糖，麦芽糖等还原糖，使之成为稻芽的主要成分，可作为稻芽质量控制的重要指标。文献研究表明随着炮制加热程度增加，稻芽的还原糖含量逐渐降低。

3. 药理作用研究 在韩国，稻芽多作为外用药用于治疗皮肤过敏性疾病，民间偶尔也将其用于慢性皮炎和支气管炎的治疗。稻芽甲醇提取物禾胺（gramine）既可抑制复合物 48/80 诱发的全身性过敏性休克，又可抑制 2,4- 二硝基苯（2,4-dinitrophenol，DNP）IgE 抗体诱发的被动皮肤过敏反应（passive cutaneous anaphylaxis，PCA）。研究结果表明，禾胺通过抑制肥大细胞组胺释放而具有抗过敏活性。

4. 炮制工艺研究 实验研究表明，稻芽粉末效力较煎剂大；生用、炒用效力无改变，炒焦则对淀粉分解力显著降低。稻芽的治疗作用主要表现在帮助消化淀粉类食物，起作用的物质是淀粉酶。微炒并不影响淀粉酶的含量，但炒焦则降低很多，似可考虑少用。实验研究表明，在服用方法上，煎服能损耗淀粉酶；如能研成细粉直接冲服，可以节约用药。

5. 炮制品质量要求　本品出芽率不得少于 85%。

【贮存】贮干燥容器内，密闭，置阴凉干燥处。防蛀、鼠害，防潮。

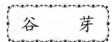

谷　芽

【处方用名】谷芽、炒谷芽、焦谷芽，粟芽。

【来源】本品为禾本科植物粟 *Setaria italica*（L.）Beauv. 的成熟果实经发芽干燥的炮制加工品。

【炮制方法】

1. 谷芽　取成熟饱满的粟谷，用清水浸泡至六七成透，捞出，置能排水的容器内，覆盖，每日淋水 1～2 次，保持湿润，待须根长至 6 mm，取出晒干，除去杂质。

2. 炒谷芽　取净谷芽，置炒制容器内，用文火加热，不断翻炒，至谷芽表面成深黄色，大部分爆裂，并有香气逸出时，取出晾凉，筛去灰屑。

3. 焦谷芽　取净谷芽，置炒制容器内，用中火加热，不断翻炒，至谷芽表面焦褐色，大部分爆裂，并有焦香气逸出时，取出晾凉，筛去灰屑。

【饮片性状】谷芽呈类圆球形，直径约 2 mm，顶端钝圆，基部略尖。外壳为革制的稃片，淡黄色，具点状皱纹，下端有初生的细须根，长 3～6 mm。剥去稃片，内含淡黄色或黄白色颖果（小米）1 粒。气微，味微甘。炒谷芽表面深黄色，有香气，味微苦。焦谷芽表面焦褐色，有焦香气。

【炮制作用】谷芽味甘，性温。归脾、胃经。具有消食和中、健脾开胃的功能。用于食积不消，腹胀口臭，脾胃虚弱，不饥食少。

炒谷芽偏于消食，用于不饥食少。

焦谷芽善化积滞，用于积滞不消。

【炮制研究】

1. 药理作用研究　NO_3^- 和 Cl^- 均为谷芽的 α–淀粉酶激活剂。现代实验研究表明，谷芽经过加热炮制后，其 NO_3^- 含量降低。

2. 炮制品质量要求　谷芽水分不得过 14.0%，总灰分不得过 5.0%；酸不溶性灰分不得过 3.0%；出芽率不得少于 85%。炒谷芽水分不得过 13.0%；总灰分不得过 4.0%；酸不溶性灰分不得过 2.0%。

【贮存】贮干燥容器内，密闭，置阴凉干燥处。防蛀、鼠害，防潮。

大豆黄卷

【处方用名】大豆黄卷、大豆卷、豆黄卷、豆卷、清水豆卷、制豆卷。

【来源】本品为豆科植物大豆 *Glycine max*（L.）Merr. 成熟种子经发芽干燥的炮制加工品。

【炮制方法】

1. 大豆黄卷　取净大豆，用清水浸泡至表面起皱，捞出，置能排水的容器内，上盖湿物，每日淋水 2 ~ 3 次，保持湿润。待芽长至 0.5 ~ 1 cm 时，取出，干燥。

2. 制大豆黄卷 取灯心草、淡竹叶置加热容器内，加入适量清水煎煮两次（每次 30 ~ 60 min）过滤去渣。药汁与净大豆黄卷共置炒制容器内，用文火加热，煮至药汁被吸尽，取出干燥。

每 100 kg 大豆黄卷，用淡竹叶 2 kg，灯心草 1 kg。

3. 炒大豆黄卷 取净大豆黄卷，置炒制容器内，用文火加热，不断翻炒，微炒至较原色稍深，取出放凉。

【饮片性状】大豆黄卷略呈肾形，长约 8 mm，宽约 6 mm。表面黄色或黄棕色，微皱缩，一侧有明显的脐点，一端有 1 弯曲胚根。外皮质脆，多破裂或脱落。子叶 2，黄色。气微，味淡，嚼之有豆腥味。制大豆黄卷粒坚韧，豆腥气较轻而微清香。炒大豆黄卷质坚韧，颜色加深，偶见焦斑，略有香气。

【炮制作用】大豆黄卷味甘，性平。归脾、胃、肺经。具有解表祛暑、清热利湿的功能。用于暑湿感冒，湿温初起，发热汗少，胸闷脘痞，肢体酸重，小便不利；小儿撮口和发噤（《圣惠方》）；亦用于湿痹，水肿胀满。

制大豆黄卷宣发作用减弱，清热利湿作用增强，如治暑湿、湿温的豆卷汤（《中药临床应用》）。

炒大豆黄卷清解表邪作用极弱，长于利湿舒筋，兼益脾胃，适用于湿痹，水肿胀满。如用于湿邪所致骨节疼痛，肢体重着，痛处不易转移者；治头风湿痹，筋挛膝痛，胃中积热，大便结涩的黄卷散（《普济方》）；治水肿胀满的大豆散（《总录》）。

【炮制研究】

1. 炮制沿革研究 汉代始见大豆黄卷（《本经》）的炮制方法。自唐代以后有炒法（《千金》）、熬制（《食医心镜》）、焙制（《宝产》）、煮制（《儒门》）、醋制（《本草述》）等炮制方法，并对发芽方法有所阐述，如"以大豆为芽，蘖生便干之，名为黄卷"（《新修》），对发芽的作用论述也较多（《便读》）。

2. 炮制工艺研究 改进工艺：取灯心草，淡竹叶，置锅内加水煎汤，去渣，放凉，加入净大豆，待汤被吸尽时，置容器内，每日淋水 2 ~ 3 次，待芽长至 0.5 ~ 1 cm 时，取出干燥，即得。每 100 kg 净大豆，用灯心草 1 kg，淡竹叶 2 kg。优点是：简化了工艺，缩短了工时，两种工艺的出芽率均在 95% 以上，而改进工艺避免药材因受热所致损伤，成品颗粒饱满，外观质量较好。

3. 炮制品质量要求 大豆黄卷水分不得过 11.0%，总灰分不得过 7.0%；含大豆苷（$C_{21}H_{20}O_9$）和染料木苷（$C_{21}H_{20}O_{10}$）的总量不得少于 0.080%。

【贮存】贮干燥容器内，密闭，置阴凉干燥处。防蛀。

网上更多……
重点名词　　图片　　习题　　电子教案

第十三章

制 霜 法

药物经过加工处理，成为松散粉末或细小结晶，或煎熬成粉渣的方法称为制霜法。制霜法根据操作方法不同，可分为去油制霜、渗析制霜、煎煮制霜等。

第一节　去油制霜法

药物经过去油制成松散粉末的方法称为去油制霜法。

去油制霜的目的：

（1）降低毒性，缓和药性　如巴豆、千金子，有毒，泻下作用峻烈，去油制霜后可降低毒性，缓和泻下作用。

（2）消除副作用　如柏子仁，具有滑肠通便之功，制成霜后，除去了大部分油脂，可消除滑肠的副作用，适合于体虚便溏患者。

操作方法：

取净药材，除去外壳取种仁，碾成细末或捣烂如泥，用布包裹，蒸热，置压榨器中榨去油，至松散成粉，不再黏结为度。少量者亦可用数层吸油纸包裹，置炉边或烈日曝晒后，压榨去油，反复压榨换纸，至纸不显油迹为度。

注意事项：

（1）药物加热时所含油质易于渗出，故去油制霜时多加热或放置热处。

（2）去油制霜如用粗纸包压时要勤换纸，以使油充分渗在纸上。

（3）有毒药物去油制霜用过的布或纸要及时烧毁，以免误用。

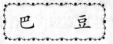

巴　豆

【处方用名】生巴豆、巴豆霜。

【来源】本品为大戟科植物巴豆 Croton tiglium L. 的干燥成熟果实。秋季果实成熟时采收，堆置 2～3 天，摊开，干燥。

【炮制方法】

1. 生巴豆　取原药材，除去杂质，浸湿后用稠米汤或稠面汤拌匀，置日光下曝晒或烘干后去种皮，取仁。

2. 巴豆霜　取净巴豆仁，碾如泥状，里层用纸，外层用布包严，蒸热，压榨去油，如此反复数次，至药物松散成粉，不再黏结成饼为度。或取净巴豆仁碾细，测定脂肪油含量，加适量的淀粉稀释，使脂肪油含量符合规定，混匀，即得。

除去油制霜法共性注意事项外，尚需注意：①生巴豆有剧毒，在制霜过程中，往往由于接触巴豆种仁、油蒸气而引起皮炎，局部出现红斑或红肿等不适症状，操作时应加注意，并戴手套及口罩防护。②工作结束时，可用冷水洗涤裸露部分。如有皮炎症状时，可用绿豆、防风、甘草煎汤内服。

【饮片性状】生巴豆种子呈略扁的椭圆形，表面棕色或灰棕色，有隆起的种脊；外种皮薄而脆，内种皮呈白色薄膜；种仁黄白色，富油性。气微，味辛辣。巴豆霜为粒度均匀、疏松的淡黄色粉末，显油性。

【炮制作用】巴豆味辛，性热；有大毒。归胃、大肠经。具有峻下冷积，逐水消肿，豁痰利咽；外用蚀疮的功能。生巴豆毒性强烈，仅供外用蚀疮。常用于恶疮疥癣，疣痣。如巴豆捣泥，绢包擦患处，可治恶疮疥癣；与朱砂等量研细混匀，可治白喉。

巴豆去油制霜后，能降低毒性，缓和泻下作用，多用于寒积便秘，乳食停滞，腹水臌胀，二便不通，喉风，喉痹。如配伍大黄、干姜，治疗寒积便秘的三物备急丸（《金匮》）；治小儿乳食停积，便秘腹胀，痰多的保赤散（《中国药典》）。

【炮制研究】

1. 炮制沿革研究　汉代有"去皮心，复熬变色"（《玉函》）及"去皮细研取霜"（《华氏中藏经》）的炮制方法。后有麻油和酒煮（《雷公》）、熬、火炮（《千金》），火炼（《新修》）、烧令烟断（《外台》）、炒（《总病论》）、硫黄醋合制（《总录》）、斑蝥制（《朱氏》）、面炒（《圣惠方》）、面煨（《洪氏》）、醋煮（《圣惠方》）、麦麸水煮（《博济》）、黄连炒（《准绳》）、炼（《新修》）、薄荷汁制（《普济方》）、甘草制（《粹言》），沉香制（《握灵》）、雄黄制（《问答》）、隔纸炒令油出（《串雅内》）、煅（《良朋》）、蒸（《本草述》）等炮制方法。《中国药典》2015年版收载的巴豆饮片为生巴豆和巴豆霜。部分地方还有巴豆炭等炮制品。

2. 化学成分研究　巴豆富含脂肪油，高达50%左右，主要为巴豆油酸，巴豆酸以及由油酸、巴豆油酸、巴豆酸等组成的甘油酯。油中尚含有亲水性巴豆醇二酯等辅致癌化合物，此外，还含有巴豆苷和毒性球蛋白-巴豆毒素等成分。巴豆制霜后，油中成分的种类和含量会发生变化，不同巴豆霜的制备方法亦会导致巴豆霜的含油量差异很大。

3. 药理作用研究　巴豆油毒性较大，口服巴豆油半滴至一滴，即产生口腔、咽及胃部灼热感，并有催吐作用。巴豆油至肠内遇碱性肠液水解后释放出巴豆酸，刺激肠黏膜使之发炎，增加分泌，促进肠蠕动，0.5～3 h内产生剧烈腹泻，伴有剧烈腹痛和里急后重。20滴巴豆油可致死。加热制霜后毒性减低。

巴豆毒素对红细胞的作用，种属差异较大。对人、马、豚鼠及猫的红细胞几乎没有作用，但能溶解兔、猪、蛇、鸡的红细胞。对牛、羊、猪、蛙血细胞有凝集作用。另据研究表明，生巴豆渣、冷冻生巴豆渣和生榨霜3个样品均有溶血作用，而经炒、煮、常压蒸、高压蒸等加热处理的各种巴豆制品的残渣或霜均未显示有溶血作用。

巴豆霜可以明显降低小鼠炭粒廓清率，降低小鼠腹腔巨噬细胞的吞噬功能，胸腺指数和脾指数也都有显著减少。

4. 炮制工艺研究 传统制霜法含油量不易控制，稀释法制霜则未经加热处理，毒性较大。改为在稀释以前采用炒黄法或蒸法热处理巴豆仁，或在稀释前110℃烘烤2 h的工艺，既保持了传统巴豆霜的特色，又便于控制含油量。加热先将巴豆脱脂，再粉碎过筛，待粉末完全通过100目筛时，再把一定量的油返回至粉末中。该工艺所得粉末既能达到入丸散等剂型的粒度，又便于准确调控含油量和准确分取剂量，符合剧毒药物宜单独粉碎成细粉后，用等容积递加法逐步与其他药物细粉混合均匀的药剂学要求。

5. 炮制品质量要求 巴豆霜水分不得过12.0%，总灰分不得过7.0%；含脂肪油应为18.0%~20.0%，含巴豆苷（$C_{10}H_{13}N_5O_5$）不得少于0.80%。

【贮存】贮干燥容器内，巴豆霜瓶装或坛装，置阴凉干燥处，防霉，防蛀。按毒性药品管理。

千 金 子

【处方用名】千金子、续随子、千金子霜。

【来源】本品为大戟科植物续随子 *Euphorbia lathyris* L. 的干燥成熟种子。夏、秋二季果实成熟时采收，除去杂质，干燥。

【炮制方法】

1. 千金子 取原药材，除去杂质，筛去泥沙，洗净，捞出，干燥，用时打碎。

2. 千金子霜 取净千金子仁，碾成泥状，用布包严，蒸热，压榨去油，如此反复操作，至药物松散不再黏结成饼为度。少量者，碾碎用吸油纸数层包裹，加热，反复压榨换纸，以纸上不显油痕即可。

【饮片性状】生千金子呈椭圆形或卵圆形，表面灰棕色或灰褐色，具不规则网状皱纹及褐色斑点。种皮薄脆，内表面灰白色，有光泽。种仁白色或黄白色，富油质。气微，味辛。千金子霜为均匀、疏松的淡黄色粉末，微显油性，味辛辣。

【炮制作用】千金子味辛，性温；有毒。归肝、肾、大肠经。具有泻下逐水，破血消癥；外用疗癣蚀疣的功能。用于二便不通，水肿，痰饮，积滞胀满，血瘀经闭。如治通身肿满、喘闷不快的续随子丸（《准绳》）。但生品毒性较大，作用峻烈，多供外用，常用于顽癣，赘疣。

去油制霜后可降低毒性，缓和泻下作用。临床上内服多用千金子霜，可配入丸散剂内服，用于水肿胀满，积聚癥块，诸疮肿毒。如单用治水气肿胀（《斗门方》）。

【炮制研究】

1. 炮制沿革研究 宋代有去皮（《圣惠方》）、"去壳研，以纸裹，用物压去油，重研末"（《证类》）、"去皮煮研"（《总录》）的炮制方法。自明代以后有去油留性（《世医》）、制霜（《蒙筌》）等炮制方法。《中国药典》2015年版收载的千金子饮片为千金子和千金子霜。

2. 化学成分研究 千金子含脂肪油40%~50%。生品毒性较大，所含脂肪油对胃肠有刺激作用，能引起峻泻。对千金子生品、炒品、酒制品、蒸霜、热霜、冷霜进行考察，结果发现，炮制后各样品的水溶性浸出物（冷浸、热浸）、醇溶性浸出物及挥发性醚浸出物、毒性成分脂肪油的含量、秦皮乙素含量均明显低于生品，3种制霜品中，热霜、蒸霜显著低于冷霜，提示不同的加工过程（加热、酒制等）均导致千金子中所含成分的损失。因此，为保证临床用药安全有效，制霜入药应以冷霜为宜。

3. 药理作用研究　千金子脂肪油对胃肠有刺激性，能引起峻泻，作用强度为蓖麻油的 3 倍，其泻下作用成分为千金子甾醇与千金二萜醇酯类成分。制霜可除去大部分油脂，故可大大降低毒性、缓和泻下作用。

4. 炮制工艺研究　传统经验制霜含油量差异较大，对不同炮制方法制备的千金子霜进行含油量测定表明，以热法和蒸法制霜较好，含油量可控制在较为适宜的 18.0% ~ 20.0% 范围内。

5. 炮制品质量要求　千金子含千金子甾醇（$C_{32}H_{40}O_8$）不得少于 0.35%。千金子霜含脂肪油应为 18.0% ~ 20.0%。

【贮存】贮干燥容器内，千金子霜瓶装或坛装，置阴凉干燥处，防蛀。按毒性药品管理。

柏 子 仁

【处方用名】柏子仁、炒柏子仁、柏子仁霜。

【来源】本品为柏科植物侧柏 *Platycladus orientalis*（L.）Franco 的干燥成熟种仁。秋、冬二季采收成熟种子，晒干，除去种皮，收集种仁。

【炮制方法】

1. 柏子仁　取原药材，除去杂质及残留的种皮，筛去灰屑。

2. 炒柏子仁　取净柏子仁，置炒制容器内，用文火加热，炒至表面黄色油润，有香气逸出为度，取出，放凉。

3. 柏子仁霜　取净柏子仁，碾成泥状，用布（少量可用数层吸油纸）包严，蒸热，压榨去油，如此反复操作，至药物不再黏结成饼为度，碾细。

【饮片性状】柏子仁呈长卵形或长椭圆形，表面黄白色或淡黄棕色，外包膜质内种皮，质软，富油性，断面黄白色。气微香，味淡。炒柏子仁表面油黄色，偶见焦斑，具有焦香气。柏子仁霜为疏松的淡黄色粉末，微显油性，气微香。

【炮制作用】柏子仁味甘、性平。归心、肾、大肠经。具有养心安神，润肠通便，止汗的功能。用于阴血不足，虚烦失眠，心悸怔忡，肠燥便秘，阴虚盗汗。如治心血不足，血不养心所致心悸、失眠的养心汤（《妇人》）；治津液枯竭，肠燥便秘的五仁丸（《医方类聚》）。

生品润肠力盛，常用于肠燥便秘。但生品气味不佳，易致恶心或呕吐，其脂肪油有润肠致泻的作用。炒后有焦香气，使药性缓和，致泻作用减弱，呕吐的副作用消除。多用于虚烦失眠，心悸怔忡，阴虚盗汗。如治虚烦失眠、心悸健忘、盗汗的天王补心丹（《摄生》）。

柏子仁去油制霜后，可消除呕吐和润肠致泻的副作用。用于心神不安，虚烦失眠的脾虚患者。如治劳心太过，神不守舍的柏子养心丸（《古今医统》）。

【炮制研究】

1. 炮制沿革研究　南北朝刘宋时代有酒与黄精制（《雷公》），后有熬（《外台》）、"研，用纸裹压去油"（《博济》），酒浸、焙炒（《总录》），炒（《证类》）的炮制方法。自明代以后有蒸制（《品汇》）、酒蒸（《大法》）、焙制（《景岳》）等炮制方法。《中国药典》2015 年版收载的柏子仁饮片为柏子仁和柏子仁霜。部分地区还有炒黄等炮制品。

2. 化学成分研究　生柏子仁和柏子仁霜的纸层析定性分析结果表明，柏子仁炮制前后化学成分有一定变化。柏子仁中脂肪油和二萜类成分的含量有较强的正相关性，制霜后脂肪油和二萜类成分含量减少，减小了滑肠的弊端。

3. 药理作用研究　通过比较生柏子仁和柏子仁霜对小鼠阈下催眠剂量异戊巴比妥钠的协同作用，结果表明，同柏子仁比较，柏子仁霜有明显的镇静安神作用，即对阈下催眠剂量异戊巴比妥钠有显著的协同作用。

4. 炮制工艺研究　传统制霜法较繁琐，费时，生产量小。可采用机械压榨法，即用高速粉碎机或电碾船将柏子仁粉研为泥团状，然后在大瓷盘内铺数层吸油纸，将药物铺平，再盖上吸油纸数层，以瓷盘层层相叠，上压木板或砖块，置电热干燥箱内加热至 65~70℃，恒温 12 h，反复操作 2 次，凉后取出，去油纸，研细粉。质量评价结果表明，与传统法相比，该法所得柏子仁霜脂肪油化学成分基本一致，且制霜效率高，成品质量均一，酸败度变化较小。

5. 炮制品质量要求　柏子仁酸败度检查：酸值不得过 40.0，羟基值不得过 30.0，过氧化值不得过 0.26。黄曲霉毒素检查：每 1 000 g 含黄曲霉毒素 B_1 不得过 5μg，黄曲霉毒素 G_2、黄曲霉毒素 G_1、黄曲霉毒素 B_2 和黄曲霉毒素 B_1 总量不得过 10μg。柏子仁霜的检查要求同柏子仁。

【贮存】贮干燥容器内，置阴凉干燥处。防热，防蛀，防泛油。

瓜 蒌 子

【处方用名】瓜蒌子、瓜蒌仁、炒瓜蒌仁、蜜瓜蒌子、瓜蒌子霜。

【来源】本品为葫芦科植物栝楼 *Trichosanthes kirilowii* Maxim. 或双边栝楼 *Trichosanthes rosthornii* Harms 的干燥成熟种子。秋季采摘成熟果实，剖开，取出种子，洗净，晒干。

【炮制方法】

1. 瓜蒌子　取原药材，除去杂质及干瘪的种子，洗净，干燥。用时捣碎。

2. 炒瓜蒌子　取净瓜蒌子，置炒制容器内，用文火加热，炒至微鼓起，取出，放凉。用时捣碎。

3. 蜜瓜蒌子　取炼蜜用适量开水稀释后，加入捣碎的瓜蒌子拌匀，闷透，置炒制容器内，用文火加热，炒至颜色加深、不粘手为度，取出，放凉。

每 100 kg 瓜蒌子，用炼蜜 5 kg。

4. 瓜蒌子霜　取净瓜蒌仁，碾成泥状，用布包严后蒸至上汽，压去油脂，碾细。

【饮片性状】来源于栝楼的瓜蒌子呈扁平椭圆形，表面浅棕色至棕褐色，沿边缘有 1 圈沟纹。顶端较尖，有种脐，基部钝圆或较狭。种皮坚硬，内种皮膜质，灰绿色，种仁黄白色，富油性。气微，味淡。来源于双边栝楼的瓜蒌子较大而扁，表面棕褐色，沟纹明显而环边较宽。顶端平截。炒瓜蒌子微鼓起，表面浅褐色至棕褐色，平滑，偶有焦斑，气略焦香，味淡。蜜瓜蒌子为棕黄色碎块，微显光泽，具香气。瓜蒌子霜为疏松的黄白色粉末，微显油性。

【炮制作用】瓜蒌子味甘，性寒。归肺、胃、大肠经。具有润肺化痰，滑肠通便的功能。生品寒滑之性明显，长于润肺化痰，滑肠通便。用于燥咳痰黏，肠燥便秘。如治咳而微喘，气郁不下的润肺降气汤（《医醇》）。

生瓜蒌子有油闷气，服用剂量稍大，可引起恶心，炒后气微香，可消除恶心的副作用，并且缓和寒性，长于润肺化痰。用于痰饮结阻于肺，咳嗽，胸闷。

蜜炙后寒性缓和，润肺止咳的作用增强。用于润肺止咳。如治咳嗽喘促，痰涎壅盛的润肺止嗽丸（《北京市药品标准》）。

制霜后长于润肺祛痰，滑肠作用显著减弱，且可除去部分令人恶心呕吐、腹泻的油脂。用于肺热咳嗽，咳痰不爽，而大便不实者。蜜炙、制霜后多用于体虚患者。如治热痰咳嗽的清气化痰丸（《景岳》）。

【炮制研究】

1. 炮制沿革研究　宋代有炒（《证类》）的炮制方法。自明代以后有制霜（《蒙筌》）、蛤粉炒（《醒斋》）、焙（《握灵》）、麸炒（《治裁》）等炮制方法。《中国药典》2015 年版收载的瓜蒌子饮片为瓜蒌子和炒瓜蒌子。部分地区有麸炒、蜜炙、制霜等炮制品。

2. 化学成分研究　以 3,29- 二苯甲酰基栝楼仁三醇为指标，对瓜蒌子不同炮制品中该成分进行了测定。结果发现 3,29- 二苯甲酰基栝楼仁三醇质量分数大小依次为：瓜蒌仁 > 炒瓜蒌仁 > 瓜蒌子 > 炒瓜蒌子 > 麸炒瓜蒌子 > 蛤粉炒瓜蒌子 > 蜜炙瓜蒌子 > 瓜蒌子霜 > 瓜蒌子壳。

3. 药理作用研究　瓜蒌含致泻物质，有泻下作用。瓜蒌皮作用较弱；瓜蒌仁所含脂肪油致泻，且作用强；瓜蒌霜的作用较为缓和。瓜蒌不同部位的扩张冠状动脉作用强度为：瓜蒌皮 > 瓜蒌霜 > 瓜蒌子 > 瓜蒌仁 > 瓜蒌子壳。

4. 炮制工艺研究　因瓜蒌仁、炒瓜蒌仁需"去壳"，操作麻烦，贮藏不当容易出现泛油现象，所以现在各饮片厂省略了"去壳"的步骤，主要生产瓜蒌子和炒瓜蒌子，应用前捣碎，即目前瓜蒌子饮片的临床应用现状为瓜蒌子和炒瓜蒌子较常用，是质量较佳的瓜蒌子饮片。

5. 炮制品质量要求　瓜蒌子水分不得过 10.0%，总灰分不得过 3.0%；用石油醚（60～90℃）做溶剂，浸出物不得少于 4.0%；按干燥品计算，含 3,29- 二苯甲酰基栝楼仁三醇（$C_{44}H_{58}O_5$）不得少于 0.080%。炒瓜蒌子水分不得过 10.0%，总灰分不得过 5.0%；按干燥品计算，含 3,29- 二苯甲酰基栝楼仁三醇（$C_{44}H_{58}O_5$）不得少于 0.060%。

【贮存】贮干燥容器内，蜜瓜蒌子、瓜蒌子霜装瓦坛内，密闭，置阴凉干燥处。防霉、防蛀。

大 风 子

【处方用名】大风子、大风子霜。

【来源】本品为大风子科植物大风子 *Hydnocarpus anthelmintica* Pierre. 的干燥种子。夏季果实成熟时采收，除去果皮，取出种子，洗净，干燥。

【炮制方法】

1. 大风子　取原药材，除去杂质及霉烂变质者，去壳取仁。

2. 大风子霜　取净大风子仁，碾碎，用布（少量可用数层吸油纸）包严，蒸热，压榨去油，研细。

【饮片性状】大风子呈不规则卵圆形或多面形，稍具钝棱，表面灰褐色或灰棕色，具细纹。种皮厚而坚硬，种仁灰白色，有油性，外被一层红棕色或暗紫色薄膜。气微，味淡。大风子霜为乳白色粉末。气微，味淡。

【炮制作用】大风子味辛，性热。归肝、脾、肾经，祛风燥湿，攻毒杀虫的功能。

生品毒性较强，作用峻烈，多外用。用于麻风，疥癣，杨梅毒疮。

制霜后除去部分脂肪油，毒性降低，可供入丸散剂内服。

【炮制研究】

1. 炮制沿革研究　明代有"去壳"（《保婴》）、"去壳取仁"（《原始》）、"去油取净霜"（《景岳》）的炮制方法，自清代以后有"凡入丸药汤药，俱宜除油为妙"（《求真》）的论述。现在主要的炮制方法为去油制霜。

2. 化学成分研究　大风子种仁含脂肪油约50%，油中脂肪酸有大风子油酸、次大风子油酸及少量饱和脂肪酸、不饱和脂肪酸等。大风子油及其脂肪酸钠盐在试管中对结核分枝杆菌及其他抗酸杆菌的抗菌作用较强，对其他细菌则不敏感。

【贮存】贮干燥容器内，大风子霜瓶装或坛装，密闭，置阴凉干燥处

木 鳖 子

【处方用名】木鳖子、木鳖子霜。

【来源】本品为葫芦科植物木鳖 *Momordica cochinchinensis*（Lour.）Spreng. 的干燥成熟种子。冬季采收成熟果实，剖开，晒至半干，除去果肉，取出种子，干燥。

【炮制方法】

1. 木鳖子仁　取原药材，除净杂质，去壳取仁，用时捣碎。

2. 木鳖子霜　取净木鳖子仁，炒热，研末，用吸油纸包裹数层，外加麻布包紧，压榨去油，反复多次，至纸上不再出现油迹，色由黄变灰白色，呈松散粉末时，研细。

【饮片性状】木鳖子仁内种皮灰绿色，绒毛样。子叶2，黄白色，富油性。有特殊的油腻气，味苦。木鳖子霜为白色或灰白色的松散粉末。有特殊的油腻气，味苦。

【炮制作用】木鳖子味苦、微甘，性凉，有毒。归肝、脾、胃经。具有散结消肿，攻毒疗疮的功能。生品有毒，仅供外用。多用于疮疡肿毒，乳痈，瘰疬，痔瘘，干癣，秃疮。如治一切诸毒的神效千捶膏（《金鉴》）。

制霜后除去部分脂肪油，降低了毒性，可入丸散剂内服，其功用与木鳖子同。如治小儿久痢，肠滑脱肛的木鳖子丸（《杨氏家藏方》）。

【炮制研究】

1. 炮制沿革研究　唐代有去壳、麸炒（《理伤》）的炮制方法，自宋代以后有烧令烟尽（《博济》）、炒焦（《局方》）、"去壳纸捶出油"（《朱氏》）、油制（《正宗》）、陈土炒（《奥旨》）、慢火炒焦黑（《金鉴》）等炮制方法。《中国药典》2015年版收载的木鳖子饮片为木鳖子仁和木鳖子霜。

2. 炮制工艺研究　木鳖子手工去壳去种皮，费工费时。可将去净外壳的木鳖子放入沸水中加热2~3 min，捞出，用毛巾等物搓去种仁绿色表皮，然后洗净，轻炒干燥。另据报道，采用CY-2型炒药机炒制木鳖子，提高生产效率10倍，可避免去不净绿表皮而影响药物功效。

3. 炮制品质量要求　按干燥品计算，木鳖子仁含丝石竹皂苷元 3-*O*-β-D- 葡萄糖醛酸

甲酯（$C_{37}H_{56}O_{10}$）不得少于 0.25%。木鳖子霜含丝石竹皂苷元 3-O-β-D- 葡萄糖醛酸甲酯（$C_{37}H_{56}O_{10}$）不得少于 0.40%。

【贮存】贮干燥容器内，木鳖子霜瓶装或坛装，密闭，置阴凉干燥处。

第二节　渗析制霜法

药物与物料经过加工析出细小结晶的方法，称为渗析制霜法。

渗析制霜的目的是制造新药，增强疗效。如西瓜霜。

西 瓜 霜

【处方用名】西瓜霜。

【来源】本品为葫芦科植物西瓜 *Citrullus lanatus*（Thunb.）Matsumu.et Nakai 的成熟新鲜果实与皮硝经加工制成。

【炮制方法】取新鲜西瓜，沿蒂头切一厚片作顶盖，挖出部分瓜瓤，将皮硝填入瓜内，盖上顶盖，用竹签扦牢，用碗或碟托住，盖好，悬挂于阴凉通风处，待西瓜表面析出白霜时，随时刮下，直至无白霜析出，晾干。或取新鲜西瓜切碎，放入不带釉的瓦罐内，一层西瓜一层皮硝，将口封严，悬挂于阴凉通风处，数日后即自瓦罐外面析出白色结晶物，随析随收集，至无结晶析出为止。

每 100 kg 西瓜，用皮硝 15 kg。

注意事项：本品制作宜在秋凉季节进行，容易析出结晶。

【饮片性状】本品为类白色至黄白色的结晶性粉末。气微、味咸，有清凉感。

【炮制作用】西瓜霜味咸，性寒。归肺、胃、大肠经。具有清热泻火，消肿止痛的功能。西瓜能清热解暑，芒硝能清热泻火，两药合制，能起到协同作用，使药物更纯洁，增强清热泻火之功。常用于咽喉肿痛，喉痹，口疮。如治咽喉肿痛，声音嘶哑，口舌生疮的西瓜霜润喉片（《中国药典》）。

【炮制研究】

1. 炮制沿革研究　清代有 "制西瓜霜"（《疡医》）的炮制方法。《中国药典》2015 年版收载的饮片为西瓜霜。

2. 化学成分研究　西瓜霜的主要成分为经重结晶的 $Na_2SO_4 \cdot 10H_2O$，此外，还含有 9 种无机元素及 18 种氨基酸，其中 7 种为人体必需的氨基酸。

3. 炮制工艺研究　据报道，取西瓜切碎，加入制芒硝溶化，以布氏滤器加滑石粉助滤，滤出液减压蒸发浓缩，放冷析晶，结晶风化。该法质量稳定，生产周期短，不受季节、气候、环境的限制，产量高，适宜工业化生产。

4. 炮制品质量要求　西瓜霜含重金属不得过 10 mg/kg，砷盐不得过 10 mg/kg。按干燥品计算，含硫酸钠（Na_2SO_4）不得少于 90.0%。

【贮存】贮干燥容器内，密封，置干燥处。防潮，防热。

第三节 煎煮制霜法

药物经过多次长时间煎熬后所剩下的粉渣另作药用的方法，称为煎煮制霜法。

煎煮制霜的目的是缓和药性，扩大药源，综合利用资源。如由鹿角制得的鹿角霜。

鹿 角 霜

【处方用名】鹿角霜。

【来源】本品为鹿角去胶质的角块。春、秋二季生产，将骨化角熬去胶质，取出角块，干燥。

【炮制方法】取熬去胶的鹿角骨块，除去杂质，捣碎或研碎。

【饮片性状】本品呈长圆柱形或不规则的块状，大小不一。表面灰白色，显粉性。体轻，质酥。断面外层较致密，白色或灰白色；内层有蜂窝状小孔，灰褐色或灰黄色，有吸湿性。气微，味淡，嚼之有粘牙感。

【炮制作用】鹿角霜味咸涩，性温。归肝、肾经。具有温肾助阳，收敛止血的功能。常用于脾肾阳虚，白带过多，遗尿尿频，崩漏下血，疮疡不敛。如治肾阳不足，精血亏损，阳痿、不孕的鹿角霜丸（《总录》）。

【炮制研究】

1. 炮制沿革研究　唐代有烧、炙、熬（《千金》）、酒制（《产宝》）、炒（《外台》）的炮制方法。自宋代以后有水煮、牛乳大麦制（《圣惠方》），醋制（《朱氏》）、火煅（《疮疡》）、"炼霜熬膏"（《纲目》）、制霜（《握灵》）等炮制方法。《中国药典》2015 年版收载的为鹿角霜。

2. 化学成分研究　鹿角霜含有较多的碳酸钙、磷酸钙等无机物。

3. 药理作用研究　药效学实验表明，鹿角霜具有强壮及止血作用。

4. 炮制品质量要求　鹿角霜水分不得过 8.0%。

【贮存】贮干燥容器内，密闭，置通风干燥处。防潮。

网上更多……

👤 重点名词　　👥 图片　　✏ 习题　　🖥 电子教案

第十四章

其 他 制 法

本章包括烘焙法、煨法、结晶法、水飞法、干馏法及酒浸法等炮制方法。

由于本章各炮制方法的工艺特点、药物的品种和性质不同，有的工艺比较复杂，有的具有毒性，须严格掌握炮制操作规程、辅料用量及注意事项等。

第一节 烘 焙 法

将净选或切制后的药物用文火直接或间接加热，使之充分干燥的方法，称为烘焙法。

烘焙法主要适合于某些昆虫或其他药物。

烘焙目的：

目的是使药物充分干燥，便于粉碎和贮存。

操作方法：

（1）烘法 将药物置于近火处或利用烘箱、干燥室等设备，使药物所含水分徐徐蒸发，从而使药物充分干燥。

（2）焙法 将净选后的药物置于金属容器或锅内，用文火经较短时间加热，并不断翻动，焙至药物颜色加深，质地酥脆为度。

注意事项：

烘焙法一定要用文火，并要勤加翻动，以免药物焦化。

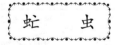

虻 虫

【处方用名】虻虫、焙虻虫、米炒虻虫。

【来源】本品为虻科昆虫复带虻 *Tabanus bivittatus* Matsumura 的雌虫干燥全体。夏、秋二季捕捉后，用线穿起，晒干或阴干。

【炮制方法】

1. 虻虫 取原药材，除去杂质及足翅，筛去泥屑。

2. 焙虻虫 取净虻虫，置热锅内，用文火焙至黄褐色或棕黑色，质地酥脆时取出，放凉。

3. 米炒虻虫 取净虻虫与米，同置炒制器具内，用文火拌炒至米呈深黄色，取出，筛去米，摊凉。

每 100 kg 虻虫，用米 20 kg。

【饮片性状】虻虫为椭圆形，头部呈黑棕色而有光泽，有凸出的两眼及长形的吸吻。背部黑棕色，有光泽，腹部黄褐色，有横纹节。体轻质脆，具腥臭气味。焙虻虫呈黄褐色或棕黑色，无足翅，微有腥臭气味。米炒虻虫呈深黄色，略具米香气。

【炮制作用】虻虫味苦，性微寒；有小毒。归肝经。具有逐瘀消癥，通经的功能。

虻虫腥味较强，破血力猛，并有致泻副作用。焙后或米炒可降低毒性和腥臭气味，便于粉碎。用于血滞经闭、癥瘕积聚以及跌打损伤等证。如治月经不调，瘀结成块的大黄䗪虫丸（《金匮》）；治跌打损伤，瘀血肿痛的化癥回生丹（《条辨》）。

【炮制研究】

炮制沿革研究　汉代有熬，去足翅（《玉函》）的炮制方法。自唐代以后有熬（《千金翼》）、炒黄（《圣惠方》）、炒黑（《博济》）、糯米炒（《总病论》）、麸炒法（《宝鉴》）、去足翅焙法（《通玄》）、炙法（《条辨》）等炮制方法。现在主要的炮制品种有虻虫、焙虻虫、米炒虻虫等。

【贮存】贮干燥容器内，炮制品密闭，置通风干燥处，防蛀。

【处方用名】蜈蚣、焙蜈蚣。

【来源】本品为蜈蚣科动物少棘巨蜈蚣 *Scolopendra subspinipes mutilans* L.Koch 的干燥体。春、夏二季捕捉，用竹片插入头尾，绷直，干燥。

【炮制方法】

蜈蚣　取原药材，去竹片，洗净，微火焙黄，剪段。

【饮片性状】蜈蚣为扁长形，呈棕褐色或黑褐色，有焦腥气。

【炮制作用】蜈蚣味辛，性温；有毒。归肝经。具有息风镇痉、通络止痛、攻毒散结的功能。用于肝风内动，痉挛抽搐，小儿惊风，中风口㖞，半身不遂，破伤风，风湿顽痹，偏正头痛，疮疡，瘰疬，蛇虫咬伤。如治小儿急惊的万金散（《圣惠方》）。另外，还多外用。如治疮疡肿毒，瘰疬溃烂，毒蛇咬伤的不二散（《拔萃方》）。

焙后毒性降低，矫味矫臭，并使之干燥，便于粉碎。多入丸散内服或外敷。

【炮制研究】

1. 炮制沿革研究　南北朝刘宋时代有与木末或柳蛀末同炒，去足甲（《雷公》）的炮制方法。自晋代以后有烧灰制炭（《肘后》）、炙法（《千金翼》），酒浸、姜制（《总录》），焙法（《急救》）、薄荷制（《局方》）、酥制（《总微》）、酒焙（《景岳》）、炒制、葱制、醋制（《普济方》）、火炮存性（《保元》）、煅制（《大成》）、荷叶制（《备要》）、鱼鳔制（《治裁》）等炮制方法。《中国药典》2015 年版收载的蜈蚣饮片为蜈蚣。

2. 化学成分研究　通过对蜈蚣头、足和体所含成分分析后认为，其所含成分基本一致。另从微量元素分析，躯干与头足所含的微量元素相同，惟躯干含量微高，去头足可提高微量元素含量。

3. 炮制品质量要求　蜈蚣饮片每 1 000 g 含黄曲霉毒素 B_1 不得过 5 μg，黄曲霉毒素 G_2、黄曲霉毒素 G_1、黄曲霉毒素 B_2、黄曲霉毒素 B_1 总量不得过 10 μg。

【贮存】贮干燥容器内，密闭，置阴凉通风处。防霉，防蛀。

第二节 煨 法

将净制或切制后的药物用湿面或湿纸包裹，置于加热的滑石粉或热砂中，或将药物直接置于加热的麦麸中，或将药物铺摊吸油纸上，层层隔纸加热，以除去部分油质，这些炮制方法统称为煨法。

煨法目的：

（1）降低副作用，增强疗效 如肉豆蔻，煨制后能够除去部分挥发性及刺激性成分，增强固肠止泻的作用。

（2）缓和药性 如葛根，煨制后缓和了发散的作用。

操作方法：

（1）面裹煨 取面粉加适量水做成团块，再压成薄片，将药物逐个包裹，或将药物表面用水湿润，如水泛丸法包裹面粉 3~4 层，晾至半干，投入已炒热的滑石粉或热砂中，文火加热，适当翻动，煨至面皮呈焦黄色时取出，筛去滑石粉或砂子，放凉，剥去面皮，筛去碎屑，即得。

每 100 kg 药物，用面粉、滑石粉各 50 kg。

（2）纸煨 药物切片后，趁湿平铺于吸油纸上，一层药物一层纸，如此间隔平铺数层，上下用平坦木板夹住，以绳捆扎结实，使药物与吸油纸紧密接触，置于烘干室或温度较高处，煨至油渗透到纸上，取出，放凉，除去纸，即得。或将净制或切制后的药物用三层湿纸包裹，埋于无烟热火灰或热滑石粉中，煨至纸呈焦黑色，药物表面呈微黄色时，取出，去纸，放凉，即得。

（3）滑石粉煨 取滑石粉置锅内，加热炒至灵活状态，投入药物，文火加热，翻埋至药物颜色加深，并有香气飘逸时取出，筛去滑石粉，放凉，即得。

每 100 kg 药物，用滑石粉 50 kg。

（4）麦麸煨 将麦麸和药物同置锅内，用文火加热并适当翻动，至麦麸呈焦黄色，药物颜色加深时取出，筛去麦麸，放凉，即得。

每 100 kg 药物，用麦麸 40~50 kg。

注意事项：

（1）药物应大小分档，以免受热不均匀。

（2）为使药物受热均匀和吸附油质，煨制时辅料用量较大。

（3）煨制时火力不宜过强，一般用文火加热，并适当翻动。

肉 豆 蔻

【处方用名】肉豆蔻、肉果、玉果、麸煨肉豆蔻、煨肉果。

【来源】本品为肉豆蔻科植物肉豆蔻 *Myristica fragrans* Houtt. 的干燥种仁。

【炮制方法】

1. 肉豆蔻 取原药材，除去杂质，洗净，干燥。

2. 麸煨肉豆蔻　取净肉豆蔻，加入麸皮，麸温 150～160℃，约 15 min，至麸皮呈焦黄色，肉豆蔻呈棕褐色，表面有裂隙时取出，筛去麸皮，放凉。用时捣碎。

每 100 kg 肉豆蔻，用麸皮 40 kg。

【饮片性状】肉豆蔻为卵圆形或椭圆形，长 2～3 cm，直径 1.5～2.5 cm。表面灰棕色或灰黄色，有的外被白粉（石灰粉末）。全体有浅色纵行沟纹和不规则网状沟纹。种脐位于宽端，呈浅色圆形突起，合点呈暗凹陷。种脊呈纵沟状，连接两端。质坚，断面显棕黄色相杂的大理石花纹，宽端可见干燥皱缩的胚，富油性。气香浓烈，味辛。麸煨肉豆蔻表面为棕褐色，有裂隙。气香，味辛。

【炮制作用】肉豆蔻味辛，性温。归脾、胃、大肠经。具有温中行气、涩肠止泻的功能。

生肉豆蔻辛温气香，长于暖胃消食，下气止呕。如治脾胃虚寒，不思饮食的二神丸（《普济本事方》）。但生肉豆蔻含有大量油质，有滑肠之弊，并具刺激性，一般多制用。

麦麸煨制后可除去部分油质，刺激性减小，免于滑肠，增强了固肠止泻的功能。用于心腹胀痛，虚弱冷痢，呕吐，宿食不消。如治久泻不止的养脏汤（《局方》）；治脾肾阳虚，五更泄泻的四神丸（《中国药典》）；治脾胃虚寒气滞所致的脘腹胀痛、宿食不消、呕吐等症的肉豆蔻散（《总录》）。

【炮制研究】

1. 炮制沿革研究　南北朝刘宋时代有糯米作粉搜裹豆蔻，于糖灰中炮法（《雷公》）。自宋代以后有面裹煨法、醋面裹煨法（《圣惠方》）、湿纸煨（《局方》）、生姜汁和面裹煨（《总微》）、炒黄、粟米炒（《洪氏》）、煨（《总病论》）、麸炒、醋浸（《普济方》）、取霜（《要诀》）等炮制方法。《中国药典》2015 年版收载的肉豆蔻饮片为肉豆蔻、麸煨肉豆蔻。

2. 化学成分研究　肉豆蔻经炮制后挥发油成分发生了质和量的变化，有 13 个新成分增加，4 个成分消失，止泻成分甲基丁香酚、甲基异丁香酚含量增加，毒性成分肉豆蔻醚、黄樟醚含量降低。另有报道，肉豆蔻炮制后挥发油和脂肪油组分没有变化，但其各组分的相对含量与生品有所不同，挥发油颜色加深，比重稍大，旋光度减少。通过对肉豆蔻不同炮制品挥发油中丁香酚、甲基丁香酚、甲基异丁香酚的含量分析，丁香酚炮制前后变化不大，而甲基丁香酚、甲基异丁香酚明显增加。

3. 药理作用研究　肉豆蔻不同炮制品中的挥发油均有明显的止泻作用，麸煨后作用强度增强；以番泻叶致小鼠急性腹泻模型以及氢化可的松和大黄造成的脾肾阳虚泄泻模型，通过观察不同组合的"二神丸"对小鼠泄泻的影响，发现盐炙补骨脂和煨炙肉豆蔻组方的"二神丸"止泻作用强于生肉豆蔻的处方组合。肉豆蔻经炮制后，毒性降低。

4. 炮制工艺研究　通过对肉豆蔻面裹滑石粉煨、面裹砂煨、水泛丸面裹砂煨、麦麸煨、滑石粉煨、黄土煨、制霜和粗颗粒清炒等炮制品的挥发油、脂肪油、鞣酸含量及药理作用与生品对照研究，初步认为麦麸煨、黄土煨是较理想的方法。

5. 炮制品质量要求　肉豆蔻饮片和麸煨肉豆蔻饮片水分均不得过 10.0%；每 1 000 g 含黄曲霉毒素 B_1 均不得过 5 μg，黄曲霉毒素 G_2、黄曲霉毒素 G_1、黄曲霉毒素 B_2、黄曲霉毒素 B_1 总量均不得过 10 μg；肉豆蔻饮片含挥发油不得少于 6.0%（ml/g），麸煨肉豆蔻饮片不得少于 4.0%（ml/g）；肉豆蔻饮片含去氢二异丁香酚不得少于 0.10%，麸煨肉豆蔻饮片不得少于 0.080%。

【贮存】贮干燥容器内，密闭，置阴凉干燥处，防蛀。

木 香

【处方用名】木香、广木香、云木香、煨木香。

【来源】本品为菊科植物木香 *Aucklandia lappa* Decne. 干燥根。秋、冬二季采挖，除去泥沙及须根，切段，大的再纵剖成瓣，干燥后撞去粗皮。

【炮制方法】

1. 木香　取原药材，除去杂质，洗净，闷透，切厚片，晾干。

2. 煨木香　取未干燥的木香片，在铁丝匾中，用一层草纸，一层木香片，间隔平铺数层，置炉火旁或烘干室内，烘煨至木香所含的挥发油渗透到纸上，取出木香，放凉，即得。

【饮片性状】木香片为类圆形或不规则的厚片。外表皮黄棕色至灰褐色，有纵皱纹。切面棕黄色至棕褐色，中部有明显菊花心状的放射纹理，形成层环棕色，褐色油点（油室）散在。气香特异，味微苦。煨木香形如木香片，表面棕黄色，气微香，味微苦。

【炮制作用】木香味辛、苦，性温。归脾、胃、大肠、三焦、胆经。具有行气止痛，健脾消食的功能。

生木香行气作用强。多用于胸胁、脘腹胀痛，泻痢后重，食积不消，不思饮食。如木香槟榔丸（《事亲》）、大香连丸（《局方》）。

煨后除去部分油质，实肠止泻。用于泄泻腹痛等症。如泻痢导滞散（《处方集》）。

【炮制研究】

1. 炮制沿革研究　宋代有炙微，赤锉法（《圣惠方》）。自宋代以后有面煨（《苏沈》）、纸煨法（《普本》）、火炮（《史载》）、炒、焙（《局方》）、黄连制（《朱氏》）、吴茱萸制（《总录》）的方法。自明代以后有酒制（《保元》）、茶水炒及酥炙（《普济方》）、水磨汁（《仁术》）、姜汁磨、酒汁磨（《说约》）、蒸制（《备要》）等炮制方法。《中国药典》2015 年版收载的木香饮片为木香、煨木香。

2. 化学成分研究　木香煨制后挥发油损失约 20%，而且挥发油的组分及旋光率、折光率、相对密度等物理性质发生改变，生品挥发油中 α – 水芹烯等成分消失，同时新生成了 α – 紫罗兰酮、α – 石竹烯、β – 倍半水芹烯及 α – 长叶松烯等。

3. 药理作用研究　不同炮制品水煎液对小鼠肠蠕动有促进作用，以清炒最强，麸煨、纸煨次之。离体肠管实验表明，煨木香水煎剂抑制肠管蠕动的作用显著。木香麸煨后对大鼠胃黏膜损伤的保护作用增强。

4. 炮制品质量要求　木香饮片水分不得过 14.0%；以乙醇为溶剂，热浸法醇溶性浸出物不得少于 12.0%；含木香烃内酯（$C_{15}H_{20}O_2$）和去氢木香内酯（$C_{15}H_{18}O_2$）的总量不得少于 1.5%。

【贮存】贮干燥容器内，密闭，置干燥处，防潮。

葛 根

【处方用名】葛根、煨葛根。

【来源】本品为豆科植物野葛 *Pueraria lobata*（Willd.）Ohwi 的干燥根。习称野葛。秋、冬二季采挖，趁鲜切成厚片或小块；干燥。

【炮制方法】

1. 葛根　取原药材，除去杂质，洗净，润透，切厚片，晒干。

2. 煨葛根

（1）湿纸煨　取葛根片或块，用三层湿纸包好，埋入无烟热火灰或热滑石粉中，煨至纸呈焦黑色，葛根呈微黄色时取出，去纸放凉，即得。

（2）麦麸煨　取麦麸撒入热锅内，用中火加热，待冒烟后，倒入葛根片，上面再撒麦麸，煨至下层麦麸呈焦黄色时，不断翻炒葛根与麦麸，至葛根片呈焦黄色时取出。筛去麦麸，放凉，即得。

每 100 kg 葛根，用麦麸 30 kg。

【饮片性状】葛根片呈不规则的厚片、粗丝或边长为 0.5～1.2 cm 的方块。切面浅黄棕色至棕黄色。质韧，纤维性强。气微，味微甜。煨葛根形如葛根片，表面黄色或焦黄色，气微香。

【炮制作用】葛根味甘、辛，性凉。归脾、胃、肺经。具有解肌退热，生津止渴，透疹，升阳止泻，通经活络，解酒毒的功能。

生葛根长于解肌退热，生津止渴，透疹。用于外感发热头痛，项背强痛，口渴，消渴，麻疹不透，热痢，泄泻，眩晕头痛，中风偏瘫，胸痹心痛，酒毒伤中。如治发热口渴的柴葛解肌汤（《医学心悟》）；治疗消渴证的玉泉丸（《回春》）。

葛根煨后减轻发散作用，增强止泻功能。如用于治疗形寒发热，痧不出肌，现上吐下泻，腹痛如绞的藿香正气散（《痧喉证治汇言》）。

【炮制研究】

1. 炮制沿革研究　唐代有蒸制（《食疗》）、切片（《外台》）的炮制方法。自宋代以后有醋制（《圣惠方》）、炙（《总录》）、焙制（《洪氏》）、炒制（《丹溪》），炙黄、微炒、干煮（《普济方》），炒黑（《保元》）、煨熟用（《食物》）等炮制方法。《中国药典》2015 年版收载的葛根饮片为葛根。部分地区还有煨葛根。

2. 化学成分研究　研究表明，炮制后葛根素、大豆苷和大豆苷元的量分别增加 1 倍多，其水煎液中有效成分总黄酮含量亦高于生品，提示可能是葛根煨制后疗效增强的原因之一。

3. 对药理作用的影响　通过小鼠胃排空及小肠推进率实验结合腹泻指数的测定，发现麸煨葛根止泻作用最强。亦有研究发现，葛根能缓解番泻叶引起的腹泻，煨葛根的止泻作用强于生葛根，其机制可能是通过调节炎性因子来避免肠道的损伤，同时调节胃肠激素分泌使肠道功能趋于正常。

4. 炮制工艺研究　研究认为烘法可代替炒法，最佳工艺为：每 10 g 葛根，用 4 g 麦麸（加 1.6 ml H$_2$O 湿润），在 165℃条件下烘制 40 min。其成品外观质量与传统麸煨法无差异，同时，烘制品中葛根素含量最高，煨制品（炒制）次之，生品最低。

5. 炮制品质量要求　葛根饮片水分不得过 13.0%；总灰分不得过 6.0%；以稀乙醇为溶剂，热浸法醇溶性浸出物不得少于 24.0%；含葛根素（C$_{21}$H$_{20}$O$_9$）不得少于 2.4%。

【贮存】贮干燥容器内，密闭，置通风干燥处，防蛀。

诃 子

【处方用名】诃子、诃黎勒、诃子肉、炒诃子、煨诃子。

【来源】本品为使君子科植物诃子 *Terminalia chebula* Retz. 或绒毛诃子 *Terminalia chebula* Retz. var. tomentella *tomentella* Kurt. 的干燥成熟果实。秋、冬二季果实成熟时采收，除去杂质，晒干。

【炮制方法】

1. 诃子　取原药材，除去杂质，洗净，干燥。用时打碎。

2. 诃子肉　取净诃子，稍浸，闷润，去核，干燥。

3. 炒诃子肉　取净诃子肉，置热锅内，用文火炒至深棕色时，取出放凉。

4. 煨诃子

（1）面裹煨　取净诃子，用水湿润，如水泛丸法包裹面粉 3～4 层或用湿面片逐个包裹，晾至半干，投入已炒热的滑石粉或热砂中，翻埋至面皮焦黄色时取出，筛去滑石粉或砂子，剥去面皮，轧开去核取肉，即得。

每 100 kg 诃子，用面粉、滑石粉各 50 kg。

（2）麦麸煨　取净诃子与麦麸同置锅内，用文火加热，缓缓翻动，煨至麦麸呈焦黄色，诃子呈深棕色时，取出，筛去麦麸，轧开去核取肉，即得。

每 100 kg 诃子，用麦麸 30 kg。

【饮片性状】诃子为长圆形或卵圆形，长 2～4 cm，直径 2～2.5 cm，表面黄棕色或暗棕色，略具光泽。有 5～6 条纵棱线和不规则的皱纹，基部有圆形果梗痕。质坚实。果肉厚 0.2～0.4 cm，黄棕色或黄褐色。果核长 1.5～2.5 cm，直径 1～1.5 cm，浅黄色，粗糙，坚硬。种子狭长纺锤形，长约 1 cm，直径 0.2～0.4 cm，种皮黄棕色，子叶 2，白色，相互重叠卷旋。气微，味酸涩而后甜。诃子肉为不规则片块状，外表深褐色或黄褐色。表面有纵皱纹、沟、棱。内表面粗糙，颗粒性，稍有酸气，味酸涩而后甜。炒诃子肉表面深黄色，有焦斑，断面黄褐色，微有香气，味涩。煨诃子表面深棕色，偶见附有焦糊面粉（面裹煨者），质地较松脆，味略酸涩，略有焦香气。

【炮制作用】诃子味苦、酸、涩，性平。归肺、大肠经。具有涩肠止泻，敛肺止咳，降火利咽的功能。

生诃子长于清金敛肺利咽，用于久泻久痢，便血脱肛，肺虚喘咳，久嗽不止，咽痛音哑。如治久咳语言不出的诃子饮（《济生》）。

炒诃子酸涩之性缓和，具有涩肠止泻、温散寒气的功能。用于消食化积及虚寒久泻、久痢、腹痛等症。如治小儿宿食不化，脘腹胀满的诃黎勒散（《圣惠方》）。

煨诃子炮制后药性缓和，涩敛之性增强，用于老人久泻痢及脱肛症。如治脾胃虚寒久泻的诃子皮散（《兰室秘藏》）。

【炮制研究】

1. 炮制沿革研究　南北朝刘宋时代有酒浸后蒸，焙干法（《雷公》）的炮制方法。自唐代以后有炮半熟去核（《颅囟》）、去核煨（《外台》）、蒸制（《产宝》）、面裹煨或湿纸煨后去核

（《圣惠方》）、（《总录》）、熬制（《证类》）、烧灰（《传信》）、姜制（《痘疹方》），麸炒、煅制、醋浸（《普济方》），酒蒸（《本草汇》）。《中国药典》2015年版收载的诃子饮片为诃子、诃子肉。部分地区还有炒诃子肉和煨诃子。

2. 化学成分研究 测定诃子不同炮制品鞣质的含量，结果：生诃子肉约含26%，带核生诃子约含17%，诃子核约含4%；另有报道，生诃子肉含鞣质40.6%，带核生诃子含鞣质15.7%，诃子核为4.2%，诃子核占诃子总重量的40.2%。可见，诃子去核是除去质次部分，提高药效。实验结果表明，诃子不同炮制品之间鞣质含量并无明显差异，麸炒者略高。各炮制品的成分均未有变化。

3. 药理作用研究 诃子对痢疾杆菌有较强的抑制作用，对菌痢或肠炎所形成的黏膜溃疡有保护作用，并有抗流感病毒作用。诃子不同炮制品（炒诃子、麸煨诃子、去核诃子、面煨去核诃子）对离体肠管自发性活动和乙酰胆碱及氯化钡引起的肠肌收缩均有明显的抑制和拮抗作用，对小鼠腹泻有较好的止泻作用。炙诃子对乙酰胆碱诱发的气管平滑肌收缩有明显的抑制作用，而生品则无明显作用。

毒副作用的研究显示，诃子种仁毒性最低，其次为诃子全核和纯核，诃子肉、生全诃子及不同炮制品全诃子毒性较高。

4. 炮制工艺研究 研究发现，不同炮制温度对诃子鞣质含量也有影响，并提出砂烫带核诃子，砂温保持在160℃左右为宜；煨制时，滑石粉温度保持在240～260℃可提高鞣质含量。

【贮存】贮干燥容器内，炮制品密闭，置干燥处。

第三节 结 晶 法

某些矿物药，特别是一些可溶性无机盐类药物，经过溶解，过滤，除净杂质后，再进行重结晶，以进一步纯净药物的方法称为结晶法，也称提净法。

结晶法目的：

（1）使药物纯净，提高疗效。

（2）缓和药性。

（3）降低毒性。

操作方法：

根据药物的不同性质，常用的结晶法有两种。

（1）降温结晶（冷结晶） 将药物与辅料加水共煮后，滤去杂质，将滤液置阴凉处，使之冷却重新结晶，如芒硝。

（2）蒸发结晶（热结晶） 将药物先适当粉碎，加适量水加热溶化后，滤去杂质，将滤液置于搪瓷盆中，加入定量米醋，再将容器隔水加热，使液面析出结晶物，随析随捞取，至析尽为止；或将原药与醋共煮后，滤去杂质，将滤液加热蒸发至一定体积后再使之自然干燥，如硇砂。

芒硝（附：玄明粉）

【处方用名】芒硝。

【来源】本品为硫酸盐类矿物芒硝族芒硝，经加工精制而成的结晶体。主含含水硫酸钠（$Na_2SO_4 \cdot 10H_2O$）。

【炮制方法】取适量鲜萝卜，洗净，切成片，置煮制容器内，加适量水煮透，捞出萝卜，再投入适量天然芒硝（朴硝）共煮，至全部溶化，过滤或澄清，取滤液或上清液，放冷，待结晶大部析出，取出，置避风处适当干燥，即得。其结晶母液经浓缩后可继续析出结晶，直至不再析出结晶为止。

每 100 kg 朴硝，用萝卜 20 kg。

【饮片性状】芒硝为棱柱状、长方形或不规则块状及粒状。无色透明或类白色半透明。质脆，易碎，断面显玻璃样光泽。气微，味咸。

【炮制作用】芒硝味咸、苦，性寒。归胃、大肠经。具有泻下通便，润燥软坚，清火消肿的功能。将天然产品加热水溶解过滤，除去泥砂及不溶性杂质，将滤液静置，析出结晶是芒硝的粗制品（朴硝），杂质较多，不宜内服，以消积散痞见长，多外用于乳痈。

朴硝经用萝卜煮制，重结晶后，可提高药物纯净度，同时缓和其咸寒之性，并借萝卜消积滞、化痰热、下气、宽中作用，以增强芒硝润燥软坚，消导，下气通便之功。用于实热便秘，大便燥结，积滞腹痛，肠痈肿痛。如治疗胃肠实热积滞、热结便秘的调胃承气汤（《伤寒》）；治阳明腑实证的大承气汤（《伤寒》）；治水饮与热邪结聚所致之结胸证或夹痰夹食，结于胸腹，胸闷气短，脘腹硬满疼痛，口燥而渴，大便闭结的大陷胸汤（《伤寒》）。

【炮制研究】

1. 炮制沿革研究　汉代有炼（《本经》）的炮制方法。自晋代以后有熬制（《肘后》）、煮制（《新修》）、蒸制（《千金翼》）、烧制（《证类》）、炒制（《总录》）、火炮（《奇效》）、萝卜制（《乘雅》）、豆腐制、甘草制（《普济》）及加萝卜、冬瓜和豆腐共煮（《蒙筌》）等炮制方法。《中国药典》2015 年版收载的芒硝饮片为芒硝。

2. 化学成分研究　朴硝经不同工艺炮制后钠元素含量变化不明显，Ca^{2+}、Mg^{2+} 离子含量显著下降，加萝卜制芒硝中钾元素含量明显升高。同一条件下，10～15℃结晶比 2～4℃结晶无机元素含量低。经萝卜提净后，萝卜的 Zn、Mn、Fe 等元素进入了芒硝，成为炮制后芒硝的组成成分，同时萝卜也吸附了 Cu、Pb、Cr 等离子，从而降低了对人体健康不利的成分含量，尤其是炮制后芒硝与萝卜残渣中 Ca^{2+}、Mg^{2+} 含量都下降。

3. 炮制工艺研究　采用正交设计法，以芒硝收得率为指标，最佳炮制工艺为：每 100 kg 朴硝，用萝卜 10 kg，水 250 kg，煎煮 10 min 后过滤，滤液于 2℃～4℃结晶。

4. 炮制品质量要求　芒硝饮片铁盐、锌盐与镁盐检查应符合《中国药典》2015 年版的规定；干燥失重减失重量为 51.0%～57.0%；重金属不得过 10 mg/kg；砷盐不得过 10 mg/kg；含硫酸钠（Na_2SO_4）不得少于 99.0%。

【贮存】贮干燥容器内，密闭，在 30℃以下保存。防潮，防风化。

附：玄明粉

【处方用名】玄明粉、风化硝。

【来源】本品为芒硝经风化干燥制得。主含硫酸钠（Na_2SO_4）。

【炮制方法】取重结晶之芒硝，打碎，包裹悬挂于阴凉通风处，令其自然风化成白色质轻粉末；或取芒硝平底盆内，露放通风处，令其风化，消失水分，成为白色粉末，即得。

【饮片性状】为白色粉末。气微,味咸。有引湿性。

【炮制作用】玄明粉味咸、苦,性寒。归胃、大肠经。具有泻下通便,润燥软坚,清火消肿的功能。用于实热积滞,大便燥结,腹满胀痛;外治咽喉肿痛,口舌生疮,牙龈肿痛,目赤,痈肿,丹毒。玄明粉为芒硝经风化作用,失去结晶水后所得,其性缓和而不泄利。

【炮制研究】

1. 炮制沿革研究　元代有芒硝风化(《丹溪》)的方法。自明代以后有风化(《纲目》)。《中国药典》2015年版收载玄明粉饮片为玄明粉。部分地区还有萝卜与朴硝共煮,去滓重结晶,风化成白粉等炮制品。

2. 炮制品质量要求　玄明粉饮片铁盐与锌盐、镁盐检查应符合《中国药典》2015年版的规定;重金属不得过 20 mg/kg,砷盐不得过 20 mg/kg;含硫酸钠(Na$_2$SO$_4$)不得少于 99.0%。

【贮存】贮干燥容器内,密闭,防潮。

【备注】现今视玄明粉与风化硝为一物,然而古代二者有别。风化硝是朴硝用萝卜汁制,重结晶所得的结晶经风化而成;玄明粉是朴硝以萝卜加甘草等制,重结晶所得结晶经风化而成。

风化温度一般不宜超过30℃,否则易液化。自然风化需时较长,常因风化不完全而残留部分水分。欲求快速风化,可将芒硝置搪瓷盘中,放水浴锅上加热,结晶体溶化,水分逐渐蒸发,即可得到白色粉末状玄明粉。

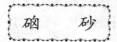

硇　　砂

【处方用名】硇砂、白硇砂、紫硇砂、醋硇砂。

【来源】本品为氯化物硇砂族硇砂或紫色石盐的晶体。前者称白硇砂,主含氯化铵(NH$_4$Cl),后者称紫硇砂主含氯化钠(NaCl)。全年可采,挖出后除去杂质即得。

【炮制方法】

1. 硇砂　取原药材,除去杂质,砸成小块。

2. 醋硇砂　取净硇砂块,置沸水中溶化,过滤后倒入搪瓷盆中,加入适量醋,将搪瓷盆放在水锅内,隔水加热蒸发,当液面出现结晶时随时捞起,直至无结晶析出为止,干燥。或将上法滤过所得的滤液置锅中,加入适量醋,加热蒸发至干,取出。

每 100 kg 硇砂,用米醋 50 kg。

【饮片性状】白硇砂为不规则碎块状结晶,表面灰白色或暗白色,有部分呈黄色。质酥脆,易打碎,断面显束针状纹理。有土腥气,味咸、苦,刺舌。紫硇砂为不规则块状,质坚而脆,断面平滑光亮,具玻璃样光泽,有氨臭气,味极咸而刺舌。手摸之有凉感,易潮解。醋制品为灰白色或微带黄色或紫红色的结晶性粉末,味咸、苦。

【炮制作用】硇砂味咸、苦、辛,性温;有毒。归肝、脾、胃经。具有消积软坚、破瘀散结的功能。

生硇砂具有腐蚀性,只限外用,用于息肉,疣赘,瘰疬,痈肿,恶疮。如治息肉,耳挺,鸡眼的硇砂散(《金鉴》)。

醋制后能使药物纯净,并能降低毒性,同时借助醋散瘀之性,增强软坚化瘀、消癥痕积块之功。用于癥痕疝癖、噎膈反胃,外治目翳。如治癥痕积聚的硇砂丸(《圣惠方》)。现多用于治疗各种恶性肿瘤，如配伍礞石、沉香、硼砂等治食管癌。

【炮制研究】

1. 炮制沿革研究 唐代有浆水浸晒取霜的炮制方法。自宋代以后有用醋提净（《圣惠方》）、醋与浆水制（《总录》）、水飞后重汤提净法（《衍义》）、煅制（《证类》）、皂角汁加酒与童便制（《总录》）、煨制（《普济方》）、炒制（《医学》）、枫树皮制（《一草亭》）、豆腐煎（《良朋》）等炮制方法。现在主要的炮制方法为结晶法。

2. 药理作用研究 紫硇砂经炮制后，S^{2-}、Fe^{3+}、Ca^{2+}含量降低，毒性也稍降低，但紫硇砂生品对小鼠S_{180}肉瘤抑制效果较好，其次是醋制品和水制品。而白硇砂没有抑制作用，且毒性较大，应区别用药。同时，若作抗癌药，以生品紫硇砂为好。

3. 炮制工艺研究 通过对紫硇砂生品、提净法中的直火醋制品、隔水醋制浮霜品和水煮品中硫、多硫化物进行测定，结果直火醋制品中硫和多硫化物含量最低，从除毒效果看，以直火醋制炮制法为好。从临床考虑，炮制应有度，以隔水醋制浮霜法为好。

【贮存】 贮干燥容器内，密闭，置阴凉干燥处，防潮。

第四节 水 飞 法

某些不溶于水的矿物药，利用粗细粉末在水中悬浮性不同，将不溶于水的矿物、贝壳类药物经反复研磨，而分离制备极细腻粉末的方法，称为水飞法。

水飞法目的：

（1）去除杂质，洁净药物。

（2）使药物质地细腻，便于内服和外用。

（3）防止药物在研磨过程中粉尘飞扬，污染环境。

（4）除去药物中可溶于水的毒性物质，如砷盐、汞盐等。

操作方法：

将药物适当破碎，置乳钵中或适宜容器内，加入适量清水，研磨成糊状，再加多量水搅拌，粗粉即下沉，立即倾出混悬液，下沉的粗粒再进行研磨，如此反复操作，至研细为止。最后将不能混悬的杂质弃去。合并所有混悬液，静置后，倾去上清液，沉淀物干燥，再研磨成极细粉末。

注意事项：

（1）在研磨过程中，水量宜少。搅拌混悬时加水量宜大，以除去有毒物质或杂质。

（2）朱砂、雄黄等药物干燥时，温度不宜过高，以晾干为宜。

（3）朱砂和雄黄粉碎时要忌铁器，并要注意温度。

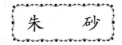

朱 砂

【处方用名】 朱砂、辰砂、丹砂。

【来源】 本品为硫化物类矿物辰砂族辰砂，主含硫化汞（HgS）。采挖后，选取纯净者，用磁铁吸净含铁的杂质，再用水淘去杂石和泥沙。

【炮制方法】**朱砂粉** 取原药材，用磁铁吸尽铁屑，置乳钵内，加适量清水研磨成糊状，然后加多量清水搅拌，倾取混悬液。下沉的粗粉再如上法，反复操作多次，直至手捻细腻，无亮星为止，弃去杂质，合并混悬液，静置后倾去上面的清水，取沉淀晾干或40℃以下干燥，再研细即可。或取朱砂用磁铁吸除铁屑，球磨水飞成细粉，40℃以下干燥，过200目筛。

【饮片性状】朱砂粉为朱红色极细粉末，体轻，以手指撮之无粒状物，以磁铁吸之，无铁末。气微，味淡。

【炮制作用】朱砂味甘，性微寒；有毒。归心经。具有清心镇惊，安神，明目，解毒的功能。经水飞后可使药物达到纯净，极细，便于制剂及服用。内服多用于心悸易惊，失眠多梦，癫痫肿毒等。如治心火亢盛，灼伤阴血所致心神不安的朱砂安神丸（《医学发明》）；治疗心肾不交所致心悸失眠，耳鸣耳聋，视物昏花及癫痫的磁朱丸（《中华人民共和国卫生部药品标准》）。

【炮制研究】

1. 炮制沿革研究 南齐有研（《鬼遗》）的炮制方法。自唐代以后有炼制（《新修》）、水飞法（《圣惠方》）、煮制（《证类》）、醋浸（《普本》）、黄松节酒煮（《三因》）、蜜煮（《朱氏》）、黄芪当归煮熟、蒸、煅（《准绳》），荔枝壳水煮（《启玄》）、麻黄水煮（《保元》）、酒蒸（《普济方》）、炒制（《保元》）、猪心血和后湿纸包煨（《增广》）、猪心血酒蒸研（《治裁》）等炮制方法。《中国药典》2015年版收载的朱砂饮片为朱砂粉。

2. 化学成分研究 朱砂中的杂质主要是游离汞和可溶性汞盐，后者毒性极大，为朱砂中的主要毒性成分。大生产时，干研法所得朱砂粉，游离汞含量为68.7 μg/g，可溶性汞盐为32.2 μg/g；研磨水飞法所得朱砂粉，游离汞含量为27.6 μg/g，可溶性汞盐为8.4 μg/g。进一步的研究证实，水飞可使朱砂中毒性汞含量下降，亦可降低 Pb 和 Fe 等金属的含量。水飞时洗涤次数越多，可溶性汞盐的含量越少，而对 HgS 含量基本无影响。同时还发现，晒干品中游离汞的含量较 60℃烘干者高出约 1 倍。X-射线衍射和电镜分析表明，水飞后除了能去除少量氯化汞等有很强的毒性组分，还可去除朱砂中不稳定的 β-HgS（黑色），提高稳定的 α-HgS（红色）的量。

3. 炮制品质量要求 朱砂粉饮片不得显可溶性汞盐反应；铁盐检查应符合《中国药典》2015年版规定；含硫化汞（HgS）不得少于 98.0%；

【贮存】贮干燥容器内，密闭，置干燥处。

雄 黄

【处方用名】雄黄、明雄黄。

【来源】本品为硫化物类矿物雄黄族雄黄，主含二硫化二砷（As_2S_2）。采挖后，除去杂质。

【炮制方法】**雄黄粉** 取净雄黄，置乳钵内，加适量清水共研至细，然后加多量清水搅拌，倾取混悬液，下沉部分再如上法反复操作多次，除去杂质，合并混悬液，静置后分取沉淀，晾干，研细。

【饮片性状】雄黄粉为极细腻的粉末，橙红色或橙黄色。质重。气特异而刺鼻，味淡。

【炮制作用】雄黄味辛，性温；有毒。归肝、大肠经。具有解毒杀虫、燥湿祛痰，截疟的功能。水飞后使药粉达到极细和纯净，毒性降低，便于制剂。用于痈肿疔疮，蛇虫咬伤，虫积腹痛，惊痫，疟疾。如治湿疹、疥癣，皮肤瘙痒的二味拔毒散（《金鉴》）；治喉痹之证的雄黄解毒丸（《重楼》）；治一切痈疽溃烂，狂犬、毒蛇等虫兽咬螫伤痛的雄黄消毒饮（《宝鉴》）。

【炮制研究】

1. 炮制沿革研究　汉代有炼法（《本经》）的炮制方法。自汉代以后有研法（《金匮》）、醋制（《肘后》）、药制（《雷公》）、油煮（《千金》）、烧制、煨法（《新修》）、水飞法（《局方》）、醋煮或醋浸（《圣惠方》）、醋研（《总录》）、油煎（《普本》）、桃叶制（《三因》）、炒法（《普济方》）、蜜煎（《说约》），猪脂裹蒸、松脂和（《指南》），白萝卜蒸（《全生集》）、竹筒蒸（《辑要》）等炮制方法。并有"忌火煅"（《便读》）的注意事项。《中国药典》2015 年版收载的雄黄饮片为雄黄粉。

2. 化学成分研究　水飞法能降低雄黄中 As_2O_3 含量，而干研法则不能减少其中 As_2O_3 的含量，水飞时用水量愈多，As_2O_3 去除得愈净，当用水量为药材的 300 倍时，去除效果较好。亦有报道，雄黄以 10% 醋飞制、醋牛奶水飞及 3% NaOH 碱洗法，均可有效除去 As_2O_3，使毒性降低。研究发现，雄黄在空气中受热，当温度上升到 180℃ 以上，至 200～250℃ 时，As_2S_2 大量转化生成 As_2O_3，毒性增加，故雄黄不能在有氧情况下加热炮制，且水飞后宜低温干燥或晾干。另外，由于 As_2S_2 既不溶于水，也不溶于稀酸，而 As_2O_3 可溶于水，与稀盐酸作用生成 $AsCl_3$，易于被水洗除，因此将雄黄 3 次酸洗，5 次水洗，可将 As_2O_3 基本除净。

3. 药理作用研究　天然雄黄和精制雄黄（5% 草酸处理）均能极显著性提高正常小鼠网状内皮系统（RES）的吞噬功能，二者本身无显著性差异；天然雄黄混悬液灌胃给予小鼠的 LD_{50} 为 3.21 g/kg，精制雄黄 LD_{50} 为 25 g/kg 剂量，表明雄黄精制后其毒性明显降低。

4. 炮制品质量要求　雄黄粉饮片依砷盐检查法检查，所显砷斑颜色不得深于标准砷斑。

【贮存】贮干燥容器内，密闭，置通风干燥处。按毒性药品管理。

滑　石

【处方用名】滑石、滑石粉。

【来源】本品为硅酸盐类矿物滑石族滑石，主含含水硅酸镁 $[Mg_3(Si_4O_{10})(OH)_2]$。采挖后，除去泥砂和杂石。

【炮制方法】

1. 滑石　取原药材，除去杂石，洗净，砸成碎块，干燥。

2. 滑石粉　取净滑石，粉碎成细粉。或取原药材，加水少量，碾磨至细，再加适量清水搅拌，倾出上层混悬液，下沉部分再按上法反复操作数次，合并混悬液，静置沉淀，倾去清液，将沉淀物晒干后再研细粉。

【饮片性状】滑石多为块状集合体。呈不规则的块状。白色、黄白色或淡蓝灰色，有蜡样光泽。质软，细腻，手摸有滑润感，无吸湿性，置水中不崩散。气微，味淡。滑石粉为白色或类白色、微细、无砂性的粉末，手摸有滑腻感。气微，味淡。滑石粉在水、稀盐酸或稀氢氧化钠溶液中均不溶解。

【炮制作用】滑石味甘、淡，性寒。归膀胱、肺、胃经。具有利尿通淋，清热解暑，外用祛湿敛疮的功能，多水飞后入药。滑石水飞后使药物极细和纯净，便于内服及外用。用于热淋、石淋、尿热涩痛、暑湿烦渴、湿热水泻；外治湿疹、湿疮、痱子。如治湿热下注，小便淋涩赤痛的八正散（《局方》）；治夏季感受暑邪，多汗烦躁，口渴喜饮，湿热泄泻的益元散（《中国药典》）等。

【炮制研究】

1. 炮制沿革研究　汉代有捶碎（《玉函》）、研（《伤寒》）的炮制方法。自南北朝刘宋时代以后有丹皮煮制（《雷公》）、细研如粉（《千金翼》）、炼制之如膏（《新修》）、水飞法（《苏沈》）、炒法（《博济》）、煅法（《总微》）、烧、"火煨煅、去火毒"（《普济方》）等炮制方法。《中国药典》2015年版收载的滑石饮片为滑石、滑石粉。

2. 炮制品质量要求　滑石粉石蕊试纸应显中性反应；水中可溶物遗留残渣不得过 5 mg（0.1%），酸中可溶物遗留残渣不得过 10.0 mg（2.0%）；铁盐检查不得即时显蓝色；炽灼失重不得过 5.0%；重金属不得过 40 mg/kg；砷盐不得过 2 mg/kg；含硅酸镁 $[Mg_3(Si_4O_{10})(OH)_2]$ 不得少于 88.0%。

【贮存】贮干燥容器内，密闭，置干燥处。

珍　珠

【处方用名】珍珠、珍珠粉。

【来源】本品为珍珠贝科动物马氏珍珠贝 Pteria martensii（Dunker）、蚌科动物三角帆蚌 Hyriopsis cumingii（Lea）或褶纹冠蚌 Cristaria plicata（Leach）等双壳类动物受刺激形成的珍珠。自动物体内取出，洗净，干燥。

【炮制方法】

1. 珍珠　取原药材，除去杂质，洗净，晾干。

2. 珍珠粉　取净珍珠，粉碎，置乳钵中或适宜容器内，加入适量清水，研磨成糊状，再加多量的水，搅拌，倾出混悬液，下沉部分再行研磨，如此反复操作数次，除去杂质，合并混悬液，静置，分取沉淀物，干燥，再研磨成极细粉末。

【饮片性状】珍珠为类球形、长圆形、卵圆形或棒形，直径 1.5～8 mm。表面类白色、浅粉红色、浅黄绿色或浅蓝色，半透明，光滑或微有凹凸，具特有的彩色光泽。质坚硬，破碎面显层纹。气微，味淡。珍珠粉为白色粉末，无光点，质重。气微腥，味微咸，尝之无渣。

【炮制作用】珍珠味甘、咸，性寒。归心、肝经。具有安神定惊、明目消翳、解毒生肌、润肤祛斑的功能。用于惊悸失眠、惊风癫痫、目赤翳障、疮疡不敛，皮肤色斑。如治小儿惊啼的真珠丸（《总录》）；治口内诸疮的珍宝散（《丹台玉案》）。

珍珠质地坚硬，不溶于水，所以要水飞成极细粉，才能被人体吸收。

【炮制研究】

1. 炮制沿革研究　唐代有研粉（《千金翼》）的炮制方法。自宋代以后有豆腐蒸（《银海精微》），水飞法、牡蛎煮法（《圣惠方》），人乳浸后煮（《纲目》）、豆腐煮（《大法》）等炮制方法。《中国药典》2015年版收载的珍珠饮片为珍珠、珍珠粉。

2. 化学成分研究　有研究报道，珍珠各炮制品中总氨基酸含量依次为豆浆煮水飞珍珠＞豆腐煮水飞珍珠＞牛乳煮水飞珍珠＞水飞珍珠＞炒爆研细珍珠。前 4 个品种均含 17 种以上氨基酸，其中以甘氨酸和丙氨酸的含量最多，天门冬氨酸、丝氨酸、精氨酸次之，炒爆研细珍珠在炒制过程中由于温度较高，部分氨基酸被破坏。

【贮存】贮干燥容器内，炮制品密闭，置干燥处。

【备注】作过装饰品的珍珠（习称"花珠"）外有油垢，须用豆腐煮制，令其洁净。方法：取原药材，洗净污垢（垢重者，先用碱水洗涤，再用清水漂去碱性），用纱布包好，再用豆腐置砂锅或铜锅内，一般 300 g 珍珠用两块 250 g 重的豆腐，下垫一块，上盖一块，加清水淹没豆腐寸许，煮制 2 h，至豆腐呈蜂窝状为止。取出，去豆腐，用清水洗净晒干，用冷水水飞至舌舔无渣感为度。取出放入铺好纸的竹筐内晒干或烘干。

第五节 干 馏 法

将药物置于适当容器内，以火烤灼，使产生汁液的方法称为干馏法。

干馏目的：

制备有别于原药材的干馏物，以适合临床需要。

操作方法：

干馏法温度一般较高，多在 120～450℃进行，但由于原料不同，各物裂解温度也不一样，如竹沥油在 350～400℃，豆类的干馏物一般在 400～450℃制成。

制备方法多以砂浴加热，在冷凝器上部收集冷凝的液状物，如黑豆馏油等。有的在容器周围加热，在下面收采液状物，如竹沥油等。药料由于高热处理，产生了复杂的质的变化，形成了新的化合物，如鲜竹、木材、米糠经干热处理，所得的化合物是以不含氮的酸性、酚性物质为主要成分，如已酸、辛酸、庚酸、壬酸、癸酸、愈创木酚等。含蛋白质类的植物药（大豆、黑豆）干馏所得的化合物则以含氮碱性物质为主，如吡啶类、卟啉类的衍生物。这些物质一般具有抗过敏、抗真菌的作用。

竹 沥

【处方用名】竹沥、竹沥油、竹油。

【来源】本品为禾本科植物淡竹 *Phyllostachys nigra*（Lodd.）*Munro var.henonis*（Mitf.）Stapf ex Rendle 的嫩茎用火烧灼而流出的汁液。

【炮制方法】取鲜嫩淡竹茎，截成 0.3～0.5 m 的段，劈开洗净，装入坛内，装满后坛口向下，架起，坛的底面及周围用锯末和劈柴围严，用火燃烧，坛口下面置一罐，竹片受热后即有汁液流出，滴注罐内，至竹中汁液流尽为止。

【饮片性状】竹沥为青黄色或黄棕色浓稠汁液，具烟熏气，味苦微甜。

【炮制作用】竹沥味甘、苦，性寒。入心、胃经。具有清热豁痰、镇惊利窍的功能。竹沥对热咳痰稠，最具卓效。用于肺热痰壅，咳逆胸闷，亦可用于痰热蒙蔽清窍诸证，中风痰迷，惊痫癫狂等，为痰家之圣剂。如治痰热咳喘，痰稠难咯，顽痰胶结的竹沥达痰丸（《沈氏尊生书》）；治中风口噤，以竹沥配姜汁饮之（《千金》）。

【炮制研究】

1. 炮制沿革研究 汉代称"竹汁"（《本经》）。梁代始有"竹沥"的记载（《集注》）。自唐代以后有直接火烧制备竹沥汁（《千金》）、用新堇竹烧取之（《普本》）、竹段装瓶倒悬炭火围逼制竹沥（《纲目》）等炮制方法。现在主要使用干馏法制竹沥。

2. 化学成分研究 经分析，鲜竹沥的水溶性成分主要为天门冬氨酸、谷氨酸、丝氨酸等13种氨基酸，并含有葡萄糖、果糖、蔗糖等；醚提取液含愈创木酚、甲酚、苯酚、乙酸、苯甲酸、水杨酸等。

3. 药理作用研究 药理实验表明，竹沥对各种腐败菌均具较强的抑制作用，表明其具有广谱的抗菌活性，其中对金黄色葡萄球菌、枯草芽孢杆菌、大肠杆菌和黑曲霉的抑制效果最为明显。同时，竹沥能提高小鼠气管酚红分泌，延迟咳嗽潜伏期，减少咳嗽次数。

4. 炮制工艺研究 竹材在120℃左右开始干馏，350~400℃热分解最盛，450℃以上逐渐减少，如以焦油和水为制作目的的话，以保持400℃温度最好。烧制鲜竹沥的时间以秋、冬季为好，其制取量、相对密度泡沫、色泽等性状指标均比春、夏季好；秋、冬两季相比，冬季比秋季好；在一天24 h内，以18时至次日9时时间段内烧制为好。

【贮存】贮干燥容器内，密闭，置阴凉处。

黑豆馏油

【处方用名】黑豆馏油。

【来源】本品由豆科植物大豆 *Glycine max*（L.）Merr. 的黑色种子经干馏制得。

【炮制方法】取净黑大豆，轧成颗粒，装入砂质壶中2/3处，盖好，用黏土泥密封壶盖及壶口周围，置炉火上干馏，另在壶嘴上接一薄铁制成的冷凝器及接收瓶（连结处亦需密封），可得到黑色黏稠液体，即粗制黑豆馏油。传统制法所得就是这种粗制黑豆馏油。

若进一步精制，则将粗制品放在分液漏斗内，静置20~30 min便分层，上层是馏油，下层为水和水溶性混合物，弃掉下层。取上层馏油置蒸馏瓶内于水浴上蒸馏，温度保持在80~100℃，约经30 min，蒸馏出来的是淡黄色透明液，为干馏油中的挥发性物质，临床验证无效，而留在蒸馏瓶中的残液（黑色而有光泽的浓稠物）可供临床应用。

【饮片性状】黑豆馏油为黑色、有光泽的浓稠液体，气焦臭。

【炮制作用】黑豆馏油具有清热、利湿、收敛的功能。可用于牛皮癣、湿疹、神经性皮炎等。

【炮制研究】

1. 炮制沿革研究 清代有将黑豆装罐火烧法（《拾遗》）。现在主要的炮制方法为改进的干馏法。

2. 化学成分研究 大豆饼干馏得的油层用乙醚及按酸碱梯度分离，碱性部分得吡啶、烷基吡啶、α–吡考啉、喹啉、喹那啶、苯胺等成分，酸性部分得苯酚、多种煤酚、丁酸、戊酸、甲酸、乙酸等成分。另有报道，在脱脂大豆400~450℃干馏物碱性部分中分离得到哈尔满（harman）和卟啉衍生物等成分。

3. 药理作用研究 大豆干馏物具有抗过敏，抗真菌，消炎，止痒，止痛，促进伤口愈合等作用。

【贮存】贮干燥容器内，密闭，置阴凉干燥处。

第六节 酒 浸 法

将药物浸渍于白酒或乙醇中的方法称为酒浸法。

酒浸法目的：

（1）降低毒性。如蟾酥。

（2）去除杂质、纯净药物。如蜂胶。

（3）利于粉碎、便于制剂与服用。

操作方法：

（1）白酒浸 将药物浸泡于一定量的白酒中，不时搅拌，混合均匀，干燥，粉碎。

（2）乙醇浸 将药物用一定量的乙醇浸渍、溶解，滤过，滤液回收乙醇，干燥。

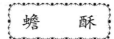

蟾 酥

【处方用名】蟾酥、酒蟾酥、蟾酥粉。

【来源】本品为蟾蜍科动物中华大蟾蜍 *Bufo bufo gargarizans* Cantor 或黑眶蟾蜍 *Bufo melanostictus* Schneider 的干燥分泌物。多于夏、秋二季捕捉蟾蜍，洗净，挤取耳后腺和皮肤腺的白色浆液，加工，干燥。

【炮制方法】

1. 蟾酥粉 取蟾酥，捣碎，加入定量白酒浸渍，时常搅动至呈稠膏状，干燥，粉碎。

每 10 kg 蟾酥，用白酒 20 kg。

【饮片性状】蟾酥粉为棕褐色粉末状。气微腥，具强烈刺激性，味初甜而后有持久的麻辣感，粉末嗅之作嚏。

【炮制作用】蟾酥味辛，性温；有毒。归心经。具有解毒，止痛，开窍醒神的功能。用于痈疽疔疮，咽喉肿痛，中暑神昏，痧胀腹痛吐泻等。蟾酥质地坚硬，直接服用会对人体产生刺激性。蟾酥炮制后可以减少副作用，便于粉碎。如火毒内盛所致的牙龈肿痛，龋齿疼痛的牙痛一粒丸（《中国药典》）；热毒蕴结所致的咽喉肿痛，疔、痈、疮疖的牛黄消炎片（《中国药典》）。

【炮制研究】

1. 炮制沿革研究 宋代有铁上焙焦（《圣惠方》）、酒浸（《总微》）、酒炖（《妇人》）等方法。明代有汤浸（《普济方》）、乳汁制（《保元》）等炮制方法。《中国药典》2015 年版收载的蟾酥饮片为蟾酥粉。

2. 化学成分研究 酒制、乳制和滑石粉制使得蟾酥中的四种二烯内酯类化合物羟基华蟾酥毒基、蟾毒灵、华蟾酥毒基和脂蟾毒配基成分总量变化不大，依照总量由大到小依次为：乳制、滑石粉制、酒制。亦有研究发现酒制和乳制对蟾酥中 5 种吲哚生物碱和 5 种蟾毒配基类成分的含量基本无影响。

3. 炮制工艺研究 以华蟾酥毒基和脂蟾毒配基总保留率为指标，采用正交法进行酒炮制工艺研究，蟾酥酒炮制最佳工艺为：乙醇浓度为55%，药辅比为1∶2，在60℃下炮制12 h。根据成分含量和样品外观色泽，冷冻干燥是最优的干燥方式；但综合考虑产地加工的相关因素（时间、成本和操作便利性等），60~80℃烘干也是一种经济实用的选择。

【贮存】置干燥处，防潮。

蜂 胶

【处方用名】蜂胶、酒制蜂胶

【来源】本品为蜜蜂科昆虫意大利蜂 *Apis mellifera* L. 工蜂采集的植物树脂与其上颚腺、蜡腺等分泌物混合形成的具有黏性的固体胶状物。多于夏、秋季从蜂箱中收集，除去杂质。

【炮制方法】

酒制蜂胶 取蜂胶粉碎，用乙醇浸泡溶解，滤过，滤液回收乙醇，晾干。

【饮片性状】蜂胶为团块状或不规则碎块，呈青绿色、棕黄色、棕红色、棕褐色或深褐色，表面或断面光泽。20℃以下逐渐变硬、脆，20~40℃逐渐变软，有黏性和可塑性。气芳香，味微苦、略涩、有微麻和辛辣感。酒蜂胶多为团块状，呈棕褐色或黑褐色，断面角质。具乙醇气，余同蜂胶。

【炮制作用】蜂胶味苦、辛，性寒。入脾、胃经。具有补虚弱，化浊脂，止消渴；外用解毒消肿，收敛生肌的功能。用于体虚早衰，高脂血症，消渴；外治皮肤皲裂，烧烫伤等。从蜂箱里采收来的蜂胶含有木屑、蜂蜡等杂质，乙醇制后可以除去杂质，纯净药物。

【贮存】置 -4℃贮存。

网上更多……

重点名词　　图片　　习题　　电子教案

中药炮制的地方特色技术与知识产权保护 ℮

第一节　中药炮制的地方特色技术 ℮

第二节　传统炮制技术的知识产权保护 ℮

第十六章

中药饮片工业的管理及饮片厂的设计 ⓔ

中药炮制研究 ⓔ

第一节　中药炮制研究的内容 ⓔ

第二节　中药炮制的研究思路与方法 ⓔ

附录：

引用文献资料一览表 ⓔ